外科技术规范与常见病诊疗

◆ 主编 唐 亮 程 勇 李 娜 项振波
　　　　孔德华 吕兴福 王军勇

黑龙江科学技术出版社
HEILONGJIANG SCIENCE AND TECHNOLOGY PRESS

图书在版编目(CIP)数据

外科技术规范与常见病诊疗 / 唐亮等主编. -- 哈尔滨：黑龙江科学技术出版社，2024.2
 ISBN 978-7-5719-2273-3

Ⅰ. ①外… Ⅱ. ①唐… Ⅲ. ①外科－常见病－诊疗 Ⅳ. ①R6

中国国家版本馆CIP数据核字（2024）第046334号

外科技术规范与常见病诊疗
WAIKE JISHU GUIFAN YU CHANGJIANBING ZHENLIAO

主　　编	唐　亮　程　勇　李　娜　项振波　孔德华　吕兴福　王军勇
责任编辑	陈兆红
封面设计	宗　宁
出　　版	黑龙江科学技术出版社 地址：哈尔滨市南岗区公安街70-2号　邮编：150007 电话：(0451)53642106　传真：(0451)53642143 网址：www.lkcbs.cn
发　　行	全国新华书店
印　　刷	山东麦德森文化传媒有限公司
开　　本	787 mm×1092 mm　1/16
印　　张	23
字　　数	582千字
版　　次	2024年2月第1版
印　　次	2024年2月第1次印刷
书　　号	ISBN 978-7-5719-2273-3
定　　价	198.00元

【版权所有，请勿翻印、转载】

编委会

主 编

唐 亮　程 勇　李 娜　项振波
孔德华　吕兴福　王军勇

副主编

刘新军　王 震　王 峰　王家和
李 喆　任刘生　张汝超　肖华旭

编 委（按姓氏笔画排序）

王　峰（大理州中医医院）

王　震（悦妍医疗美容诊所）

王军勇（菏泽鲁西新区吕陵镇中心卫生院）

王家和（沂源县中医医院）

孔德华（微山县人民医院）

吕兴福（济南市长清区中医院）

吕增志（滨州市第二人民医院）

任刘生（山东大学齐鲁医院德州医院）

刘新军（荣成市人民医院）

李　娜（山东省聊城市中医医院）

李　喆（山东省第二人民医院/山东省耳鼻喉医院）

肖华旭（四川省宜宾市第一人民医院）

张汝超（宜昌市中心人民医院）

项振波（广饶县广饶街道社区卫生服务中心）

唐　亮（枣庄市中医医院）

程　勇（宁阳县第一人民医院）

前言

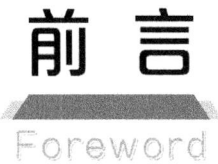

外科学是研究外科疾病的发生、发展规律及其临床表现、诊断、预防和治疗的学科。近年来,随着生物、物理、生理、病理等基础理论研究和医学科技的发展,外科学相关理论知识和诊疗技术不断更新和进步,这对在新医疗环境下工作的临床外科医师提出了新的要求。外科医师需要不断学习外科学相关的新知识,掌握规范的操作技术,以提高临床诊疗水平,更好地为患者服务。为了适应我国外科学的快速发展,满足外科医师的临床需求,我们特组织多位具有丰富经验的外科专家编写了《外科技术规范与常见病诊疗》一书。

本书以服务临床为导向,不仅介绍了外科基本操作技术,而且对神经外科、甲状腺外科、肝胆外科、肛肠外科等外科常见疾病的病因、发病机制、症状与体征、诊断和治疗等内容进行了比较全面、系统的论述。本书强调新颖性和临床实用性,不仅参考了国内外最新的外科学文献资料,吸收了外科疾病诊疗的新进展,而且结合了外科学专家丰富的临床经验,内容全面、条理清晰、可操作性强。本书有助于规范外科医师的临床操作,对外科医师处理相关问题具有一定的参考价值,适合各级医院的外科医师参考使用,也可作为在校医学生学习的参考书籍。

由于外科学相关知识更新迅速,再加上编者编写经验有限,编写时间紧张,书中难免存在疏漏之处,恳请广大读者批评指正,以期促进外科学的不断发展。

《外科技术规范与常见病诊疗》编委会
2023 年 12 月

目 录

第一章 外科基本操作技术 (1)
- 第一节 显露 (1)
- 第二节 止血 (3)
- 第三节 缝合 (5)
- 第四节 打结 (11)
- 第五节 引流 (13)
- 第六节 伤口换药 (16)

第二章 神经外科疾病 (18)
- 第一节 先天性脑积水 (18)
- 第二节 颅裂与脑膜脑膨出 (23)
- 第三节 蛛网膜囊肿 (26)
- 第四节 原发性颅脑损伤 (30)
- 第五节 开放性颅脑损伤 (37)
- 第六节 弥散性轴索损伤 (42)
- 第七节 外伤性颅内血肿 (46)
- 第八节 颅内动脉瘤 (63)
- 第九节 脑膜瘤 (70)
- 第十节 神经鞘瘤 (79)
- 第十一节 脊膜瘤 (84)
- 第十二节 室管膜瘤 (86)
- 第十三节 椎管内转移瘤 (87)

第三章 甲状腺外科疾病 (90)
- 第一节 急性甲状腺炎 (90)

第二节　亚急性甲状腺炎 …………………………………………………………… (93)

　　第三节　慢性淋巴细胞性甲状腺炎 ………………………………………………… (96)

　　第四节　单纯性甲状腺肿 …………………………………………………………… (100)

　　第五节　高碘性甲状腺肿 …………………………………………………………… (104)

第四章　肝胆外科疾病 …………………………………………………………………… (107)

　　第一节　肝囊肿 ……………………………………………………………………… (107)

　　第二节　肝内胆管结石 ……………………………………………………………… (109)

　　第三节　门静脉高压症 ……………………………………………………………… (116)

　　第四节　急性胆囊炎 ………………………………………………………………… (126)

　　第五节　胆囊结石 …………………………………………………………………… (131)

　　第六节　胆总管结石 ………………………………………………………………… (137)

第五章　肛肠外科疾病 …………………………………………………………………… (143)

　　第一节　急性坏死性肠炎 …………………………………………………………… (143)

　　第二节　溃疡性结肠炎 ……………………………………………………………… (146)

　　第三节　结肠损伤 …………………………………………………………………… (156)

　　第四节　直肠内脱垂 ………………………………………………………………… (165)

　　第五节　直肠外脱垂 ………………………………………………………………… (170)

　　第六节　结直肠息肉 ………………………………………………………………… (173)

　　第七节　结肠癌 ……………………………………………………………………… (178)

　　第八节　直肠癌 ……………………………………………………………………… (196)

　　第九节　肛裂 ………………………………………………………………………… (202)

　　第十节　肛周脓肿 …………………………………………………………………… (204)

　　第十一节　肛周湿疹 ………………………………………………………………… (210)

　　第十二节　肛瘘 ……………………………………………………………………… (213)

　　第十三节　痔 ………………………………………………………………………… (217)

第六章　泌尿外科疾病 …………………………………………………………………… (232)

　　第一节　肾脏损伤 …………………………………………………………………… (232)

　　第二节　肾结石 ……………………………………………………………………… (240)

　　第三节　膀胱结石 …………………………………………………………………… (262)

第七章　血管外科疾病 …………………………………………………………………… (268)

　　第一节　颈动脉狭窄 ………………………………………………………………… (268)

第二节　下肢浅静脉曲张 …………………………………………………………… (273)
　　第三节　下肢深静脉血栓形成 ……………………………………………………… (281)
第八章　整形外科疾病 …………………………………………………………………… (287)
　　第一节　头皮缺损的整形修复 ……………………………………………………… (287)
　　第二节　面颊部组织缺损和畸形的整形修复 ……………………………………… (294)
　　第三节　上肢瘢痕挛缩畸形的整形修复 …………………………………………… (302)
　　第四节　下肢瘢痕挛缩畸形的整形修复 …………………………………………… (310)
第九章　手术室护理 ……………………………………………………………………… (313)
　　第一节　手术室护士职业危害及防护 ……………………………………………… (313)
　　第二节　手术前患者的护理 ………………………………………………………… (317)
　　第三节　手术中患者的护理 ………………………………………………………… (321)
　　第四节　手术后患者的护理 ………………………………………………………… (334)
　　第五节　心胸外科手术的护理 ……………………………………………………… (340)
　　第六节　泌尿外科手术的护理 ……………………………………………………… (345)
　　第七节　骨外科手术的护理 ………………………………………………………… (351)
参考文献 …………………………………………………………………………………… (356)

第一章

外科基本操作技术

第一节 显 露

良好的手术野显露是保证手术顺利进行的重要前提,深部手术野的显露更为重要。要做到良好的显露,必须注意以下几点。

一、手术途径

手术途径即切口,应根据病变和术式来设计施行。

(一)理想手术切口的要求

理想的手术切口应符合下述要求。

(1)充分的手术野显露,以利于手术操作。原则上,切口应尽量接近病变部位,切口的位置和方向应便于延长和扩大。

(2)尽量减少组织的创伤,一则可以减少出血,缩短切开和缝合的时间;二则可以减少术后的炎症反应和瘢痕形成。

(3)适应局部解剖和生理特点,有利于伤口愈合并能最大限度地恢复功能。

(二)特殊手术部位切口的要求

特殊手术部位还有特殊的要求。

(1)关节手术的切口,要考虑术后瘢痕形成对关节活动的影响,切开至关节平面时应尽量与关节轴相平行。

(2)在肢体重力支点上,如足跟、截肢残端等处,不应遗留切口瘢痕。

(3)颜面部、颈部切口应与皮纹一致。

(4)腹部纵切口(如正中线、旁正中线、经腹直肌等)不必切断肌肉,这样才能出血较少,切开和缝合的时间较短。

(5)腹前壁的外斜肌、内斜肌和横肌的合力为水平方向,腹直肌有腱划,横(斜)切口所受的牵张力小于纵切口,切口疝的机会较少。所以腹内压较高的患者,以及腹腔需要多处引流或有低蛋白血症、年老体衰等伤口愈合能力低的患者,均宜选横(斜)切口。

二、切开和分离

(一)切开

常用带有不同类型刀片的手术刀进行皮肤和组织的切开。根据不同目的选择不同形状及大小的刀片(图 1-1)。切开皮肤一般用圆刀片,而引流戳孔或动脉切开常用尖刀片。切开除用手术刀外,还可用高频电流(电刀)和激光(光刀)。既通过热力作用使组织炭化、气化,同时又有凝固止血的效果。故比较适用于较大的切口、较厚的肌层和微血管丰富组织的切开。电刀和光刀在切开深部组织时可减少出血并节省手术时间。它们还能减少术后疼痛,故已逐渐代替传统刀片。但应用电刀或光刀切开深层组织时,控制要得当,做到既要能使切开的组织充分止血,又要防止组织过度"焦化",以免影响伤口的愈合。

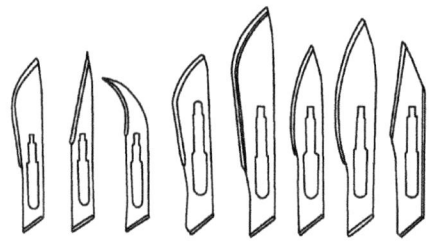

图 1-1　不同型号刀片

操作要点:①设计好切口的部位、形态和长度;②切开前固定皮肤;③切开时手术刀刃面应与皮肤垂直(某些整复手术的切皮例外);④皮肤表面、皮下组织与切口深层组织的切口应在同一平面,使伤口边缘整齐,失活组织较少(图 1-2);⑤到达深层组织时必须防止对血管、神经、内脏的损伤。

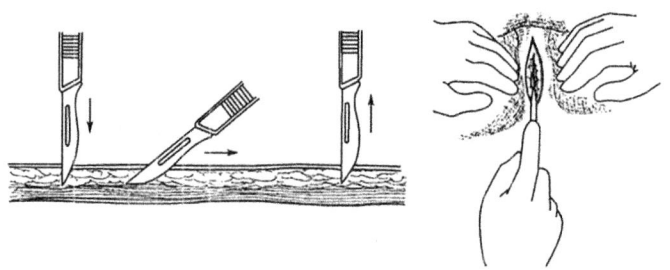

图 1-2　正确的皮肤切开方法

正确执刀方式有以下 4 种:①执弓式,是常用的执刀法,拇指在刀柄下,示指和中指在刀柄上,腕部用力。用于较长的皮肤切口及腹直肌前鞘的切开等;②执笔式,动作的主要力在指部,为短距离精细操作,用于解剖血管、神经、腹膜切开和短小切口等;③握持式,握持刀比较稳定,切割范围较广,用于使力较大的切开,如截肢、肌腱切开、较长的皮肤切口等;④反挑式,全靠在指端用力挑开,多用于脓肿切开,以防损伤深层组织(图 1-3)。

(二)分离

(1)分离方法有锐性分离和钝性分离两类,要根据局部解剖和病理改变来选择。实际手术中两类方法常常结合使用,达到显露、游离、切除等目的。锐性分离利用刀刃和剪刀刃的切割作用,能将致密的组织切开,切缘整齐,其边缘组织细胞损伤最少。钝性分离使用血管钳、刀柄、组织剪外侧缘、手指、剥离子及各种特殊用途的剥离器（如膜衣剥离器、脑膜剥离器等）进行推离作用，以分开比较疏松的组织。此方法常用于疏松组织的解剖，如正常解剖间隙、较疏松的粘连、良性肿瘤或囊性包膜外间隙等。遇到较大的血管、神经等，钝性分离容易发觉从而避免损伤。但若操作粗暴，钝性分离往往残留许多失活的组织细胞，也可能损伤血管、神经等。因此，辨别各种解剖结构甚为重要。了解这两类分离方法的特点，加上熟悉局部解剖和认清病理性质，就能正确使用刀、剪、血管钳、手指等进行分离，从而取得良好的效果。

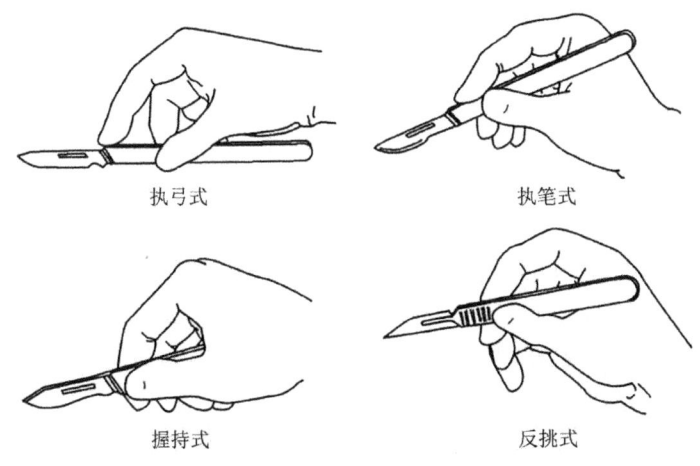

图 1-3　执刀方式

良性肿瘤与周围正常组织一般有清楚的分界。摘除时可先沿此分界分离，直至结扎其血管后取下瘤体。恶性肿瘤的根治术应尽量采取锐性分离，这是因为恶性肿瘤为浸润性生长并容易发生转移，需要成块切除包括部分周围正常组织，同时应防止手术野内肿瘤细胞播种。掌握一些新手术器械的使用（如超声刀、水刀等），借助先进器械达到更快、更安全的分离。

（2）操作要点：①熟悉局部解剖及辨认病变性质，根据术中情况结合使用锐性与钝性分离，辨清毗邻关系，避免重要组织和器官的损伤；②操作要轻柔、细致、准确。沿某些疏松的粘连自然分离，显出解剖间隙。对于炎症等原因造成解剖界限不清楚的病例，更需细致和耐心。

（3）牵开器的应用：为了充分显露手术野，常需应用各种牵开器（拉钩）展开切口。牵开器的种类较多，使用时应注意避免发生副损伤，如压迫神经干、撕裂静脉或组织等。可用纱布类衬垫于拉钩与组织之间起到保护作用。对于腹腔、盆腔等深处的手术，还常需用纱布垫帮助显露局部病变和器官，并可起到隔离污染的作用。

（王　峰）

第二节　止　血

在手术中，迅速有效地止血能减少失血量，从而保持手术野清晰，且可避免手术后出血。除了手术前已发生的血管损伤、实质器官破裂或某种凝血功能障碍等情况，手术中还可能遇见各种出血情况，如广泛切开和分离后的渗血、意外的血管损伤等。所以手术医师应当熟悉各种止血的方法,在术前进行充分的器械用品准备,以免术中措手不及。

一、一般止血法

(一)压迫止血法

压迫止血法是手术中最常用的止血法。其原理是以一定的压力使血管破口缩小或闭合,此时血小板、纤维蛋白、红细胞可迅速形成血栓,使出血停止。

较广泛的渗血可用温热盐水纱布压迫止血,加热可以促进凝血。盐水温度为50～60 ℃,压迫3分钟以上,轻轻取出纱布,需要重复2～3次。纱布填塞法止血仅限于其他各种止血法不能奏效的情况。干纱布填塞处勿留空腔,保持相当的压力。填塞时纱布数及连接一定要绝对准确可靠,纱布需有序折叠。填塞物一般于术后3～5天逐步松动后取出,过早取出可能会再度出血,但过晚取出可引起较重的感染。

(二)结扎止血法

结扎止血法有单纯结扎法和缝合结扎法两种方法。缝合结扎主要是为了避免结扎线脱落,或因为单纯结扎有困难的情况。比较理想的是在出血之前结扎血管,然后切断血管。方法是先游离出血管或者分离看清血管行径,以血管钳钳夹缝线或引线,将血管结扎,再切断血管。器官切除常用这种方法处理主要血管。

处理一般的小血管出血,除用纱布压迫止血以外,还可配合准确地钳夹出血点,以细丝线结扎。但钳夹结扎不应包含过多的血管外组织,否则会造成这些组织的坏死,增加继发感染的机会。

对于意外的较大的出血,应先用干纱布或手指暂时制止出血,用吸引器清除局部的血液,在看清出血的部位和性质后,酌情用普通血管钳或无损伤血管钳夹住结扎或缝合结扎。遇到这种意外的出血,切勿惊慌失措,未看清出血部位即用钳夹,可导致损伤更大的血管和引起更多的出血。

二、选择性止血法

(一)血管阻断和修复

利用止血带的原理,在手术中临时制止大出血或者预防出血。可用手指或血管阻断带(或无损伤血管钳)阻断主要的供血血管,如在肝十二指肠韧带处阻断肝动脉和门静脉,以控制肝脏的出血。这种控制局部灌流的方法可导致组织细胞缺氧,故须限制阻断时长。为防止组织长时间失去血液灌流和缺氧,可用导管在阻断的血管两端搭桥以实现较长时间阻断的目的。

较大的血管损伤需行血管修复,以维持其分布区域的血液循环。血管的线形裂伤可予以缝合。血管的完全断裂、挫伤、贯通伤等,应游离其远近两端,修整受伤的血管壁。如果对合时无明显张力,可直接吻合其两端。如果缺损一段较长血管,则需移植血管(自体静脉或人造血管)。

(二)局部止血剂止血法

局部止血剂止血法是指用局部止血剂覆盖一般方法难于止血的创面(如肝脏、骨质等的创面),从而起到局部止血的作用。常用促凝物质(如吸收性明胶、纤维蛋白泡沫体、氧化纤维素、胶原丝等)均为局部止血剂的基本成分。其作用原理为促进血液凝固和提供凝血块支架。这些物质能逐渐分解吸收,损伤的血管还能恢复通畅。但使用时,这些促凝剂容易吸附渗血或被渗血推离伤口。为此,要用干纱布压迫数分钟或缝合固定,使之贴附于伤口组织而起止血作用。骨髓腔出血,可用骨蜡封闭出血处以达到止血的目的。

手术部位注射肾上腺素,可促使血管收缩,减少切开后的出血。但此法可增加伤口感染概率,有时也会影响心脏的正常功能。3%过氧化氢注入渗血创面后,再用干纱布压迫,可有促使局部血液凝固的作用。

(三) 电凝止血法

电凝止血法是指高频电流凝结小血管而止血。实际上是电热作用使血流凝结,这种方法可以使小块组织炭化。常用于浅表部位较广泛的小出血点,有时亦可用于深部止血。其优点是缩短手术时间和减少伤口内线结。但患者有凝血功能障碍时止血效果差。有伤口污染者用电凝易发生感染,故不宜采用此法。在大面积瘢痕切除时,若能熟练地掌握这一方法,往往可取得较好的效果。

电凝止血时,血管钳应准确地夹住出血点或血管口处,也可用单极或双极电凝镊直接夹住出血点,然后通电止血。电灼器或导电的血管钳、镊子不可接触其他组织。光刀、氩气刀、微波刀、超声刀等先进的止血设备的应用可大大提高止血效果。

(王　震)

第三节　缝　　合

缝合是手术中最常用的操作技术之一。缝合技术是否正确、熟练,不仅体现了手术医师的基本素质,而且直接关系到手术的效果及患者的安危。虽然不同部位、组织、器官的缝合各有特点,但又具有共同的基本概念和基本要求。缝合的目的是使切开或离断的组织创缘相互对合,消灭无效腔,促进伤口早期愈合。另外,缝合还可以起到止血、重建器官结构或整形的作用。

吻合和钉合也属于缝合的范畴,前者是指将空腔脏器或管道结构作对合性缝合,维持其连续性;后者则是指不用缝线而是借助于特殊器械即钉合器来完成缝合或吻合的操作方法,同样可恢复器官组织结构的连续性。尽管钉合器的使用简化了手术操作,节省了手术时间,钉合后的伤口对合整齐,组织反应轻微,但是人体复杂的解剖关系不允许每个手术部位都使用钉合器。钉合器发生故障时,钉合不全可能导致严重并发症,这就使得钉合器在临床上的应用范围受到一定的限制。临床手术过程中较常用的仍是手工缝合,可见手工缝合是外科必备的一种基本功。

一、缝合材料

(一) 缝线

因合成材料组织炎症反应很低,又可以达到所需要的张力,并且能以恰当的速度被吸收,像丝线、棉线、亚麻线及肠线等这样的天然缝合材料都已由合成材料所替代。这些材料可以是单丝纤维或多丝纤维,表面经蜡、硅树脂或多聚丁酸涂层处理以使其顺畅地通过组织并且方便打结。

外科医师应根据具体情况选择最合适的缝线,避免缝线被拉断或将组织撕裂。缝合伤口时应尽可能少地使用缝线,因为缝线不仅容易导致感染,而且过多的线结可能导致机体出现炎症反应。

1. 理想的缝合材料

理想的缝合材料应具有以下条件：①能保持适当的张力强度，直至组织愈合或初步愈合；②进入组织后无毒性、变态反应、电离及致癌作用，异物反应轻；③容易消毒，且消毒后不变质；④缝合和结扎时操作便利，结扎后不易松脱；⑤价格较廉。迄今所用的缝线虽有多种，但尚无完全具备上列条件者，因此尚在继续研制中。

2. 常用的缝合材料

(1)丝线和棉线：丝线和棉线为天然纤维纺成，表面常涂有蜡或树脂。丝线为目前最常用的缝合、结扎材料。其优点为组织反应较小和维持张力强度较久；其缺点为较长期在组织内存在，可促使污染发展为感染。丝线和棉线对组织有较大的切入作用。因此，在张力大的伤口或较脆弱的组织，不得已要用较粗的丝线。然而残留的线头也就增大，形成较大的异物结节。

(2)肠线：肠线成分为胶原纤维，取自羊或牛的小肠。有普通肠线和铬制肠线两种。普通肠线在组织内约72小时即失去作用，1周左右被吸收。铬制肠线的胶原纤维黏合较紧密，在组织内能保持作用5天以上，2～3周被吸收。其存在时间长短与环境相关，接触消化液或细菌感染可使之较快失去作用。肠线(多用铬制肠线)主要适用于预期较快吸收和可能发生感染的缝合、结扎。使用肠线时应用温水浸泡使之柔韧适中，否则结扎往往欠紧或者容易断线。

(3)金属线：金属线为合金制成，其张力强度超过其他各种缝线，组织反应轻微。适用于骨的接合和张力很大的伤口缝合，如在心外科手术中用于固定胸骨。但合金线有操作困难、切割组织、缝线易断裂或扭结，以及操作时可能刺伤术者而传播疾病等缺点。

(4)合成纤维：合成纤维有不吸收性和吸收性两类。

不吸收性合成纤维：如尼龙、锦纶、涤纶、普罗伦等均有较大的张力强度，组织反应轻微，能在组织内长时间保持其性能。其优点是表面光滑、对组织损伤小、组织反应小、对污染伤口影响小等。其缺点是质地稍硬，打结后较易自行松解，故结扎时需增加打扣数(3～5扣)。

可吸收性合成纤维：如Dexon(聚羟基乙酸)、PDS(聚二氧杂环己酮)和PVA(聚乙酸维尼纶)等。合成缝线具有穿过组织流畅、打结定位准确、结扎平稳、抗张强度大、组织反应小等特点。可以制成10-0的精细缝线，被吸收的性能良好，能维系伤口长达3～6周，56～70天基本被吸收，有取代天然缝线和丝线的趋势。其缺点是价格较昂贵。使用可吸收缝线结扎时，需用三叠结，剪线时所留的线头应较长，以免线结松脱。在胰腺手术时，不可用肠线结扎与缝合，因肠线易被胰酶消化吸收，可发生继发性出血和吻合口破裂。而合成可吸收缝线则是通过水解作用，引起聚合物链的分解而被吸收，故其使用的限制较少。

(二)缝针

选择外科缝针就像选择缝线一样也很重要(图1-4)。同时，也需要选择适合缝针的持针器。过大的持针器会损坏缝针，而过小的持针器不能充分夹持缝针。进行皮肤缝合时可用短柄持针器，而进行深部组织缝合时则需选用长柄持针器。因持针器用坚硬的牙槽来夹持缝针，如果不加注意牙槽很容易损伤缝针。缝针应固定于持针器的末端，并且固定缝针中末2/3的区域，因为此位置一般较扁平容易夹持而不易打转。缝针经过组织时应顺其弧度，这样可最小限度地损伤组织。某些特殊形状的缝针可更易对组织进行缝合，如在股疝修补中所用的J形针及在眼科中所用的复合曲度针。

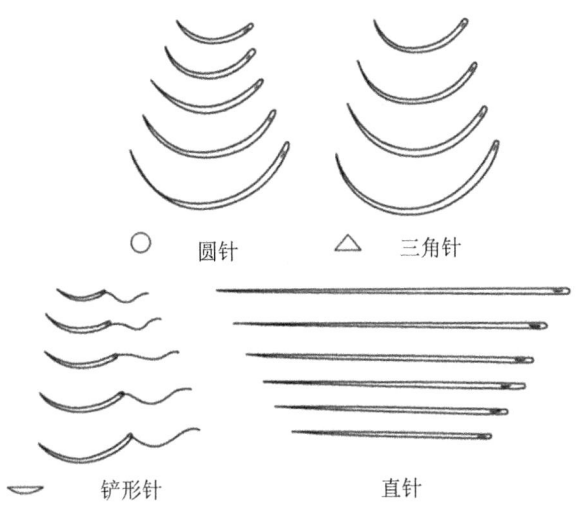

图 1-4 不同型号和形状的缝针

二、缝合方法

缝合有多种方式,基本上可分单纯缝合、内翻缝合和外翻缝合 3 类,各类又分间断缝合和连续缝合两种。要根据治疗目的和组织结构特点来选择各种缝合方式(图 1-5)。

良好的缝合应达到:①使组织对合,而且能保持足够的张力强度;②组织能顺利修复,直至伤口愈合;③缝合处愈合后不影响功能(如肠管吻合后无狭窄)。但任何方式的缝合,被缝线结扎的组织都会发生缺血,加以缝线的刺激,局部有炎症反应。所以,原则上缝合线骑跨的组织应尽量少,残留在组织内的线头应尽量短。

(一)一般伤口的缝合

一般伤口的缝合主要用间断单纯缝合法。缝合的层次是深筋膜、肌膜、腱膜、浅筋膜和皮肤。骨骼肌和皮下脂肪组织的张力强度很小,缝合后易撕脱。间断单纯缝合的方式有普通穿线(穿透)缝合、8 形缝合、U 形缝合等。显然,普通缝合的张力强度不如其他方式,但残留线头最小,故经常使用。

间断缝合的优点是当局部存在出血或感染时可单独拆除线结;缺点是缝合速度较连续缝合慢。褥式缝合能够使切缘对合整齐,并且避免皮下存在无效腔,其缝合速度虽较单纯缝合更慢,却省去皮下脂肪层缝合。缝合时应以最小的张力缝合,而且刀口边缘应留有微小空隙以容许愈合所引起的组织肿胀。如果切缘过紧,组织肿胀就容易引起切口缺血坏死。缝针应垂直进入皮肤,并用手腕旋前/后的力量出针。针的出入点距伤口的距离及切口两端缝合深度应保持一致(切口两创缘缝合边距及深度应保持一致)。当缝合稍紧时,刀口边缘可轻微外翻而更利愈合。打紧缝线时,应将线结拉向一侧。拆除缝线时,应在线结下方剪断后,提线结拉出缝线。这样可使皮肤表面污染的缝线不必经过伤口内部。线结末端要留一定长度,以方便拆除。

如果伤口张力很大,超过筋膜、腱膜用 8 形或 U 形缝合的强度,则需用减张缝合法,即用粗丝线或金属丝等将多层组织一并缝合。为了避免缝线切入皮肤,应加弹性材料(如橡胶)于皮肤与缝线之间,以缓冲切入作用。这种成块缝合影响组织层次的对合,故不宜常规使用。

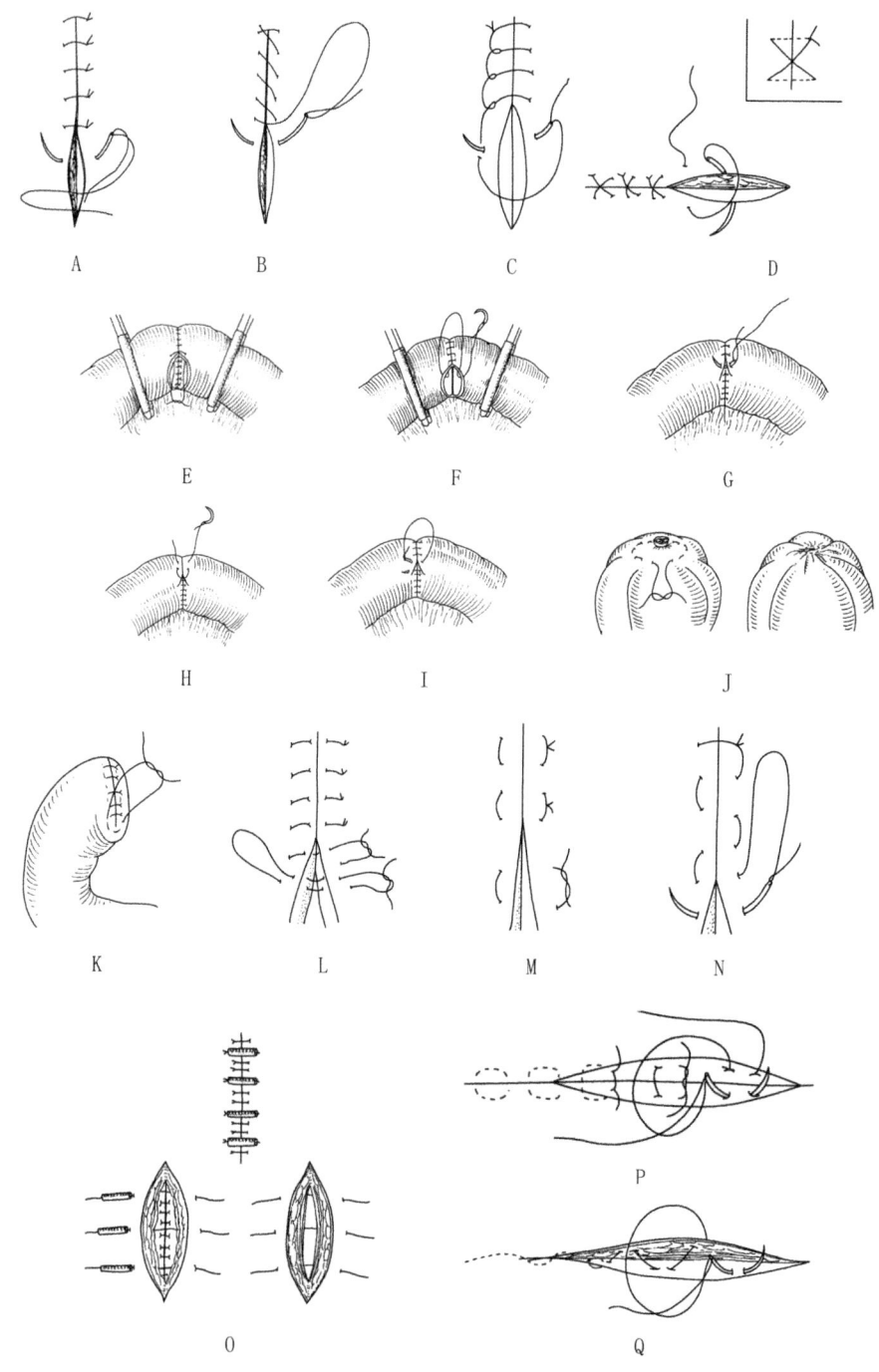

图1-5 各种缝合方式

A.单纯间断缝合;B.单纯连续缝合;C.连续锁边缝合;D.Z字缝合;E.单纯间断全层内翻缝合;F.连续全层水平褥式内翻缝合;G.间断垂直褥式内翻缝合;H.间断水平褥式内翻缝合;I.连续水平褥式浆肌层内翻缝合;J.外荷包缝合;K.半荷包缝合;L.间断垂直褥式外翻缝合;M.间断水平褥式外翻缝合;N.连续水平褥式外翻缝合;O.减张缝合;P.皮内间断缝合;Q.皮内连续缝合

牢固的切口缝合非常重要。缝合失败主要因为线结滑脱、组织撕裂及缝线断裂。如果关腹时缝合失败，腹部将会裂开。因此，要选择合适的缝线，而且需要结实的线结及良好的组织对合。

(二) 吻合术

吻合术是空腔脏器（肠道）或血管（大多为动脉）在部分切除或分流后将两断端重新连接起来，而非体外造口或断端结扎。肠吻合术成功实施之前仅能行肠外置术或闭合简单的切口。Lembert提出了浆肌层缝合方法，并成为胃肠外科手术的支柱。Senn提出双层缝合方法，而Halsted则认为仅行单层吻合即可，不必缝合黏膜层。Conel行单层肠道全层间断缝合。Kocher则首次提出双层吻合方法，即先用肠线行肠壁连续全层缝合，然后用丝线行浆肌层连续或间断外翻缝合，后来这成为标准的肠吻合方法。

双层缝合虽有闭合肠壁完全和增加张力强度的优点，但有以下缺点：①组织反应大，有明显水肿；②缝合的内层血液循环不良，容易坏死；③缝合处突向肠腔，术后形成较大的瘢痕，容易引起肠管狭窄；④操作时间较长。单层缝合的缺点可能是闭合肠壁不够严密，但注意操作能弥补这点缺陷。目前，肠管吻合趋向于单层缝合。因为它很少引起组织缺血坏死和管腔狭窄。

血管吻合术是由Carel开创的。他认为将血管两端对合后行外翻缝合可保持内膜的完整性，从而防止血小板沉积及血栓形成。此方法通过用3个支点来形成一个等边三角形。这些支点可转动血管，从而可较容易地行连续缝合。

1. 肠管的吻合

充分的肠道准备可以在行吻合时不必合用肠钳，从而避免其损伤组织。如果行肠吻合时存在肠内容物溢出的危险，则需应用无损伤肠钳。尤其在肠道存在梗阻时，在近端使用肠钳显得尤为重要。无论何时应用肠钳防止肠内容物溢出时，都不能损伤肠系膜以免导致肠缺血坏死。

吻合要求吻合处肠壁内翻和浆膜对合，主要是防止外翻后黏膜对黏膜，愈合不良而发生肠内容物漏出。肠管的黏膜较脆弱，浆膜很薄，实际可供缝合的是肌黏膜和肌层。肠管各种缝合方式的区别在于缝合的层次不同。

匈牙利的Humer Hultl医师首次用吻合器来闭合胃残端。而现在已有直线形吻合器、侧-侧吻合器及端-端吻合器供选择，从而可达到理想的缝合（图1-6）。利用适当的吻合器可以进行难度较大的缝合。例如，用吻合器就可以不开胸缝合食管胃角处，从而达到减少损伤的目的。在直肠前切除术中，用吻合器可以在较低位行肠吻合术而不必行结肠造口术。因大多吻合器不可重复利用，这就导致了其价格昂贵。目前三种常用的胃肠吻合器分别为直线形吻合器、侧-侧吻合器、端-端吻合器。近几年，腹腔镜外科手术的发展很大部分应归功于结扎夹和吻合器械的改进。

2. 血管的吻合

血管吻合较肠道吻合更加精细，不仅需防止吻合口渗漏而且需保持其长久完整性。为了防止血管腔狭窄和血栓形成，缝合前常需将血管纤维被膜除去，避免缝合时将被膜纤维带入血管腔内，以避免发生血管痉挛。缝合时又应避免血管平滑肌裸露于血管内面，否则也较易形成血栓。用无损伤性针线可减少缝合后血液漏出机会。大血管吻合可用连续外翻缝合法或加间断外翻缝合法。小血管吻合可用间断外翻缝合法。缝合时应从血管内向外引出针线，以免带入血管周围组织。

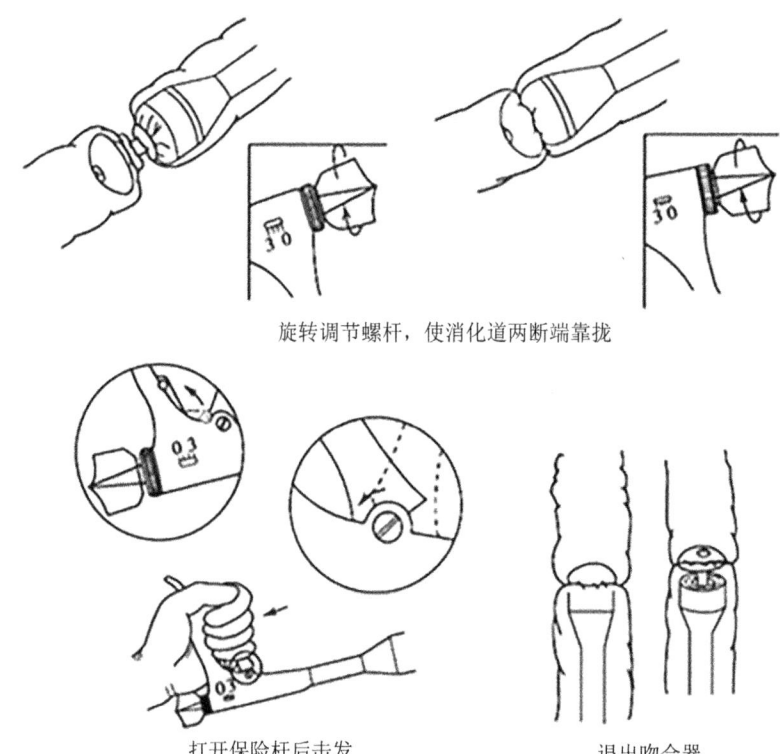

旋转调节螺杆，使消化道两断端靠拢

打开保险杆后击发　　　　　　　退出吻合器

图 1-6　管型消化道吻合器使用示意

缝合需用单丝缝线和无创伤圆针缝合。大多血管外科医师都打 5～6 个线结，以求其牢固，这对血管吻合至关重要。内膜缝合时应尽可能保持其光滑性，既能减少血栓形成，又能避免吻合口漏。缝线的粗细取决于血管的管径，主动脉吻合时可用 2-0 缝线，股动脉可用 4-0 缝线，腘动脉可用 6-0 缝线。微血管吻合则需借助放大镜用 10-0 缝线行间断吻合。

血管的钉合是利用一对带尖刺的吻合圈互相抱合，以达到血管外翻的端对端吻合的目的。使用血管吻合器时，先将修整的血管断端挂到吻合夹上的一对吻合圈上，然后用抱合钳使吻合圈压紧，圈上的尖刺互相勾连，即可完成血管吻合。

三、缝合的基本规范和要求

虽然缝合方法种类很多，但它们有着共同的基本规范和要求。

(1) 根据不同的组织器官类型、患者的具体情况，选择适当的缝针、缝线和缝合方法；无菌切口或污染很轻的切口在清创和消毒处理后可选用丝线；已感染或污染严重的伤口可选用肠线；血管的吻合应选用相应型号的无损伤针线。

(2) 按层次由深到浅进行组织分层缝合，将相同类型的组织予以正确对齐缝合。严密对合，是保证伤口愈合的前提。不同的组织对合（如表皮对筋膜、黏膜对浆膜）将致伤口不愈或延迟愈合。

(3) 勿留无效腔以免积血、积液。否则会延迟愈合甚至招致伤口感染。

(4) 适当的针距、边距。针距边距应均匀一致，过密和过稀均不利于伤口愈合，既美观又能使受力和分担的张力一致并且缝合严密,不至于发生泄漏。

(5)适当的结扎松紧度。结扎过松,达不到组织对合的要求;结扎过紧,则出现重叠、卷曲,甚至影响血运,不利于组织愈合;伤口有张力时应行减张缝合,伤口若缺损过大可考虑转移皮片修复或行皮片移植。

(6)注重美观与功能。缝合颜面部和身体裸露部的皮肤切口更应注意,针线太粗或对合不齐,均可影响美观。

手术医师要正确、熟练掌握手术缝合技术,必须经过严格的训练及反复正确的练习。掌握手术缝合技术强调以下3点:①正确、规范是手术缝合操作的首要要求;②手术台下多训练;③手术当中多实践。

(王军勇)

第四节 打 结

打结是外科手术操作中十分重要的技术,也是最基本的操作之一,它贯穿于外科基本操作的全程。结扎是否牢固可靠,与打结的方法正确与否有关,牢固可靠的结扎有赖于熟练、正确的打结技术。打结的速度与质量不仅与手术时间的长短有关,也会影响整个手术质量及患者的预后,甚至危急患者的生命安全。质量不高的结或不正确的结,可粗暴地牵拉组织,尤其是精细手术及涉及血管外科时,可导致结扎不稳妥或不可靠,术后线结滑脱和松结引起出血、继发感染及消化液外漏等。因此必须正确、熟练地掌握外科打结技术。

现代外科技术的发展,许多操作已有不少的演变和更新,如消化管钉合、皮肤钉合、血管出血的钛夹止血等,省去了不少打结操作,但仍无法完全取代打结。尽管在特殊情况下可采取一些局限性的固定技术,其间仍需要采用打结的办法。

一、结的种类

在临床上,一般根据结的形态将结分为以下几类(图1-7)。

(一)单结

单结为各种结的基本结,只绕一圈,不牢固,偶尔在皮下非主要出血结扎时使用,其他很少使用。

(二)方结

方结又名平结,由方向相反的两个单结组成(第二单结与第一单结方向相反),是外科手术中主要的结扎方式。其特点是结扎线来回交错,着力均匀,打成后越拉越紧,不会松开或脱落,因而牢固可靠,多用于结扎较小血管。

(三)外科结

第一个线扣重绕两次,使线间的摩擦面及摩擦系数增大,从而增加安全系数。然后打第二个线扣时,不易滑脱和松动,比较牢固。用于较大血管和组织张力较大部位的结扎。但因麻烦且费时,手术中极少采用。

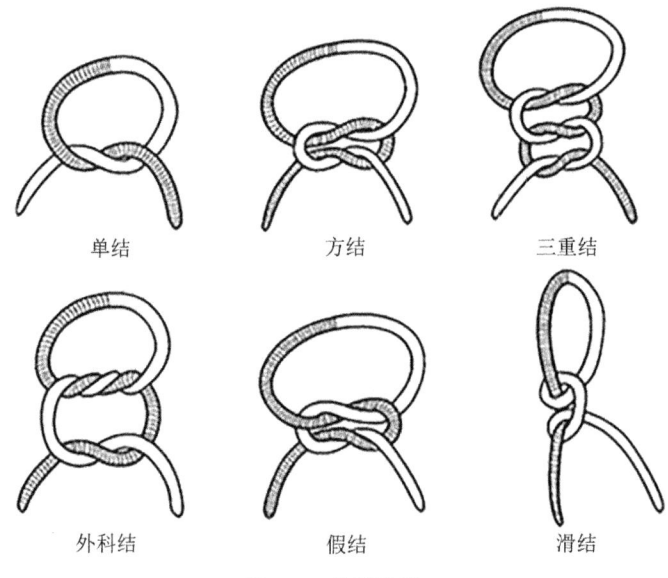

图 1-7 结的种类

(四)三重结或多重结

三重结或多重结就是在方结的基础上再重复第一个结,且第三个结与第二个结的方向相反,以加强结扎线间的摩擦力,防止线松散滑脱,因而牢固可靠。常用于较大血管和较多组织的结扎,也用于张力较大组织缝合。尼龙线、肠线的打结也常用此结。缺点为组织内的结扎线头较大,使较大异物遗留在组织中。

(五)滑结

在做方结时,由于不熟练,双手用力不均,致使结线彼此垂直重叠无法结牢而形成滑结,而不是方结,应注意避免。改变拉线力量分布及方向即可避免。手术中不宜采用此结,特别是在结扎大血管时应力求避免使用。

(六)假结

假结又名顺结、十字结。结扎后易自行滑脱和松解。构成两单结的方向完全相同,手术中不宜使用,尤其是在结扎重要部位时忌用。

二、常用的打结方法

打结方法分为单手打结法、双手打结法和器械打结法。每种打结方法均可用来打方结、外科结、三重结及多重结。不同情况下使用特定的打结方法,有利于更快更好地打出牢固可靠的手术结。

(一)单手打结法

单手打结法是最常用的一种打结法,主要由一只手牵线,另一只手来完成两种不同的打单结的动作(简称"示指结"和"中指结"),有方便、快捷的优点,但若不注意容易打成滑结。单手打结根据用来完成打结动作的手又分为左手打结和右手打结两种方法。在实际临床工作中,国内以右手打结方法较为普遍,西方国家常采用左手打结方法。

(二)双手打结法

两只手同时运动来完成两种不同的打单结动作。此法动作较多,不够快捷,但打结动作较稳固,不易打成滑结,故牢固可靠。此方法多用于深部打结及张力较大或重要部位的打结。

(三)器械打结法

器械打结法需借助持针器进行打结。器械打结法多用于结扎线(或缝合线)过短或为了节约用线或皮肤缝合等相对不重要部位的打结。另外,深部手术打结困难时(如腹腔镜手术)及显微手术时亦采用器械打结。

三、打结时注意事项及原则

(1)无论用何种方法打结,第一结与第二结的方向不能相同。如果打结的方向错误,即使是很正确的方结也同样可能变成滑结,或者割线导致线折断。相同方向的单结也易形成假结。要打成一方结,两道打结方向就必须相反。

(2)打结的过程中两手用力要均匀一致,这一点对结的质量及安全性至关重要。在收紧线结时两手用力要均匀,不能成角向上提拉,否则易成滑结而滑脱。

(3)结扎时两手的距离不宜离线结处太远,特别是深部打结时,最好用一手指按线结近处,徐徐拉紧,用力缓慢、均匀。用力过猛或突然用力,均易将线扯断或未扎紧而滑脱。

(4)打第二结扣时,注意第一结扣不要松弛,必要时可用一把止血钳压住第一结扣处,待收紧第二结扣时,再移去止血钳。

(5)打结应在直视下进行,以便根据具体的结扎部位及所结扎的组织,调整结扎的松紧度,又可以使术者或其他手术人员了解打结及结扎的确切情况。即使某些较深部位的结扎,也应尽量暴露于直视下操作。有时深部打结看不清,就要凭手的感觉打结,这需要相当良好的功底。

(6)利用血管钳最前端来夹血管的断裂口,最好与血管方向垂直。钳夹组织要少,切不可做大块钳夹。因大块结扎后将使组织坏死过多,术后全身和局部反应较大。埋在组织内的结扎线头,在不引起松脱的原则下剪得越短越好。丝线、棉线一般留 1~2 mm,但如果为较大血管的结扎,保留线头应稍长。肠线保留 3~4 mm,不锈钢丝保留 5~6 mm 并应将"线头"扭转埋入组织中。皮肤缝合后的结扎线的线头保留 1 cm,以便拆线。

(7)打结时,要选择质量好的粗细合适的线。结扎前将线用盐水浸湿,因线湿后能增加线间的摩擦力,增加拉力。

(刘新军)

第五节 引 流

引流是指将组织裂隙、体腔和空腔脏器内的液体引离原处和排出体外。广义的引流包括胃肠减压、留置导尿和胃肠之间的短路吻合等内引流。本节讨论的是手术时放置引流物或导管的引流方法。

一、外科引流的目的

引流的液体可分为感染性和非感染性两大类。感染性液体(脓液)通过引流后,可以达到减轻压力、缓解疼痛、减轻炎症、防止炎症扩散、有利于炎症消退的目的。非感染性液体(如血液、渗出液及组织分泌液等)通过引流后,可以达到减轻局部压力、减少液体对周围组织的损害作用、减少合并感染的可能性、有利于伤口愈合等目的。

二、引流的作用机制

(一)被动引流

1.吸附作用

在伤口内放置纱布类引流物,伤口液体借助于纱布毛细管的吸引作用,而被引流出体外。

2.导流作用

在伤口内放置导管状引流物,伤口液体凭借其与大气之间的压力差,通过导管腔被引流出体外。

3.虹吸作用

体内位置较高的腔内液体通过引流管流入位置较低的引流瓶中。此类引流为开放式时,较易有外源性污染,故仅适宜于浅部的伤口。闭式引流需缩小体表引流口,将引流管外端通向封闭的容器。胸腔引流时,需保持胸腔内一定的负压,故需将引流管连接于水封瓶。

(二)主动引流

将引流管连接于负压器,借负压作用吸出伤口内液体。引流可分为闭合式和半开放式两种。闭合式吸引力较大,可促使伤口内腔迅速缩小,但引流管内口容易吸附于邻近组织而失去引流作用。半开放式用套管引流,其套管内段有多个开口而外段(留于体表上)有一个小开口。连接减压器后管内的负压有一定的限度,可减少内口被堵塞的机会。套管内管还可注入液体供灌洗之用。半开放式引流主要用于腹腔内。

三、引流物的类型

(一)纱布引流条

纱布引流条有干纱布引流条、盐水纱布引流条、凡士林纱布引流条和浸有抗生素引流条。凡士林纱布引流条常用于脓肿切排后堵塞伤口,其作用是压迫止血,防止因伤口壁与敷料的粘连或肉芽长入敷料导致换药时疼痛。盐水纱布引流条和浸有抗生素引流条多用于较浅的感染伤口。

(二)橡胶引流片

橡胶引流片由橡胶手套、薄片橡胶裁剪而成。

(三)烟卷引流管

烟卷引流管由纱布引流条和橡胶引流片组成,即在纱布引流条外层包裹一层橡胶片,形成类似香烟式的引流条。由于外周柔软、光滑不易压伤周围组织。使用时须将内置端的外周橡胶剪数个小孔,以增加吸附面积,并需先将其浸湿无菌盐水后再置入伤口内。

(四)橡胶引流管

根据制作材料不同,可将橡胶引流管分为乳胶引流管和硅胶引流管。橡胶引流管的粗细、软硬不同,应根据临床实际情况选择合适的橡胶引流管。橡胶引流管种类很多,除普通橡胶引流管外,还有用于不同组织和器官的特制引流管(如导尿管、气囊导尿管、胆道T形管、胃肠引流管、脑室引流管、胸腔引流管等)。

四、引流的适应证

(一)浅部引流

浅部较小的脓肿切开后,用油纱条引流。较大的脓肿(如乳腺脓肿)切开后,宜用软胶管引流,必要时行对口引流。

清洁手术和轻度污染手术的伤口,原则上不留置引流物。如果组织分离创面较大,术后可能渗出较多,则需留置引流以免局部积液影响愈合。例如乳腺癌根治术,为了避免皮下积液,缝合切口前在皮下留置胶皮条或软胶管(内段剪去半边成槽形),且在体表包扎干纱布使皮瓣紧贴胸壁。又如创伤清创术,一般不留引流,如果估计创面渗出较多,则缝合前留置引流;如果处理时间较迟或污染较重,为预防术后感染,在缝合筋膜后留置盐水纱布于皮下,而皮肤与皮下组织做延期缝合。

(二)深部引流

胸腔内、腹腔内等部位进行手术时留置引流,一般有以下目的。

(1)排出腔内感染性液体,以减轻炎症和全身毒血症,如脓胸、腹膜炎或腹腔脓肿等。

(2)排出腔内非感染性液体(血液、渗出液、消化液等),以免积聚后继发感染,如重症急性胰腺炎、癌肿的广泛切除术等。

(3)为促使器官功能恢复,如胸腔手术后的肺叶复张。

(4)为观察手术部位术后有无出血或消化液等漏出,以便及时做必要的处理,如肝叶切除、未经准备的结肠切除吻合术等。

五、引流的注意事项

(1)根据疾病的性质、手术中情况,以决定选择何种引流方法及何种引流物。

(2)一般引流物内端应置于伤口底部或接近需要引流的部位。胃肠手术应放在吻合口附近,否则会使引流不充分而残留无效腔。

(3)闭合式引流其引流物不从原切口出来,而从切口旁另戳孔引出体表,以免污染整个切口并发感染。

(4)引流物必须固定牢靠,以防引流物滑出切口或掉入体内。一般用缝线将引流物固定于皮肤上。

(5)在缝合组织时注意勿将引流物缝于深部组织中,否则拔引流物时将难以顺利取出。

(6)术后必须维持引流通畅,及时清除引流管内堵塞物。

(7)术后应详细观察引流液的数量、颜色和气味,以判断疾病的转归。

六、引流的并发症

(一)出血

出血多发生于引流术后换药、拔管和并发感染时。常见为渗血或少量出血,但以下情况可引起大出血。施行负压吸引时,引流管与血管壁直接接触,造成血管损伤出血;引流管压迫或长期刺激血管而导致血管破裂出血。

(二)感染

管理不善的引流物可能成为感染的途径,外源性病原体可经引流物侵入体腔导致感染;经引流管局部滥用抗生素可引起体腔内混合感染;引流物固定不当而脱入体腔,可继发体腔内感染。

(三)损伤

引流物长期压迫周围组织,可损伤体腔内血管、神经与脏器。腹腔内的引流管可压迫肠管或胃肠道吻合口,引起肠梗阻、肠穿孔或胃肠道瘘。

1.慢性窦道形成

慢性窦道形成主要原因为引流管长期放置、引流不畅、反复感染、异物刺激、组织坏死或残留无效腔。

2.引流管滑脱、阻塞和拔管困难

导致引流管滑脱的主要原因为固定不牢固,多在患者活动时脱出。血凝块、结石、稠厚的脓液或导管壁扭曲和折叠可导致引流管阻塞。拔管困难常见原因有留管时间较长、管壁与周围组织粘连或在体腔内手术时不慎将导管与组织缝合在一起。此时,强行拔除可致引流管断裂而残留于体腔。若采用一般措施引流管仍不易拔出,需查明原因后再做进一步处理。

(张汝超)

第六节 伤 口 换 药

伤口换药(简称换药)又称敷料交换,是处理伤口和创面的必要措施。合理的换药方法、伤口用药、引流条放置、适当的敷料、恰当的换药间隔时间是保证创口愈合的重要条件,否则不仅达不到治疗目的,反而延误伤口愈合,甚至导致感染。因此,正确的换药是提高外科治疗的关键。此项操作常被临床医护人员忽视,值得强调其重要性。换药应根据伤口创面的具体情况选择不同的方法。

一、换药前准备

(1)换药室应提早做好室内各种清洁工作,换药前半小时室内不做打扫。

(2)换药前必须初步了解创口部位、类型、大小、深度,创面是否化脓、有无引流物,以便准备适当敷料和用具,避免造成浪费或临时忙乱。

(3)严格执行无菌操作。换药者应戴好口罩、帽子,操作前清洁洗手,对化脓创口换药后须重新洗手,再继续换药。

(4)患者应选择适当体位,避免患者直接观察伤口换药的操作。伤口要充分暴露,换药时,应有足够的照明光线,注意保暖,避免受凉。会阴部及大面积创口宜用屏风隔开或单独在室内换药。

(5)用物准备:换药碗2只,1只盛无菌敷料,1只盛乙醇棉球、盐水棉球、引流物。镊子2把,1把作清洁创口周围皮肤用,另1把作为创口内换药用。按创口需要加用油纱布、纱布条、引流药、外用药和纱布等。

二、操作要点

(1)一期缝合的伤口,应保持敷料的清洁干燥和固定位置。如果敷料被污染、浸湿或移位,应

及时更换。如果临床表现可疑伤口并发感染,更应及时更换,检查有无局部红肿等,必要时提前拆线以利引流。伤口愈合过程正常者,则等待5~7天拆线更换敷料。

(2)薄、中层植皮的供皮区和植皮区、表皮层创伤,经清洁和制止渗血后,可用单层油纱布覆盖,外加吸水性纱布类包扎。4~5天或更迟时间更换敷料,注意避免损伤新生的上皮。

(3)处理化脓性伤口和创面。①有脓性分泌物时,需用盐水纱条、含呋喃西林或氯己定等液的纱布外敷,减少局部脓液存留。此时注意有无来自深部化脓病灶的脓液。②脓液减少而有肉芽组织生长时,视肉芽组织性状选用不同的敷料。肉芽色鲜、颗粒状、触之易渗血,表示其生长较好,可用等渗盐水或油纱条;肉芽色淡、水肿,可用高渗盐水或20%~30%硫酸镁的纱布;肉芽色暗、触之不易渗血、无生长趋势,可能由于局部血液循环不良(如压疮),创面暂用碘仿纱布等,并设法改善局部血液循环;已生长的肉芽发生销蚀现象,多由于某种致病菌(如铜绿假单胞菌)感染所致,应用含抗菌药物的纱条;肉芽生长过盛超出创缘平面,有碍新生上皮向创面中心生长,可用刮匙刮去肉芽或者以硝酸银腐蚀肉芽,敷以盐水纱条或油纱条待其重新愈合。③伤口或创面局部使用抗菌药物,应有针对性。例如烧伤创面脓毒症,常用磺胺嘧啶银,主要为了防治铜绿假单胞菌感染。庆大霉素等多种抗生素对铜绿假单胞菌也有效,但体表创面用抗生素时致病菌容易产生耐药性,因此尽可能少用抗生素于感染创面。伤口和创面有较多的一般性脓液时,可用Dakin液(含漂白粉、硼酸、碳酸钠)、依沙吖啶液或氯己定液冲洗,并用药液纱布外敷。若发现有真菌感染,则需用酮康唑等抗真菌药。

(4)中心静脉或深静脉置管在监测、给予营养等情况时,伤口必须保持清洁无感染,以防致病菌侵入血流。每天更换其敷料,局部行清洁消毒(可用碘伏)后覆盖干纱布。

(肖华旭)

第二章

神经外科疾病

第一节 先天性脑积水

一、病因

先天性脑积水是指由于各种先天性发育异常或非发育性病因引起的脑脊液在脑室系统中积聚。导致脑积水产生的原因很多,总体上可归纳为脑脊液过度分泌、循环通路梗阻、吸收障碍等。病变性质主要有先天性发育异常、新生儿缺氧和产伤所致的颅内出血、脑膜炎症、新生儿肿瘤和囊肿等。按发生原因分类大体分为梗阻性脑积水(非交通性脑积水)和交通性脑积水。

(一)梗阻性脑积水的病因

(1)中脑导水管狭窄、闭塞及隔膜形成:是先天性脑积水最常见的原因,通常为散发性。
(2)Arnold-Chiari畸形:因小脑扁桃体、延髓及第四脑室疝入椎管内,脑脊液循环受阻引起脑积水,常并发脊椎裂和脊膜膨出。
(3)Dandy-Walker畸形:由于第四脑室中孔及侧孔先天性闭塞而引起脑积水。
(4)扁平颅底:常合并Arnold-Chiari畸形,阻塞第四脑室出口或环池,引起脑积水。
(5)其他先天畸形:软骨发育不良、无脑回畸形、脑穿通畸形等均可引起脑积水。
(6)新生儿的产伤、出血、炎症、肿瘤等。

(二)交通性脑积水的病因

(1)脑脊液吸收受阻,原因有感染、外伤、出血、炎症等引起蛛网膜粘连,使蛛网膜下腔、蛛网膜颗粒及其他浅表的血管间隙、神经根周围间隙发生闭塞,脑脊液循环障碍。
(2)蛛网膜颗粒发育不良,脑池发育不良和静脉窦闭塞,脑脊液吸收障碍。
(3)脑脊液成分改变,如先天性肿瘤引起脑脊液蛋白升高,影响其吸收。
(4)脑脊液分泌过多,如脑室内脉络丛乳头状瘤或癌及少见的脉络丛增生。

二、病理和生理

脑脊液是正常存在于脑室系统和蛛网膜下腔内的一种液体,无色透明,量为 130~150 mL,而人体每天可分泌脑脊液的量为 400~500 mL,故脑脊液每天需要循环更换 3~4 次。正常人的约 2/3 的脑脊液由脑室内的脉络丛产生,其他来源有脑实质的毛细血管和室管膜。脑脊液的正常循环通路为:侧脑室—室间孔—第三脑室—脑导水管—第四脑室—正中孔和外侧孔—脑干及小脑周围的蛛网膜下腔—小脑幕切迹—大脑半球的蛛网膜下腔—上矢状窦两旁的蛛网膜颗粒吸收—上矢状窦的静脉血。脊髓神经根周围的蛛网膜颗粒也吸收部分脑脊液。近年来发现,颅内的相当部分脑脊液还可通过脑神经出颅处的蛛网膜鞘、脑实质的细胞外间隙、软脑膜和室管膜流入血液中。任何引起脑脊液过度分泌、脑脊液循环通路梗阻、脑积水吸收障碍的病变都可以引起脑积水。

大多数脑积水患者呈进行性加重,最终发生高颅内压性脑积水。患者脑室系统扩大,婴幼儿表现为头颅增大、脑实质变薄、脑沟变浅,胼胝体、锥体束、基底节、四叠体、脉络丛等因长期受压而萎缩。室管膜细胞变平、纤毛丧失,后期常有室管膜断裂和破坏,脑室表面胶质组织覆盖。脑室周围的白质出现水肿,重者可扩展到灰质,水肿主要位于细胞外。脑细胞的改变较轻,水肿区形成空隙使有髓鞘纤维分开。电镜发现锥体细胞及非锥体神经细胞间均存在水肿;大脑皮质的神经纤维网出现明显的细胞外腔增大,提示脑积水性水肿;突触联系减少,树突增加和水肿,神经胶质细胞出现极度水肿,肿胀的星形细胞出现薄片状体、微丝和单核糖原颗粒,形成空泡。另外,皮质毛细血管显示内皮细胞的空泡运送增加、内皮细胞连接开放、基膜不完整等。这是脑脊液由皮质毛细血管回吸收的一条通道,也是脑积水性水肿自行消退的一种机制。

部分脑积水可能因脑脊液分泌或吸收重新建立平衡而使疾病过程缓解,成为静止性脑积水,脑室不再进行性扩大,临床症状也不再进展。其原因可能有:①长期颅内高压而使脉络丛萎缩,分泌减少;②脑室系统极度扩张,使中脑导水管的瓣膜被撑开而通畅;③脑脊液通过退行的室管膜渗进脑组织,形成组织液,再由通透性增加的脑组织毛细血管吸收;④血块或炎性组织被吸收,脑脊液循环畅通;⑤脑室壁破溃,脑室与蛛网膜下腔之间建立交通。另一种情况是,当升高的压力促使脑室扩大后,压力也逐渐下降,扩大的脑室与压力之间重新建立平衡而出现代偿状态,颅内压降至正常范围而脑室仍维持扩大状态,形成正常压力性脑积水。

三、临床表现

临床上根据脑积水的发生机制主要分为梗阻性脑积水和交通性脑积水,按脑积水的发生速度分为急性脑积水(数天)、亚急性脑积水(数周)和慢性脑积水(数月、数年),按有无症状分为症状性脑积水和无症状性脑积水,按脑积水病情发展与否分为进展性脑积水和静止性脑积水,按颅内压的高低又分为高压力性脑积水和正常压力性脑积水。

先天性脑积水根据不同的发病原因,可有不同的临床表现和体征。

(一)高压力性脑积水

高压力性脑积水病程多缓慢,早期基本无症状或较轻,而营养和发育基本正常。头围增大是最重要的表现,少数出生时头围就明显大于正常,多数在出生后数周或数月开始,呈进行性发展,头围增大与身体发育不成比例。由于脑脊液增多导致头颅重量增加,患儿常常不能支持头部重量而头呈下垂状。

另外患儿前囟扩大,隆起,张力增高,直立时仍不凹陷,严重时后囟甚至侧囟也扩大。患儿头发稀疏,头皮薄而亮,额部头皮静脉怒张,颅缝裂开,头形变圆,颅骨变薄,叩诊呈破壶音。脑颅大面颅小,严重时,眶顶受压向下,眼球下推,以致巩膜外露,眼球下半部沉到下眼睑下方,呈落日征,为脑积水的重要体征之一。

由于小儿颅缝未闭合,虽有颅内压逐渐增加,但是颅缝也扩大,故颅内高压可得到代偿,仅在脑积水迅速发展时才会出现头痛、呕吐等颅内高压表现。病情进展迅速时患儿可表现为精神不振、易激惹、"抽风"、眼球震颤、共济失调、四肢肌张力高、痉挛性瘫痪、嗜睡或惊厥等。在重度脑积水中,扩大的第三脑室压迫视交叉时,视力减退,甚至失明,眼底可见视神经继发性萎缩。如病情继续进展,可发生脑疝而死亡,或由于营养不良、全身衰竭及合并呼吸道感染等并发症而死亡。

部分患儿由于极度脑积水而致大脑皮质萎缩到相当严重的程度。但其精神状态较好,呼吸、脉搏、吞咽活动等延髓功能无障碍,视力、听力及运动也良好。

少数患儿在脑积水发展到一定时期可自行停止,头颅不再继续增大,颅内压也不高,称为静止性脑积水。

(二)正常压力性脑积水

正常压力性脑积水,又称代偿性脑积水,比较少见。临床症状主要表现为三联征,即痴呆、运动障碍、尿失禁。其中智力改变最早出现,多数在数周至数月之间进行性加重,最终发展为明显的痴呆。运动障碍表现为走路不稳、步态缓慢、步幅变宽,有时出现腱反射亢进等。尿失禁仅见于晚期。

四、辅助检查

(一)颅骨平片

颅骨平片可见头颅增大、颅骨变薄、颅缝分离、前后囟扩大或延迟闭合等。

(二)颅脑 CT

颅脑 CT 能准确地观察脑积水程度、脑梗阻部位、脑室周围水肿等,且可反复进行动态观察脑积水的进展情况,为判断疗效及预后提供必要的客观指标。

颅脑 CT 能够确定梗阻部位,明确许多先天性脑积水的梗阻病因:当一侧室间孔阻塞(室间孔闭锁)而引起单侧脑积水或不对称性脑积水时,则导致该侧脑室扩张。当双侧室间孔或第三脑室孔阻塞而引起对称性脑积水时,则双侧脑室扩张。当导水管阻塞(导水管狭窄)可引起侧脑室和第三脑室扩张,而第四脑室的大小和位置一般正常。当第四脑室出口处梗阻(侧孔和正中孔闭锁)则引起全脑室系统特别是第四脑室扩张。当脑室外梗阻则常引起脑室系统和梗阻部位近端的蛛网膜下腔扩张。

(三)颅脑 MRI

脑积水的 MRI 表现为脑室系统扩大,其标准与 CT 相同。在 MRI 上可根据以下表现来判断有无脑积水:①脑室扩大程度与蛛网膜下腔的大小不成比例;②脑室额或颞角膨出或呈圆形;③第三脑室呈气球状,压迫丘脑并使下丘脑下移;④胼胝体升高;⑤脑脊液透入室管膜的重吸收征。

正常压力性脑积水的表现比较特殊,颅骨平片一般无异常发现,无慢性颅内压增高的改变。颅脑 CT 和 MRI 表现为高度脑室扩大,而脑沟不受影响,脑实质内可见由腔隙性梗死引起的轻微信号改变,脑室扩大而蛛网膜下腔容积正常,高压性脑积水则脑室扩大而蛛网膜下腔消失(图 2-1)。

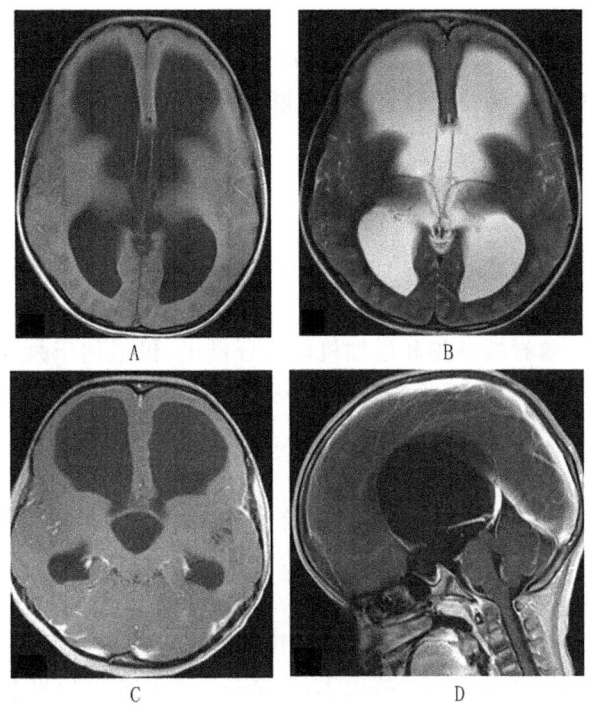

图 2-1 先天性脑积水(6 岁女性)
A.MRI T_1 加权示双侧脑室扩大；B.T_2 加权；C.T_1 加权增强扫描示第三脑室、侧脑室扩大；D.增强扫描矢状位示第三脑室、侧脑室扩大，第四脑室正常

五、诊断与鉴别诊断

典型的先天性脑积水，根据病史、临床表现、头颅增大快速等特点一般诊断不难，但对于早期不典型脑积水，需要借助各种辅助检查，以确定有无脑积水及其类型和严重程度。高压力性脑积水主要与下列疾病鉴别。

(一)婴儿硬脑膜下血肿或积液

硬脑膜下血肿或积液的婴儿也有头颅增大、颅骨变薄，但常有产伤史，病变可为单侧或双侧，常伴有视盘水肿而缺少落日征，辅助检查也能帮助诊断。

(二)佝偻病

佝偻病的颅骨不规则增厚，致使额骨和枕骨突出，呈方形颅，貌似头颅增大，但无颅内压增高症状和脑室扩大，却有全身骨骼异常。

(三)脑发育不全

虽然脑室也扩大，但头不大，无颅内压增高表现，却有神经功能及智力发育障碍。

(四)积水性无脑畸形

CT 片上除枕区外无脑皮质，还可见突出的基底节。

(五)巨脑畸形

虽然头颅较大，但无颅内压增高症状。CT 扫描显示脑室大小正常。

(六)新生儿颅内肿瘤

常有头围增大或继发性脑积水,影像学可确诊。正常压力性脑积水主要与先天性脑萎缩鉴别。但脑萎缩 CT 检查特征为脑室轻度扩大,不累及第四脑室,脑沟明显增宽。MRI 可见脑室和蛛网膜下腔均扩大。

六、治疗

无论何种原因引起的脑积水,都必须及时治疗。治疗分为药物治疗及手术治疗两种。

(一)药物治疗

药物治疗主要是减少脑脊液分泌和增加机体水分排出,仅适用于最轻型的脑积水或静止性脑积水。一般常用的药物有呋塞米、乙酰唑胺、氨苯蝶啶等。其中乙酰唑胺抑制脑脊液分泌作用最强,主要用于轻型患者及作为术前的临时用药。

(二)手术治疗

本病以手术治疗为主,一般应早期手术,但合并有其他脑与脊髓严重先天畸形者应慎重手术。手术方法主要分为病因去除手术、减少脑脊液生成手术及脑脊液分流手术三种。

1.病因去除手术

例如中脑导水管成形术或扩张术;Dandy-Walker 畸形行第四脑室正中孔切开或成形术;扁平颅底和 Chiari 畸形行颅后窝和上颈髓减压术;脉络丛乳头状瘤行切除术等。

2.减少脑脊液生成手术

如脉络丛切除术和脉络丛电灼术,主要用于交通性脑积水,因死亡率高,效果不好,现已基本不用。

3.脑脊液分流术

脑脊液分流术即将脑脊液通路改变或利用各种分流装置将脑脊液分流到颅内或颅外其他部位。脑脊液分流术又分为颅内分流术和颅外分流术两类。颅内分流主要用于脑室系统内阻塞引起的脑积水,颅外分流术适用于阻塞性或交通性脑积水。具体方法包括以下几种。

(1)脑室与脑池分流:如侧脑室-枕大池分流术、第三脑室造瘘术、侧脑室-环池造瘘术、侧脑室-胼胝体周围池造瘘术。主要用于脑室系统阻塞,而大脑表面蛛网膜颗粒吸收正常的脑积水。

(2)脑室与体腔分流:如侧脑室-腹腔分流术、脑室-胸腔分流术等。

(3)将脑脊液引出体外:如侧脑室-鼓室分流术、侧脑室-输尿管分流术、侧脑室-输卵管分流术等。

(4)将脑脊液引入心血管系统:如脑室-心房分流术、脑室-颈内静脉分流术等。

上述脑脊液分流术式中许多因疗效差或易致较多并发症现已被淘汰。目前临床上常用脑室腹腔分流术,其操作简便,可适应儿童身高增长,但可出现分流管堵塞、感染、假性囊肿形成、引流管移位、脏器穿孔等并发症。

七、预后

由于先天性脑积水的各种手术方式疗效不够好,常用的分流术只能在几年内保持有效,且有效率低,故预后欠佳。另外,脑积水的预后和手术治疗的效果取决于有否合并其他异常。单纯性脑积水(不存在其他畸形的脑积水)比伴有其他畸形的脑积水(复杂性脑积水)的预后要好。患单纯性脑积水的婴儿,如果在出生后3月内进行分流手术,有可能发育为正常。一般来讲,早期手术效果较好,晚期因大脑皮质萎缩或出现严重神经功能障碍,手术效果较差。

(程　勇)

第二节 颅裂与脑膜脑膨出

一、概述

颅裂和脑膜脑膨出是指由于先天性颅骨发育异常导致颅骨缺损,中枢神经系统组织经缺损处向颅外疝出。颅骨缺损一般发生在颅盖骨或颅底骨的中线部位,如果没有颅内容物从裂孔处疝出,称为隐形颅裂;如果有组织从颅内疝出,则称囊性颅裂。

发病原因尚不明确,一般认为与胚胎时期神经管发育不良有关,少数患者有家族史,孕期营养(如叶酸缺乏)及发热等对发病的影响尚不清楚。本病的发病率低,1/10 000~1/5 000,比脊髓脊膜膨出的发生率低,为脊髓脊膜膨出的1/10~1/5。患儿常同时伴有脑积水或其他器官畸形,如脊柱及手指足趾畸形、先天性心脏病等。

二、病理

病理上可分为3型。

(1)隐形颅裂,较少见,可能与因无症状而少就医有关,有些患者合并有皮肤窦道和脂肪瘤。

(2)囊性颅裂,较多见,根据疝出物的类型又可分为3类。只有脑脊液和脑膜疝出者,称脑膜膨出;有脑组织和脑膜疝出者,称脑膜脑膨出;有脑组织、脑膜和部分脑室疝出者,称脑膜脑室膨出,又称脑积水脑膜脑膨出。

(3)露脑畸形,罕见,因为大部分患儿于出生后数小时死亡,主要表现为颅骨、软组织、头皮缺损,脑组织外露。

三、临床表现

脑膨出好发于中线部位,少数可偏于一侧。从前后向可自额骨间、前囟、顶骨间、后囟、枕部等部位膨出,也可从筛窦、蝶窦、眼眶、鼻腔等颅底部膨出。脑膜脑膨出的临床表现主要有3类。

(一)局部症状

局部多有椭圆形或圆形的囊性包块膨出,大小各异。有的可逐渐长大,囊壁厚薄不等;个别薄者可有破溃,脑脊液流出,甚至感染,导致脑膜炎。根据囊内容物的不同,质地不一,只有脑脊液者软而有弹性,有的可触及骨缺损的边缘,有脑组织膨出者有时能看到脑组织阴影。

(二)神经系统症状

部位不同,症状不同。轻者无症状,重者可有瘫痪、癫痫、智力低下等。病变位于鼻根部时,可有嗅觉丧失,如突入眼眶,可有视力、眼球运动的障碍等。位于枕部时,则可有皮质性的视觉障碍。

(三)邻近器官症状

位于鼻根部时,出现颜面畸形,鼻根扁宽,眶腔变小,眼距增大;位于鼻腔时,呼吸不畅;位于眶内时,可有眼球突出移位;位于枕部时,可出现头颅畸形等。

四、辅助检查

除了位于颅底的脑膨出外,一般诊断没有困难。不过,CT和MRI仍然可以为治疗提供较多的参考信息,以利术前评估。

(一) **颅脑 CT**

颅脑 CT 可以显示颅骨缺损的形态、部位,以及膨出组织的性质。对于颅底脑膨出者,可以查清突出部位。冠状扫描显示更好,同时三维重建可以为颅底修补提供帮助(图 2-2,图 2-3)。

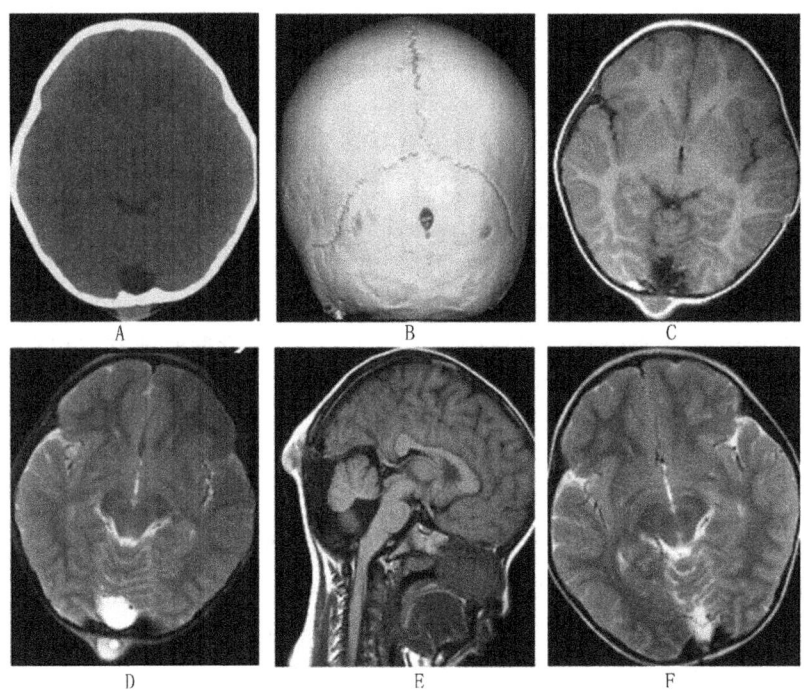

图 2-2 枕部颅裂脑膜膨出(2 岁女性)

A.CT 示枕部皮肤有一半圆形稍高密度影;B.颅骨重建示枕骨未闭合;C.MRI T_1 加权扫描示枕部皮肤等信号影;D.MRI T_2 加权示混杂高信号影;E.矢状位 T_1 加权;F.术后 T_1 加权示脑膜膨出切除

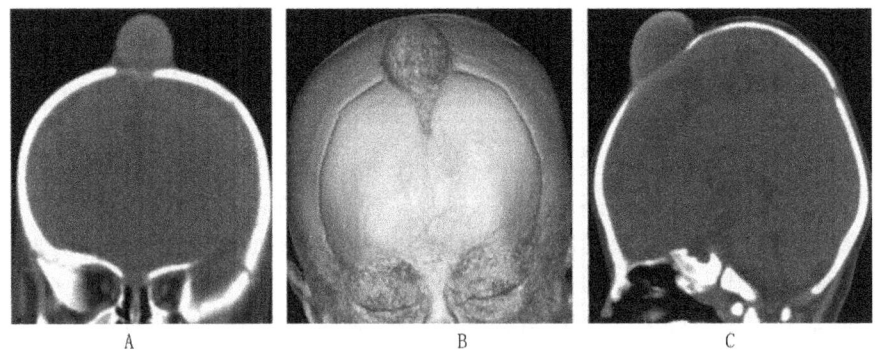

图 2-3 额部颅裂脑膜膨出(3 个月男性)

A.冠状位 CT 示额部皮肤有一圆形等低密度影,前囟未闭;
B.颅骨重建示前囟部位脑膜膨出;C.矢状位 CT

(二) **颅脑 MRI**

虽然对颅骨缺损的分辨率不如 CT,但可以提供膨出内容物的详细信息。

五、诊断与鉴别诊断

(一)诊断

根据病史、发病年龄、症状、体征,诊断并不困难。必要时行 X 线、颅脑 CT 和颅脑 MRI 检查,可帮助确诊。

由于颅裂和脑膜脑膨出是一种先天性疾病,因此产前诊断尤为重要,可以帮助决定是否终止妊娠,胎儿超声检查和母血中甲胎蛋白检测有助于宫内诊断。

(二)鉴别诊断

(1)颅盖部的脑膨出主要与头皮一般肿块鉴别,后者辅助检查可见肿块位于颅骨外,而没有颅裂孔。

(2)颅底部的脑膨出应与鼻咽部息肉、咽部肿瘤、眼眶内肿物鉴别,X 线、CT、MRI 有助于鉴别诊断。

六、治疗

(一)手术适应证

单纯颅裂者无须修补;合并组织膨出者一般需要手术治疗且手术效果常较为理想。如膨出发育不良的脑组织超过颅内,智力发育低下,伴有明显的脑积水,将来智力发育的可能性很小,不考虑手术。

(二)手术时机

一般为出生后 6～12 月为宜,特殊情况除外。如膨出囊壁菲薄,有破裂风险或已破裂而有脑脊液渗出,且无感染者,需要急诊手术治疗。

(三)手术目的

切除膨出的囊,回纳和保护有功能的神经血管组织等内容物,修补不同层次的裂孔。

(四)手术技巧

颅顶部的脑膜脑膨出,可采用直线或梭形切口,皮肤切除的范围在术前应充分评估,切除范围适度,既要保证剩下的皮肤能够严密缝合,避免过于松弛,留下无效腔或导致复发,又不能张力过大,导致伤口裂开、脑脊液漏和感染,影响愈合。沿切口直达囊壁,打开膨出囊,放出其中的脑脊液,并探查内容物,无脑组织且裂孔小可行荷包缝合。如有少量脑组织,可充分分离后还纳;如膨出脑组织较多,可部分切除发育不良的神经组织,或者切除部分颅骨以扩大颅腔,从而还纳神经组织。然后切除过多的硬膜,间断或连续缝合,颅骨可用钛板、有机玻璃、硅胶板修补。颅底部的手术,应尽早修补,可在出生几周后,以防骨缺损不断扩大,修复困难,加重神经功能损害。双额部冠状开颅,切开硬膜,抬起额叶,即可处理膨出囊,颅底硬膜修补,颅骨重建。靠后部位的膨出,通常含有下丘脑、垂体、垂体柄、视神经、视交叉及大脑前动脉等重要结构,手术时不能损伤,需要保留。颅面部畸形通常需要整形纠正。

(五)手术并发症

手术并发症主要有出血、感染、空气栓塞、脑组织损伤、脑积水、皮肤坏死,脑脊液漏、癫痫等。

七、预后

单纯的脑膜脑膨出,手术治疗效果较好,可降低死亡率与脑积水的发生率,减少或缓解神经系统的症状。而对于已合并神经功能障碍、智力低下及其他畸形者,预后不佳。　　**(程　勇)**

第三节 蛛网膜囊肿

一、概述

蛛网膜囊肿又名蛛网膜下囊肿、慢性囊性蛛网膜炎、囊性增生性蛛网膜病、假性脑瘤、囊性软脑膜炎、软脑膜囊肿、蛛网膜憩室等,是颅内先天存在的非肿瘤性良性囊肿,与蛛网膜关系密切。其包膜透明菲薄,内容物无色清亮,似脑脊液。

蛛网膜囊肿的形成是由先天性胚胎发育异常或组织异位发育所致,在蛛网膜下腔形成的早期阶段,脑脊液流动轻微的偏离或小梁不完全断裂,形成假性通道或引流不畅的盲袋,促使蛛网膜囊肿的形成;另有学者认为,蛛网膜囊肿是由脑池形成过程中发生偏差所致,因为蛛网膜囊肿的分布与脑池有关,如脑桥小脑角池、四叠体池、外侧裂池、枕大池、脚间池、桥前池、视交叉池等;另外,胚胎期蛛网膜发育异常,局部破裂分裂成2层,脑脊液积聚其中而形成囊肿。

蛛网膜囊肿,好发于男性,约占2/3,可见于任何年龄,以儿童最多见,50%~70%在20岁以前发病。颅内先天性蛛网膜囊肿比较少见,发生率占颅内占位性病变的0.1%~1.0%。大多位于幕上(约80%),其中外侧裂最多见。随着CT和MRI的广泛应用,无症状性蛛网膜囊肿发现率较前增高。尸检发生率为5/1 000。

二、病理和生理

一般将蛛网膜囊肿分为蛛网膜下囊肿和蛛网膜内囊肿两类。前者是由胶质异位发育、脑发育不全所致,实质是蛛网膜下腔局部扩大,与蛛网膜下腔可交通、不交通或间歇性交通,囊壁由蛛网膜和软脑膜组成。后者是由蛛网膜分裂异常所致,蛛网膜分裂成2层,中间包裹脑脊液,与蛛网膜下腔不交通,囊壁下方软脑膜完整,其间的蛛网膜下腔可闭塞或潜在。蛛网膜囊肿外形有圆形、椭圆形或不规则形等,囊壁为半透明状,颜色为暗色或乳白色或浑浊状态,囊壁由扁平上皮细胞组成,常为单层,偶可多层,外层有致密胶原纤维,有时囊壁中有室管膜细胞或脉络膜组织。电镜下上皮细胞可见吞饮陷窝、囊泡、多泡体和溶酶体等,细胞内桥粒相互连接。囊液似脑脊液,理化性质与脑脊液相同,有些可有蛋白增高、囊液变黄、白细胞等,可能是由出血引起的。

三、临床表现

蛛网膜囊肿可发生在蛛网膜存在的任何部位,常为散发和单发,偶有双侧对称发生。最常见部位为外侧裂,占34%~50%;大脑半球凸面也常见,占17.4%;鞍上、鞍区蛛网膜囊肿占10%;颅后窝占12.8%~30%;其他少见部位包括脑桥小脑角、大脑纵裂、脑室或斜坡等。

蛛网膜囊肿的自然史尚不清楚。有些囊肿终身无症状;绝大多数囊肿由于进行性增大压迫周围神经结构,最终阻碍正常脑脊液循环通路而慢性起病;个别因囊内出血突然起病;极少见有囊肿自发消失的报道。蛛网膜囊肿的症状和体征与囊肿的大小和部位有关。

(一)颅内压增高症

随着囊肿逐渐增大,易引起占位效应或者阻塞脑脊液循环通路而诱发脑积水,最终导致颅内压增高。特别是颅后窝蛛网膜囊肿更容易引起颅内压增高症。主要表现为头痛、呕吐、视盘水肿等。婴幼儿可有颅缝裂开、前囟隆起等表现。

(二)脑积水

因脑脊液循环通路阻塞诱发梗阻性脑积水,多见于颅后窝蛛网膜囊肿。一般表现为头围扩大、颅缝裂开、前囟隆起等。

(三)局灶性神经功能障碍

幕上小蛛网膜囊肿可无明显局灶性体征,位于大脑半球者因囊肿压迫可产生癫痫、运动障碍、感觉障碍、失语等;位于颅中窝者可有轻偏瘫、三叉神经痛等局灶性脑损害;位于颅后窝者因局部脑神经被挤压和粘连而引起一系列脑占位性病变的症状和体征;位于鞍区者可出现类似鞍区肿瘤的表现,如视力视野障碍、生长发育障碍、内分泌障碍、颅内高压等;位于脑桥小脑角者可有脑神经障碍,如耳鸣、耳聋、面肌痉挛、三叉神经痛等脑桥小脑角肿瘤表现;位于四叠体池者可出现眼球上视不能、瞳孔散大等Parinaud综合征,可有听力和平衡障碍等。

(四)其他

小儿患者可出现发育障碍,一般没有智力障碍,仅在巨大型患者中可出现智力下降。其他可能并发症有癫痫、性早熟、舞蹈症及手足徐动症等。

四、辅助检查

(一)颅骨平片

总体讲可出现颅内压增高、脑积水征象、颅骨膨起变薄、脑回压迹增多等。大脑凸面蛛网膜囊肿者主要表现为颅骨内板局限性变薄;鞍区者表现为蝶鞍扩大、鞍背脱钙、颅穹隆部膨隆、内板变薄等;颅中窝者可出现颞骨变薄隆起、蝶骨小翼抬高、颅中窝扩大等。

(二)颅脑CT

平扫典型表现为低密度、边缘光滑而清晰的病变,多为圆形、椭圆形或不规则形。CT值和脑脊液相似,周围无水肿,当有囊内出血时,可呈高密度或等密度改变。部分患者CT上表现有占位效应,囊肿周围皮质明显受压,另外平扫还能发现伴发的脑积水。增强扫描无强化。

(三)颅脑MRI

典型表现为边界清晰的脑外均一病灶,T_1加权呈低信号,T_2加权呈高信号,与脑脊液信号相似,囊壁很薄,常不显影。MRI三维空间对于颅后窝、颅底等分辨能力明显优于CT,故MRI为首选的检查方法(图2-4~图2-6)。

五、诊断与鉴别诊断

本病单靠临床表现往往难以诊断,对于可疑患者,如小儿出现脑积水、颅内压增高、癫痫,应考虑到本病。借助颅脑CT扫描或MRI检查可以帮助诊断,但确诊有赖于组织学检查。本病应与皮样囊肿、表皮样囊肿、胶样囊肿、室管膜囊肿、囊性肿瘤、脂肪瘤、出血后继发空洞等相鉴别。蛛网膜囊肿的好发部位及脑脊液的CT值和MRI信号有助于鉴别,蛛网膜囊肿的信号与脑脊液相比是等信号,而肿瘤、出血、炎症引起的囊肿为高信号,且周围可伴脑水肿。

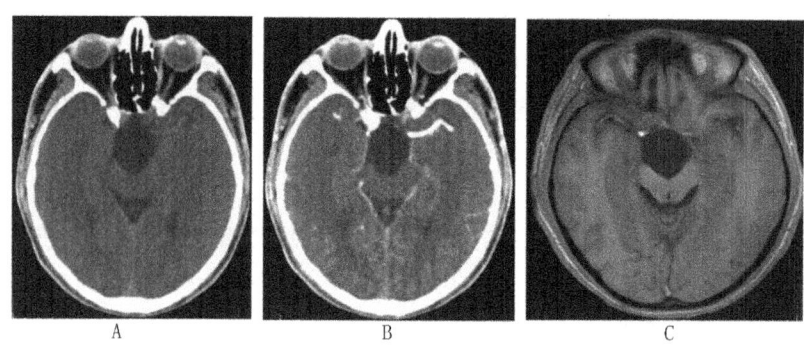

图 2-4 鞍区蛛网膜囊肿(39岁男性)

A.CT 平扫示鞍区类圆形低密度影;B.CT 增强扫描无强化;C.MRI T_1 加权示低信号;D.T_2加权高信号;E.增强无强化;F.矢状位增强

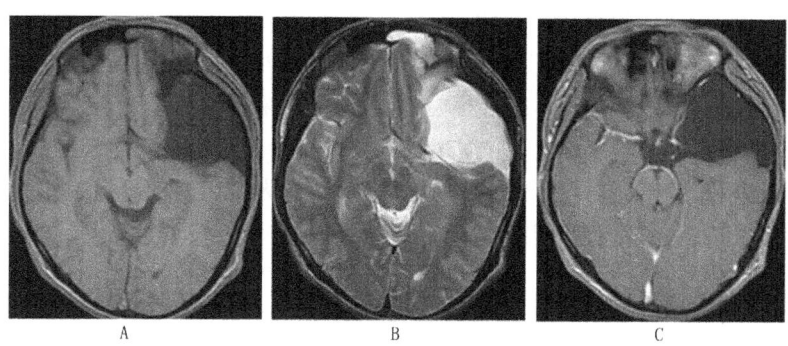

图 2-5 左侧颞叶蛛网膜囊肿(18岁男性)

A.MRI T_1加权示左颞叶不规则形低信号影;B.T_2加权为高信号;C.增强扫描无强化

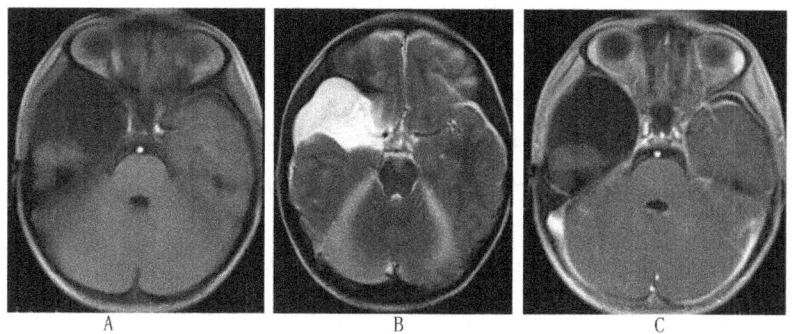

图 2-6 右侧颞极蛛网膜囊肿(5岁女性)

A.MRI T_1加权示右侧颞极不规则形低信号影;B.T_2加权为高信号;C.增强扫描无强化

六、治疗

先天性蛛网膜囊肿是否手术治疗仍有争论。部分学者认为由于手术具有一定危险性及并发症,如术后血肿、感染等,且手术治疗有时无效,因此对于无颅内高压和(或)局灶症状者不必手术,密切观察即可。但近年来随着显微神经外科技术的应用,囊肿可完全切除而治愈,因此,不少学者主张积极手术治疗,以防蛛网膜囊肿自发性出血甚至致死。

(一)手术指征

颅内出血,如硬脑膜下血肿或囊内出血;脑积水出现颅内压增高症;有局灶性神经症状、体征,如偏瘫、失语、视力视野障碍、生长发育障碍、内分泌障碍、三叉神经痛、面肌痉挛等;有头围增大、颅骨局部变形、占位效应、癫痫。

(二)手术方法

手术分直接手术和分流手术两种,前者指囊肿开窗和囊壁切除,后者是指囊肿(脑室)-腹腔分流术。一般来讲,儿童有蛛网膜囊肿应行囊肿全切除或次全切除术,以控制颅内压,仅在开颅效果不佳时才考虑分流术;而成人,尤其是老年人首先应行囊肿-腹腔分流术;术后CT出现脑室进行性扩大,再行脑室-腹腔分流术。

1.直接手术

(1)囊肿穿刺抽吸引流术:本方法常不单独应用,多与分流术或立体定向术联合应用,主要用于位置较深的蛛网膜囊肿,如四叠体位置。因为仅行囊肿穿刺抽吸引流,容易复发,远期效果不佳,较少应用。

(2)囊肿切除术:较常用,一般分为囊肿部分切除术(囊肿开窗)、大部切除术与完全切除术3类。其中囊肿切除术适用于各部位的囊肿,尤其是鞍区、颅后窝、大脑凸面、颅中窝、脑室内等部位的蛛网膜囊肿。根据囊肿的不同部位采用不同的手术入路,例如外侧裂者经翼点入路,鞍上者经额下、经侧脑室室间孔或经胼胝体入路;鞍内蛛网膜囊肿经蝶窦入路;脑桥小脑角囊肿经乙状窦后入路。手术时应该尽可能完全切除囊肿以保证术后的低复发率,但常常因囊肿位置深在,局部粘连,周围有重要结构,难以做到全部切除。这时可行囊肿部分切除,但术后易复发。近年来显微技术的应用使囊肿的全切率得以提高,也有学者采用神经内镜行蛛网膜囊肿切除术,收到较好的效果。

(3)囊壁大部切除加带蒂大网膜颅内移植:主要用于巨大型难治性蛛网膜囊肿,尤其是术后复发者。大网膜颅内移植治疗的原理主要是利用其吸收功能,一般较少应用。随着显微技术的进步,应用更少。

2.分流手术

对于囊肿无法全切除的患者,为防止蛛网膜囊肿复发或减少症状,也可以行分流手术。此方法适用于颅中窝、鞍上、脑室内、四叠体池、大脑半球间池、脚间池等部位的蛛网膜囊肿。通过立体定向术将分流管插入囊肿内的方法更为简便,避免了开颅,尤其适用于老年人。若有脑积水,可同时采用脑室-腹腔分流术。

(三)手术效果

通过手术治疗,大多数蛛网膜囊肿可达到治愈或去除症状和体征的目的。一般术后几天内症状就逐渐消失。病程较长,神经功能已有严重损害者,术后残余症状可持久存在,儿童可遗留发病时的智力减退或反应迟钝。有癫痫者术后部分患者癫痫可消失或减轻。总的来讲,不同部位、不同大小、不同手术方式的患者,手术效果不同。

七、预后

蛛网膜囊肿属于颅内良性病变,如果颅内压控制良好,没有手术并发症(如出血、感染)的存在,预后一般良好。若完全切除,大多可达治愈的目的。

(程 勇)

第四节　原发性颅脑损伤

一、脑震荡

脑震荡是指头颅遭受暴力作用后,大脑功能发生一过性功能障碍,出现以短暂性意识障碍、近事遗忘为特征的临床综合征。脑震荡是脑损伤中最常见、最轻型的原发性脑损伤。

(一)损伤机制与病理

脑震荡致伤机制目前尚不明确,现有的各种学说都不能全面解释所有与脑震荡有关的问题。对脑震荡所表现的伤后短暂性意识障碍有多种不同的解释,可能与暴力所致的脑血液循环障碍、脑室系统内脑脊液冲击、脑中间神经元受损及脑细胞生理代谢紊乱所致的异常放电等因素有关。近年来,认为脑干网状结构上行激活系统受损才是引起意识丧失的关键因素,其依据:①以上诸因素皆可引起脑干的直接与间接受损;②脑震荡动物实验中,发现延髓有线粒体、尼氏体、染色体改变,有的伴溶酶体膜破裂;③生物化学研究中,脑震荡患者脑脊液化验中的乙酰胆碱、钾离子浓度升高,此两种物质浓度升高使神经元突触发生传导阻滞,从而使脑干网状结构不能维持人的觉醒状态,从而出现意识障碍;④临床发现,轻型脑震荡患者行脑干听觉诱发电位检查,有一半患者有器质性损害;⑤近年来认为脑震荡、原发性脑干损伤、弥漫性轴索损伤的致伤机制相似,只是损伤程度不同,是病理程度不同的连续体。有人将脑震荡归于弥漫性轴索损伤的最轻类型,只不过病变局限、损害更趋于功能性而易于自行修复,因此意识障碍呈一过性。

过去曾认为脑震荡仅是脑的生理功能一时性紊乱,在组织学上并无器质性改变。但近年来的临床及实验研究表明,暴力作用于头部,可以造成冲击点、对冲部位、延髓及高颈髓的组织学改变。实验观察到,伤后瞬间脑血流增加,但数分钟后脑血流量反而显著减少(约为正常的1/2),半小时后脑血流开始恢复正常,颅内压在着力后的瞬间立即升高,数分钟后颅内压即趋下降。脑的大体标本上看不到明显变化。光镜下观察仅能见到轻度变化,如毛细血管充血、神经元胞体肿大和脑水肿等变化。电镜下观察,在着力部位,脑皮质、延髓和上部颈髓发生神经元的线粒体明显肿胀,轴突肿胀,白质部位有细胞外水肿改变,提示血-脑屏障通透性增加。这些改变在伤后半小时可出现,1小时后最明显,并多在24小时内自然消失。这种病理变化可解释伤后的短暂性脑干症状。

(二)临床表现

1.短暂性脑干症状

外伤作用于头部后立即发生意识障碍,表现为神志不清或完全昏迷,持续数秒、数分钟或十几分钟,但一般不超过半小时。患者可同时伴有面色苍白、出汗、血压下降、心动徐缓、呼吸浅慢、肌张力降低、各种生理反射迟钝或消失等表现。但随意识恢复可很快趋于正常。

2.逆行性遗忘(近事遗忘)

患者清醒后不能回忆受伤当时乃至伤前一段时间内的情况,但对往事(远记忆)能够忆起。这可能与海马回受损有关。

3.其他症状

有头痛、头昏、乏力、恶心、呕吐、畏光、耳鸣、失眠、心悸、烦躁、思维和记忆力减退等症状。一般持续数周、数月后症状多可消失,有的症状持续数月或数年,即称为脑震荡后综合征或脑外伤后综合征。

(三)辅助检查

1.颅骨 X 线检查

无骨折发现。

2.颅脑 CT 扫描

颅骨及颅内无明显异常改变。

3.脑电图检查

伤后数月脑电图多属正常。

4.脑血流检查

伤后早期可有脑血流量减少。

5.腰椎穿刺

颅内压正常,部分患者可出现颅内压降低。脑脊液无色透明,不含血,白细胞数正常。生化检查也多在正常范围,有的可查出乙酰胆碱含量大增、胆碱酯酶活性降低、钾离子浓度升高。

(四)救治原则与措施

(1)病情观察:伤后可在急症室观察24小时,注意意识、瞳孔、肢体活动和生命体征的变化。对回家患者,应嘱家属在24小时密切注意有无头痛、恶心、呕吐和意识不清等情况,如症状加重即应来院检查。

(2)对症治疗:头痛较重者,嘱其卧床休息,减少外界刺激,可给予罗痛定或其他止痛剂。对于烦躁、忧虑、失眠者给予地西泮、氯氮䓬等。

(3)伤后即应向患者做好病情解释,说明本病不会影响日常工作和生活,解除患者的顾虑。

二、脑挫裂伤

脑挫裂伤是指头颅受到暴力打击而致脑组织发生的器质性损伤。脑组织挫伤和结构断裂均是常见的原发性脑损伤。

(一)损伤机制与病理

暴力作用于头部,在冲击点和对冲部位均可引起脑挫裂伤。脑挫裂伤多发生在脑表面的皮质,呈点片状出血。若脑皮质和软脑膜仍保持完整,即为脑挫伤;若脑实质破损、断裂,软脑膜也撕裂,即为脑挫裂伤。严重时合并脑深部结构的损伤。

脑挫裂伤灶周围常伴局限性脑水肿,包括细胞毒性水肿和血管源性水肿。前者神经元胞体增大,主要发生在灰质,伤后多立即出现;后者为血-脑屏障的破坏,血管通透性增加,细胞外液增加,主要发生在白质,伤后2～3天最明显。

重型脑损伤,尤其合并硬膜下血肿时,常发生弥漫性脑肿胀,以小儿和青年外伤多见。一般多在伤后24小时内发生,短者伤后20～30分钟即出现。其病理形态变化可分三期。①早期:伤后数天,显微镜下以脑实质内点状出血、水肿和坏死为主要变化,脑皮质分层结构不清或消失,灰质和白质分界不清,神经细胞大片消失或缺血变性,神经轴索肿胀、断裂、崩解。星形细胞变性,少突胶质细胞肿胀,血管充血水肿,血管周围间隙扩大。②中期:大致在损伤数天至数周,损伤部位出现修复性病理改变。皮质内出现大小不等的出血,损伤区皮质结构消失,病灶逐渐出现小胶质细胞增生,形成格子细胞,吞噬崩解的髓鞘及细胞碎片,星形细胞及少突胶质细胞增生肥大,白细胞浸润,从而进入修复过程。③晚期:挫伤后数月或数年,病变为胶质瘢痕所代替,陈旧病灶区脑膜与脑实质瘢痕粘连,神经细胞消失或减少。

(二)临床表现

(1)意识障碍:脑挫裂伤患者多伤后立即昏迷,一般意识障碍的时间较长,短者半小时、数小时或数天,长者数周、数月,有的为持续性昏迷或植物生存,甚至昏迷数年至死亡。有些患者原发昏迷清醒后,因脑水肿或弥漫性脑肿胀,可再次昏迷,出现中间清醒期,容易误诊为合并颅内血肿。

(2)生命体征改变:患者伤后除立即出现意识障碍外,可先出现迷走神经兴奋症状,表现为面色苍白、冷汗、血压下降、脉搏缓慢、呼吸深慢。以后转为交感神经兴奋症状。在入院后一般生命体征无多大改变,体温波动在38℃上下,脉搏和呼吸可稍增快,血压正常或偏高。如出现血压下降或休克,应注意是否合并胸腹脏器或肢体骨盆骨折等。如脉搏徐缓有力(尤其是慢于60次/分),血压升高,且伴意识障碍加深,常表示继发性脑受压存在。

(3)患者清醒后,有头痛、头昏、恶心、呕吐、记忆力减退和定向障碍,严重时智力减退。

(4)癫痫:早发性癫痫多见于儿童,表现形式为癫痫大发作和局限性发作,发生率为5%~6%。

(5)神经系统体征:体征有偏瘫、失语、偏侧感觉障碍、同向偏盲和局灶性癫痫。若伤后早期没有局灶性神经系统体征,而在观察治疗过程中出现新的定位体征时,应行进一步检查,以除外或证实脑继发性损害。昏迷患者可出现不同程度的脑干反应障碍。脑干反应障碍的平面越低,提示病情愈严重。

(6)外伤性脑蛛网膜下腔出血可引起脑膜刺激征象,可表现为头痛呕吐、闭目畏光、皮肤痛觉过敏、颈项强直、Kernig征和Brudzinski征阳性。

(三)辅助检查

1.颅骨X线片

多数患者可发现颅骨骨折。颅内生理性钙化斑(如松果体)可出现移位。

2.CT扫描

脑挫裂伤区可见点片状高密度区,或高密度与低密度互相混杂。同时脑室可因脑水肿受压变形。弥漫性脑肿胀可见于一侧或两侧大脑半球,侧脑室受压缩小或消失,中线结构向对侧移位。并发蛛网膜下腔出血时,纵裂池呈纵行宽带状高密度影。脑挫裂伤区的脑组织坏死液化后,表现为CT值近脑脊液的低密度区,可长期存在。

3.MRI检查

一般极少用于急性脑挫裂伤患者诊断,因为其成像较慢且急救设备不能带入机房,但MRI对小的出血灶、早期脑水肿、脑神经及颅后窝结构显示较清楚,有其独具优势。

4.脑血管造影

在缺乏CT的条件下,病情需要可行脑血管造影排除颅内血肿。

(四)诊断与鉴别诊断

1.诊断

根据病史和临床表现及CT扫描,一般患者诊断无困难。脑挫裂伤可以和脑干损伤、视丘下部损伤、脑神经损伤、颅内血肿合并存在,也可以和躯体合并损伤同时发生,因此要进行细致、全面检查,以明确诊断,及时处理。

2.鉴别诊断

(1)脑挫裂伤与颅内血肿鉴别:颅内血肿患者多有中间清醒期,颅内压增高症状明显,神经局灶体征逐渐出现,如需进一步明确则可行CT扫描。

(2)轻度挫裂伤与脑震荡鉴别:轻度脑挫伤早期最灵敏的诊断方法是CT扫描,它可显示皮质的挫裂伤及蛛网膜下腔出血。如超过48小时则主要依靠脑脊液光度测量判定有无外伤后蛛网膜下腔出血。

(五)救治原则与措施

1.非手术治疗

同颅脑损伤的一般处理。

(1)严密观察病情变化:伤后72小时以内每1~2小时观察一次生命体征,尤其注意意识、瞳孔改变。重症患者应送到ICU观察,监测包括颅内压在内的各项指标。对颅内压增高、生命体征改变者及时复查CT,排除颅内继发性改变。轻症患者通过急性期观察后,治疗与脑震荡相同。

(2)保持呼吸道通畅:及时清理呼吸道内的分泌物。昏迷时间长合并颌面骨折、胸部外伤、呼吸不畅者,应尽早行气管切开,必要时行辅助呼吸,防止缺氧。

(3)对症处理:正确处理高热、躁动、癫痫发作、尿潴留等,防止肺部感染、泌尿系统感染、上消化道溃疡等。

(4)防止脑水肿及降低颅内压:方法详见脑水肿、颅内压增高部分。

(5)改善微循环:严重脑挫裂伤后,患者微循环有明显变化,表现血液黏度增加,红细胞与血小板易聚积,因此引起微循环淤滞、微血栓形成,导致脑缺血缺氧,加重脑损害程度。可采取血液稀释疗法和低分子右旋糖酐静脉滴注法。

2.手术治疗

原发性脑挫裂伤多无须手术,但继发性脑损害引起颅内压增高乃至脑疝时需手术治疗。重度脑挫裂伤合并脑水肿患者当出现以下情况时需进行手术治疗。①在脱水等降颅内压措施治疗过程中,患者意识障碍仍逐渐加深,保守疗法无效;②一侧瞳孔散大,有脑疝征象者;③CT示成片的脑挫裂伤混合密度影,周围广泛脑水肿,脑室受压明显,中线结构明显移位;④合并颅内血肿,骨折片插入脑内,开放性颅脑损伤患者。手术一般采取骨瓣开颅的方式清除失活脑组织。若颅内压仍高,可行颞极和(或)额极切除的内减压手术;若局部无肿胀,可考虑缝合硬膜,但常常需敞开硬脑膜行去骨瓣减压术。广泛脑挫裂伤、脑水肿严重时可考虑两侧去骨瓣减压。脑挫裂伤后期并发脑积水者可行脑室引流、分流术。术后颅骨缺损者3个月后行颅骨修补。

3.康复治疗

可行理疗、高压氧疗法。另可给予促神经功能恢复药物,如胞磷胆碱、脑生素等。

三、脑干损伤

脑干损伤是一种特殊类型的脑损伤,是指中脑、脑桥和延髓损伤。原发性脑干损伤占颅脑损伤的2%~5%,因造成原发性脑干损伤的暴力常较重,脑干损伤常与脑挫裂伤同时存在,其伤情也较一般脑挫裂伤严重。

(一)损伤机制
1.直接外力作用所致脑干损伤
(1)加速或减速伤时,脑干与小脑幕游离缘、斜坡和枕骨大孔缘相撞击而致伤,其中以脑干被盖部损伤多见。
(2)暴力作用时,颅内压增高,压力向椎管内传递,形成对脑干的冲击伤。
(3)颅骨骨折的直接损伤。
2.间接外力作用所致脑干损伤
主要见于坠落伤和挥鞭样损伤。

(二)病理
1.脑干震荡
临床有脑干损伤的症状和体征,光镜和电镜特点同脑震荡。
2.脑干挫裂伤
表现为脑干表面的挫裂及内部的点片状出血。继发性脑干损伤时,脑干常扭曲变形,内部有出血和软化。

(三)临床表现
1.意识障碍
原发性脑干损伤患者,伤后常立即发生昏迷。昏迷常为持续性,时间多较长,很少出现中间清醒或中间好转期。如有,应想到合并颅内血肿或其他原因导致的继发性脑干损伤。
2.瞳孔和眼运动改变
瞳孔和眼运动改变与脑干损伤的平面有关。中脑损伤时,初期两侧瞳孔不等大,伤侧瞳孔散大,对光反应消失,眼球向下外倾斜;两侧损伤时,两侧瞳孔散大,眼球固定。脑桥损伤时,可出现两瞳孔极度缩小,两侧眼球内斜,同向偏斜或两侧眼球分离等征象。
3.去脑强直
去脑强直是中脑损伤的表现,头部后仰,两上肢过伸和内旋,两下肢过伸,躯体呈角弓反张状态。开始可为间断性发作,轻微刺激即可诱发,以后逐渐转为持续状态。
4.锥体束征
锥体束征是脑干损伤的重要体征之一,包括肢体瘫痪、肌张力增高、腱反射亢进和病理反射出现等。在脑干损伤早期,由于多种因素的影响,锥体束征的出现常不恒定。但基底部损伤时,体征常较恒定。如脑干一侧性损伤,则表现为交叉性瘫痪。
5.生命体征变化
(1)呼吸功能紊乱:脑干损伤常在伤后立即出现呼吸功能紊乱。当中脑下端和脑桥上端的呼吸调节中枢受损时,就会出现呼吸节律的紊乱,如陈-施呼吸;当脑桥中下部的长吸中枢受损时,可出现抽泣样呼吸;当延髓的吸气和呼气中枢受损时,则发生呼吸停止。在脑干继发性损害的初期,如小脑幕切迹疝形成时,先出现呼吸节律紊乱,到脑疝的晚期颅内压继续升高,小脑扁桃体疝出现,压迫延髓,呼吸即先停止。
(2)心血管功能紊乱:当延髓损伤严重时,表现为呼吸心跳迅速停止,患者死亡。较高位的脑干损伤时,出现的呼吸循环紊乱常先有一兴奋期(此时脉搏缓慢有力,血压升高,呼吸深快或呈喘息样呼吸),以后转入衰竭期(脉搏频速,血压下降,呼吸呈潮式),终于心跳呼吸停止。一般呼吸停止在先,在人工呼吸和药物维持血压的条件下,心跳仍可维持数天或数月,最后往往因心力衰竭而死亡。

(3)体温变化:脑干损伤后有时可出现高热,这多因交感神经功能受损,出汗功能障碍,影响体热发散。当脑干功能衰竭时,体温可降至正常以下。

6.内脏症状

(1)上消化道出血:为脑干损伤应激引起的急性胃黏膜病变所致。

(2)神经源性肺水肿:是因交感神经兴奋,引起体循环及肺循环阻力增加所致。

(四)辅助检查

1.腰椎穿刺

脑脊液压力正常或轻度增高,多呈血性。

2.颅骨 X 线平片

颅骨骨折发生率高,也可根据骨折的部位,结合受伤机制推测脑干损伤的情况。

3.颅脑 CT、MRI 扫描

原发性脑干损伤表现为脑干肿大,有点片状密度增高区,脚间池、桥池、四叠体池及第四脑室受压或闭塞。继发性脑疝的脑干损伤除显示继发性病变的征象外,还可见脑干受压扭曲向对侧移位。MRI 可显示脑干内小出血灶与挫裂伤,由于不受骨性伪影影响,显示较 CT 清楚。

4.颅内压监测

有助于鉴别原发性或继发性脑干损伤,继发者可有颅内压明显升高,原发者升高不明显。脑干听觉诱发电位(BAEP)可以反映脑干损伤的平面与程度。

(五)诊断与鉴别诊断

原发性脑干损伤伤后即出现持续性昏迷状态并伴脑干损伤的其他症状、体征,而不伴有颅内压增高。可借 CT,甚至 MRI 检查以明确脑干损伤并排除脑挫裂伤、颅内血肿,以此也可与继发性脑干损伤相鉴别。脑干损伤平面的判断除依据脑干听觉诱发电位外,还可以借助各项脑干反射加以判断。随脑干损伤部位的不同,可出现相应平面生理反射的消失与病理反射的引出。

1.生理反射

(1)睫脊反射:刺激锁骨上区引起同侧瞳孔扩大。

(2)额眼轮匝肌反射:用手指牵拉患者眉梢外侧皮肤并固定之,然后用叩诊锤叩击手指,引起同侧眼轮匝肌收缩闭目。

(3)垂直性眼前庭反射或头眼垂直反射:患者头俯仰时双眼球与头的动作呈反方向上下垂直移动。

(4)瞳孔对光反射:光刺激引起瞳孔缩小。

(5)角膜反射:轻触角膜引起双眼轮匝肌收缩闭目。

(6)嚼肌反射:叩击颌部引起咬合动作。

(7)头眼水平反射或水平眼前庭反射:头左右转动时双眼球呈反方向水平移动。

(8)眼心反射:压迫眼球引起心率减慢。

2.病理反射

(1)掌颌反射:轻划手掌大鱼际肌处皮肤引起同侧颌肌收缩。

(2)角膜下颌反射:轻触角膜引起闭目,并反射性引起翼外肌收缩使下颌向对侧移动。

(六)救治原则与措施

原发性脑干损伤病情危重,死亡率高,损伤较轻的小儿及青年可以恢复良好,一般治疗措施同重型颅脑损伤。尽早气管切开,亚低温疗法,防治并发症。原发性脑干损伤一般不采用手术。继发性脑干损伤,着重于及时解除颅内血肿、脑水肿等引起急性脑受压的因素。

四、下丘脑损伤

下丘脑损伤是指颅脑损伤过程中,由于颅底骨折或头颅受暴力打击,直接伤及下丘脑,而出现的特殊临床综合征。

(一)损伤机制与病理

下丘脑深藏于颅底蝶鞍上方,因此暴力作用方向直接或间接经过下丘脑者,皆可能导致局部损伤。此外,小脑幕切迹下疝时也可累及此区域。

下丘脑损伤时,常出现点状或灶状出血、局部水肿软化或神经细胞坏死。也有表现为缺血性变化,常可累及垂体柄及垂体,构成严重神经内分泌紊乱的病理基础。

(二)临床表现

1.意识及睡眠障碍

下丘脑后外侧区与中脑被盖部均属上行网状激动系统,维持人生理觉醒状态。因而急性下丘脑损伤时,患者多呈嗜睡、浅昏迷或深昏迷状态。

2.体温调节障碍

下丘脑具有体温调节功能,当下丘脑前部损害时,机体散热功能障碍,可出现中枢性高热;其后部损伤出现产热和保温作用失灵而引起体温过低。若合并结节部损伤,可出现机体代谢障碍,体温将更进一步降低;若下丘脑广泛损伤,则体温随环境温度而相应升降。

3.内分泌代谢功能紊乱

(1)下丘脑视上核、室旁核受损或垂体柄视上核垂体束受累:致抗利尿激素合成释放障碍,引起中枢性尿崩。

(2)下丘脑-垂体-靶腺轴的功能失调:可出现糖、脂肪代谢的失调,尤其是糖代谢的紊乱,表现为高血糖,常与水代谢紊乱并存,可出现高渗高糖非酮性昏迷,患者极易死亡。

4.自主神经功能紊乱

下丘脑的自主神经中枢受损,可出现血压波动,或高或低,以低血压多见。血压不升伴低体温常是预后不良征兆。呼吸功能紊乱表现为呼吸浅快或减慢。视前区损害可发生急性神经源性肺水肿。消化系统主要表现为急性胃黏膜病变,引起上消化道出血;重者可出现胃十二指肠穿孔。

5.局部神经体征

主要是鞍区附近的脑神经(包括视神经、视束、滑车神经等)受累体征。

(三)辅助检查

1.颅骨 X 线平片

多伴颅底骨折,骨折线常经过蝶骨翼、筛窦、蝶鞍等部位。

2.颅脑 CT 扫描

可显示下丘脑不规则的低密度、低信号的病变区,鞍上池消失或有蛛网膜下腔出血,第三脑室前部受压消失。另外还可见颅底骨折及额颞底面脑挫裂伤征象。

(四)诊断与鉴别诊断

孤立而局限的下丘脑原发损伤极为少见。在头颅遭受外伤的过程中,常出现多个部位的损伤。因此下丘脑损伤的诊断常受到其他部位脑损伤引起的症状的干扰。在临床上只要具有一种或两种下丘脑损伤的表现,就应想到有下丘脑损伤的可能性。特别是鞍区及其附近有颅底骨折时,更应提高警惕。

(五)救治原则与措施

急性下丘脑原发性损伤是严重的脑损伤之一,治疗上按重型颅脑损伤的治疗原则进行。早期应注意采用强有力的措施控制高热和脑水肿。控制自主神经症状的发生、发展也是十分重要的。中枢性尿崩可采用替代疗法。

(程　勇)

第五节　开放性颅脑损伤

开放性颅脑损伤是颅脑各层组织开放伤的总称,它包括头皮裂伤、开放性颅骨骨折及开放性脑损伤,而不是开放性脑损伤的同义词。硬脑膜是保护脑组织的一层坚韧纤维膜屏障,此层破裂与否,是区分脑损伤为闭合性或开放性的分界线。开放性颅脑损伤的原因很多,大致划为两大类,即非火器性与火器性。

一、非火器性颅脑损伤

造成闭合性颅脑损伤的各种原因都可造成头皮、颅骨及硬脑膜的破裂,造成开放性颅脑损伤,在和平时期的颅脑损伤中,以闭合伤居多,开放性伤约占16.8%,而后者中又以非火器颅脑损伤较多。

(一)临床表现

1.创伤的局部表现

开放性颅脑伤的伤因、暴力大小不一,产生损伤的程度与范围差别极大。创伤多位于前额、额眶部,也可发生于其他部位,可为单发或多发,伤口整齐或参差不齐,有时沾有头发、泥沙及其他污物,有时骨折片外露,也有时致伤物(如钉、锥、铁杆)嵌顿于骨折处或颅内。头皮血运丰富,出血较多,当大量出血时,需考虑是否存在静脉窦破裂。

2.脑损伤症状

患者常有不同程度的意识障碍与脑损害表现,脑部症状取决于损伤的部位、范围与程度。其临床表现同闭合性颅脑损伤部分。

3.颅内压改变

开放性脑损伤时,因颅骨缺损,血液、脑脊液及破碎液化坏死的脑组织可经伤口流出。脑膨出可使颅内压力在一定程度上可得到缓冲。如伴脑脊液大量流失,可出现低颅内压状态。创口小时可与闭合性脑损伤一样,出现脑受压征象。

4.全身症状

开放性颅脑损伤时出现休克的机会较多,不仅因外出血造成失血性休克,还可由于颅腔呈开放性,脑脊液与积血外溢,使颅内压增高得到缓解,颅内压引起的代偿性血压升高效应减弱。同时伴有的脊柱、四肢及胸腹伤可有相应的症状及体征。

(二)辅助检查

1.颅脑 X 线片

颅骨的 X 线片检查有助于确认骨折的范围、骨碎片与异物在颅内的存留情况。

2.颅脑 CT 扫描

颅脑 CT 扫描可显示颅骨、脑组织的损伤情况,能够对碎骨片及异物定位,发现颅内或脑内血肿等继发性改变。CT 较 X 线片更能清楚地显示 X 线吸收系数低的非金属异物。

(三)诊断

开放性颅脑损伤一般易于诊断,根据病史、检查伤口内有无脑脊液或脑组织,即可确定开放性损伤的情况。X 线片及 CT 扫描更有利于伤情的诊断。少数情况下,硬脑膜裂口很小,可无脑脊液漏,初诊时难以确定是否为开放性脑损伤,而往往手术探查时才能明确。

(四)救治原则与措施

1.治疗措施

首先做创口止血、包扎、纠正休克。患者入院后有外出血时,应采取临时性止血措施,同时检查患者的周身情况,有无其他部位严重合并伤,是否存在休克或处于潜在休克。当患者出现休克或处于休克前期时,最重要的是先采取恢复血压的有力措施(加快输液、输血)。当生命体征趋于平稳时,再进行脑部清创。

2.手术原则

(1)早期清创:按一般创伤处理的要求,尽早在伤后 6 小时内进行手术。在目前有力的抗生素防治感染的条件下,可延长时限至伤后 48 小时。

(2)彻底清创手术的要求:早期彻底清除术,应一期缝合脑膜,将开放性脑损伤转为闭合性脑损伤。经清创手术,脑水肿仍严重者,则不宜缝合硬脑膜,而需进行减压术,避免发生脑疝。

(3)并存脏器伤:应在输血保证下,迅速处理内脏伤,第二步行脑清创术。这时如有颅内血肿,脑受压危险,伤情特别急,需有良好的麻醉处理,输血、输液稳定血压,迅速应用简捷的方法,制止内出血,解除脑受压。

(4)颅骨缺损修补:一般在伤口愈合后 3～4 个月进行修补为宜,感染伤口修补颅骨至少在愈合半年后进行。

3.手术方法

应注意的是,术中如发现硬脑膜颜色发蓝、颅内压增高,疑有硬膜下血肿,应切开硬脑膜探查处理。脑搏动正常时,表明脑内无严重伤情,无必要切开探查,以免将感染带入脑部。开放性脑损伤的清创应在直视下进行,逐层由外及里冲净伤口,去除污物、血块,摘除碎骨片与异物,仔细止血,吸去糜烂失活的脑组织,同时要珍惜脑组织,不做过多的切除。保留一切可以保留的脑血管,避免因不必要的电凝或夹闭脑的主要供血动脉及回流静脉引起或加重脑水肿、脑坏死及颅内压增高。脑挫裂伤较严重,颅内压增高,虽经脱水仍无缓解,可容许做内减压术。清创完毕,所见脑组织已趋内缩、颅内压已降低的情况下,缝合硬脑膜及头皮。

钢钎、钉、锥等较粗大锐器刺入颅内,有时颅内伤为颅骨骨折处所嵌顿。伤者一般情况好,无明显颅内出血症状者,不宜立即拔出,特别是位于动脉干与静脉窦所在处和鞍区的创伤。应拍头颅 X 线片了解颅内伤的大小、形态和方位,如异物靠近大血管,应进一步行脑血管造影,查明异物与血管等邻近结构的关系,据此制定出手术方案,术前做好充分的输血准备。行开颅手术时,先切除金属异物四周的颅骨进行探查,若未伤及静脉,扩大硬脑膜破口,在直视下,徐徐将异物退出,随时观察伤道深处有无大出血,然后冲洗伤道、止血,放置引流管,缝合修补硬脑膜,闭合伤口,术后 24～36 小时拔除引流管。

二、火器性颅脑损伤

火器性颅脑损伤是神经外科的一个重要课题。战争时期,火器性颅脑损伤是一种严重战伤,尤其是火器性颅脑穿通伤,处理复杂,死亡率高。在和平时期也仍然是棘手的问题。创伤医学及急救医学的发展,虽使火器性颅脑损伤的病理生理过程得到进一步阐明,火器性颅脑损伤的抢救速度、诊疗条件也有了很大的提高,但是其死亡率仍高。

(一)分类

目前按硬脑膜是否破裂将火器性颅脑损伤简化分为非穿通伤和穿通伤两类。

1. 非穿通伤

常有局部软组织或伴颅骨损伤,但硬脑膜尚完整,创伤局部与对冲部位可能有脑挫裂伤或形成血肿。此类多为轻型伤与中型伤,少数可为重型伤。

2. 穿通伤

穿通伤即开放性脑损伤。颅内多有碎骨片、弹片或枪弹存留,伤区脑组织有不同程度的破坏,并发弹道血肿的机会多,属重型伤。通常将穿通伤又分为以下几种。①非贯通伤:只有入口而无出口,在颅内入口附近常有碎骨片与异物,金属异物存留在颅内,多位于伤道的最远端,局部脑挫裂伤较严重。②贯通伤:有入口和出口,入口小,出口大。颅内入口及颅外皮下出口附近有碎骨片,脑挫裂伤严重。若伤及生命中枢,伤者多在短时间内死亡。③切线伤:头皮、颅骨和脑呈沟槽状损伤或缺损,碎骨片多在颅内或颅外。④反跳伤:弹片穿入颅内,受到入口对侧颅骨的抵抗,变换方向反弹停留在脑组织内,构成复杂伤道。

(二)损伤机制与病理

火器性颅脑损伤的病理改变与非火器伤有所不同,伤道脑的病理改变分为以下 3 个区域。

1. 原发伤道区

原发伤道区是反映伤道的中心部位,内含毁损液化的脑组织,与出血和血块交融,杂有颅骨碎片、头发、布片、泥沙及弹片或枪弹等。伤道的近侧可由于碎骨片造成支道间接增加脑组织损伤范围,远侧则形成贯通伤、非贯通伤或反跳伤。脑膜与脑的出血容易在伤道内聚积形成硬膜外、硬膜下、脑内或脑室内血肿。伤道内的血肿可位于近端、中端与远端。

2. 挫裂伤区

在原发伤道的周围,脑组织呈点状出血和脑水肿,神经细胞、少枝胶质细胞及星形细胞肿胀或崩解。致伤机制是由于高速投射物穿入密闭颅腔后的瞬间,在脑内形成暂时性空腔,产生超压现象,冲击波向周围脑组织传递,使脑组织顿时承受高压及相继的负压作用而引起脑挫裂伤。

3. 震荡区

震荡区位于脑挫裂区周围,是空腔作用间接损害的部位。伤后数小时逐渐出现血液循环障碍、充血、淤血、外渗及水肿等,但尚为可逆性。

脑部的病理变化可随创伤类型、伤后时间、初期外科处理及后期治疗情况而有所不同。脑组织血液循环障碍、脑脊液循环障碍、颅内继发性出血、急性脑水肿、并发感染等,皆可使病理改变复杂化。

(三)临床表现

1.意识障碍

伤后意识水平是判断火器性颅脑损伤轻重的最重要指标,也是手术指征和预后估计的主要依据。但颅脑穿通伤有时局部有较重的脑损伤,可不出现昏迷。应强调连续观察神志变化过程,如伤者在伤后出现中间清醒期或好转期,或受伤当时无昏迷随后转入昏迷,或意识障碍呈进行性加重,都反映伤者存在急性脑受压征象。急性期应警惕创道或创道邻近的血肿,而慢性期则应注意脓肿的变化。

2.生命体征的变化

重型颅脑伤者,伤后多数立即出现呼吸、脉搏、血压变化。伤及脑干部位者,可早期发生呼吸紧迫,缓慢或间歇性呼吸,脉搏转为徐缓或细远,脉律不整与血压下降等中枢性衰竭征象。呼吸深而慢,脉搏慢而有力,血压升高的进行变化是颅内压增高、脑受压和脑疝的危象,常指示颅内血肿。开放伤引起大量外出血与脑脊液流失,可引起休克和衰竭。出现休克时应注意查明有无胸腹伤、大的骨折等严重合并伤。

3.脑损伤症状

伤者可因脑挫裂伤、血肿、脑膨出而出现相应的症状和体征。蛛网膜下腔出血可引起脑膜刺激征。下丘脑损伤可引起中枢性高热。

4.颅内压增高

火器伤急性期并发颅内血肿的机会较多,但弥漫性脑水肿更使人担忧,主要表现为头痛、恶心、呕吐及脑膨出。慢性期常由于颅内感染、脑水肿,先表现为脑突出、意识转坏和视盘水肿,到一定阶段,反映到生命体征变化,并最终出现脑疝体征。

5.颅内感染

穿通伤的初期处理不彻底或过迟,易引起颅内感染。主要表现为高热、颈强直、脑膜刺激征。

(四)辅助检查

1.颅骨X线片

对颅脑火器伤,应争取在清除表面污染后常规拍摄颅片。拍片不仅可以明确是非贯通伤还是贯通伤,还可以了解颅内是否留有异物及其确切位置,对指导清创手术有重要作用。

2.脑超声波检查

观察中线波有无移位作为参考。二维及三维超声有助于颅内血肿、脓肿,脑水肿等继发性改变的判断。

3.脑血管造影

在无CT设备的情况下,脑血管造影有很大价值,可以提供血肿的部位和大小的信息。脑血管造影还有助于外伤性颅内动脉瘤的诊断。

4.颅脑CT扫描

颅脑CT扫描对颅骨碎片、弹片、创道、颅内积气、颅内血肿、弥漫性脑水肿和脑室扩大等情况的诊断,既正确又迅速,对内科疗效的监护也有特殊价值。

(五)诊断

作战时,因伤者多,检查要求简捷扼要,需要迅速明确颅脑损伤性质和有无其他部位合并伤。早期强调头颅X线平片检查,对明确诊断及指导手术有重要意义。晚期存在的并发症、后遗症可根据具体情况选择诊断检查方法包括脑超声波、脑血管造影及CT扫描等。在和平时期,火器性颅脑损伤伤者如能及时被送往有条件的医院,早期进行包括CT扫描在内的各种检查,可使诊断确切,以利早期治疗。

(六)救治原则与措施

1.急救

(1)保持呼吸道通畅:简单的方法是把下颌向前推拉,侧卧,吸除呼吸道分泌物和呕吐物,也可插管过度换气。

(2)抢救休克:早期足量的输血、输液和保持呼吸道通畅是战争时期与和平时期进行枪伤治疗的两大原则。

(3)严重脑受压的急救:伤者在较短时间内出现单侧瞳孔散大或很快双瞳变化,呼吸变慢,估计不能转送至手术医院时,则应迅速扩大穿通伤入口。创道浅层血肿常可涌出而使部分伤者获救,然后再考虑转送。

(4)创伤包扎:现场抢救只做伤口简单包扎,以减少出血。有脑膨出时,用敷料绕其周围,保护脑组织以免污染和增加损伤。强调直接送专科处理,但已出现休克或已有中枢衰竭征象者,应就地急救,不宜转送。尽早开始大剂量抗生素治疗,应用TAT。

2.优先手术次序

大量伤者到达时,伤者手术的顺序大致如下。

(1)有颅内血肿等脑受压征象或伤道有活动性出血者,优先手术。

(2)颅脑穿通伤优先于非穿通伤手术,其中脑室伤有大量脑脊液漏及颅后窝伤者也应尽早处理。

(3)同类型伤,先到达者,先做处理。

(4)危及生命的胸腹伤优先处理,然后再处理颅脑伤;如同时已有脑疝征象,伤情极重,在良好的麻醉与输血保证下,两方面手术可同时进行。

3.创伤的分期处理

(1)早期处理(伤后72小时以内):早期彻底清创应于24小时以内完成,但由于近代有效抗生素的发展,对于转送较迟,垂危或其他合并伤需要紧急处理时,脑部的清创可以推迟至72小时。一般认为伤后3~8小时最易形成创道血肿,故最好在此期或更早期清创。

(2)延期处理(伤后3~6天):伤口若尚未感染,也可以清创,术后缝合伤口,置橡皮引流,或两端部分缝合或不缝合依具体情况而定。伤口若已感染,则可扩大伤口和骨孔,使脓液引流通畅,此时不宜脑内清创,以免感染扩散,待感染局限后再进行清创。

(3)晚期处理(伤后7天以上):未经处理的晚期伤口感染较重,应先药物控制感染。若创道浅部有碎骨片,妨碍脓液引流,也可以扩大伤口,去除异物,待后择期进一步手术。

(4)二期处理(再次清创术):颅脑火器伤可由于碎骨片与金属异物的遗留、脑脊液漏及术后血肿等情况进行二次手术。

(七)清创术原则与方法

麻醉、术前准备、一般清创原则基本上与平时开放性颅脑损伤的处理相同。在战时,为了减轻术后观察和护理任务,宜多采用局麻或只有短暂的全身麻醉。开颅可用骨窗法和骨瓣法,彻底的颅脑清创术要求修整严重污染或已失活的头皮、肌肉及硬脑膜,摘尽碎骨片,确实止血。对过深难以达到的金属异物不强求在一期清创中摘除。清创术后,颅内压下降,脑组织下塌,脑搏动良好,冲净伤口,缝合修补硬脑膜,缝合头皮,硬脑膜外可置引流1~2天。

对于脑室伤,要求将脑室中的血块及异物彻底清创,充分止血,术毕用含抗生素的生理盐水冲净伤口,对预防感染有一定作用,同时可做脑室引流。摘出的碎骨片数目要与X线平片之数目核对,避免残留骨片形成颅内感染的隐患。新鲜伤道中深藏的磁性金属异物和弹片,可应用磁性导针伸入伤道吸出。颅脑贯通伤出口常较大,出口的皮肤血管也易于损伤,故清创常先从出口区进行。若入口处有脑膨出或血块涌出,则入口清创优先进行。

下列情况需行减压术,硬脑膜可不予缝合修补:①清创不彻底;②脑挫裂伤严重,清创后脑组织仍肿胀或膨出;③已化脓之创伤,清创后仍需伤道引流;④止血不彻底。

(八)术后处理

脑穿通伤清创术后,需定时观察生命体征、意识、瞳孔的变化,观察有无颅内继发出血、脑脊液漏等。加强抗脑水肿、抗感染、抗休克治疗。保持呼吸道通畅,吸氧。躁动、癫痫高热者,酌情使用镇静药和采用物理方法降温;昏迷瘫痪伤者,定时翻身,预防肺炎、压疮和泌尿系统感染。

(九)颅内异物存留

开放性颅脑损伤,特别是火器伤常有金属弹片及碎骨片、草木、泥沙、头发等异物进入颅内。当早期清创不彻底或因异物所处部位较深难以取出时,异物则存留于颅内。异物存留有可能导致颅内感染,其中碎骨片易伴发脑脓肿,而且可促使局部脑组织退行性变,极少数金属异物尚可有位置的变动,从而加重脑损伤,从而需手术取出异物。摘除金属异物的手术指征为:①直径大于1cm的金属异物因易诱发颅内感染而需手术;②位于非功能区、易于取出且手术创伤及危险性小;③出现颅内感染征象或顽固性癫痫及其他较严重的临床症状者;④合并有外伤性动脉瘤者;⑤脑室穿通伤,异物进入脑室时,由于极易引起脑室内出血及感染,且异物在脑室内移动可以损伤脑室壁,常需手术清除异物。手术方法可分为骨窗或骨瓣开颅直接手术取除异物及采用立体定向技术用磁性导针或异物钳取除异物。前者有造成附加脑损伤而加重症状的危险,手术宜沿原伤道口进入,避开重要功能区,可应用于浅表部位及脑室内异物取除。近年来,由于立体定向技术的发展,在X线颅骨正侧位片及头部CT扫描准确定位及监控下,颅骨钻孔后,精确地将磁导针插入脑内而吸出弹片;或利用异物钳夹出颅内存留的异物。此种方法具有手术简便,易于接受,附加损伤少等优点,但当吸出或钳夹异物有困难时,需谨慎操作,以免损伤异物附近的血管而并发出血。手术前后需应用抗生素预防感染,并需重复注射TAT。

(程 勇)

第六节 弥散性轴索损伤

弥散性轴索损伤(DAI)是外力作用于颅脑产生扭转加速与减速,在轴索内产生张力和剪力,导致神经轴索肿胀、断裂;同时脑实质内小血管撕裂,脑干、胼胝体等部位出现点状出血。临床上患者不伴明显的脑挫裂伤和脑实质血肿,但出现严重的意识障碍。DAI是常见的弥散性脑损伤,是引起创伤性脑损伤(TBI)患者死亡、严重致残及植物生存状态的主要原因,占脑外伤死亡患者的29.0%~42.5%;严重DAI病死率高达40%~53%,严重致残率为14%,植物生存率为15%,痊愈率仅为5%。由于目前诊断标准及检查手段的不同,发病率的报道不一。

一、病因及致伤机制

德国病理学家 Strich 等对 TBI 死亡患者进行尸检发现,大脑半球及脑干白质出现弥散性退行性变,推断是由外力导致颅脑旋转加速运动产生的剪应力致伤。后来 Adams 等进行深入研究提出了弥散性轴索损伤的概念。DAI 的致伤机制复杂,通常认为瞬间旋转及弥漫张力产生的脑内剪应力是导致 DAI 的关键因素。文献报道冠状和侧方头部旋转的成角加速伤,常导致深部胼胝体、脑干 DAI,伤情较严重;矢状面上的加速伤虽可引起脑膜出血及血肿、局部脑挫伤、脑室出血,也可导致内囊、中脑及脑桥 DAI,但伤情较轻。DAI 通常的致伤原因是交通事故、坠落伤及打击伤。

(一) 胼胝体轴索损伤

通常认为是大脑镰边缘切割脑组织所致,常见于交通事故。颅脑突然遭受迎面伤,双大脑半球随惯性继续前移,侧方牵拉使胼胝体撕裂;若一侧半球移动快于对侧,胼胝体常出现偏心性出血,胼胝体变薄。常累及邻近中线结构(如穹隆、扣带回、透明隔、尾状核头部和丘脑背侧)。

(二) 脑桥头端背侧损伤

颅脑旋转侧向力拉长大脑小脑连接部,脑干头端尤其小脑上脚背侧最常受累;导水管下端周围,大脑脚、被盖部及中部,内侧纵束,内侧丘系和皮质脊髓束均可受损,重者伴小脑和半卵圆中心轴索损伤。

(三) 灰白质交界区广泛损伤

颅脑遭受旋转性暴力时,由于灰白质(包括基底核灰质团)密度及韧性不同,剪应力导致灰白质交界区损伤。肉眼或影像学检查可见灰白质交界及基底核区轴索损伤伴毛细血管撕裂和出血。常见于脑组织密度不同的结构接合部。重者发生于小脑皮质下,轻者位于矢状窦旁。

二、病理

颅脑在加速运动过程中,脑白质在外力的作用下,承受剪应力的牵拉。通常情况下脑白质相对质韧,可承受部分牵拉力;但在较强的扭转性机械作用力下,轴索很容易受到损伤。脑组织遭受损伤后即刻出现部分轴索断裂等原发性脑损伤,在之后数小时至数周内出现继发性弥散性脑损伤。起初,轴索细胞膜钠离子泵功能异常,导致细胞内水钠潴留、轴索水肿;之后钙离子通过受损,大量钙离子流入细胞内,造成钙超载,启动分子病理级联反应,激活蛋白水解酶,降解轴索细胞骨架结构。细胞骨架破坏导致转运蛋白聚集,形成轴索球。蛋白水解酶还可损伤线粒体、释放促凋亡因子,加重轴索损伤。目前,很难将继发性脑损伤导致的轴索生化及代谢改变与 DAI 原发性轴索机械损伤鉴别,DAI 通常被认为是继发性或迟发性损害。

(一) 病理分期

依据神经组织病理学变化,DAI 可分为如下三期。

1. 早期(<1 周)

以轴索撕裂,轴索断端轴浆聚集,退缩于近端,形成轴索球为早期特征。轴索球在伤后 6~24 小时形成,重伤者 2 小时即可出现。球状物过大可引起髓鞘断裂、远端神经纤维退行性变。

2. 中期(2~3 周)

轴索球被大量吞噬性微胶质簇替代,不能辨认。轴索、髓鞘碎裂,胶质细胞广泛增生。

3.慢性期(>3周)

脑白质弥散性退行性变,以内侧丘系、锥体束、内囊退行性变最为明显。大脑半球容积缩小,韧性增加,胼胝体变薄,脑沟变宽,脑室普遍或局限性扩张。

(二)病理分级

DAI可因脑实质内毛细血管破裂引起点状出血,又称为Strich出血。常发生在脑组织遭受剪应力最明显处,如胼胝体、第三脑室周围(下丘脑、穹隆、前联合)、内囊、基底核、背外侧脑干及小脑上脚等。轴索损伤的部位及严重程度与患者的预后密切相关。Adams等依据DAI的损伤部位将其分为三级(表2-1)。级别越高DAI损伤越严重,患者的预后越差。

表2-1 DAI的神经病理损伤分级及损伤部位

病例损伤分级	DAI的损伤部位
Ⅰ级	病变局限于大脑或小脑半球
Ⅱ级	Ⅰ级损伤部位合并胼胝体局部病灶
Ⅲ级	Ⅱ级损伤部位合并脑干背外侧或上段局灶性病变

三、临床表现

(1)DAI患者以意识障碍为主要表现,不伴明显的脑实质挫裂伤及血肿。通常表现:①伤后持续性昏迷。因大脑轴索的广泛受损,导致大脑皮质与皮质下组织结构失去联系,或因脑干网状结构原发性损伤。②瞳孔改变,如一侧或双侧瞳孔散大,或为两侧瞳孔不等,或为时大时小,眼球偏斜或凝视,光反射迟钝或消失;瞳孔改变通常与脑干DAI密切相关,属于重型DAI,死亡率高。③生命体征紊乱,患者心率与血压波动明显,呼吸节律不规则。④四肢肌张力增高,出现单侧或双侧锥体束征。⑤神经定位体征通常不明显。⑥神志清醒后认知功能障碍明显。

(2)依据患者昏迷的时间、严重程度及脑干是否受累等,可将DAI分为三型。①轻型DAI(DAIⅠ型):伤后昏迷6~24小时,不伴脑干体征。清醒后有记忆力减退和逆行性遗忘,无肢体运动障碍,少数患者出现短期去皮质状态。脑CT检查无明显异常,MRI检查可见点状出血。②中型DAI(DAIⅡ型):伤后昏迷数天至数周,常伴颅底骨折,伤后偶出现脑干体征及去皮质状态,清醒后有明显的记忆力减退、逆行性遗忘及轻度肢体瘫。脑CT检查可见出血灶。③重型DAI(DAIⅢ型):伤后昏迷数月或更长时间,伴明显的脑干体征、去皮质状态或去大脑强直。通常入院时GCS评分较低,伴双侧瞳孔固定,光反射及脑干反射消失,软瘫等;常伴弥散性脑肿胀,以及高热、高血压、多汗等交感神经症状。死亡率高达60%,伴蛛网膜下腔出血和脑室出血患者死亡率更高。

(3)脑CT检查很难发现脑实质DAI。MRI检查对DAI临床诊断、病情评估及预后判定至关重要,是DAI影像学检查之首选。MRI显示轴索损伤在T_1WI呈低信号,在T_2WI呈高信号,病灶通常为0.5毫米至数毫米,沿神经纤维方向呈卵圆形,多见于灰白质交界或白质纤维囊,病灶在周边区较多、中央区较少,通常无占位效应,病灶形态有助于诊断。早期MRI可见DAI三联征,即胼胝体、脑干及皮质、基底核灰白质交界病变,表现T_1WI呈低信号,T_2WI、FLAIR、DWI均呈高信号,早期病灶仅DWI出现高信号;MRI可显示间质水肿、脑室或蛛网膜下腔出血、硬膜外及硬膜下血肿等。出血性病灶多见于脑白质,特别是灰白交界处,以及胼胝体、内囊、脑干背外侧。MRI T_1WI信号因出血时间不同而异,超急性期(<24小时)T_1WI呈低信号,亚急性期

(>7 天)T_1WI 呈高信号(图 2-7)但 T_2WI、FLAIR、DWI 均表现高信号。

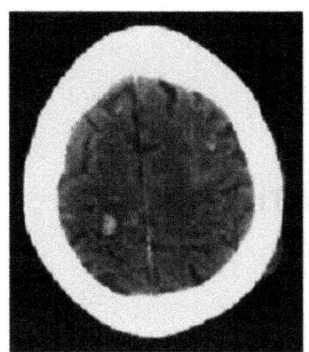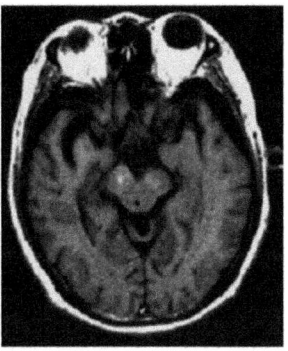

图 2-7 脑弥散性轴索损伤

四、治疗

DAI 患者致死率和致残率高,需严密监测患者生命体征、颅内压、血氧饱和度变化,维持体液和电解质平衡,保持呼吸道通畅,必要时行气管切开和呼吸机辅助呼吸。

(一)控制脑组织水肿

根据颅内压增高程度及脑水肿表现采用不同方式控制脑组织水肿。①过度换气:降低 $PaCO_2$ 使血管收缩,从而控制早期脑水肿。因可减少脑血容量,只能短时间应用。②药物治疗:20%甘露醇静脉滴注与呋塞米合用,延长脑组织脱水时间。③脑室外引流:使脑组织内液体向脑室分流,可显著降低颅内压和控制脑水肿。

(二)冬眠及亚低温疗法

冬眠及亚低温疗法适用于脑深部结构严重损伤、深昏迷及生命体征不稳定的中重型患者。冬眠Ⅰ号(哌替啶+氯丙嗪+异丙嗪)或Ⅵ号(哌替啶+异丙嗪+乙酰丙嗪)可降低全身和脑组织代谢,发挥脑保护作用;亚低温(32~34 ℃)疗法对 GCS 在 5~7 分及 ICP 在 2.7~5.3 kPa(20~40 mmHg)的患者疗效较好,用药半小时迅速降温。注意寒战处理,必要时可应用肌松剂。

(三)清除内源性损伤因子

如维生素 C 和维生素 E 清除神经组织自由基,甲泼尼龙和 21-氨基类固醇等抗脂质过氧化反应,超氧化物歧化酶(SOD)减轻 BBB 通透性,拉莫三嗪拮抗兴奋性氨基酸保护神经组织等。轴索损伤时轴索细胞膜肿胀,细胞内钙超载,激发多种酶促反应和病理级联反应,钙通道阻滞剂尼莫地平可减轻细胞内钙超载,改善轴索及细胞微循环及代谢,缩短昏迷时间。

(四)神经细胞保护剂

碱性成纤维细胞生长因子可促进轴索和神经细胞修复再生;神经节苷脂可促进脑细胞线粒体氧化磷酸化功能恢复,保护膜结构钠泵、钙泵活性,维持膜内外离子平衡;胞磷胆碱、能量合剂可不同程度发挥神经保护作用,促进神经功能的恢复。

(五)手术治疗

当一侧大脑半球肿胀和水肿引起脑中线结构移位而出现一侧瞳孔散大时,应及时行去骨瓣减压。

五、预后

DAI 属重型或特重型脑损伤的范畴,死亡率及致残率高。导致 DAI 患者预后不良的因素包括年龄＞50岁；入院GCS评分＜8分；入院时瞳孔改变，出现明显的颅内压增高；合并脑深部出血；伴其他脏器复合伤。

（程　勇）

第七节　外伤性颅内血肿

一、概述

外伤性颅内血肿在闭合性颅脑损伤中占10%左右，在重型颅脑损伤中占40%～50%。

（一）颅内血肿的分类

1.按血肿症状出现的时间分类

（1）特急性血肿：伤后3小时以内出现血肿症状者。

（2）急性血肿：伤后3天内出现症状者。

（3）亚急性血肿：伤后3天至3周出现症状者。

（4）慢性血肿：伤后3周以上出现症状者。

2.按血肿在颅腔内部位不同分类

（1）硬脑膜外血肿：血肿位于颅骨和硬脑膜之间。

（2）硬脑膜下血肿：血肿位于硬脑膜和蛛网膜之间。

（3）脑内血肿：血肿位于脑实质内。

（4）特殊部位血肿：颅后窝血肿，血肿位于颅后窝；脑干血肿，血肿位于脑干。

3.按血肿数目多少分类

（1）单发性血肿：颅内出现单一血肿。

（2）多发性血肿：两个以上同部位不同类型的血肿或不同部位的血肿。

4.按血肿是否伴脑挫裂伤分类

（1）单纯性血肿：不伴有脑挫裂伤的血肿。

（2）复合性血肿：血肿部位伴脑挫裂伤。

此外，CT扫描的出现又引出以下两种概念。①迟发性颅内血肿：即伤后首次CT扫描未发现血肿，当病情变化再次CT检查发现了血肿。②隐匿性颅内血肿：伤后病情稳定，无明显症状，经CT扫描发现了颅内血肿。

（二）病理生理

正常时，颅腔的容积是脑的体积、颅内血容量和颅内脑脊液量三者之和。外伤后颅内形成血肿，为维持正常颅内压，血肿形成早期，机体借颅内血管的反射性收缩使血容量减少，并将一部分脑脊液挤压到椎管内，以及脑脊液分泌减少，吸收速度增加代偿。但这种代偿有一定限度。脑脊液可代偿的容量占颅腔总量的5%左右，即相当于70 mL，血容量可供代偿容量约25 mL。但颅内血肿大多都伴有脑挫裂伤及脑水肿，因此，血肿即便小于70 mL，也可产生急性脑受压及失代偿的表现。一般认为，幕上急性血肿超过20 mL，幕下急性血肿超过10 mL，即可产生症状而需手术处理。机体失代偿后可经以下环节形成恶性循环。

1.脑血液循环障碍

颅内压增高,脑静脉回流受阻,脑血流淤滞,引起脑缺氧和毛细血管通透性增强,产生脑水肿和颅内压增高。

2.脑脊液循环障碍

脑血液循环的淤滞,导致脑脊液分泌量增加和吸收量减少,脑水肿加重,闭塞了脑池和蛛网膜下腔特别是环池和枕大池。以及当脑疝形成时,中脑导水管受压,脑脊液循环障碍,致使颅内压更加增高。

3.脑疝形成

当血肿体积不断增大,压迫同侧大脑半球,导致颞叶钩回疝,压迫中脑致使导水管处脑脊液循环障碍。幕上颅内压急剧增高,压力向下传达到颅后窝,促使小脑扁桃体经枕骨大孔下疝,延髓受压,生命中枢衰竭,导致患者死亡。

(三)临床表现

1.颅内压增高症状

(1)头痛、恶心、呕吐:为头外伤的早期常见症状。在急性期或亚急性期并发血肿者,头痛加剧,恶心、呕吐频繁。慢性血肿者,此表现则不明显。

(2)生命体征改变:急性颅内血肿引起的颅内压增高,可导致Cushing征,表现为血压升高、脉压增大、脉搏减慢和呼吸减慢。

(3)意识障碍:颅内血肿患者的意识障碍变化多有中间清醒期或中间好转期,即患者伤后出现原发性昏迷。当患者神志转清或意识障碍有好转时,由于颅内出血的存在,血肿不断增大,颅内压增高或脑疝形成,再次出现昏迷。某些颅内血肿伴严重脑挫裂伤者,若原发昏迷程度加重,应考虑到有脑水肿或多发颅内血肿的可能。

(4)躁动:为颅内压急剧增高或脑疝发生前的临床表现。

(5)视盘水肿:亚急性或慢性血肿,以及少数急性血肿均可出现视盘水肿。

2.局灶症状

颅内血肿的局灶症状是伤后逐渐出现的,这与脑挫裂伤后立即出现的局灶症状有所不同。

3.脑疝症状

幕上血肿造成小脑幕切迹疝,一般表现为意识丧失、血肿同侧瞳孔散大、对光反射消失和对侧偏瘫等。少数患者由于脑干被推向对侧,致使对侧的大脑脚与小脑幕游离缘相挤压,出现颠倒症状,这在血肿定位时应予以注意。

脑疝晚期则可先出现双侧瞳孔散大和去脑强直,然后进一步发生枕骨大孔疝而出现病理性呼吸,最终导致呼吸停止。

(四)辅助检查

1.颅骨X线片

了解有无颅骨骨折,骨折线的走行和其与硬脑膜外血肿的关系。对判断头部着力部位、出血来源和血肿的位置、类型有帮助。钙化松果体的移位,对判断幕上血肿的定位有帮助。

2.超声波探查

简单易行,便于动态观察。单侧的血肿可出现中线波移位;发展中的血肿,初次检查时中线波可无明显移位;随着血肿增大,复查中将发现中线波明显移位;额底、颞底和两侧性血肿,中线波常不出现移位。

3.脑血管造影

在无 CT 扫描的条件下,脑血管造影仍然是较好的诊断方法,但对已出现脑疝症状者切忌做此项检查,防止因造影延迟手术时间,造成不良后果。

4.CT 扫描

在外伤性颅内血肿的检查中,CT 扫描是目前最为理想的方法。它可以准确地判断血肿的类型、大小、位置和数目,以及同时伴有的颅骨、脑组织损伤的情况,便于同时处理。

(五)诊断与鉴别诊断

1.诊断

患者的头外伤史,进行性颅内压增高的症状、体征及局灶体征,CT 扫描结果,均有利于颅内血肿的早期诊断。当伤情发展到脑疝形成时,应抓紧时间直接进行钻孔探查。

2.鉴别诊断

在临床上,外伤性颅内血肿应与以下疾病进行鉴别。

(1)脑挫裂伤:局灶神经体征伤后立即出现,颅内压增高症状多不明显。鉴别手段主要靠 CT 扫描。

(2)脑血管意外:发病时患者突然感到剧烈头痛、头昏,然后意识丧失而昏倒。因病种不同可有不同的病史和临床特点。有时合并轻度头外伤时,在临床上难以鉴别。经 CT 扫描了解血肿的部位和类型将有助于鉴别诊断。

(3)脂肪栓塞:常伴有四肢长骨骨折。伤后患者情况良好,但数小时或数月后,出现头痛、躁动、癫痫发作和意识障碍,全身皮肤可有散在小出血点。

(六)救治原则与措施

患者伤后无意识障碍及颅内压增高,CT 示血肿量小、中线结构移位不明显、脑室系统无明显受压,若无局灶性神经系统体征可行保守疗法,否则多需手术治疗从清除血肿。手术指征为:①意识障碍逐渐加重。②颅内压增高,颅内压监测 ICP>12.7 kPa,并呈进行性升高。③有局灶性神经系统体征。④CT 示幕上血肿量大于 30 mL,幕下血肿量大于 10 mL,中线结构移位大于 1 cm,脑池、脑室受压明显。⑤在脱水、利尿保守治疗中病情恶化者。⑥硬脑膜外血肿不易吸收,指征须放宽。⑦颞叶、颅后窝血肿易致脑疝,需密切观察病情变化,在脑疝出现前及早手术。

二、硬膜外血肿

硬膜外血肿位于颅骨内板与硬脑膜之间,占外伤性颅内血肿的 30% 左右,在闭合性颅脑损伤中其发生率 2%~3%。临床统计资料显示外伤性硬膜外血肿以急性血肿多见,约占 86.2%;亚急性血肿约占 10.3%;慢性血肿少见,约占 3.5%。在我国举办的全国神经精神科学会上将伤后 3 小时内出现典型颅内血肿症状及体征者定为特急性血肿,以加强此类患者的救治工作,硬膜外血肿呈特急性表现者在各类外伤性血肿中较为多见。硬膜外血肿多为单发,多发者少见,但可合并其他类型血肿,构成复合型血肿,其中以外伤着力点硬膜外血肿合并对冲部位硬膜下血肿较为常见,脑内血肿少见。硬膜外血肿可见于任何年龄患者,以 15~40 岁青壮年较为多见。儿童因颅内血管沟较浅且颅骨与脑膜粘连紧密,损伤脑膜动脉及脑膜剥离机会少,硬膜外血肿少见。

(一)急性硬膜外血肿

1.病因与病理

急性硬膜外血肿的常见原因是颅骨骨折致脑膜中动脉或其分支撕裂出血,于颅骨内板和硬膜之间形成血肿,以额颞部及颞顶部最为常见。脑膜中动脉经颅中窝底的棘孔进入颅内,沿脑膜中动脉沟走行,在翼点处分为前后两支,翼点处颅骨较薄,发生骨折时脑膜中动脉及其分支均可被撕裂,其主干出血形成血肿以额部为主,前支出血形成血肿多位于额部或额顶部,后支出血血肿多位于颞顶或颞部。脑膜中动脉出血凶猛,血肿可迅速增大,数小时内产生脑疝,特急性硬膜外血肿多见于此处出血者。前额部外伤或颅前窝骨折,可损伤筛前动脉及其分支(脑膜前动脉),于额极部或额底部形成硬膜外血肿,此处血肿形成较慢且临床少见,易于漏诊。有时骨折损伤与脑膜中动脉伴行的脑膜中静脉,因出血缓慢,血肿多为亚急性或慢性,临床少见。矢状窦、横窦可因相应部位骨折使其撕裂出血造成矢状窦旁血肿、颅后窝血肿或骑跨静脉窦的硬膜外血肿。板障静脉或穿通颅骨的导血管因骨折引起出血,可于硬膜外间隙形成血肿,临床可以遇见,但较静脉窦出血所致血肿形成更为缓慢。有时头部外伤后,并无骨折,但外力可使硬膜与颅骨分离,致微小血管撕裂形成硬膜外血肿,多位于外伤着力点处,形成缓慢且血肿较小。

血肿的大小、出血速度是影响患者病情的两大因素。出血速度快血肿迅速形成者,即使血肿量较小,因颅内压增高来不及代偿,早期也出现脑受压及颅内压增高症状。大脑半球凸面急性血肿,向下向内挤压脑组织,形成颞叶钩回疝,产生临床危象。亚急性与慢性血肿可因颅内血液与脑脊液的减少,以代偿颅内压的缓慢增高,即使血肿较大,仍可无脑疝形成。若血肿量继续增加(大于100 mL),颅内压代偿失调,可出现危象。若救治不及,则可致生命危险。

2.临床表现

(1)意识障碍:急性硬膜外血肿多数伤后昏迷时间较短,少数甚至无原发昏迷,说明大多数原发脑损伤比较轻。有原发昏迷者伤后短时间内清醒,待血肿形成并逐渐增大,颅内压增高及脑疝形成,出现再昏迷,两次昏迷之间的清醒过程称为中间清醒期。各种颅内血肿中,急性硬膜外血肿患者中间清醒期最为常见;部分无原发昏迷者伤后3天内出现继发昏迷,早期检查不细致容易漏诊;原发脑损伤严重,伤后持续昏迷或仅表现意识好转后进行性加重,无典型中间清醒期,颅内血肿征象被原发脑干损伤或脑挫裂伤掩盖,易漏治。

(2)颅内压增高:在昏迷或再昏迷之前,因颅内压增高,患者表现剧烈头痛、恶心、呕吐、血压升高、脉压增大、心跳及呼吸缓慢等表现。

(3)神经系统体征:幕上硬膜外血肿压迫运动区、语言中枢、感觉区,可出现中枢性面瘫、偏瘫、运动性失语、感觉性失语、混合性失语、肢体麻木等,矢状窦旁血肿可单纯表现下肢瘫。小脑幕切迹疝形成后,出现昏迷、血肿侧瞳孔散大、对光反应消失、对侧肢体瘫痪、肌张力增高、腱反射亢进、病理反射阳性等Weber综合征表现。脑疝形成后可短期内进入脑疝晚期,出现双瞳孔散大、病理性呼吸、去大脑强直等。若不迅速手术清除血肿减压,将因脑干继发损害,致生命中枢衰竭死亡。偶见血肿迅速形成,致脑干向对侧移位嵌压于对侧小脑幕上,首先表现对侧瞳孔散大、同侧肢体瘫痪等不典型体征,需要立即辅助检查确诊。幕下血肿出现共济失调、眼球震颤、颈项强直等,因颅后窝体积狭小,其下内侧为延髓和枕骨大孔,血肿继续增大或救治不及时,可因枕骨大孔疝形成突然出现呼吸与心跳停止而死亡。

3.辅助检查

(1)颅骨X线片:颅骨骨折发生率较高,约95%显示颅骨骨折。

(2)脑血管造影:伤后数小时内造影者,有时可见对比剂外渗;矢状窦旁或跨矢状窦硬脑膜外血肿者,造影的静脉及静脉窦期可见该段的矢状窦和注入静脉段受压下移。

(3)CT扫描:表现为双凸镜形密度增高影且边界锐利,骨窗位可显示血肿部位颅骨骨折。

同侧脑室系统受压,中线结构向对侧移位。

(4)MRI:一般不用于急性期检查,形态与CT表现相似,呈梭形,边界锐利。T_1加权像为等信号,T_2加权像为低信号。

4.诊断

依据头部外伤史、着力部位、受伤性质、伤后临床表现及早期颅骨X线片等,可对急性硬膜外血肿做初步诊断。出现剧烈头痛、呕吐、躁动、血压增高、脉压加大等颅内压严重增高,或偏瘫、失语、肢体麻木等体征时,应高度怀疑颅内血肿,尽快行CT检查协助诊断。

5.鉴别诊断

急性硬膜外血肿应与硬膜下血肿、脑内血肿、局限性脑水肿及弥散性脑肿胀等进行鉴别诊断。

(1)硬膜下血肿及脑内血肿:与硬膜外血肿比较,受伤暴力较重,顶枕及颞后部着力对冲性损伤多见,中间清醒期少见,意识障碍进行性加重多见,颅骨骨折较少见(约50%)。CT显示硬膜下及脑内不规则高密度影,脑血管造影为硬膜下无血管区及脑内血管抱球征。

(2)局限性脑水肿及弥散性脑肿胀:与各种血肿比较,受伤暴力更重,也多见于对冲性损伤,原发损伤重,原发脑干损伤多见,伤后昏迷时间长,意识相对稳定,部分患者可有中间清醒期,水肿及肿胀以一侧为主者,临床表现与血肿相似。脑血管造影可见血管拉直,部分显示中线移位;CT见病变区脑组织呈低密度影及散在点片状高密度出血灶,脑室、脑池变小。多数患者对脱水、激素治疗有效,重症者24~48小时严重恶化,脱水、激素治疗及手术效果均不理想,预后差。

6.救治原则与措施

原则上急性硬膜外血肿确诊后就应尽快手术治疗。在脑疝形成前手术清除血肿并充分减压,是降低死亡率、致残率的关键。CT可清晰显示血肿的大小、部位等,使穿刺治疗部分急性硬膜外血肿成为可能,且可连续扫描动态观察血肿的变化,部分小血肿可保守治疗。

(1)手术治疗。①骨瓣或骨窗开颅硬膜外血肿清除术:适用于典型的急性硬膜外血肿。脑膜中动脉或其分支近端撕裂、静脉窦撕裂等出血凶猛,短时间形成较大血肿,已经出现严重颅内压高症状和体征或早期颞叶钩回疝表现,应立即行骨瓣开颅清除血肿,充分减压并彻底止血,术后骨瓣复位,进行二次颅骨修补手术。若患者已处于双侧瞳孔散大、病理性呼吸等晚期脑疝状态,应迅速减压,可先行血肿穿刺放出血肿的液体部分,达到部分减压的目的,再进行其他术前准备及麻醉,麻醉完毕后采用骨窗开颅咬开骨窗应足够大,同时行颞肌下减压。骨瓣打开或骨窗形成后,即已达到减压的目的,血肿清除应自血肿周边逐渐剥离,遇有破裂的动静脉应用电凝或缝扎止血;脑膜中动脉破裂出血可电凝、缝扎及悬吊止血,必要时填塞棘孔,血肿清除后仔细悬吊硬膜,反复应用生理盐水冲洗创面,对所有出血点进行仔细止血,防止术后再出血。硬膜外血肿清除后,若硬膜张力高或硬膜下发蓝,疑有硬膜下血肿,应切开硬膜探查,避免遗漏血肿。清除血肿后硬膜外置橡皮条引流24~48小时。②穿刺抽吸液化引流治疗急性硬膜外血肿:部分急性硬膜外血肿位于颞后及顶枕部,因板障出血或脑膜动静脉分支远端撕裂出血所致,出血相对较慢,血肿形成后出现脑疝也较慢,若血肿量大于30 mL,在出现意识障碍及典型小脑幕切迹疝之前,依据CT摄片简易定位,应用一次性穿刺针穿刺血肿最厚处,抽出血肿的液体部分后注入尿激酶液化血肿,每天1~3次,血肿可于2~5天完全清除。穿刺治疗急性硬膜外血肿应密切观察病情变化,及时复查CT。若经抽吸及初次液化后血肿减少低于1/3或症状无明显缓解,应及时改用骨瓣开颅清除血肿。

(2)非手术治疗：急性硬膜外血肿量低于30 mL，可表现头痛、头晕、恶心等颅内压增高症状，但一般无神经系统体征。没有CT扫描时难以确定血肿的存在，经CT扫描确诊后，应用脱水、激素、止血、活血化瘀等方法治疗，血肿可于15～45天吸收。保守治疗期间实行动态CT监测，血肿量超过30 mL可行穿刺治疗，在亚急性及慢性期内穿刺治疗，血肿多已部分或完全液化，抽出大部分血肿，应用液化剂液化1～2次即可完全清除血肿。

（二）亚急性硬膜外血肿

外伤第4天至3周内出现临床症状及体征的硬膜外血肿为亚急性硬膜外血肿。在应用CT以后，亚急性硬膜外血肿的发现率明显增加，约占硬膜外血肿的10.5%。临床上应与迟发性硬膜外血肿的概念结合起来进行诊断。

1.病因与病理

亚急性硬膜外血肿遭受的暴力多较轻，着力点处轻微线形骨折，致局部轻微渗血，逐渐形成血肿；也可无骨折，在受伤的瞬间颅骨轻微变形，后靠其弹性迅速复原，但已造成颅骨与硬膜剥离，致颅骨内面与硬膜表面微小血管损伤出血，形成血肿并逐渐增大。存在颅底骨折脑脊液漏者，因颅内压明显低于正常，也是血肿变大的因素之一。脑膜中动脉及其分支因外伤产生假性动脉瘤破裂也是亚急性硬膜外血肿形成的可能原因之一。因血肿形成缓慢，颅内压可通过降低脑脊液分泌量、减少颅内血液循环总量进行代偿，出现临床症状较慢且相对较轻。亚急性硬膜外血肿早期为一血凝块，一般在第6～9天即出现机化，逐渐在硬膜面形成一层肉芽组织，血肿出现钙化现象是慢性血肿的标志，较大的血肿CT可显示其包膜及其中心液化。

2.临床表现

本病多见于青壮年男性，因其从事生产劳动及其他户外活动多，且其硬脑膜与颅骨连接没有妇女、儿童及老人紧密，好发于额、顶、颞后及枕部。因颅内压增高缓慢，可长时间处于颅内压慢性增高状态，头痛、头晕、恶心、呕吐等逐渐加重，延误诊治者可出现意识障碍、偏瘫、失语等。

3.辅助检查

(1)CT扫描：表现为稍高密度区、等密度区或低密度区呈梭形，增强CT扫描可有血肿内缘的包膜强化，有助于等密度血肿的诊断。

(2)MRI：硬膜外血肿在亚急性期与慢性期T_1、T_2加权图像均为高信号。

(3)脑血管造影：可见颅骨内板下梭形无血管区。

4.诊断及鉴别诊断

明确的外伤史，X线片见到骨折，结合临床表现可做出初步诊断，个别外伤史不明确者要与慢性硬膜下血肿及其他颅内占位性病变进行鉴别。及时的CT、MRI或脑血管造影可以确诊。

5.治疗及预后

对已经出现意识障碍的患者，应及时手术治疗，CT显示血肿壁厚，有增强及钙化者，行骨瓣开颅清除血肿，内侧壁应从周边缓慢剥离，仔细止血，血肿清除后硬膜悬吊，外置橡皮条引流，骨瓣完整保留。部分亚急性期血肿液化良好，可行穿刺血肿抽吸液化引流治疗。个别症状轻微、意识清醒、血肿量低于30 mL的患者，可应用非手术治疗，期间密切观察病情，并进行动态CT监测，多数30～45天可完全吸收。此类患者处理及时得当，多预后良好且无后遗症。

（三）慢性硬膜外血肿

1.发生率

由于诊断慢性硬膜外血肿的时间文献中报道不一，因此，其发生率悬殊也就很大。慢性硬膜外血肿占硬膜外血肿的 3.9%～30.0%。

2.发生机制

慢性硬膜外血肿的发生机制目前尚不明确,但与慢性硬膜下血肿发生机制不同。多数人用出血速度来解释血肿形成过程。Gallagher 曾提出静脉出血的观点,他认为脑膜中静脉的解剖位置比脑膜中动脉更易受损。但 Ford 认为静脉出血不能造成硬膜剥离,故他不同意静脉出血的观点。Clavel 认为用出血源来解释慢性硬膜外血肿的发生是不全面的,因为在相当部分慢性硬膜外血肿患者术中未发现有明确的出血源。Mclaurin 及 Duffner 认为血肿部位、血肿大小、颅腔容积代偿作用、颅骨骨折及个体耐受差异是慢性硬膜外血肿形成的主要因素,而出血源则是次要的。因为 52%～67%的慢性硬膜外血肿位于额顶部,此部位的出血源多为静脉窦。缓慢出血过程所致的颅内压增高可因脑脊液的排出而代偿,此处膜粘连紧密,不易迅速形成血肿。另外,硬膜外出血可通过颅骨骨折缝透入骨膜下或帽状腱膜下而减少或吸收。颅骨骨折造成硬膜剥离而发生渗血,形成的慢性硬膜外血肿可解释为什么部分患者术中找不到出血源。另外,有人提出外伤性假性脑膜中动脉瘤破裂也是发生慢性硬膜外血肿的原因之一。

3.临床表现

慢性硬膜外血肿者可以无症状或中间清醒期长达数月、数年,甚至数十年。幕上慢性硬膜外血肿者常表现为进行性头痛、恶心、呕吐、轻度嗜睡、视盘水肿、行为障碍等。幕下慢性硬膜外血肿者则以颈部疼痛和脑神经、小脑受累为主要表现。

4.诊断标准

多数人认为以头外伤 12～14 天诊断为慢性硬膜外血肿最为合理,因为此时显微镜下才能发现有血肿机化或钙化,而在亚急性硬膜外血肿(伤后 48 小时至 13 天)中则没有血肿机化这种组织学改变。

5.辅助检查

(1)CT:慢性硬膜外血肿几乎均发生在幕上,且主要发生在额部与顶部。多数慢性硬膜外血肿在 CT 平扫中呈双凸透镜形低密度区的脑外病变表现,也可呈等密度或高密度影。强化 CT 扫描可减少漏诊率。强化 CT 中慢性硬膜外血肿呈周边高密度影,周边强化除血肿部位硬膜本身强化外,还与硬膜外层表面形成富含血管的肉芽组织有关。血肿也可有钙化或骨化。绝大多数患者合并有颅骨骨折,其发生率要比急性硬膜外血肿更高。文献报道,合并颅骨骨折的发生率一般为 75%～100%,平均为 93%。

(2)MRI:对小而薄的慢性硬膜外血肿,MRI 发现率比 CT 要高。典型患者均表现为 T_1 及 T_2 加权像上硬膜外高信号。

6.治疗与手术病理所见

慢性硬膜外血肿可以自行机化、吸收。因此,对于症状轻微、意识清醒、血肿小于 3 cm×1.5 cm 的患者可在 CT 动态观察下保守治疗。但是,保守治疗患者中偶有数月、数年后病情恶化或发生迟发性癫痫或再出血者。对已液化的慢性硬膜外血肿可行钻孔引流术,但多数情况下,为了清除机化的血凝块或寻找出血源应行开颅清除血肿。术中可见机化的血凝块或发生液化形成的血肿。一般认为慢性硬膜外血肿液化形成包膜的时间在 5 周左右。部分患者血肿也可发生骨化,血肿处硬膜上,也可见有一薄层炎性肉芽组织,富含不成熟的小血管,这是慢性血肿刺激产生的,尤其多见于青年患者。

7.预后

慢性硬膜外血肿的预后与诊疗是否恰当密切有关。绝大多数患者预后良好。综合文献报道83例患者,1例死亡,死亡率1.2%,有2例患者留有永久性神经功能缺陷。

三、硬膜下血肿

硬膜下血肿为颅内出血积聚于硬脑膜下腔,占外伤性颅内血肿的40%左右,是最常见的继发性颅脑损伤。临床上多分为复合型硬膜下血肿和单纯型硬膜下血肿,前者与脑挫裂伤、脑内血肿或硬膜外血肿合并存在,多因减速性损伤所致,即头部在运动中损伤,尤其是对冲性损伤所致的硬膜下血肿,一般原发性脑损伤较重,病情恶化迅速,伤后多持续昏迷,并且昏迷程度逐渐加深,部分有中间清醒期或中间好转期,早期缺乏特异性症状,易与硬膜外血肿混淆。当血肿增大到一定程度时,可出现脑疝形成瞳孔散大,并迅速恶化,预后不良,死亡率较高;单纯型硬膜下血肿由桥静脉损伤所致,受伤轻,合并轻微脑损伤或无原发脑损伤,血液积聚于硬脑膜和蛛网膜之间,出血缓慢,多呈亚急性或慢性表现。临床上根据血肿出现症状的时间将硬膜下血肿分为急性、亚急性和慢性三种类型。

(一)急性硬膜下血肿

1.病因与病理

减速性损伤所引起的对冲性脑挫裂伤,血肿常在受伤的对侧,为临床最常见者;加速性损伤所致的脑挫裂伤,血肿多在同侧。一侧枕部着力,因大脑在颅腔内相对运动,凸凹不平的前、颅中窝底可致对侧额颞部脑挫裂伤及血管撕裂发生复合性硬膜下血肿;枕部中线着力易致双侧额叶、颞极部血肿;头部侧方着力时,同侧多为复合性硬膜下血肿或硬膜外血肿,对侧可致复合性或单纯性硬膜下血肿;前额部的损伤,青年人受伤暴力大可形成复合性血肿,单纯性硬膜下血肿少见,因枕叶靠近光滑的小脑幕,极少出现对冲性损伤及对冲部位的硬膜下血肿,而老年人因存在一定程度脑萎缩且血管脆性增加,额部着力外伤易发生硬膜下血肿。

2.临床表现

急性硬膜下血肿多合并较重脑挫伤,临床分类大多数为重型颅脑损伤,伤后原发昏迷多较深,复合性硬膜下血肿中间清醒期少见,多表现意识障碍进行性加重,部分有中间意识好转期,少部分出现中间清醒期。在脑挫伤的基础上随着血肿形成出现脑疝进入深昏迷。颅内压增高症状如呕吐、躁动比较常见;生命体征变化如血压升高、脉压增大、呼吸及脉搏缓慢、体温升高等明显;伤后早期可因脑功能区发生的损伤和血肿的压迫产生相应的神经系统体征,如中枢性面舌瘫及偏瘫、失语、癫痫等;发生小脑幕切迹疝时出现同侧瞳孔散大、眼球固定、对侧肢体瘫痪,治疗不及时或无效可迅速恶化出现双侧瞳孔散大、去大脑强直及病理性呼吸,进入濒危状态。特急性颅内血肿常见于减速性对冲性损伤所致硬膜下血肿。单纯性急性硬膜下血肿多有中间清醒期,病情进展相对较慢,局部损伤体征少见,颅内压增高表现及出现小脑幕切迹疝后表现与复合性硬膜下血肿相似。

3.辅助检查

(1)颅骨X线片:颅骨骨折的发生率较硬膜外血肿低,约为50%。血肿的位置与骨折线常不一致。

(2)脑血管造影:一侧性硬脑膜下血肿脑血管造影表现为同侧脑表现新月形无血管区且同侧大脑前动脉向对侧移位;两侧性硬脑膜下血肿的一侧脑血管造影显示为同侧脑表面的新月形无

血管区,而大脑前动脉仅轻度移位或无移位。额底和颞底的硬膜下血肿,脑血管造影可无明显变化。

(3)CT扫描:表现为脑表面的新月形高密度影,内侧皮质内可见点片状出血灶,脑水肿明显,同侧侧脑室受压变形,中线向对侧移位这是目前颅脑损伤、颅内血肿首选且最常用的确诊依据。

(4)MRI:可清晰显示血肿及合并损伤的范围和程度,但费时较长,有意识障碍者不能配合检查,多不应用于急性期颅脑损伤患者。

4.诊断

依据头部外伤史,受伤原因及受伤机制,原发昏迷时间较长或意识障碍不断加深,并出现颅内压增高的征象,特别是早期出现神经系统局灶体征者,应高度怀疑有急性硬膜下血肿的可能,应及时行CT检查确诊。

5.鉴别诊断

(1)急性硬膜外血肿:典型的硬膜外血肿的特点是原发性脑损伤较轻、有短暂的意识障碍、中间清醒期比较明显。继发性昏迷出现时间的早晚与血管损伤的程度和损伤血管的直径有关。病情发展过程中出现剧烈的头痛、呕吐、躁动不安等;并有血压升高、脉搏和呼吸缓慢等颅内压增高的表现。

(2)脑内血肿:急性硬膜下血肿与脑内血肿的受伤机制、临床表现极为相似,脑内血肿相对少见,病情进展较缓慢,脑血管造影、CT、MRI均可对两者鉴别、确诊。

(3)弥散性脑肿胀:伤后短暂昏迷,数小时后再昏迷并迅速加重,且多见于顶枕部着力减速性对冲伤,单纯依据受伤机制和临床表现难以进行鉴别,CT扫描显示一个或多个脑叶水肿肿胀、散在点片状出血灶,发展迅速或治疗不及时预后均极差。

6.治疗及预后

急性硬膜下血肿患者,病情发展迅速,确诊后应尽快手术治疗。迅速解除脑受压和减轻脑缺氧是提高手术成功率和患者生存质量的关键。

(1)手术治疗:①骨窗或骨瓣开颅血肿清除术。这是治疗急性硬膜下血肿最常用的手术方式,适用于病情发展快,血肿定位明确,血肿以血凝块为主,钻孔探查难以排出或钻孔冲洗引流过程中新鲜血液不断流出者。手术应暴露充分,清除血肿及坏死的脑组织,仔细止血。清除血肿后脑肿胀仍明显时应进行脑内穿刺,发现脑内血肿同时清除,血肿蔓延致颅底者,应仔细冲洗基底池;术中出现颅内压增高及脑膨出,有存在颅内多发血肿或开颅过程中继发远隔部位血肿的可能,应结合受伤机制对额、颞及脑深部进行探查,或行术中B超协助诊断,发现其他血肿随之予以清除。未发现合并血肿行颞肌下减压或去骨瓣减压,减压充分者应在硬膜缝合下置橡皮条或橡皮管引流24~48小时,脑肿胀较重者硬膜减张缝合。合并脑室内出血者同时行脑室穿刺引流,术后脑疝无缓解可行小脑幕切开术。②内减压术。这适用于严重的复合性硬膜下血肿,术前已经形成脑疝者。急性硬膜下血肿伴有严重的脑挫裂伤和脑水肿或脑肿胀时,颅内压增高,经彻底清除血肿及破碎的脑组织,颅内压不能缓解常需切除颞极及额极,作为内减压措施。③颞肌下减压术。将颞肌自颅骨表面充分剥离后,咬除颞骨鳞部及部分额骨及顶骨,骨窗可达8~10 cm,然后放射状剪开硬膜达骨窗边缘,清除硬膜下血肿,反复冲洗蛛网膜下腔的积血,止血后间断缝合颞肌,颞肌筋膜不予缝合,以充分减压。一般多行单侧减压,必要时可行双侧颞肌下减压。④去骨瓣减压术。即去除骨瓣,敞开硬脑膜,仅将头皮缝合,以便减压,通常根据手术情况,决定是否行去骨瓣减压,并将骨窗加大,向下达颧弓和向前达额骨眶突,使颞叶和部分额叶向外凸出减轻对脑干及侧裂血管的压迫。大骨瓣去除后,由于脑膨出导致的脑移位、变形和脑脊液流向紊乱,早期可致局部水肿加重,脑结构变形,增加神经缺损,晚期可导致脑软化、积液、穿通畸形及癫痫等并发症,应严格掌握指征。大骨瓣减压的指征:特重型颅脑损伤,急性硬膜下血肿,伴有严重的脑挫裂伤、脑水肿肿胀,清除血肿后颅内压仍很高;急性硬膜下血肿时间较长,术前已形成脑疝,清除血肿后减压不满意者;弥散性脑损伤,严重的脑水肿,脑疝形成,CT 扫描硬膜下薄层血肿或无血肿;术前双侧瞳孔散大,对光反应消失,去大脑强直。

(2)非手术治疗:急性硬膜下血肿就诊后应立即给予止血、脱水、吸氧、保持呼吸道通畅等抢救治疗。下列情况可在密切观察病情变化、动态 CT 监测下采用非手术治疗:①意识清楚,病情稳定,无局限性脑受压致神经功能受损,生命体征平稳。②CT 扫描血肿 40 mL 以下,中线移位小于 1 cm,脑室、脑池无显著受压。③颅内压监护压力为 3.3~4.0 kPa(25~30 mmHg)。④高龄、严重的心肺功能障碍、脑疝晚期双侧瞳孔散大自主呼吸已停者。

(二)亚急性硬膜下血肿

亚急性硬膜下血肿为伤后第 4 天到 3 周之内出现症状者,在硬膜下血肿中约占 5%。出血来源与急性硬膜下血肿相似,所不同的是损伤的血管较小,多为静脉性出血,原发性脑损伤也较轻,伤后很快清醒,主诉头痛,伴有恶心、呕吐,第 4 天后上述症状加重,可出现偏瘫、失语等局灶性神经受损的症状体征,眼底检查可见视盘水肿。若病情发展较缓,曾有中间意识好转期,3 天后出现症状加重,并出现眼底水肿及颅内压增高症状,应考虑伴有亚急性硬膜下血肿,颅脑 CT 扫描显示脑表面的月牙形高密度影或等密度区,需注意脑室系统的变形、移位,磁共振成像(MRI)能直接显示血肿的大小、有无合并损伤及其范围和程度,尤其是对 CT 等密度期的血肿,由于红细胞溶解后高铁血红蛋白释放,T_1、T_2 均显示高信号,有特殊意义。脑超声波检查或脑血管造影检查也有定位的价值。

亚急性硬膜下血肿的治疗可采用手术治疗和非手术治疗:①骨窗或骨瓣开颅术,同急性硬膜下血肿。②穿刺血肿抽吸液化引流术,亚急性硬膜下血肿多液化较完全,不以血凝块为主,大部分适合微创穿刺治疗,应用特制穿刺针于血肿中心处穿刺,抽出部分血肿,后注入尿激酶 10 000~20 000 U,每天 1~2 次,将凝固血肿液化后排出,亚急性硬膜下血肿病情较缓,脑损伤较轻,多预后良好。

(三)慢性硬膜下血肿

慢性硬膜下血肿头部外伤 3 周以后出现血肿症状者,位于硬脑膜与蛛网膜之间,具有包膜。常见于老年人及小儿,以老年男性多见。发病率较高,约占各种颅内血肿的 10%,在硬膜下血肿中占 25%,双侧血肿发生率 10% 左右。多数头部外伤轻微,部分外伤史缺乏,起病缓慢,无特征性临床表现,临床表现早期症状轻微,血肿达到一定量后症状迅速加重,临床上在经影像检查确诊之前,易误诊为颅内肿瘤、缺血或出血性急性脑血管病。

1.病因与病理

慢性硬膜下血肿的出血来源,许多学者认为,绝大多数都有轻微的头部外伤史,老年人由于脑萎缩,脑组织在颅腔内的移动度较大,容易撕破汇入上矢状窦的桥静脉,导致慢性硬膜下血肿,血肿大部分位于额颞顶部的表面,位于硬脑膜与蛛网膜之间,血肿的包膜多在发病后 5~7 天开始出现,到 2~3 周基本形成,为黄褐色或灰色的结缔组织包膜。电镜观察,血肿内侧膜为胶原纤维,没有血管,外侧膜含有大量毛细血管网,其内皮血管的裂隙较大,基膜结构不清,通透性增强,内皮细胞间隙可见红细胞碎片、血浆蛋白、血小板,提示有渗血现象,导致血肿不断扩大。研究发现,血肿外膜中有大量嗜酸性粒细胞浸润,并在细胞分裂时有脱颗粒现象,这些颗粒基底内含有纤溶酶原,激活纤溶酶而促进纤维蛋白溶解,抑制血小板凝集,诱发慢性出血。

小儿慢性硬膜下血肿较为常见,多因产伤引起,其次为摔伤。小儿出生时头部变形,导致大脑表面汇入矢状窦的桥静脉破裂;小儿平衡功能发育不完善,头部摔伤常见。小儿以双侧慢性硬膜下血肿居多,6个月以内的小儿发生率高,之后逐渐减少。除外伤以外,出血性疾病、营养不良、颅内炎症、脑积水分流术后等也是产生小儿硬膜下血肿的原因。

2.临床表现

(1)慢性颅内压增高的症状:如头痛、恶心呕吐、复视等,查体时眼底视盘水肿。

(2)智力障碍及精神症状:记忆力减退,理解力差,反应迟钝,失眠多梦,易疲劳,烦躁不安,精神失常等。

(3)神经系统局灶性体征:偏瘫、失语、同向偏盲、偏侧肢体麻木、局灶性癫痫等。

(4)幼儿常有嗜睡、头颅增大、囟门突出、抽搐、视网膜出血等。

(5)病情发展到晚期出现嗜睡或昏迷,四肢瘫痪,去大脑强直发作,癫痫大发作,查体时一侧或双侧 Babinski 征阳性。

3.辅助检查

(1)颅骨平片:可显示脑回压迹、蝶鞍扩大和骨质吸收,局部骨板变薄甚至外突。患病多年的患者,血肿壁可有圆弧形的条状钙化,婴幼儿患者可有前囟扩大、颅缝分离和头颅增大等。

(2)脑血管造影:可见颅骨内板下月牙或梭形无血管区。

(3)CT 扫描:多表现为颅骨内板下方新月形、半月形或双凸透镜形低密度区,也可为高密度、等密度或混杂密度。单侧等密度血肿应注意侧脑室的受压变形及移位,同侧脑沟消失及蛛网膜下腔内移或消失等间接征象。增强扫描可显示出血肿包膜。

(4)MRI 对于慢性硬膜下血肿的诊断:MRI 比 CT 扫描具有优势。MRI 的 T_1 加权像呈短于脑脊液的高信号。由于反复出血,血肿信号可不一致。形态方面同 CT 扫描。其冠状面在显示占位效应方面更明显优于 CT。

4.诊断

多数患者有头部轻微受伤史,部分患者因外伤轻微,至数月后出现颅内压高症状时外伤已难回忆。在伤后较长时间内无症状或仅有轻微头痛、头晕等症状,3周以后出现头痛、呕吐。发生复视、偏瘫、精神失常等情况时应考虑慢性硬膜下血肿。确诊可行 CT、MRI 检查。

5.鉴别诊断

慢性硬膜下血肿在确诊之前,特别是外伤史不明确者,易出现误诊,及时进行影像学检查是减少误诊的关键,临床上应与以下疾病进行鉴别。

(1)颅内肿瘤:无外伤史,颅内压增高的症状多数较缓慢。根据肿瘤发生的部位及性质,相对较早出现神经系统局灶刺激或破坏的症状,如癫痫、肢体麻木无力、语言功能障碍、视力减退、脑神经症状、尿崩及内分泌功能障碍等,并进行性加重。头颅 CT、脑血管造影及 MRI 检查均可对两者做出鉴别。

(2)脑血栓形成:也多见于老年人,但无外伤史,意识障碍表现较轻而局灶性症状表现较重,多为急性静止时发病,缓慢进展,颅脑 CT 显示脑血管分支供应区低密度阴影。

(3)神经官能症:表现为头痛头晕、记忆力减退、失眠多梦、注意力不集中、反应迟钝等。查体时无神经系统局灶体征,颅脑 CT 检查无阳性改变。

(4)慢性硬膜下积液:又称硬膜下水瘤,与慢性硬膜下血肿极为相似,积液为淡黄色或无色透明,蛋白含量高于正常脑脊液,低于血肿液体。硬膜下积液可演变成慢性硬膜下血肿,常需颅脑CT或MRI检查才能明确诊断。

(5)其他:应与正常颅内压脑积水、脑脓肿、精神分裂症、高血压脑出血等进行鉴别。

6.治疗

慢性硬膜下血肿的诊断明确后,均应采取手术治疗,多数疗效比较好,甚至有些慢性硬膜下血肿患者已经脑疝形成,出现昏迷及瞳孔散大,颅脑CT显示脑中线显著移位,及时手术仍可挽救生命,并有良好预后。手术方式及原则基本一致。

(1)钻孔血肿冲洗引流术:是治疗慢性硬膜下血肿的首选方式,方法简单、损伤小,局麻下进行,采用细孔钻颅可在病房床边进行,于血肿较厚的部位或顶结节处钻孔,引流并冲洗血肿腔,为冲洗引流彻底,可前后各钻一孔,冲洗完毕后接引流袋闭式引流,引流48~72小时。

(2)骨瓣开颅血肿清除术:适用于血肿引流不能治愈者、穿刺治疗术后复发者及血肿壁厚或已钙化的慢性硬膜下血肿患者。手术打开骨瓣后,可见硬膜肥厚,硬膜下发蓝,硬膜上切一小口,缓慢放出积血,减压太快有诱发远隔部位血肿的可能,然后剪开硬膜,血肿外侧壁与硬膜粘在一起翻开,血肿内膜贴在蛛网膜上,易于剥离。操作时需仔细剥离,在内外膜交界处剪断,严格止血。术毕,缝合硬膜,骨瓣复位,分层缝合帽状腱膜及皮肤各层,血肿腔内置橡皮管引流2~4天。

(3)前囟侧角硬脑膜下穿刺术:小儿慢性硬膜下血肿,前囟未闭者,可经前囟硬膜下穿刺抽吸血肿,经前囟外侧角采用45°斜行穿向额或顶硬膜下,进针0.5~1.0 cm即有棕褐色液体抽出,每次抽出15~20 mL,若为双侧应左右交替反复穿刺,抽出血肿也逐渐变淡,CT随访,血肿多逐渐减少。穿刺有鲜血抽出或经多次穿刺血肿无明显减少甚至增大者,应该行骨瓣开颅血肿清除术。

术后脑膨起困难、血肿壁厚硬膜下腔不能闭合、慢性出血等原因均可导致血肿复发,术后应采用头低位,卧向患侧,多饮水,并动态的CT监测。若临床症状明显好转,即使脑不能完全复位,硬膜下仍有少量积液,可出院随诊,大部分患者硬膜下积液可完全消失。

四、脑内血肿

外伤后在脑实质内形成血肿被称为脑内血肿,可发生于脑组织的任何部位。多数见于对冲性闭合性颅脑损伤患者,少数见于凹陷骨折及颅脑火器伤患者。脑内血肿多以直径超过3 cm,血肿量超过20 mL为标准。发生率为1.1%~13%。在闭合性颅脑损伤中,脑内血肿多位于额叶及颞叶前部,约占脑内血肿总数的80%,其余分别位于脑基底核区、顶叶、枕叶、小脑、脑干等处。

(一)急性脑内血肿

1.病因与病理

急性脑内血肿,即伤后3天内血肿形成并产生临床症状及体征,以额叶及颞叶前部和底侧最为常见,约占脑内血肿总数的80%,多与脑挫裂伤及硬膜下血肿并存。其多因顶后及枕部着力外伤引起额极、颞极和额颞叶底面严重脑挫裂伤,皮质下动静脉撕裂出血所致。因着力点处直接打击引起冲击伤或凹陷骨折所致脑内血肿较少见,约占10%,可见于额叶、顶叶、颞叶、小脑等处。因脑受力变形或因剪力作用造成脑深部血管撕裂出血致基底核区、脑干及脑深部血肿罕见。急性脑内血肿在血肿形成初期为一血凝块,形状多不规则,或与挫伤、坏死脑组织混杂,位于脑深部、脑干、小脑的血肿形状多相对规则,周围为受压水肿、坏死脑组织包绕。脑深部血肿可破入脑室使临床症状加重。

2.临床表现

急性外伤性脑内血肿的临床表现与血肿的部位及合并损伤的程度相关。额叶、颞叶血肿多因合并严重脑挫伤或硬膜下血肿,表现为颅内压增高症状及意识障碍,而缺少定位症状与体征。脑叶血肿及挫伤累及主要功能区或基底核区血肿可表现偏瘫、偏身感觉障碍、失语等。小脑血肿表现为同侧肢体共济及平衡功能障碍。脑干血肿表现为严重意识障碍及中枢性瘫痪。顶枕及颞后着力的对冲性颅脑损伤所致脑内血肿患者,伤后意识障碍较重且进行性加重,部分有中间意识好转期或清醒期,病情恶化迅速,易形成小脑幕切迹疝。颅骨凹陷骨折及冲击伤所致脑内血肿,脑挫伤相对局限,意识障碍少见且多较轻。

3.辅助检查

(1)脑超声波检查:较其他类型的血肿更有意义,多有明显的中线波向对侧移位,有时可见血肿波。

(2)脑血管造影:根据脑内血肿所处部位不同,显示相应的脑内占位病变血管位置的改变。但在颅内看不到无血管区的改变。

(3)CT扫描:表现为圆形或不规则形均一高密度肿块,CT值为50～90 HU,周围有低密度水肿带,伴有脑室池形态改变,中线结构移位等占位效应。常伴有脑挫裂伤及蛛网膜下腔出血的表现。

(4)MRI:多不用于急性期脑内血肿的检查。多表现为 T_1 等信号,T_2 低信号,以 T_2 低信号更易显示病变。

4.诊断与鉴别诊断

急性外伤性脑内血肿,在CT应用之前,难以与脑挫伤、局限性脑水肿肿胀、硬膜下血肿等鉴别,脑血管造影对脑内血肿的诊断有帮助,受伤机制、伤后临床表现、超声波检查等可做出初步定位,诊断性穿刺与手术探查是确诊和治疗的方法。CT问世以来,及时CT扫描可以确定诊断。脑内血肿CT扫描显示高密度团块,周围为低密度水肿带,合并脑挫伤程度及是否并发急性硬膜外血肿也多可清楚显示。

5.治疗及预后

急性脑内血肿以手术为主,多采用骨瓣或骨窗开颅,合并硬膜下血肿时先予清除,后探查清除脑内血肿和坏死脑组织,保护主要功能区脑组织,血肿腔止血要彻底,内减压充分者骨瓣保留,脑组织肿胀明显者去骨瓣减压。血肿破入脑室者,术后保留脑室引流。急性脑内血肿经CT确诊,患者表现颅内压增高症状,神志清楚,无早期脑疝表现,可采用CT定位血肿穿刺引流治疗或立体定向血肿穿刺排空术。穿刺治疗脑内血肿,应密切观察病情变化并动态CT随访,个别患者若症状体征加重或CT显示局部占位效应加重,应及时改行开颅血肿清除术。脑内血肿量大或合并损伤严重者,病情恶化迅速,死亡率高达50%;单纯性血肿、病情进展较慢者,及时手术或穿刺治疗,预后多较好。血肿量低于30 mL,临床症状轻,位于非主要功能区,无神经系统体征,意识清楚,颅内压监测低于3.3 kPa(25 mmHg)者可采用非手术治疗。

(二)亚急性脑内血肿

亚急性脑内血肿指外伤后3天至3周出现临床症状及体征的脑内血肿。多位于额叶、基底核区、脑深部、颞叶等处,顶枕叶、小脑、脑干罕见,因其原发伤多较轻且不合并硬膜下血肿,位于脑叶者预后好,位于基底核者因与内囊关系密切,偏瘫、失语等后遗症可能较重。

1.病因与病理

造成亚急性脑内血肿的外伤暴力相对较轻,一般发生对冲性及冲击性损伤,外伤时脑组织各部分相对运动产生的剪力作用损伤脑深部小血管,致其撕裂,出血缓慢,形成血肿并逐渐增大,于亚急性期内出现临床症状。脑内血肿形成4~5天以后,开始出现液化,血肿逐渐变为酱油样或棕褐色陈旧液体,周围为胶质增生带;2~3周后血肿变为黄褐色囊性病变,表面有包膜形成,周围脑组织内有含铁血黄素沉着,皮质下血肿局部脑回增宽、平软。老年人血管脆性增加,易破裂出血形成血肿。

2.临床表现

亚急性脑内血肿多见于老年人,伤后多有短暂意识障碍,伤后立刻CT扫描多为正常,后逐渐出现头痛、头晕、恶心、呕吐、视盘水肿、血压升高、脉搏与呼吸缓慢等颅内压增高表现;基底核区血肿早期出现偏瘫、失语,额颞叶皮质下血肿可出现癫痫大发作。

3.辅助检查

(1)CT扫描:初为高密度,随血肿内血红蛋白分解,血肿密度逐渐降低,边界欠清,3周左右为等密度,2~3个月后为低密度。

(2)MRI检查:T_1、T_2加权像均为高信号,周围有T_1加权像为低信号水肿带相衬,显示清楚。

4.诊断与鉴别诊断

头部外伤史,伤后4天至3周内出现颅内压增高症状及体征可对亚急性脑内血肿做出初步诊断,应与亚急性硬膜下血肿和硬膜外血肿进行鉴别,及时CT检查可以确定诊断;脑血管造影可排除硬膜外血肿及硬膜下血肿,个别外伤史不确切的亚急性脑内血肿患者应与颅内肿瘤鉴别。

5.治疗与预后

亚急性脑内血肿确诊后,因其多不并发严重脑挫伤,脑内血肿单独存在,且已有程度不同的液化,穿刺抽吸或立体定向穿刺血肿排空治疗,临床疗效极佳。穿刺抽吸依据CT简易定位,局麻下进行,穿刺血肿中心抽出大部分血肿后注入尿激酶液化引流3天即可清除全部血肿,本方法迅速有效;立体定向穿刺血肿排空术,定位精确,但操作过程复杂。CT显示血肿量低于30 mL,临床症状轻微,可采用非手术治疗。极少数慢性脑内血肿,已完全囊变,无占位效应,颅内压正常,除合并难治性癫痫外,一般不做特殊处理。

(三)迟发性外伤性脑内血肿

迟发性外伤性脑内血肿在文献中虽早有报道,但自CT扫描应用以后,才较多地被发现,并引起人们重视。

1.发病机制

目前认为迟发性外伤性脑内血肿的形成与以下几种因素有关。

(1)脑损伤局部二氧化碳蓄积,引起局部脑血管扩张,进一步产生血管周围出血。

(2)血管痉挛引起脑局部缺血,脑组织坏死,血管破裂多次出血。

(3)脑损伤区释放酶的代谢产物损伤脑血管壁引起出血。

(4)与外伤后弥散性血管内凝血和纤维蛋白溶解有关。

(5)治疗过程中控制性过度换气、过度脱水致颅内压过低,也可加重出血。

2.临床表现

大部分迟发性外伤性脑内血肿患者的原发伤不重,患者在经过一阶段好转期或稳定期,数天或数周后又逐渐或突然出现意识障碍,出现局灶性神经体征或原有症状体征加重,部分患者的原发伤可以很重,伤后意识障碍也可一直无改善或加重。复查CT才证实为迟发性脑内血肿。

3.诊断与鉴别诊断

(1)迟发性脑内血肿的诊断主要依靠反复的CT扫描,脑血管造影。其病史诊断要满足以下四点:①无脑血管病。②有明确头外伤史。③伤后第一次CT扫描无脑内血肿。④经过一个好转期或稳定期后出现卒中发作。

(2)在鉴别诊断上,此种迟发性卒中与高血压性脑出血不同,在年龄、血肿分布和病史等方面可以区别。对于脑血管畸形、颅内动脉瘤和肿瘤内出血,在有外伤史的情况下,术前难以截然区分,脑血管造影、CT检查和病程的特点有助于鉴别诊断。脑CT特点是血肿呈混杂密度,血肿内有陈旧出血和新旧不同时间的出血,并呈扩张性占位性病变表现。

4.救治原则与措施

确诊后应及早作骨瓣开颅,清除血肿后多能恢复良好。

五、特殊部位血肿

(一)脑室内出血

外伤性脑室内出血并不少见,而且常出现在非危重的患者中。这是由邻近脑室的脑内血肿破入脑室,或脑穿通伤经过脑室系统导致伤道的血流入脑室,或来自脑室壁的出血所致。

1.损伤机制

(1)外伤性脑室内出血大多伴有广泛性脑挫裂伤及脑内血肿,脑室邻近的血肿穿破脑室壁进入脑室。

(2)部分患者为单纯脑室内出血伴轻度脑挫裂伤。这是由于外伤时脑室瞬间扩张,造成室膜下静脉撕裂出血。脉络丛的损伤出血极为少见。

脑室内的少量血液,可被脑脊液稀释而不引起脑室系统梗阻;大量者可形成血肿,堵塞室间孔、第三脑室、导水管或第四脑室,引起脑室内脑脊液循环梗阻。

2.临床表现

患者伤后大多意识丧失,昏迷程度重,持续时间长,有些患者意识障碍可较轻。多缺乏局部体征,患者可有剧烈头痛、呕吐、高热及脑膜刺激症状。极少数患者可呈濒死状态。

3.辅助检查

CT表现为脑室内的高密度出血。如果脑内血肿破入脑室,可见半球内的血肿腔。当血肿较大造成脑室梗阻时,可见双侧脑室扩大。

4.诊断

CT应用以前,脑室内出血的诊断较困难,多在钻颅和(或)开颅探查中,穿刺脑室后确诊。CT的出现,不仅使本病能得以确诊,而且可了解出血的来源,血肿在脑室内的分布及颅内其他部位脑挫裂伤和颅内血肿的发生情况。

5.救治原则与措施

一般主要先进行脑室持续引流,以清除血性脑脊液和小血块。当患者意识情况好转,脑脊液循环仍不通畅,脑室引流拔除困难时,及时进行分流手术。

对于单侧脑室内大血肿和并发硬脑膜外、硬脑膜下或脑内血肿者,应手术清除。

(二)颅后窝血肿

颅后窝血肿较为少见,但由于其易引起颅内压急骤升高而引起小脑扁桃体疝,直接或间接压迫延髓而出现中枢性呼吸、循环衰竭,因此病情多急而险恶,应及早行手术以清除血肿,抢救脑疝,挽救患者生命。

1.损伤机制

颅后窝血肿主要见于枕部着力伤,常因枕骨骨折损伤静脉窦或导静脉而致,以硬脑膜外血肿多见,血肿多位于骨折侧,少数可越过中线累及对侧,或向幕上发展,形成骑跨性硬脑膜外血肿。当小脑皮质血管或小脑表面注入横窦的导静脉撕裂时,可形成硬脑膜下血肿,发病急骤,更易形成脑疝。小脑内血肿为小脑半球脑挫裂伤、小脑内血管损伤而形成的血肿,常合并硬脑膜下血肿,预后差。颅后窝血肿可直接或间接压迫脑脊液循环通路使颅内压升高而形成脑疝,或直接压迫脑干,从而使患者呼吸循环衰竭,危及患者生命。颅后窝血肿多因枕部着力的冲击伤而致。颞极与颞底等部位易发生对冲性脑挫裂伤及硬脑膜下血肿或脑内血肿。

2.临床表现

(1)多见于枕部着力伤:着力点处皮肤挫裂伤或形成头皮血肿,数小时后可发现枕下部或乳突部皮下淤血。

(2)急性颅内压增高:头痛剧烈,喷射性呕吐,烦躁不安,Cushing反应,出现呼吸深慢、脉搏变慢、血压升高等表现。亚急性及慢性者可有视盘水肿。

(3)意识障碍:伤后意识障碍时间较长,程度可逐渐加重。或有中间清醒期后继续昏迷。

(4)局灶性神经系统体征:小脑受累可出现眼球震颤、共济失调、伤侧肌张力减低等;脑干受累可出现交叉瘫痪、锥体束征、去大脑强直等。

(5)颈项强直:一侧颈肌肿胀,强迫头位,为其特征性表现。

(6)脑疝征:生命体征紊乱,呼吸骤停可较早发生。瞳孔可两侧大小不等,伴小脑幕切迹疝时可有瞳孔散大、对光反射消失等。

3.辅助检查

(1)X线平片:汤氏位片可显示枕部骨折、人字缝分离等。

(2)CT扫描:可显示高密度血肿,骨窗可显示骨折。

(3)MRI扫描:CT扫描因颅后窝骨性伪影可影响病变显示,需MRI检查,符合血肿MRI各期表现。

4.诊断

有枕部着力的外伤史,出现颈项强直、强迫头位、Battle征、头痛剧烈呕吐等临床表现时,即怀疑颅后窝血肿存在,进一步需行CT扫描予以确诊,必要时需行MRI检查。

5.救治原则与措施

诊断一旦明确或高度怀疑颅后窝血肿并造成急性脑受压症状者,应行手术清除血肿或钻孔探查术。钻孔探查术可根据枕部皮肤挫裂伤部位采取枕部旁正中切口或枕后正中直切口钻孔探查。X线显示有枕骨骨折者,可于骨折线附近钻孔探查;CT显示血肿者,可按血肿所在部位标出切口位置,于血肿处或骨折线附近钻孔。发现血肿后,按血肿范围扩大骨窗,上界不超过横窦,下界可达枕大孔附近,清除血肿及碎裂失活脑组织。若颅内压仍高,可切开枕大孔后缘及寰椎后弓,敞开硬脑膜,行枕肌下减压术。对于骑跨横窦的硬脑膜外血肿,需向幕上扩大骨窗,保留横窦处一骨桥,然后清除血肿。为了减少出血,应先清除横窦远处血肿,后清除其附近血肿。若横窦损伤所致血肿,可用吸收性明胶海绵附于横窦破孔处止血。颅后窝血肿可伴有额、颞部脑挫裂伤或硬脑膜下血肿,必要时可开颅清除碎裂组织及血肿。

(三)脑干血肿

脑干血肿的诊断一般需 CT 及 MRI 检查。CT 扫描可显示脑干内高密度出血灶,但因颅骨伪影的原因,常常显示病变欠佳。MRI 可较清楚地显示脑干血肿,急性期 T_2 呈低信号,较易识别。MRI 信号随血肿内血红蛋白的变化而变化,进入亚急性期,T_1 呈高信号,T_2 也从低信号到高信号转变。脑干血肿多不需手术治疗,治疗措施同脑干损伤。当急性期过后,若血肿量大且压迫效应明显,可开颅后,用空针穿刺吸除血肿或选择脑干血肿最为浅表部切小口,排出血肿。

六、外伤性硬膜下积液演变为慢性硬膜下血肿

(一)演变率

文献中报道外伤性硬膜下积液演变为慢性硬膜下血肿的概率为 11.6%～58.0%。Lee 等报道 69 例外伤性硬膜下积液 8 例演变为慢性硬膜下血肿;Koizumi 等观察 38 例外伤性硬膜下积液演变为慢性硬膜下血肿有 4 例;Yamada 等报道 24 例外伤性硬膜下积液有 12 例演变为慢性硬膜下血肿;Ohno 等报道外伤性硬膜下积液演变为慢性硬膜下血肿的演变率高达 58%;刘玉光等报道外伤性硬膜下积液演变为慢性硬膜下血肿占同期外伤性硬膜下积液住院患者的 16.7%。

(二)演变机制

外伤性硬膜下积液演变为慢性硬膜下血肿的机制单靠一种理论不能完全解释,目前有以下几种观点。

(1)硬膜下积液是慢性硬膜下血肿的来源,这是因为硬膜下长期积液形成包膜并且积液逐渐增多,导致桥静脉断裂或包膜壁出血,并且积液中纤维蛋白溶解亢进,出现凝血功能障碍,使出血不止而形成慢性血肿。这也可以解释为什么外伤性硬膜下积液演变为慢性硬膜下血肿常发生在积液 1 个月以后(包膜形成后)。

(2)慢性硬膜下血肿是由急性硬膜下出血转变而来的,其理由是仅根据 CT 上的低密度不能完全排除急性硬膜下出血而诊断为硬膜下积液,从而误认为慢性硬膜下血肿是由硬膜下积液演变而来,但这不能解释发生外伤性硬膜下积液与急性硬膜下血肿变为低密度区时间上的差异。因为硬膜下积液常发生在伤后 1 周之内,而急性硬膜下血肿变为低密度灶慢性血肿往往需要 2 周以上。

(3)硬膜下积液发生性状改变,其蛋白质含量高或混有血液成分,易导致外伤性硬膜下积液演变为慢性硬膜下血肿。

(4)再次头外伤导致积液内出血,发展为慢性硬膜下血肿。

(三)临床特点

外伤性硬膜下积液演变为慢性硬膜下血肿的患者具有以下临床特点:①发病年龄两极化,常发生在 10 岁以下小儿或 60 岁以上老人,这可能与小儿、老人的硬膜下腔较大有关。②常发生在积液量少、保守治疗的慢性型患者中,这是因为在少量积液的保守治疗过程中,积液可转变为水

瘤,包膜形成后发生包膜出血而导致慢性血肿;而早期手术打断了积液转变为水瘤及包膜形成的过程,故外伤性硬膜下积液演变为慢性硬膜下血肿不易发生在手术治疗的患者。③致病方式常为减速损伤。④合并的颅脑损伤常常很轻微。

(四)治疗与预后

文献报道,无论是手术治疗还是保守治疗均无死亡案例发生。因此,这类患者预后良好。从临床恢复过程来讲,多主张早期手术钻颅引流治疗,但是对于症状不明显的少量慢性硬膜下血肿可在CT动态观察下保守治疗。

(程 勇)

第八节 颅内动脉瘤

颅内动脉瘤常表现为颅内动脉壁瘤样异常突起,尸检发现率为0.2%～7.9%。因动脉瘤破裂所致SAH约占70%,年发生率为6～35.3/100 000。脑血管意外中,动脉瘤破裂出血仅次于脑血栓和高血压脑出血,居第3位。本病破裂出血的患者约1/3在就诊以前死亡,1/3死于医院内,1/3经过治疗得以生存。本病高发年龄为40～60岁,儿童约占2%,最小年龄仅5岁,最大年龄为70岁,男女差别不大。

一、病因学

获得性内弹力层的破坏是囊性脑动脉瘤形成的必要条件。与颅外血管比较,脑血管中膜层和外膜层缺乏弹性纤维,中层肌纤维少、外膜薄、内弹力层更加发达隆凸,在蛛网膜下腔内支撑结缔组织少,以及血流动力学改变,均可促使动脉瘤形成。动脉硬化、炎性反应和蛋白水解酶活性增加均可促使内弹力层退变。大多数囊性动脉瘤的可疑病因是动脉粥样硬化。高血压并非主要致病因素,但能促进囊性动脉瘤形成和发展。

国内研究发现,所有脑动脉瘤内弹力层处都有大量的92-Kd Ⅵ型胶原酶存在,且与ICAM-1诱导的炎性细胞浸润相一致,认为脑动脉瘤的形成与炎性细胞介导的弹力蛋白酶表达增多,破坏局部血管壁结构有关。囊性动脉瘤也称浆果样动脉瘤,通常趋向生长在Wills环的分叉处,为血流动力冲击最大部位。动脉瘤病因还包括栓塞性(如心房黏液瘤)、感染性(所谓"真菌性动脉瘤")、外伤性与其他因素。大多数周围性动脉瘤趋向于合并感染(真菌性动脉瘤)或外伤。梭形动脉瘤在椎-基底动脉系更常见。

二、病理学

囊性动脉瘤呈球形或浆果状,外观紫红色,瘤壁极薄,术中可见瘤内的血流旋涡。瘤顶部最为薄弱,98%动脉瘤出血位于瘤顶部。巨大动脉瘤内常有血栓形成,甚至钙化,血栓分层呈"洋葱"状。直径小的动脉瘤出血机会较多。颅内多发性动脉瘤约占20%,以两个多见,也有三个以上的动脉瘤。经光镜和电镜检查发现:①动脉瘤内皮细胞坏死剥脱或空泡变性,甚至内皮细胞完全消失,基膜裸露、瘤腔内可见大小不等的血栓;②脉瘤壁内很少见弹力板及平滑肌细胞成分,靠近瘤腔侧的内膜层部位可见大量的吞噬细胞、胞质内充满脂滴或空泡;③动脉瘤外膜较薄,主要为纤维细胞及胶原,瘤壁的全层,均可见少量炎性细胞浸润,主要为淋巴细胞。

有的动脉瘤患者合并常染色体显性遗传多囊性肾病、肌纤维肌肉发育不良(FMD)、动静脉畸形、Moyamoya病。有的动脉瘤患者合并结缔组织病,如 Ehlers-Danlos Ⅳ型、胶原蛋白Ⅲ型缺乏、Osler-Weber-Rendu综合征。

三、动脉瘤的分类

(一)按位置分类

1.颈内动脉系统动脉瘤

颈内动脉系统动脉瘤约占颅内动脉瘤90%,分为颈内动脉动脉瘤、大脑前动脉-前交通动脉瘤、大脑中动脉动脉瘤。

2.椎-基底动脉系统动脉瘤

椎-基底动脉系统动脉瘤约占10%,分为椎动脉动脉瘤、基底动脉干动脉瘤、大脑后动脉动脉瘤、小脑上动脉瘤、小脑前下动脉动脉瘤、小脑后下动脉动脉瘤和基底动脉瘤分叉部动脉动脉瘤。文献报道,20%~30%动脉瘤患者有多发动脉瘤。

(二)按大小分类

按大小分类分为小型动脉瘤(≤0.5 cm)、一般动脉瘤(0.5~1.5 cm)、大型动脉瘤(1.5~2.5 cm)、巨型动脉瘤(≥2.5 cm)。

(三)按病因分类

按病因分类可分为感染性动脉瘤和外伤性动脉瘤。

1.感染性动脉瘤

感染性动脉瘤因细菌或真菌感染形成,免疫低下患者(如 AIDS 患者或吸毒者)发生率高。常见于大脑中动脉分支远端,可多发。若疑为感染性动脉瘤,应行心脏超声检查确定有无心内膜炎。感染性动脉瘤通常为梭形、质地脆,手术困难且危险,急性期抗生素感染治疗4~6周,有些动脉瘤可萎缩,延迟夹闭可能更容易。手术指征为出现蛛网膜下腔出血,抗感染治疗4~6周后动脉瘤未见减小。

2.外伤性动脉瘤

外伤性动脉瘤约占颅内动脉瘤1%,大多数为假性动脉瘤。闭合性脑损伤见于大脑前动脉远端动脉瘤,颅底骨折累及岩骨和海绵窦段颈内动脉形成动脉瘤,可引起海绵窦综合征,动脉瘤破裂后形成颈内动脉海绵窦瘘,伴蝶窦骨折时可造成鼻腔大出血。颅脑穿通性损伤(如枪击伤或经蝶入路等)在进行颅底手术后发生动脉瘤。颅底颈内动脉动脉瘤应用球囊孤立或栓塞。外周围性动脉瘤可手术夹闭动脉瘤颈。

(四)按形态分类

按形态可分为囊状动脉瘤、梭形动脉瘤、夹层动脉瘤。

四、临床表现

(一)出血症状

因动脉瘤增大、血栓形成或动脉瘤急性出血造成头痛,严重时呈霹雳样,有人描述为"此一生中最严重的头痛"。

大约半数为单侧,常位于眼眶后或眼眶周,可能由动脉瘤覆盖的硬脑膜受刺激所致。由巨大动脉瘤占位效应导致颅内压升高,表现为弥散性或双侧头痛。

无症状未破动脉瘤蛛网膜下腔出血的年概率为1%～2%,有症状未破裂动脉瘤出血的年概率约为6%。出血倾向与动脉瘤的直径、大小、类型有关。小而未破的动脉瘤无症状。直径4 mm以下的动脉瘤颈和瘤壁均较厚,不易出血。90%的出血发生在动脉瘤直径>4 mm的患者。巨型动脉瘤内容易在腔内形成血栓,瘤壁增厚,出血倾向反而下降。

多数动脉瘤破口会被凝血封闭而出血停止,病情逐渐稳定。未治的破裂动脉瘤中,24小时内再出血的概率为4%;第1个月里再出血的概率为每天1%～2%;3个月后,每年再出血的概率为2%。死于再出血者约占本病的1/3,多在6周内。也可在数个月甚至数十年后,动脉瘤再出血。

蛛网膜下腔出血伴有脑内出血占20%～40%(多见于MCA动脉瘤),脑室内出血占13%～28%,硬脑膜下出血占2%～5%。

动脉瘤破裂发生脑室内出血预后更差,常见的有前交通动脉动脉瘤破裂出血通过终板进入第三脑室前部或侧脑室;基底动脉顶端动脉瘤出血进入第三脑室底;小脑后下动脉(PICA)远端动脉瘤破裂通过Luschka孔进入第四脑室。

部分患者SAH可沿视神经鞘延伸,引起玻璃体膜下和视网膜出血。出血量过大时,血液可进入玻璃体内引起视力障碍,死亡率高。出血可在6～12个月吸收。10%～20%患者还可见视盘水肿。

(二)占位效应

直径>7 mm的动脉瘤可出现压迫症状。巨型动脉瘤有时容易与颅内肿瘤混淆,如将动脉瘤当做普通肿瘤进行手术则是非常危险的。动眼神经最常受累,其次为外展神经和视神经,偶尔也有滑车神经、三叉神经和面神经受累。

动眼神经麻痹常见于颈内动脉-后交通动脉瘤和大脑后动脉动脉瘤,动眼神经位于颈内动脉(C_1～C_2)的外后方,颈内-后交通动脉瘤中,30%～53%出现病侧动眼神经麻痹。动眼神经麻痹首先出现提睑无力,几小时到几天达到完全的地步,表现为单侧眼睑下垂、瞳孔散大、内收、上下视不能,直接、间接光反应消失。海绵窦段和床突上动脉瘤可出现视力障碍、视野障碍和三叉神经痛。

颈内动脉巨型动脉瘤有时被误诊为垂体腺瘤;中动脉瘤出血形成颞叶血肿;或因脑血管痉挛脑梗死,患者可出现偏瘫和语言功能障碍。前交通动脉动脉瘤一般无定位症状,但如果累及下丘脑或边缘系统,则可出现精神症状、高热、尿崩等情况。鞍内或鞍上动脉瘤压迫垂体腺和垂体柄产生内分泌紊乱。

基底动脉分叉、小脑上动脉及大脑后动脉近端动脉瘤位于脚间窝前方,常出现第Ⅲ、第Ⅳ、第Ⅵ对脑神经麻痹及大脑脚、脑桥的压迫,如Weber综合征、两眼同向凝视麻痹和交叉性偏瘫等。基底动脉和小脑前下动脉瘤表现为不同水平的脑桥压迫症状,如Millard-Gubler综合征(一侧展神经、面神经麻痹伴对侧锥体束征)和Foville综合征(除Millard-Gubler综合征外,还有同向偏视障碍)、凝视麻痹、眼球震颤等。罕见的内听动脉瘤可同时出现面瘫、味觉及听力障碍。椎动脉瘤、小脑后下动脉瘤、脊髓前后动脉瘤可引起典型或不完全的脑桥小脑角综合征、枕骨大孔综合征及小脑体征、脑神经损害体征、延髓上颈髓压迫体征。

巨型动脉瘤压迫第三脑室后部和导水管,出现梗阻性脑积水症状。

(三)癫痫发作

因蛛网膜下腔出血相邻区域脑软化,有的患者可发生抽搐,多为大发作。

(四)迟发性脑缺血(DID)

发生率为35%,致死率为10%~15%。脑血管造影或TCD显示有脑血管痉挛者不一定有临床症状,只有伴有脑血管侧支循环不良,rCBF每分钟<18 mL/100 g时才引起DID。DID多出现于3~6天,7~10天为高峰,表现如下。①前驱症状:蛛网膜下腔出血的症状经过治疗或休息而好转后,又出现或进行性加重,外周血白细胞持续升高、持续发热;②意识由清醒转为嗜睡或昏迷;③局灶神经体征出现。上述症状多发展缓慢,经过数小时或数天到达高峰,持续1~2周后逐渐缓解。

(五)脑积水

动脉瘤出血后,因凝血块阻塞室间孔或大脑导水管,引起急性脑积水,导致意识障碍;合并急性脑积水者占15%,如有症状应行脑室引流术。由于基底池粘连也会引起慢性脑积水,需行侧脑室-腹腔分流术,但可能仅对部分患者有效。

(六)偶尔发现

由于其他原因在做CT、MRI或血管造影时被发现。

五、影像学检查

先进行非强化高分辨率CT扫描。如果CT呈阴性,然后对可疑患者腰椎穿刺,确诊或高度怀疑蛛网膜下腔出血患者行脑血管造影。

(一)CT

可以确定蛛网膜下腔出血、血肿部位大小、脑积水和脑梗死,多发动脉瘤中的破裂出血的动脉瘤。如纵裂出血常提示前动脉或前交通动脉瘤,侧裂出血常提示后交通或中动脉动脉瘤,第四脑室出血常提示椎或小脑后下动脉瘤。巨大动脉瘤周围水肿呈低密度,瘤内层状血栓呈高密度,瘤腔中心的流动血液呈低密度。故在CT上呈现特有的靶环征:密度不同的同心环形图像。直径<1.0 cm动脉瘤,CT不易查出。直径>1.0 cm动脉瘤,注射对比剂后CT扫描可检出。计算机断层扫描血管造影(CTA):可通过3D-CT从不同角度了解动脉瘤与载瘤动脉,尤其是与相邻骨性结构的关系,为手术决策提供更多资料(图2-8A、B)。

(二)MRI

颅内动脉瘤多位于颅底Willis环。MRI优于CT,动脉瘤内可见流空影。MRA和CTA可提示不同部位动脉瘤,常用于颅内动脉瘤筛查,有助于从不同角度了解动脉瘤与载瘤动脉关系。磁共振造影(MRA):不需要注射造影剂,可显示不同部位的动脉瘤,旋转血管影像以观察动脉瘤颈、动脉瘤内血流情况,还可以显示整个脑静脉系统,发现静脉和静脉窦的病变。

(三)数字减影血管造影(DSA)

确诊颅内动脉瘤金标准,对判明动脉瘤的位置、数目、形态、内径、瘤蒂宽窄、有无血管痉挛、痉挛的范围及程度和确定手术方案十分重要(图2-8C、D)。经股动脉插管全脑血管造影,多方位投照,可避免遗漏多发动脉瘤。Ⅰ、Ⅱ级患者脑血管造影应及早进行,Ⅲ、Ⅳ级患者待病情稳定后,再行造影检查。Ⅴ级患者只行CT除外血肿和脑积水。首次造影阴性,合并脑动脉痉挛或高度怀疑动脉瘤者,一个月后应重复造影,如仍阴性,可能是小动脉瘤破裂后消失,或内有血栓形成。

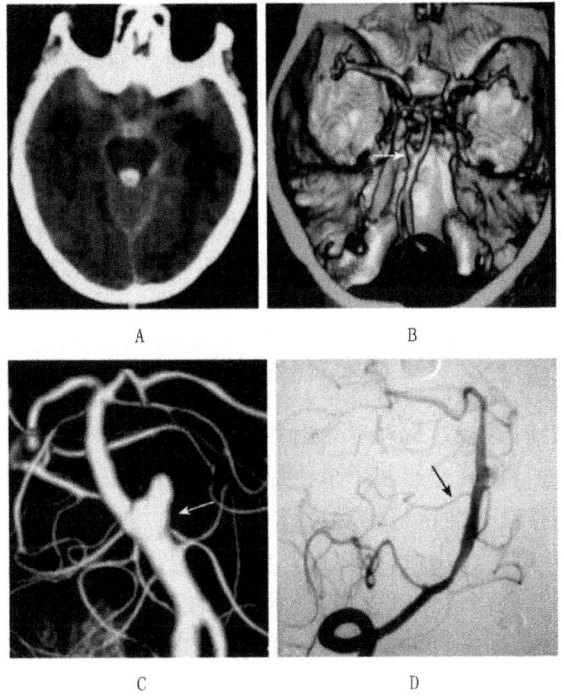

图 2-8 基底动脉瘤破裂出血

CT 可见蛛网膜下腔出血（A）；CTA（B 图箭头）和 3D-DSA（C 图箭头）显示基底动脉主干囊性基底动脉瘤；DSA 显示动脉瘤位于小脑前下动脉（D 图箭头）的上方

（四）经颅多普勒超声（TCD）

在血容量一定的情况下，血流速度与血管的横截面积成反比，故用 TCD 技术测量血管的血流速度可以间接地测定血管痉挛的程度。

六、治疗

（一）外科治疗方法

1.孤立术

载瘤动脉可通过直接手术进行处理，用动脉瘤夹结扎、放置可脱性球囊或两者联合。动脉瘤孤立术是在动脉瘤的两端夹闭载瘤动脉，但在未证实脑的侧支供应良好的情况下应慎用。有些可能需要联合颈外颈内动脉（EC-IC）搭桥保持孤立节段远端血流。

2.近端结扎（Hunterian 结扎）

其多用于巨大动脉瘤，通过闭塞 CCA 而不是 ICA 可能会减少危险，可能增加形成对侧动脉瘤危险。

3.动脉瘤壁加固术

动脉瘤壁加固术疗效不肯定。

4.介入技术

介入技术不适宜手术，可选弹簧圈栓塞的介入治疗。通过介入技术在动脉瘤内放置 Guglielmi 可脱性弹簧圈或球囊。

(二)手术治疗

开颅夹闭动脉瘤颈仍是首选治疗方法。目前,动脉瘤显微手术总死亡率已降至2%以下。而采取保守治疗的70%患者会迟早死于动脉瘤再出血。

1.手术时机

近年来趋向于对破裂动脉瘤实施早期手术,理由如下。①动脉瘤再破裂出血的高峰期在初次出血后1周内,早期手术可减少动脉瘤再破裂危险;②术中可清除血凝块等引起血管痉挛的有害物质。但是出血早期,脑组织肿胀,生命体征不平稳,手术难度大,手术死亡率和致残率高。

提倡晚期手术的理由:①早期手术牵拉脑组织,加重脑水肿;②术中动脉瘤破裂概率较高;③手术易造成血管损伤,加重术后的血管痉挛。

为便于判断动脉瘤病情,选择造影和手术时机,评价疗效,根据Hunt和Hess分级法,病情在Ⅰ、Ⅱ级的患者应尽早进行血管造影和手术治疗。Ⅲ级以上提示出血严重,可能伴发血管痉挛和脑积水,手术危险较大,待数天病情好转后再行手术治疗。Ⅲ级以下患者,出血后3~4天手术夹闭动脉瘤,可以防止动脉瘤再次出血,减少血管痉挛发生。椎-基底或巨大动脉瘤,病情Ⅲ级以上,提示出血严重,或存在血管痉挛和脑积水,手术危险性较大,应待病情好转后手术。动脉瘤破裂出血后48~96小时为早期手术;出血后10~14天后的手术为晚期手术。

2.手术方法

手术的目的是阻断动脉瘤的血液供应、避免发生再出血,保持载瘤及供血动脉通畅,维持脑组织的正常血运。

动脉瘤瘤颈夹闭术的操作步骤:腰椎穿刺置管,剪开硬脑膜前打开留置管,引流脑脊液30~50 mL,降低脑压,增加手术暴露的空间,便于分离操作。

翼点微骨窗入路创伤小、有利于保护面神经额支,可以夹闭前循环和基底动脉顶端动脉瘤。手术切口应尽量不影响外观,小范围剃头,做微骨窗。术中应用手术显微镜,术后缝合硬脑膜,保留骨瓣,皮内缝合,体现微创理念。前(交通)动脉瘤还可经额部纵裂入路。椎动脉、小脑后下动脉动脉瘤采用远外侧入路。椎-基底交界动脉瘤经枕下入路或经口腔入路。

分离动脉瘤时先确定载瘤动脉、暴露动脉瘤颈,分清动脉瘤与载瘤动脉的关系,并确定用何种类型动脉瘤夹。分离困难时可借助神经内镜。动脉瘤体积大、粘连紧或有破裂可以控制血压。

罂粟碱:平滑肌松弛剂,可能通过阻断钙离子通道起作用。局部应用于表面人为操作引起的血管收缩。30 mg罂粟碱加入9 mL生理盐水,用棉片蘸此溶液敷在血管约2分钟,也可通过注射器直接冲洗血管。

3.术中血管造影

动脉瘤术后应该常规复查DSA,了解动脉瘤夹闭情况。动脉瘤夹闭术后血管造影发现19%患者有动脉瘤残留或大血管闭塞等问题,所以推荐术中荧光血管造影(ICG),有助于及时发现问题予以纠正。

(三)术中动脉瘤破裂处理

文献报道,术中动脉瘤破裂发生率为18%~40%。术中发生动脉瘤破裂,患者病残率和死亡率明显增高。

1.术中动脉瘤破裂预防

术中动脉瘤破裂预防:①预防疼痛引起高血压;②装头架及切皮时保证深度麻醉;③头架钉

子放置部位及皮肤切口局部麻醉(不用肾上腺素);④开硬脑膜前可将平均动脉压降至稍低水平;⑤最大限度减少分离时动脉瘤脑牵拉:利尿剂脱水;术前腰椎穿刺切开硬脑膜时放出脑脊液;过度换气;⑥减少动脉瘤顶或颈部撕裂危险:暴露动脉瘤时采取锐性分离,清除动脉瘤周围血块;夹闭动脉瘤前,完全游离动脉瘤。

2.动脉瘤手术中破裂3个阶段

(1)开始暴露(分离前):少见,处理最困难,预后很差。虽然已打开蛛网膜下腔,但是出血仍可造成脑组织膨出。①可能原因:钻骨孔时震动,剪开硬脑膜时硬脑膜内外压力差增高,疼痛反应引起儿茶酚胺增加造成血压升高。②处理:降低血压,控制出血,无效时可压迫患者颈部颈内动脉。若必要可切除部分额叶或颞叶。

(2)分离动脉瘤:是动脉瘤破裂最多见原因。①可能原因:钝性粗暴分离引起撕裂,多数在瘤颈近端损伤较大,控制困难。没有充分暴露即试图夹闭。②处理:显微吸引器放在载瘤动脉破裂孔附近,不要仓促夹闭,进一步暴露并将永久夹放置于合适位置。③锐性分离时引起撕裂常在动脉瘤顶端,一般较小,通常一个吸引器就可控制。用小棉片轻轻压迫可起效。重复用低电流双极电凝使其萎缩。

(3)放置的动脉瘤夹破裂,通常有两个原因。①动脉瘤暴露欠佳:夹子叶片穿透未看见动脉瘤壁,类似钝性分离时引起撕裂。夹子叶片靠近会加重出血。尽量打开并去掉夹子,尤其是开始有出血迹象时,可减小撕裂程度。用两个吸引器判断最后夹子是否夹闭,或者更常用放置临时阻断夹。②放置瘤夹技术差:当夹子叶片靠近时出血可能减轻;这时检查其尖端:确认其已跨越瘤颈的宽度。如果没有,通常可并行放置一个较长的夹子,确认夹子叶片足够靠近。如果没有足够靠近而仍出血时,有必要放置两个夹子,有时需更多。

(四)术后治疗

动脉瘤术后患者应在ICU里进行监护治疗,监测生命体征、氧饱和度等,并注意观察患者的意识状态、神经功能状态、肢体活动情况。术后常规给予抗癫痫药,根据术中情况适当脱水,可给予激素、扩血管药等。如果手术时间不是很长,术中临时使用过一次抗生素,术后则不需再使用抗生素。

(五)治疗后动脉瘤复发

未完全夹闭的动脉瘤可继续增大和(或)出血,包括动脉瘤夹闭或弹簧圈栓塞,仍有动脉瘤充盈或动脉瘤颈残留。

七、预后

影响动脉瘤预后的因素有患病年龄,动脉瘤的大小、部位、临床分级,术前有无其他疾病,就诊时间,手术时机的选择等,尤其是动脉瘤患者SAH后是否伴有血管痉挛和颅内血肿对预后有重要影响。其他方面,如手术者经验、技巧,有无脑积水等均对预后有影响。

据国外文献报道,动脉瘤破裂出血后10%~15%患者在获得医疗救治前死亡,最初几天内死亡率为10%,30天死亡率为46%,总死亡率约为45%。首次出血未经手术治疗而存活的患者中,再出血是致死和致残的主要原因,2周内危险性为15%~20%。早期手术可降低再出血的危险性。

(程 勇)

第九节 脑 膜 瘤

一、概述

脑膜瘤是起源于脑膜的中胚层肿瘤。目前普遍认为脑膜瘤主要来源于蛛网膜的帽细胞,尤其是那些形成蛛网膜绒毛的细胞。其可以发生在任何含有蛛网膜成分的地方。

脑膜瘤曾有不同的命名,如蛛网膜成纤维细胞瘤、硬膜内皮瘤、脑膜成纤维细胞瘤、沙样瘤、血管内皮瘤、硬膜肉瘤、脑膜间皮瘤等。有学者认为凡发生于蛛网膜颗粒的蛛网膜绒毛内皮细胞的肿瘤统称为脑膜瘤。

(一) 发病率

脑膜瘤的人群发生率为2/10万,约占颅内肿瘤总数的20%,仅次于脑胶质瘤(占40%～45%),居第二位。发病高峰年龄为30～50岁,约占全部脑膜瘤发病年龄的60%。脑膜瘤在儿童中少见。小的无症状的脑膜瘤常在老年人尸检中发现。近20年来随着CT及MRI技术的发展,脑膜瘤的发生率有所升高,许多无症状的脑膜瘤多为偶然发现。多发性脑膜瘤并非罕见,不少文献报道有家族史,同时鲜有合并神经纤维瘤(病)、胶质瘤、动脉瘤等。

(二) 病因

脑膜瘤的发生可能与颅脑外伤、病毒感染等因素有关,也可能与体内特别是脑内环境的改变和基因变异有关。这些因素的共同特点是使染色体突变或使细胞加速分裂,导致细胞分裂速度很慢的蛛网膜细胞加快了细胞分裂速度。这可能是细胞变性的早期阶段。

近年来研究证实,脑膜瘤的染色体异常最常见是第22对染色体缺乏一个基因片段。基因片段的缺失影响细胞的增生、分化和成熟,从而导致肿瘤的发生。

(三) 病理学特点

脑膜瘤多呈不规则球形或扁平形生长,颅底部脑膜瘤多呈扁平形。其有包膜、表面光滑或呈分叶状,与脑组织边界清楚。瘤体剖面呈致密的灰白色或暗红色,多呈肉样,富有血管,偶有小的软化灶,有时瘤内含有钙化颗粒。其邻近的颅骨常受侵犯,表现为有增生、变薄或破坏甚至肿瘤组织侵蚀硬脑膜及颅骨而突于皮下。肿瘤大小不一,瘤体多为球形、扁平形、锥形或哑铃形。

按显微镜下的组织结构和细胞形态的不同,目前将脑膜瘤分为7种亚型。

1.内皮型

肿瘤由蛛网膜上皮细胞组成。细胞的大小形态变异较大,有的细胞很小呈梭形,排列紧密;有的细胞很大,胞核圆形、染色质少,可有1～2个核仁,胞质丰富均匀,细胞向心形排列呈团状或条索状,无胶原纤维,细胞间血管很少,是临床上最常见的类型。

2.成纤维细胞型

瘤细胞呈纵排列,由成纤维细胞和胶原纤维组成。细胞间有大量粗大的胶原纤维,常见砂粒小体。

3.砂粒型

瘤组织内含有大量砂粒体,细胞排列呈漩涡状,血管内皮肿胀,呈玻璃样变性、钙化。

4.血管母细胞型

血管母细胞有丰富的血管及很多血窦,血管外壁的蛛网膜上皮细胞呈条索状排列,胶原纤维很少;肿瘤生长快时,血管内皮细胞较多、分化不成熟,常可导致血管管腔变小或闭塞。

5.异行型或混合型

此型脑膜瘤中含有上述四种成分,不能确定是以哪种成分为主。

6.恶性脑膜瘤

肿瘤开始可能属良性,以后出现恶性特点。恶性脑膜瘤有时发生颅外转移,多向肺转移,也可以经脑脊液在颅内种植转移。脑膜瘤生长较快,向周围组织内生长,常有核分裂象,易恶变成肉瘤。

7.脑膜肉瘤

临床上少见,多见于儿童。肿瘤位于脑组织中,形状不规则、边界不清,呈浸润生长,瘤内常有坏死、出血及囊变。瘤细胞有三种类型,即多形细胞、纤维细胞、梭状细胞,其中以纤维型恶性程度最高。

(四)发病部位

脑膜瘤是典型的脑外生长的颅内肿瘤,其好发部位与蛛网膜绒毛分布情况相一致。总的可分为颅盖(大脑凸面,矢状窦旁,大脑镰旁)、颅底(嗅沟,鞍结节,蝶骨嵴,颅中窝,横窦区和小脑脑桥角)和脑室内。据统计,大约50%的颅内脑膜瘤位于矢状窦旁,位于矢状窦前2/3者占大部分。多发性脑膜瘤占0.7%~5.4%。

(五)临床表现

脑膜瘤的临床表现是病程进展缓慢,自首发症状出现到手术可达数年。有人报道脑膜瘤出现中期症状约2.5年。由于初期症状不明显,容易被忽略,因此肿瘤实际存在时间可能比估计的时间更长。有的甚至终身无临床症状,直到尸检时才意外发现肿瘤存在。这说明脑膜瘤的临床过程比较良性。

脑膜瘤的临床表现可归为两大类,即颅内压增高及肿瘤局部压迫的脑部症状。

1.颅内压增高症状

此症状表现为头痛、呕吐、视力和眼底改变等,是脑膜瘤最常见的症状。其可分为阵发性、持续性、局限性和弥散性等不同类型。一般早期为阵发性头痛,病程进展间隔时间变短、发病时间延长,最后演变为普遍性。有时患者眼底水肿已很严重,甚至出现继发性视神经萎缩,而头痛既不剧烈,又无呕吐。尤其是高龄患者,颅内压增高症状多不明显。

2.肿瘤局部压迫症状

此症状取决于肿瘤生长部位。颅盖部脑膜瘤经常表现为癫痫、肢体运动障碍和精神症状。颅底部脑膜瘤以相应的脑神经损害为特点,如视野缺损、单侧或双侧嗅觉丧失、视盘原发萎缩、一侧眼球活动障碍、继发性三叉神经痛等。老年人多见以癫痫发作为首发症状。

3.脑膜瘤对颅骨的影响

脑膜瘤极易侵犯颅骨,进而向颅外生长。其可表现为局部骨板变薄、破坏或增生,若穿破颅骨板侵蚀到帽状腱膜下,可见局部头皮隆起。

(六)特殊检查

1.头颅X线平片检查

脑膜瘤与颅骨的关系密切,极易引起颅骨的改变。头颅X线平片定位出现率可达35%,颅内压增高症可达70%,局限性骨质以破坏和增生同时存在为脑膜瘤的特征性改变,其发生率约为100%。偶尔瘤内含砂粒体或钙化可见到斑点状或团块状致密影。肿瘤压迫颅骨内板、板障及外板可显示局部变薄和膨隆,有些颅底片可见蝶鞍的凹陷、骨质边缘的侵蚀、卵圆孔和视神经管扩大。肿瘤穿破颅骨可见骨质破坏、骨质硬化和局部肿块穿过颅骨外板可产生太阳光样骨针。多数脑膜瘤通过其与硬脑膜附着处获得脑外动脉的供血,当脑膜动脉供血增多时,平片上可见颅骨内板上脑膜动脉的沟纹增粗、增深、迂曲;当肿瘤由脑膜中动脉供血且血流增多时,可见单侧棘孔扩大,脑膜中动脉远端分支增粗,与主干的径线相近,失去分支逐渐变细的特征;如脑膜瘤由较多的颅骨穿支动脉供血,可见增生的小动脉在颅骨形成多个小圆形透光区;脑膜瘤引起板障静脉异常增多时,可见板障内许多扭曲、增粗的透光区。

2.脑血管造影检查

在CT临床应用以前,脑血管造影是诊断脑膜瘤的主要方法。近几年来数字减影技术和超选择血管造影证实了脑膜瘤血管结构、肿瘤血供程度、重要脑血管移位及肿瘤与重要的硬脑膜窦的关系为术前检查提供了有利的条件,也为减少术中出血提供了有力的帮助。

由于脑膜瘤为多中心肿瘤,坏死囊变者很少,脑血管造影能对多数较大的脑膜瘤做出肯定的诊断。脑膜瘤的脑血管造影表现如下。

(1)肿瘤中心血管影:脑的血供特点为动脉在肿瘤中心分支,经过丰富的毛细血管网,血液回流到包膜上的静脉。其表现为动脉期瘤内出现较细的异常小血管网,可为帚状或放射状,位于瘤体中心,由硬脑膜附着处的脑膜动脉或颅外动脉的分支引入,以颈外动脉造影显示较佳;也可为半圆形网状血管影,分布于瘤体的外层,内由脑动脉分支供给。以颈内动脉造影显示较清楚。在微血管期至静脉期,肿瘤多表现为明显的染色,呈圆形或半圆形高密度肿块影,基底贴近颅骨,可显示出肿瘤的位置、大小和范围。肿块的周围可见粗大迂曲的静脉环绕,此为肿瘤包膜的导出静脉,其勾画出肿瘤的轮廓。

(2)来源于脑外的供血:脑膜瘤可为脑内供血,也可为脑外供血,或脑内外双重供血。脑血管造影发现脑外供血或脑内外双重供血是脑膜瘤的重要特征。脑内动脉供应肿瘤的外围,肿瘤的中心常由脑外动脉的分支即颅内的脑膜动脉和颅外的颞浅动脉和枕动脉等供应。当疑为脑膜瘤时,应做颈总动脉造影或分别做颈内、颈外动脉造影,如肿瘤有颅外动脉供血时,其几乎都为脑膜瘤。

(3)肿瘤循环慢于脑循环:约有50%的脑膜瘤表现为瘤内有大量造影剂潴留,形成较长久的肿瘤染色,即为迟发染色。瘤区脑皮质的引流静脉常晚于其他皮质处的静脉显影。

(4)邻近脑血管受压移位:肿瘤所在的部位受压被推移,邻近的血管呈弧形聚拢、包绕,勾画出肿瘤的轮廓。

3.脑室造影检查

脑膜瘤由于本身肿块的占位及脑水肿改变,可压迫相应部位的脑室和蛛网膜下腔,使该部位受压变窄、移位变形;也可使脑脊液循环通路受阻,引起梗阻部位以上的脑室扩大。不同部位的肿瘤又有其不同的特点。①脑室受压变形:脑膜瘤越接近脑室则压迫越明显,甚至完全闭塞。若肿瘤已突入脑室,则表现为脑室内有充盈缺损。②脑室扩大:若肿瘤压迫、阻塞脑室,必然产生阻塞部位以上的脑室扩大,鞍区脑膜瘤向后上生长。这种变化可使室间孔狭窄甚至梗阻,使双侧侧脑室对称性扩大。③脑室移位:移位的程度与占位病变的大小、脑水肿的程度有相应关系。④蛛网膜下腔变形:由于脑膜瘤本身的占位效应,脑池受压变窄、闭塞或移位,或由于脑外积水出现局部脑池的扩大。

4.CT检查

脑膜瘤平扫表现为一边缘清楚的肿块,呈圆形或卵圆形、少数为不规则形。脑膜瘤多数为高密度,有时为等密度,偶尔为低密度。多数密度均匀,瘤体内可有大小不等的低密度区,这些低密度区多为肿瘤的囊变坏死区;少数为胶原纤维化区、陈旧出血或脂肪组织。瘤内钙化发生率大约为15%,表现为肿瘤边缘弧形或瘤内斑点状钙化。当肿瘤内含砂粒体很多且都发生钙化时可显示为整个肿瘤钙化,呈致密的钙化性肿块。注射造影剂后多数肿瘤明显强化,CT值常达60 HU,少数轻微强化。平扫密度均匀者一般呈均匀性强化,平扫显示低密度区无明显增强,一般平扫密度较高者强化较明显。增强后肿瘤的边界明显变清楚。少数肿瘤边缘有一环形的明显强化区,这可能为肿瘤的包膜血供较丰富或肿瘤周围的静脉血管较多的原因。

(1)肿瘤周围的低密度区:多数脑膜瘤周围出现环形低密度区,形成的主要原因是肿瘤周围脑组织的水肿,也可能为周围软化灶、扩大的蛛网膜下腔、包绕肿瘤的囊肿和脱髓鞘所致。通常将肿瘤周围的低密度区称为水肿区。脑膜瘤周围的水肿程度与肿瘤的部位和病理类型有关,而与肿瘤大小无关。矢状窦旁、大脑镰和大脑凸面的脑膜瘤水肿较明显,而近颅底及脑室内的脑膜瘤水肿较轻或无水肿。临床上一般将窄于2 cm的水肿称为轻度水肿,宽于2 cm的水肿称为重度水肿。

(2)提示肿瘤位于脑外的征象:该征象对脑膜瘤的定性诊断有重要意义。①白质塌陷征:脑膜瘤生长在颅骨内板下方并嵌入脑灰质,使灰质下方的白质受压而变平移位,白质与颅骨内板之间的距离加大,这一征象是病变位于脑外的可靠征象。②广基与硬脑膜相连:脑膜瘤多以广基与硬脑膜相连,因此肿瘤外缘与硬脑膜连接处常为钝角。而脑内肿瘤邻近硬膜时,此角为锐角。③骨质增生:脑膜瘤附着部位的颅骨内板增厚、毛糙或颅骨全层均增厚,分不清内板、板障及外板。颅骨改变一般发生在硬脑膜附着处,也可离肿瘤一定距离,这可能与肿瘤造成局部血管扩张和血液淤滞刺激成骨细胞有关。④邻近脑沟、脑池的改变:肿瘤所在的脑沟、脑池闭塞,而邻近的脑沟、脑池扩大。⑤静脉窦阻塞:脑膜瘤可压迫、侵及邻近静脉窦形成血栓,致静脉窦不强化或出现充盈缺损。

(3)脑膜瘤的组织学类型与CT表现:如能根据其CT表现做出肿瘤亚型的判断,这对肿瘤治疗方法的选择和预后的估计有着重要意义。但是目前尚不能肯定CT表现与组织学类型有特定的关系,部分学者认为CT表现与肿瘤类型有某种程度的联系,另一些学者认为两者联系不大。

(4)常见部位脑膜瘤的CT表现:脑膜瘤属脑外生长的肿瘤,多为单发,少数可多发。各部位结构和解剖不同,邻近结构不同,故除具备脑膜瘤一般特点外,还应有其各自的特征性表现,如大脑凸面脑膜瘤,肿瘤基底与颅骨相连,局部骨质常有明显增生,可伴有骨质破坏。最常见于额、顶及颞枕区,周围常有轻中度水肿,占位效应明显,可引起脑室及中线移位。冠状位扫描有助于显示肿瘤与颅骨及邻近结构的关系。

5.磁共振头颅扫描检查

磁共振扫描(MRI)对脑膜瘤的定位定性诊断明显优于CT。MRI可显示脑膜瘤邻近结构的受压、变形与移位,位于颅底的肿瘤冠状位可清晰显示。通常,脑膜瘤在T_1加权像呈稍低或等信号;在T_2加权像呈稍高信号或等信号,约20%的脑膜瘤在T_2加权像呈低信号。肿瘤MRI的信号均匀性与肿瘤大小及组织学类型有关,若肿瘤较小,尤其是纤维型上皮型脑膜瘤,其信号往往是均匀的；若肿瘤较大，属于砂粒型、血管母细胞型，尤其是肿瘤内发生囊变、坏死时，其信号强度不均匀。肿瘤内的囊变、坏死部分产生长 T_1 长 T_2 信号；纤维化、钙化部分出现低信号；富血管部分呈典型的流空现象。其与脑血管造影所见相吻合，脑膜瘤引起的周围水肿在 MRI 呈长 T_1 长 T_2 信号以 T_2 加权像最明显。有 30%～40% 的脑膜瘤被低信号环所包绕，其介于肿瘤与灶周水肿之间，被称为肿瘤包膜。其在 CT 上显示为低密度晕，在 MRI 的 T_1 加权像呈低信号环，包绕瘤周围的小血管、薄层脑脊液、胶质增生等。这是脑外肿瘤的特征性表现。对于小的无症状脑膜瘤水肿不明显，尤其是靠近颅顶部者；多发性脑膜瘤的小肿瘤，有时增强 MRI 扫描也难以发现。但脑膜瘤极易增强，经注射（Gd-DTPA）造影剂，就可以充分显示。同时增强扫描不仅可区分肿瘤与水肿，而且可进一步识别肿瘤内部结构包括瘤体的灌注、血供及有无囊变、坏死。MRI 被列为首选检查方法。

(七) 诊断

(1) 根据病史长、病情进行缓慢的特点及查体出现的定位体征，进行 CT 或 MRI 检查。

(2) 肿瘤在 CT 上的密度及 MRI 的信号强度，以及其增强后的表现，是脑膜瘤的诊断依据。

(3) 典型的脑膜瘤 CT 表现为等密度或稍高密度，有占位效应。MRI 的 T_1 像上约 2/3 的肿瘤与大脑灰质信号相同，约 1/3 为低于灰质的信号。在 T_2 加权像上，约一半为等信号或高信号，余者为中度高信号或混杂信号。肿瘤内坏死、出血或钙化等可出现异常信号。脑膜瘤边界清楚，呈圆形、类圆形或不规则分叶形，多数瘤周存在一环形或弧形的低信号区，强化或增强后呈均匀明显强化。

(八) 治疗

1. 手术治疗

脑膜瘤绝大部分位于脑外，有完整包膜，如能完全切除是最有效的治疗手段。随着显微手术技术的发展，手术器械如双极电凝，超声吸引器，颅内导航定位及 X 刀、γ 刀的应用和普及，脑膜瘤的手术效果不断提高，绝大多数患者得以治愈。

(1) 术前准备。由于脑膜瘤血运丰富，体积往往较大，有时黏附于邻近的重要结构、功能区及大血管，手术难度较大。因此术前影像检查是必不可少的。除 CT 扫描外，特殊部位的脑膜瘤进行 MRI 检查是必需的，术前对肿瘤与周围脑组织的毗邻关系做到充分了解，术后对可能发生的神经系统功能损害有所估计。对血供丰富的脑膜瘤，脑血管造影也是不可缺少的。术前对患者的一般状态及主要脏器功能充分了解。若有异常，术前应予尽快纠正，对于个别一时难以恢复正常者可延缓手术。患者若有癫痫发作，要在术前服用抗癫痫药物，有效地控制癫痫发作。肿瘤较大且伴有明显的脑组织水肿者，术前适当应用脱水及激素类药物对减轻术后反应非常重要的。

(2) 麻醉。采用气管内插管全身麻醉，控制呼吸，控制性低血压。对于血供丰富的脑膜瘤，可采用过度换气的办法降低静脉压，使术中出血减少。

(3) 手术原则。①体位：根据脑膜瘤的部位选择。侧卧位、仰卧位、俯卧位都是目前国内常采用的手术体位。头部应略抬高，以减少术中出血。许多医院采用坐位，特别是切除颅后窝的脑膜瘤时，但此体位易发生空气栓塞。②切口：切口设计，应使肿瘤恰好位于骨窗的中心，周边包绕肿瘤。过多的暴露肿瘤四周的脑组织是不必要的。③骨瓣：颅钻钻孔后以线锯或铣刀锯开颅骨，骨瓣翻向连接肌肉侧，翻转时需将内板与硬脑膜及肿瘤的粘连剥离。对于顶枕部凸面的脑膜瘤，骨瓣翻转时可取下，手术结束关颅前再复位固定，可减少出血。④硬脑膜切口：可采用 U 形、十字形或放射状切口。若硬脑膜已被肿瘤侵蚀，应以受侵蚀的硬脑膜为中心至正常边缘略向外 2～

3 mm,将侵蚀及瘤化的硬脑膜切除,四周硬脑膜放射状切开。待肿瘤切除后,用人工脑膜或帽状腱膜修补硬脑膜。⑤浅表肿瘤:周围无重要血管或静脉窦,可沿肿瘤周边仔细分离,将肿瘤切除。对于体积较大的肿瘤,单纯沿肿瘤四周分离有时比较困难,应先在瘤内反复分块切除,使瘤体缩小后再向四周分离。此时应用显微镜及超声吸引器是十分有益的,可减少不必要的牵拉。术中应用激光使脑膜瘤的全切或根除深部脑膜瘤得以实现。

(4)术后处理。①在一些有条件的医院,术后患者最好待在重症监护病房(ICU)。ICU 是医院内的特殊病房,配心电、呼吸及颅内压各种监护装置,有人工呼吸机、除颤及各种插管抢救设备。在这样的环境下,脑膜瘤术后的患者会平稳地度过危险期。病情稳定后,再转入普通病房。②合理选用抗生素,预防感染。③应用降低颅内压药物。脑膜瘤切除术后会出现不同程度的脑水肿。术后给予甘露醇、呋塞米、高渗葡萄糖和激素等对于减轻和消除脑水肿是十分必要的。④给予脑细胞代谢剂及能量合剂。⑤抗癫痫治疗。对于脑膜瘤患者,位于或靠近大脑中央前后区的患者,特别对术前有癫痫发作的患者,术后应给予抗癫痫治疗,在术后麻醉清醒前给予肌内注射苯巴比妥钠,直至患者能口服抗癫痫药物为止。

2.放射治疗(简称放疗)

良性脑膜瘤全切除效果最好,但由于位置原因仍有一些脑膜瘤不能全切除。这种情况就需要手术后加放疗。有学者对 43 例未分化的脑膜瘤患者进行放疗并随访 3 年未见肿瘤发展。有学者对未全切除脑膜瘤的患者进行放疗,5 年后患者的复发率为 29%,未经放疗者复发率为 74%。以上资料表明,手术未能全切除的脑膜瘤患者术后辅以放疗,对延长肿瘤的复发时间及提高患者的生存质量是有效的。放疗特别适合于恶性脑膜瘤术后和未行全切除脑膜瘤的患者。

伽马刀(γ 刀)治疗:适用于直径小于 3 cm 的脑膜瘤。γ 刀与放疗一样,能够抑制肿瘤生长。γ 刀治疗后 3~6 个月开始出现脑水肿,6 个月至 2 年才能出现治疗结果。X 刀(等中心直线加速器)适用于位置深在的脑膜瘤,但直径一般也不宜大于 3 cm。

(九)脑膜瘤的复发

脑膜瘤复发的问题,迄今为止尚未得到解决。首次手术后,若在原发部位有肿瘤组织残留,肿瘤有可能复发。肿瘤残存原因有两方面:一是肿瘤局部浸润生长,肿瘤内或肿瘤的周围有重要的神经、血管,难以全部切除;二是靠近原发灶处残存一些肿瘤细胞。有学者报道脑膜瘤复发需 5~10 年,恶性脑膜瘤可在术后几个月至 1 年内复发。有学者随访 657 例脑膜瘤患者,其 20 年总复发率为 19.5%。目前处理复发性脑膜瘤的首选方法仍然是手术治疗,要根据患者的身体素质、症状和体征及肿瘤的部位决定是否进行二次手术。术后仍不能根治的患者,应辅以放疗等措施,延长肿瘤复发时间。

(十)预后

脑膜瘤的预后总体上比较好,因为脑膜瘤绝大多数属于良性,即使肿瘤不能全切除,只要起到局部减压或降低颅内压的作用,患者仍可维持较长的生存时间,从而有再次或多次手术切除的可能。有人报道脑膜瘤患者术后 10 年生存率为 43%~78%。脑膜瘤的根治率取决于手术是否彻底,这主要与肿瘤发生部位有关。如矢状窦和大脑镰旁的脑膜瘤向窦腔内侵犯时,除非位于矢状窦前三分之一或肿瘤已完全阻塞窦腔,否则不易完全切除肿瘤。颅底部扁平生长的脑膜瘤也会给肿瘤全切除带来实际困难。恶性脑膜瘤同其他系统恶性肿瘤一样易复发,虽然术后辅以放疗或 γ 刀及 X 刀治疗,其预后仍较差。总之影响脑膜瘤预后的因素是多方面的,如肿瘤大小、部位、肿瘤组织学、手术切除程度等。手术后死亡的原因主要与术前患者全身状况差、未能全切除肿瘤、术中过分牵拉脑组织、结扎或损伤重要血管等均有关系。

二、矢状窦旁脑膜瘤

矢状窦旁脑膜瘤是指基底位于上矢状窦壁的脑膜瘤,其瘤体常突向一侧大脑半球。肿瘤以一侧多见,也可以向两侧发展。临床上常见的肿瘤生长方式有以下几种:①肿瘤基底位于一侧矢状窦壁向大脑凸面生长,肿瘤主体嵌入大脑半球内侧;②肿瘤同时累及大脑镰,基底沿大脑镰延伸,肿瘤主体位于一侧纵裂池内;③肿瘤由矢状窦旁向两侧生长,跨过上矢状窦并包绕。矢状窦旁脑膜瘤常能部分或全部阻塞上矢状窦腔,肿瘤常侵蚀相邻部位的硬脑膜及颅骨,使颅骨显著增生,向外隆起。

(一)发病率

矢状窦旁脑膜瘤是临床上最常见的脑膜瘤类型之一,占颅内脑膜瘤的17%~20%。国内外不同研究机构报道的矢状窦旁脑膜瘤的发生率相差较多,原因是有些学者将靠近上矢状窦的一部分大脑镰旁和大脑凸面脑膜瘤也归于矢状窦旁脑膜瘤。矢状窦旁脑膜瘤在不同部位的发生率也不尽相同,以矢状窦的前1/3和中1/3最为多见。国内的报道中,位于上矢状窦前1/3的肿瘤占46.6%,中1/3占35.4%,后1/3占18.0%。发病高峰年龄在31~50岁,男性患者略多于女性。

(二)临床表现

矢状窦旁脑膜瘤生长缓慢,早期肿瘤体积很小时常不表现出任何症状或体征,只是偶然影像学检查时发现或仅在尸检中发现。随着肿瘤体积增大,其占位效应明显增强,并逐渐压迫邻近脑组织或上矢状窦,影响静脉回流,逐渐出现颅内压增高、癫痫和某些定位症状或体征。

癫痫是本病的最常见症状,临床上有半数以上的患者以此为首发症状。肿瘤的位置不同,癫痫发作的方式也略有不同。位于矢状窦前1/3的肿瘤患者常表现为癫痫大发作,中1/3的肿瘤患者常表现为局灶性发作或先局灶性发作后全身性发作,后1/3的肿瘤患者的癫痫发生率较低,可有视觉先兆后发作。

颅内压增高症状也很常见,多由肿瘤的占位效应及阻塞上矢状窦和回流静脉引发静脉血回流障碍造成的,尤其是肿瘤发生囊变或伴有瘤周脑组织水肿时。表现为头痛、恶心、呕吐、精神不振,甚至出现视力下降,临床检查可见视盘水肿。

患者的局部症状虽然比较少见,但有一定的定位意义。位于矢状窦前1/3的肿瘤患者,常可表现为精神症状,如不拘礼节、淡漠不语、痴呆、性格改变等。矢状窦中1/3的肿瘤患者可出现对侧肢体无力、感觉障碍等,多以足部及下肢为重、上肢及面部较轻。若肿瘤呈双侧生长,可出现典型的双下肢痉挛性瘫痪、肢体内收呈剪状,应与脊髓病变引发的双下肢痉挛性瘫痪相鉴别。后1/3的肿瘤患者常因累及枕叶距状裂,造成视野缺损或对侧同向偏盲。双侧发展后期可致失明。有些患者还可见肿瘤部位颅骨突起。

(三)诊断

1.头颅 X 线片检查

头颅 X 线片在本病的诊断上有一定意义。在 CT 与 MRI 应用以前,颅骨平片可确定约60%的上矢状窦旁脑膜瘤。表现为局部骨质增生或内板变薄腐蚀,甚至虫蚀样破坏;血管变化可见患侧脑膜中动脉沟增深迂曲,板障静脉扩张,一些肿瘤可见钙化斑。

2.CT 与 MRI 检查

CT 与 MRI 扫描是本病诊断的主要手段。CT 扫描可显示出上矢状窦旁圆形、等密度或高密度影,增强扫描时可见密度均匀增高、基底与矢状窦相连。有些患者可见瘤周弧形低密度水肿带。另外,CT 扫描骨窗像可显示颅骨改变情况。MRI 与 CT 相比,在肿瘤定位和定性方面均有提高。肿瘤在 T_1 加权像上多为等信号,少数为低信号;在 T_2 加权像上则呈高信号、等信号或低信号。肿瘤内部信号可不均一。注射 Gd-DTPA 后,可见肿瘤明显强化。MRI 扫描还可清楚地反映肿瘤与矢状窦的关系。

3.脑血管造影检查

脑血管造影可见特征性肿瘤染色和抱球状供血动脉影像。在 CT 与 MRI 广泛应用的今天,脑血管造影则更多地被用来显示肿瘤的供血情况。在造影的动脉期可见肿瘤的供血动脉,位于矢状窦前 1/3 和中 1/3 的肿瘤主要由大脑前动脉供血,后 1/3 肿瘤主要由大脑后动脉供血,还可见脑膜中动脉及颅外血管供血。在造影的静脉期和窦期可见相关静脉移位,有时可见上矢状窦受阻塞变细或中断,这对于术前准备及术中处理矢状窦有很大帮助。

(四)手术治疗

矢状窦旁脑膜瘤的生长情况比较复杂,因此术前准备需要更加充分。术前行脑血管造影,了解肿瘤的供血情况及上矢状窦、回流静脉的通畅与否对手术有一定的指导作用。有些患者需同时行肿瘤主要供血动脉栓塞术再手术切除肿瘤,以减少术中出血。另外,术前需详细了解肿瘤所在部位的解剖关系,了解肿瘤与上矢状窦、大脑镰和颅骨的关系。

1.一侧生长的肿瘤

一侧生长的矢状窦旁脑膜瘤可采用一侧开颅,切口及骨窗内缘均抵达中线。为避免锯开骨瓣或掀起骨瓣时矢状窦及周围血管撕裂引起大出血,尤其是肿瘤侵透硬脑膜和侵蚀颅骨并与之粘连紧密时,可在矢状窦一侧多钻数孔,用咬骨钳咬开骨槽的办法代替线锯锯开,并轻轻分离与颅骨的粘连,这种方法可以减少血管及矢状窦撕裂的机会。矢状窦旁脑膜瘤血供丰富,术中止血和补充血容量是手术成功的关键因素之一。除了术前可行供血动脉栓塞外,术中还可采取控制性低血压的方法。矢状窦表面出血可用吸收性明胶海绵压迫止血,硬脑膜上的出血可以用电凝或压迫的方法,也可开颅后先缝扎脑膜中动脉通向肿瘤的分支。

2.双侧生长的肿瘤

双侧生长的肿瘤可采用以肿瘤较大一侧为主的开颅,切口及骨瓣均过中线。肿瘤与硬脑膜无粘连或粘连比较疏松时,可将硬脑膜剪开翻向中线,如粘连紧密则要沿肿瘤周边剪开硬脑膜。

3.体积较小的肿瘤

对于体积较小的肿瘤,可仔细分离肿瘤与周围脑组织的粘连。在显微镜下沿肿瘤包膜和蛛网膜层面分离瘤体,由浅入深,逐一电凝渗入肿瘤供血的血管,并向内向上牵拉瘤体,找到肿瘤基底,予以分离切断,此法常可将肿瘤较完整地取出。

4.体积较大的肿瘤

对于体积较大的肿瘤,尤其是将中央沟静脉包绕在内的肿瘤,为避免损伤中央沟静脉及邻近的大脑皮质功能区,可沿中央沟静脉两侧切开肿瘤并将之游离后,再分块切除肿瘤。术中应尽量保护中央沟静脉及其他回流静脉,只有在确定完全闭塞时方可切除。

5.残存的肿瘤

对残存于矢状窦侧壁上的肿瘤组织有效而又简单易行的方法就是电灼。电灼可以破坏残留的肿瘤细胞,防止复发,但要注意电灼时要不断用生理盐水冲洗,防止矢状窦内血栓形成。若肿瘤已浸透或包绕矢状窦,前 1/3 的上矢状窦一般可以结扎并切除,中、后 1/3 的矢状窦则要根据其通畅与否决定如何处理。只有在术前造影证实矢状窦确已闭塞或术中夹闭矢状窦 15 分钟不出现静脉淤血时,才可考虑切除矢状窦,否则不能结扎或切除。除此之外,也可以将受累及的窦壁切除后用大隐静脉或人工血管修补。也有学者认为窦旁脑膜瘤次全切除术后肿瘤复发率较低,尤其在老年患者中,肿瘤生长缓慢,即使复发后,肿瘤会将矢状窦慢慢闭塞,建立起有效的侧支循环,再行二次手术全切肿瘤的危险性要比第一次手术小得多。

肿瘤受累及的硬脑膜切除后需做修补,颅骨缺损可根据情况行一期或延期手术修补。

(五)预后

矢状窦旁脑膜瘤手术效果较好。术中大出血和术后严重的脑水肿是死亡的主要原因。术中避免大出血、保护重要脑皮质功能区及附近皮质静脉,能降低手术死亡率和致残率。肿瘤全切后复发者很少,但累及上矢状窦又未能全切肿瘤的患者仍可能复发,复发率随时间延长而升高,术后辅以放疗可以减少肿瘤复发的机会。

近年来,采用显微外科技术有效地防止了上矢状窦、中央沟静脉及其他重要脑结构的损伤,减少了手术死亡率和致残率,提高了肿瘤全切率。

三、大脑凸面脑膜瘤

大脑凸面脑膜瘤是指大脑半球外侧面上的脑膜瘤,主要包括大脑半球额、顶、枕、颞各叶的脑膜瘤和外侧裂部位脑膜瘤。在肿瘤和矢状窦之间有正常脑组织。肿瘤多呈球形,与硬脑膜有广泛的粘连,并可向外发展侵犯颅骨,使骨质发生增生、吸收和破坏等改变。

(一)发病率

大脑凸面脑膜瘤在各部位脑膜瘤中发病率最高,占全部脑膜瘤的 25.8%~38.4%。大脑前半部的发病率比后半部高。

(二)临床表现

其表现因肿瘤所在的部位不同而异,主要包括以下几个方面。

1.颅内压增高症状

颅内压增高症状见于 80% 的患者,由于肿瘤生长缓慢,颅内高压症状一般出现较晚。肿瘤若位于大脑非功能区,如额极,较长时间内患者可只有间歇性头痛。头痛多位于额部和眶部,呈进行性加重,随之出现恶心、呕吐和视盘水肿,也可继发视神经萎缩。

2.癫痫发作

额顶叶及中央沟区的凸面脑膜瘤可致局限性癫痫或由局限性转为癫痫大发作。癫痫的发作多发生于病程的早期和中期,以癫痫为首发症状者较多。

3.运动和感觉障碍

运动和感觉障碍多见于病程中晚期。随着肿瘤的不断生长,患者常出现对侧肢体麻木和无力,上肢常较下肢重,中枢性面瘫较为明显。颞叶的凸面脑膜瘤可出现以上肢为主的中枢性瘫痪。肿瘤位于优势半球者尚有运动性和感觉性失语。肿瘤位于枕叶可有同向偏盲。

4.头部骨性包块

肿瘤位置浅表易侵犯颅骨,患者头部常出现骨性包块,同时伴有头皮血管扩张。

(三)诊断

颅骨X线片常显示颅骨局限性骨质增生或破坏,脑膜中动脉沟增宽,颅底片可见棘孔扩大。

1.脑血管造影检查

脑血管造影可显示肿瘤由颈内、颈外动脉双重供血。动脉期可见颅内肿瘤区病理性血管。由于肿瘤血运丰富,静脉期肿瘤染色清楚,呈较浓的片状影,具有定位及定性诊断的意义。

2.CT和MRI检查

CT可见肿瘤区高密度影,因肿瘤血运丰富,强化后影像更加清楚,可做定位及定性诊断。MRI图像上,肿瘤信号与脑灰质相似。T_1加权像为低到等信号,T_2加权像为等或高信号。肿瘤边界清楚,常可见到包膜和引流静脉,也可见到颅骨改变。

(四)鉴别诊断

大脑凸面各不同部位的胶质瘤,一般生长速度较脑膜瘤快。根据其所处大脑凸面部位的不同,症状各异,但其相应症状的出现,都早于而且严重于同部位的脑膜瘤。额极部的胶质瘤在早期很难与同部位的脑膜瘤相区别,但是一旦其临床症状出现,则进展速度快。颅骨平片检查颅骨一般无增生破坏情况,也无血管沟纹增多或变宽。脑血管造影显示相应部位的血管位移。

(五)治疗与预后

大脑凸面脑膜瘤一般都能手术完全切除,且效果较好。与肿瘤附着的硬脑膜及受侵犯的颅骨也应切除,以防复发。但位于功能区的脑膜瘤,术后可能残留神经功能障碍。

(李 喆)

第十节 神经鞘瘤

神经鞘瘤是椎管内最常见的肿瘤,绝大多数位于髓外硬膜下,可以通过常规的椎板切开及显微技术得到很好的切除,对于受累及的神经根需要切断方能达到全切除。少部分病变波及椎间孔及椎旁软组织,术中暴露范围有时需要扩大到硬膜内外及其椎管外附属结构,应考虑到脊柱内固定技术。极少数神经鞘瘤呈恶性改变,手术切除后需要辅助放疗以巩固疗效及达到长期控制肿瘤复发的目的。

一、神经鞘的解剖

中枢神经系统向周围神经系统过渡变化的组织学结构改变发生在Obersteiner-Redlich区。在此处,中枢神经系统的基质支持细胞如星形细胞、少枝胶质细胞、小胶质细胞也由组成周围神经的施万细胞、神经元周细胞及纤维细胞所替代。周围神经在横截面上由许多成束的纤维组成,谓之神经束。在每一神经束内,每一单个神经纤维均由施万细胞包裹。施万细胞镶嵌在一层疏松的结缔组织上,称为神经内膜。其细胞膜被基膜包裹,在神经损伤时,基膜即成为轴突再生及髓鞘再形成的模板,引导神经再生。每一神经束周围均有另外一层结缔组织包裹,称之为神经周膜,其为半透膜屏障作用,类似中枢神经系统的血-脑屏障。施万细胞有助于调节神经束内的体液交换,并防止绝大多数免疫细胞进入神经内膜。神经外膜是一层致密的结缔组织,将多个神经束包绕于一体,组成周围神经。供应神经的营养血管均行走在神经外膜层里。在椎间孔部位,神经根袖套处的硬膜与脊神经的外膜相融合。每一个节段的神经前根及后根的神经小枝,在鞘内行走过程中缺少神经外膜,比周围神经更加娇嫩。

二、神经鞘瘤的分类

神经鞘瘤的概念一直存有争议。现代有关神经鞘瘤的分类包括两种良性类型,施万细胞瘤和神经纤维瘤。虽然施万细胞和神经纤维瘤均被认为起源于施万细胞,但它们仍表现出独立的组织学及其大体形态学的特征。

(一)施万细胞瘤

施万细胞瘤是最常见的神经鞘瘤。其可发生于任何年龄组,但以40~60岁为高峰发病年龄组。无明显性别差异。虽然可以发生在周围神经的任何部位,但最常见部位是第Ⅷ对脑神经的前庭神经部分和脊神经感觉根。

脊神经鞘瘤趋向于呈球状,包膜完整,完全占据神经小枝的起源部位。在硬膜外,特别是神经周围部,神经由神经周膜和神经外膜支持,肿瘤形状直接与其所在的空间相适应,如在椎间孔部位的可以呈球形或哑铃形。由于含有脂肪类物质,外观呈黄色,较大的肿瘤经常呈囊性变。组织学上,施万细胞瘤经典的分为Antonni A 和 B 型:Antonni A 型细胞致密排列成束状,多为双极细胞,胞核呈纺锤形,细胞质界限不分明。这些细胞平行成行排列,间隔区为无核的苍白的细胞质。Antonni B 型细胞相对不规则,含有更圆、更加浓缩的细胞核,背景呈现空泡样及微囊样改变。偶见多核聚细胞和泡沫样脂肪沉积的巨噬细胞,血管过度增生常存在,但这并不意味恶性行为。免疫组化检查显示,施万细胞瘤因含 S-100 蛋白和 Leu-7 抗原,常被浓染。

(二)神经纤维瘤

神经纤维瘤常见于多发性神经纤维瘤病 1 型(NF1)患者。发生于椎管硬膜内时像施万细胞瘤,最常起源于脊神经感觉根。在硬膜外,其比施万细胞瘤更少形成囊变,经常表现为受累脊神经梭形膨大,呈串状的神经纤维瘤可波及多个邻近的神经小枝。由于神经纤维瘤经常广泛分布于神经纤维上,因此要完全保留受累神经的功能而完全切除肿瘤往往极为困难。神经纤维瘤常由菱状施万细胞编织成束排列,细胞外基质中富含胶原及黏多糖。在 Antonni A 型区常缺乏规则的细胞构型,可见散在的轴突。在成纤维细胞及其神经周围细胞内也可常见。免疫组化常见 S-100蛋白强阳性反应。

(三)恶性神经鞘瘤

目前恶性周围神经鞘瘤的概念指包涵一组起源于周围神经的一组不同类的肿瘤,有明确的细胞恶变的证据,如多形性细胞、非典型细胞核及异形体、高度有丝分裂指数、坏死形成及血管增生等。组织学形态多变,可以包括菱形、箭尾形及其上皮样等不同细胞构型,也偶见其定向分化为横纹肌肉瘤、软骨肉瘤、骨肉瘤。组织化学染色 S-100、Leu-7 抗原及其髓基蛋白的反应也是不稳定的。在超微结构水平,某些肿瘤显示出形成不良的微管及其施万细胞线性排列形成的基板结构。主要的鉴别诊断应考虑细胞型施万细胞瘤、纤维肉瘤、恶性纤维组织细胞瘤、上皮样肉瘤和平滑肌肉瘤等。

三、神经鞘瘤的分子生物学表现

相当多的观点认为,肿瘤的发生及生长主要因基因水平的分子改变形成。许多癌症形成被认为是由于正常肿瘤抑制基因丢失及其癌基因激活。两种类型的神经纤维瘤病已被广泛研究。

遗传学研究认为NF1和NF2基因分别定位于第17号和22号染色体长臂上。两种类型的神经纤维瘤病均以常染色体显性遗传，具有高度的外显率。NF1发生率大约为0.025%，其中一半为散在患者，由更新的突变所引起。除脊神经纤维瘤外，NF1临床表现包括咖啡色素斑、皮肤结节、骨骼异常、皮下神经纤维瘤、周围神经丛状神经瘤并发某些儿童常见肿瘤（如视神经及下丘脑胶质瘤、室管膜瘤）。椎管内神经纤维瘤远比发生在椎管外的神经纤维瘤少。NF1基因编码的神经元纤维属于GTP酶激活蛋白家族的分子（220-KD）。GTP蛋白由其配体激活参与ras癌基因的下调。目前推断NF1基因突变导致变异的基因产物形成，从而不能有效地引起GTP的脱氧反应。因此，促进ras基因上调，加强了生长因子通路的信号，最终导致NF1肿瘤的特征产物出现，形成了NF1肿瘤。

NF2发生率相当于NF1的10%。其定义的特征是双侧听神经瘤，但其他脑神经、脊神经和周围神经的施万细胞瘤也很常见。皮肤表现较少发生。与NF1周围性相比较，NF2似乎更加倾向于中枢性。NF2基因编码的蛋白质似乎可以介导细胞外基质和细胞内构架之间的相互作用，有助于调节细胞分布与迁徙。这种肿瘤抑制功能的丧失似乎是隐性特征，需要在每个NF2等位基因上含有匹配的突变。零星发生的施万细胞瘤及脑膜瘤常在22号染色体上产生细胞行为异常。肿瘤形成的确切机制至今仍在研究中。有学者的新近研究表明某些恶性周围神经鞘瘤的形成与17号染色体短臂上的TP53肿瘤抑制基因的失活相关。

四、神经鞘瘤的临床表现、诊断和鉴别诊断

（一）临床表现

椎管内神经鞘瘤的患者常表现出局部疼痛、根性症状及与病变大小部位相关的脊髓损害综合征。由神经鞘瘤所引起的神经根性损害与脊柱退行性变所致的损害临床上难以分辨。因为肿瘤经常位于椎管的侧方，脊髓半横贯综合征相对常见，大约50%的神经鞘瘤发生于胸段脊柱，其余分布在颈段至腰骶部椎管内。男女性别无明显差异，症状通常发生在40～60岁年龄组。产生症状至建立诊断平均时间为2年。

（二）诊断

当神经鞘瘤发生在年轻患者或者有多个病变时，应该高度怀疑存在神经纤维瘤的可能。在磁共振影像上，神经鞘瘤T_1加权像常表现为等密度，T_2加权像为高密度。注入强化剂后，病变明显增强，边界清楚。侵袭性和破坏性变化不是肿瘤的特点，其存在提示有恶性倾向或其他诊断的可能。MRI能够构化出肿瘤与脊柱的毗邻关系。在颈椎部位，肿瘤和椎动脉的关系十分重要，因此可以在常规MRI检查的同时，加做MRA显示血管特征。如果MRI及MRA诊断仍不明确或需要进行术前栓塞椎动脉时，仍需要进行有创的脊髓血管造影检查。这些措施很少需要实施，但当处理恶性神经鞘瘤时，有时应考虑。虽然CT检查总体上比MRI检查包含的信息量要少，但在显示肿瘤钙化及其脊柱的骨性解剖结构上，仍具有优越性。这些检查优势在鉴别神经鞘瘤与脊膜瘤或起源于骨结构的肿瘤时尤为重要。在测量椎弓根大小、椎管直径及其椎体高度为植入硬件进行脊柱内固定时，CT断层常为必需的检查。平片检查虽然能发现50%的患者有异常表现，但已不作为椎管神经鞘瘤的常规检查。放射学异常发现，如脊柱侧弯、椎间孔扩大、椎弓根或椎板变薄及椎体塌陷等，常缺乏特异性。

（三）鉴别诊断

对硬膜内肿瘤，主要的鉴别诊断是脊膜瘤。脊膜瘤常好发于胸椎部位。但女性发病率明显

高于男性。肿瘤很少生长至神经孔并表现出椎旁肿块。对于肿瘤中心位于神经孔或椎旁软组织的病变,鉴别诊断应考虑到起源于交感链或背根神经节的神经节细胞瘤、神经母细胞瘤、副神经节细胞瘤或起源于局部的癌及肉瘤向心性扩展等病变。

五、神经鞘瘤的外科治疗

(一)患者选择

从手术切除的角度看,仔细分析硬膜内外、椎旁及其多个节段的定位是十分必要的。术前得出准确结论有时比较困难,但这些考虑有助于外科医师决定是否扩大手术暴露或计划分期手术及其联合入路等。对于无症状患者偶然通过影像学检查发现的肿瘤,通常采取一系列的临床及放射学跟踪监测,这种情况在NF2患者中较为常见。较大的肿瘤压迫脊髓变形或在监测下进行性增大,尽管患者无症状,但仍应该考虑手术治疗。除特殊例外情况,有症状的肿瘤患者,应该考虑手术治疗。迄今认为良性脊神经鞘瘤对放疗和化疗均无效果,手术为最佳选择。

(二)硬膜内肿瘤

绝大多数神经鞘瘤表现为硬膜下髓外病变,没有硬膜外扩展。通过常规的椎板切开、硬膜下探察、显微技术切除,肿瘤均能得到全切除。可采用俯卧位,这种姿势可以保证血流动力学稳定,减少脑脊液的流失。对于巨大的颈髓部位的肿瘤,在运送患者过程中,要特别注意姿势,防止引起脊髓损伤。鼓励医师在患者清醒状态下使用纤维光导引导下行麻醉诱导。患者俯卧位时,应保持颈椎中立位。医师一般习惯使用三钉头架固定头颅,防止眼球及面部在较长时间的操作中受压。胸部和腹部中央应该悬空,保持最佳通气状况并减少硬膜外静脉丛的压力。在颈部操作过程中,手术床的头部轻度提高,有助于静脉回流。使用能透放射线的手术床,便于在胸椎及腰椎的操作过程中使用术中透视进行术中肿瘤定位及其放置脊柱植入材料。在脊柱暴露的过程中,使用适量的肌松剂是有益的,但在分离邻近的神经组织时,应避免使用肌松剂,以便于评估自发的肌肉收缩及其术中刺激所诱发的反应。术中监测感觉及运动诱发电位在处理巨大的肿瘤有损害脊髓功能的潜在危险时具有一定价值。

在切开椎板之前准确的术中定位十分重要。在颈椎,第2颈椎棘突特别明显,定位不存在困难。在下颈椎水平及脊柱的其他水平,术中需拍片或透视,识别标志为:第1肋、第12肋或腰骶联合部,比较术野中的节段水平与术前的定位是否相符合。椎板切除范围应该在嘴侧及尾侧涵盖整个肿瘤。脊椎侧块及其关节面连接应保留,除非需要做椎间孔探察时,才有可能做部分切除。较小的病变且位于椎管侧方者,可以通过单侧椎板切开,完成肿瘤的切除。在剪开硬膜之前,准确充分对硬膜外止血,便于有效使用手术显微镜。硬膜切开范围,应超过肿瘤两极,仔细的缝合固定将有利于硬膜外的止血。尽量减少对脊髓的牵拉及旋转。用较小的棉片分别置入肿瘤两极处的硬膜下腔,减少硬膜下腔的刺激。神经鞘瘤的起源是背侧感觉根,肿瘤不断生长,侵入侧方及侧前方的硬膜下腔,蛛网膜产生粘连增厚反应,包裹肿瘤,应尽力保留蛛网膜的完整。

一般很容易找到肿瘤与脊髓的界面,而在分离肿瘤与脊神经前根的界面时,如果肿瘤巨大则比较困难。背侧神经根进入肿瘤时需要将其切断,偶尔可引起神经功能缺失。较大的肿瘤或粘连紧的肿瘤可以使用吸引、电凝、超声波及激光等技术,先做瘤内切除,再分离肿瘤与脊髓之间的粘连。通过不断改变瘤内、瘤外的操作,即使较大的肿瘤也易切除。在颈椎操作过程中,术者应注意保护嘴侧副神经的脊神经根,这些神经根往往位于肿瘤的前面。当证实肿瘤全切除后,获得绝对的硬膜下止血,严密缝合硬膜。通常可能需要自身筋膜作为硬膜修补,获得较为轻松的缝合。

呈哑铃状生长的肿瘤进入神经孔时,通常需要较为广泛的暴露,甚至切除部分或全部的关节面。硬膜切开可呈 T 形,暴露受累的神经根及其硬膜。某些患者通过显微分离可以将受累的和未受累的神经束分离开,尤其对于侵犯臂丛或马尾神经的肿瘤,应仔细分离存在重要功能的神经根。术中使用神经刺激器直接刺激神经根,有助于对有功能的神经辨认。虽然有部分学者认为受累的神经根如果有重要功能,可采取保守的措施,保留神经根,但此方法存在肿瘤复发的可能,因此在术前对于存在神经潜在损伤的危险时,应该对患者充分解释,力争全切除。对需要硬膜内外切除的肿瘤,术后硬膜缝合是一大挑战,严密的缝合难以达到。有时在神经根出口水平的硬膜袖套处近端增厚时,通常不需要缝合。此时可以通过游离的筋膜组织附上纤维蛋白胶粘贴在硬膜缺损处,其余层次的缝合一定要对位良好,防止术后脑脊液漏。如果术中修补特别薄弱,则可以放置腰部引流管数天。

起源于 C_1 和 C_2 神经根的神经鞘瘤,由于其与椎动脉的关系,常出现特殊并发症。椎动脉走行在寰椎横突孔,在 C_1 侧块后方的椎动脉切迹内走行,在枕骨大孔区硬膜内进入颅内。颈神经根向远端走行通过横突,通过椎动脉内侧,神经根和椎动脉的近端极易受损,术前应该重点评估。尤其在 C_1 和 C_2 水平,椎动脉常被肿瘤包裹,单纯后正中暴露,有时控制近心端椎动脉比较困难。可以考虑于椎动脉近心端放置球囊导管,然后切除侧块的尾侧部。暴露病变部位的椎动脉内侧,从而便于控制近端椎动脉。

(三)椎旁肿瘤和椎管内外肿瘤

硬膜下和椎间孔内的肿瘤通过椎板切除和椎间孔切开均能有效地获得手术切除。肿瘤侵及颈部、胸腔或后腹膜时需要前侧方、侧方或扩大的侧后方入路进行。如果较大的硬膜下肿瘤同时合并椎旁肿瘤时,则可考虑联合入路或分期手术将其切除。一般而言,对绝大多数患者,医师选择常规后正中入路。首先切除硬膜内病变,这样可以保证脊髓和神经根能与残留的肿瘤分开,减少随后的椎管外肿瘤手术切除时所造成的牵拉损伤。

在上颈椎,椎旁肿瘤没有显著压迫前方的椎动脉时,可以通过旁正中切口暴露中心为 C_1 和 C_2 的棘突和横突中点,做 C_1 的半侧椎板切开术,暴露椎动脉的 C_0 至 C_1 段。对 C_1 神经根的病变,应联合较小的开颅,其前界为乙状窦侧方。对于肿瘤位于椎动脉前方者如果从后方切除肿瘤,有较大的损害椎动脉的危险,故应选择侧方入路。还可选用耳后 S 形切口,使其中心位于 C_1 至 C_2 横突。胸锁乳突肌应从乳突尖部离断,并向前方牵引。应该仔细分辨和保护副神经。椎动脉位于颈内静脉和胸锁乳突肌之间。

对胸椎椎间孔外的较大肿瘤,可以通过前侧方经胸腔入路,胸膜外入路或改良的肋骨横突切除后路进行肿瘤切除,虽然对相邻的胸膜要仔细保护,如果有所损伤,常规不需要放置胸管,除非合并相应部位的肺损伤时,导致了气胸,应做胸腔闭式引流。如果胸膜破损,应予以缝合或修补,这样做可以减少胸腔 CSF 漏。进入椎体内的肿瘤内容物可以使用剥离子将其完全刮除。由于一侧肋骨切除合并一侧椎旁切除及关节突切除,易形成侧弯畸形。因此,需要做后路钩棒或螺钉棒内固定术,恢复相应部位的脊柱稳定性。如果后路需要双侧暴露,则后路固定是必需的。

腰椎旁病变可以采用后腹膜外入路,但由于椎旁肌肉深在,髂骨覆盖,对腰骶部肿瘤的暴露显得较为困难。通过对椎旁肌肉的仔细分离能够保证其内侧及侧方均能牵引开,并且切除部分髂嵴骨质等措施,均能增加暴露。部分学者比较赞同采用直接后路暴露椎管内及椎间孔内外呈哑铃形的肿瘤,然后做手术切除。对于较大的椎旁肿物,采用联合的常规的后腹膜入路。通常首先进行后正中入路操作及其完成相应的脊柱稳定固定术。然后将患者去除消毒敷料,重新摆体位,侧屈俯位,保持椎旁病变位于最高点。这一入路可以直视上、中腰椎区域病变。如果切除第12肋,将有助于暴露 L_1 椎体和膈肌附着点结构。腰大肌向后游离,便于显露椎体前侧方和椎间孔,腰丛通常位于腰大肌深面。如果椎旁肌肉与肿瘤粘连紧密或者分离困难,通常容易引起神经损伤。如果肿瘤浸润在腰大肌,则通过囊内切除与囊外分离,阻断肿瘤与腰大肌的粘连结构。术中神经电刺激对于鉴别因肿瘤压迫变薄或拉长的神经组织与肌纤维组织有一定价值。

神经鞘瘤也可位于骶管内或骶管前。原发于骶管内病变可通过后路骶管椎板切除,暴露肿瘤。肿瘤充满整个骶管并不常见,如果这样,则术中对未侵犯的神经根辨认和保留非常困难。术中直接电刺激和括约肌肌电图将有助于保护上述所及的神经组织。如果 S_2 到 S_4 神经根,至少一侧保留完整,则膀胱及直肠括约肌功能将有维持的可能。较小的骶骨远端病变可以通过后路经骶骨入路切除。在正中切开骶骨椎板后,识别并切除骶管内病变成分,然后切断肛尾韧带,这样便可以用手指分离远端骶前间隙,在分离好骶尾部肌肉后,切除尾骨与远端骶骨,用手指钝性分离,游离肿瘤与直肠结构基底周围的疏松组织,然后根据肿瘤大小和特征进行整块切除或块状切除。

(四)恶性神经鞘瘤

当脊柱脊髓发生恶性神经鞘瘤(MPNST)侵犯时,控制肿瘤的目的通常难以达到。如前所述,MPNST 可以散发,或为放疗的后期并发症,多达50%的患者发生 NF。脊柱 MPNST 的外科治疗目的主要为姑息性治疗,缓解疼痛和维持功能,然而由于肿瘤具有局部恶性破坏倾向,因此最佳治疗措施仍为大部切除加局部放疗。化疗无肯定疗效。患者的生存率为数月到一年。

(李 喆)

第十一节 脊 膜 瘤

脊膜瘤发病率位居椎管内肿瘤的第二位,占椎管内肿瘤的10%~15%。脊膜瘤多见于中年人,好发年龄为40~60岁,青年人发病率低,儿童极少见。男女比例1:4。脊膜瘤多发生在胸段(81%),其次是颈段(17%),腰骶部较少(2%)。绝大多数脊膜瘤位于髓外硬膜内,约10%生长在硬脊膜内外或完全硬脊膜外。脊膜瘤多位于脊髓的背外侧,上颈段及枕骨大孔的腹侧或侧前方也为常发部位,基底为硬脊膜。常为单发,个别多发。脊膜瘤绝大多数是良性肿瘤。

一、病理

脊膜瘤起源于蛛网膜内皮细胞或硬脊膜的纤维细胞,尤其是硬脊膜附近神经根周围的蛛网膜帽状细胞。肿瘤包膜完整,以宽基与硬脊膜紧密附着。肿瘤血运来自硬脊膜,血运丰富。瘤体多呈扁圆形或椭圆形,肿瘤组织结构较致密硬实,切面呈灰红色。

常见肿瘤亚型。①内皮型:由多边形的内皮细胞嵌镶排列而成,有时可见旋涡状结构,多起源于蛛网内皮细胞。②成纤维型:由梭形细胞交错排列组成,富有网状纤维和胶原纤维,有时可见有玻璃样变,多起源于硬脊膜的纤维细胞。③砂粒型:在内皮型或纤维型的基础上散在多个砂粒小体。④血管瘤型:瘤组织由大量形态不规则的血管及梭形细胞构成,血管壁透明变性,内皮细胞无增生现象,丰富血管基质中见少量肿瘤性脑膜细胞巢。

二、临床表现

脊膜瘤生长缓慢,早期症状不明显。首发症状多为肢体麻木,其次是乏力,根性痛居第三位。晚期临床表现与神经纤维瘤类似。

三、辅助检查

(一)腰椎穿刺及脑脊液检查

脑脊液蛋白含量中度增高。压颈试验出现蛛网膜下腔梗阻。

(二)X线平片检查

X线平片的表现与神经纤维瘤基本相似,但脊膜瘤的钙化率比神经纤维瘤高,因此,有的脊膜瘤可发现砂粒状钙化。

(三)CT检查

CT平扫时肿瘤为实质性,密度稍高于正常脊髓,多呈圆形或类圆形,边界清楚,瘤内可有钙化点,肿瘤均匀强化。椎管造影CT扫描可见肿瘤处蛛网膜下腔增宽,脊髓受压向对侧移位,对侧蛛网膜下腔变窄或消失。

(四)MRI检查

MRI检查具有重要的定位、定性诊断价值。MRI平扫的矢状位或冠状位显示肿瘤呈长椭圆形,T_1加权像多呈等信号或稍低信号,边缘清楚,其与脊髓之间可有低信号环带存在。T_1加权像信号均匀,稍高于脊髓,钙化显著时信号也可不变质。肿瘤均匀强化,硬脊膜尾征为其特征性表现(图2-9A、B)。

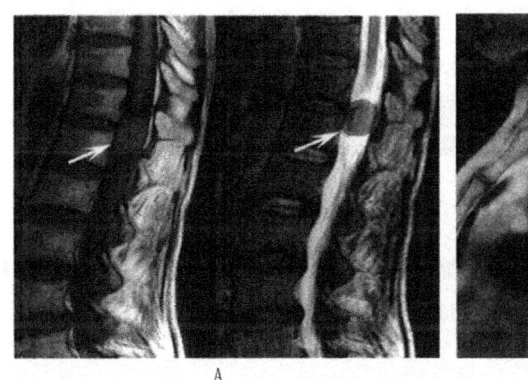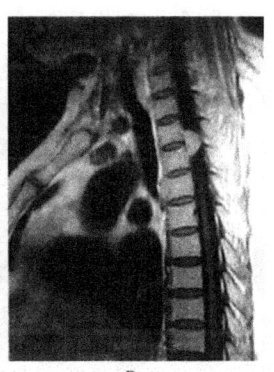

图2-9 脊膜瘤
A.平扫MRI表现;B.强化MRI表现

四、诊断

中年以上妇女缓慢出现肢体麻木无力时应及时行辅助检查,明确诊断,以防误诊。

五、治疗

手术切除为首选治疗。

手术时应注意:①肿瘤附着的硬脊膜应一并切除以防止复发。②应先断其基底以减少出血。

③对于脊髓腹侧肿瘤,应先行包膜内分块切除,肿瘤体积缩小后再切除包膜。

手术后并发症与神经纤维瘤相同。

六、预后

脊膜瘤为良性肿瘤,完全切除后,预后良好。

(李 喆)

第十二节 室管膜瘤

室管膜瘤占颅内肿瘤的2%～9%,占神经上皮性肿瘤的18.2%,男性多于女性,多见儿童和青年。位于幕下的肿瘤占3/4,位于幕上的肿瘤占1/4,在儿童中幕下肿瘤占大多数。肿瘤多位于脑室内,少数肿瘤主体位于脑组织内。

一、诊断

(一)临床表现

1. 第四脑室室管膜瘤

(1)颅内压增高症状,其特点为间歇性,与头位变化有关,晚期呈强迫头位。

(2)脑干症状与脑神经损害症状,当肿瘤压迫或向第四脑室底浸润时可产生此症状。

(3)小脑症状,多表现为走路不稳,常见眼球震颤,部分有共济失调。

2. 侧脑室室管膜瘤

(1)颅内压增高症状。

(2)肿瘤局部症状,尤其当肿瘤向内囊、丘脑侵犯时,表现为对侧肢体轻瘫、偏身感觉障碍和中枢性面瘫。

3. 第三脑室室管膜瘤

第三脑室室管膜瘤极为少见。由于第三脑室腔隙狭小,极易阻塞脑脊液循环道路,造成梗阻性脑积水。室管膜瘤位于第三脑室前部时可出现视神经压迫症状。

4. 脑内室管膜瘤

其组织来源为胚胎异位室管膜细胞,幕上多见于额叶和顶叶内,临床表现与脑各部占位症状相似,术前确诊困难。

5. 复发和转移瘤

复发率较高,易发生椎管内播散性种植,颅外转移甚为少见。

(二)辅助检查

1. 腰椎穿刺检查

绝大多数患者腰穿压力增高,约半数患者蛋白增高,可行脱落细胞检查。

2. 颅骨X线片检查

多数患者有颅内压增高征象,肿瘤钙化也多见于室管膜瘤。

3.头颅CT检查

位于侧脑室内的肿瘤一般显示不均匀的等密度或略高密度影,位于第四脑室的肿瘤多数体积较大,有梗阻性脑积水,增强扫描呈不均匀强化。

4.头颅MRI检查

T_1加权上多呈低信号或等信号,T_2加权呈明显高信号,肿瘤具有明显异常对比增强。

二、治疗

(一)手术治疗

手术治疗是肿瘤治疗的主要手段。

(二)放射治疗

室管膜瘤为放射治疗中度敏感肿瘤之一,术后放射治疗有助于改善预后,但对于放射治疗的范围尚有争议。

(三)化学治疗

化学治疗是肿瘤治疗的辅助手段之一。

三、预后

影响室管膜瘤预后的因素包括肿瘤部位、组织学类型、复发速度和年龄。术后平均复发在20个月之内,5年生存率为30%以上。

(李 喆)

第十三节 椎管内转移瘤

椎管内转移瘤又称脊髓转移瘤,是身体其他部位的组织或器官的恶性肿瘤通过血行转移到脊髓或脊髓附近直接侵袭脊髓。椎管内转移瘤通常起病急、发展快,短期内即可造成严重的脊髓损害。椎管内转移瘤约占椎管内肿瘤的15%。

常见的原发肿瘤为肺癌、乳腺癌、前列腺癌,其次为淋巴瘤、肉瘤、肾癌、黑色素瘤,除此之外,也有脊柱恶性骨瘤的直接侵入。淋巴瘤或白血病对脊髓侵袭多见于老年人和中年人。椎管内转移瘤多发生于胸段,其次为腰段,颈段和骶段相对少见。椎管内转移瘤大部分位于硬脊膜外,常破坏椎板而侵入椎旁肌肉组织中,椎体受累占80%以上。30%~50%为多发转移灶。

一、临床表现

(一)起病方式

起病急、病情发展快,发病后多在1个月内出现脊髓休克,呈弛缓性瘫痪。

(二)首发症状

背部疼痛是最常见的首发症状。可表现为三种类型。

(1)局部痛:最常见,多呈持续性、进行性,不受运动或休息影响。

(2)脊柱痛:疼痛可随运动而加重,随休息而减轻。

(3)根性痛:运动可使疼痛加重。根性痛以腰骶段病变多见,其次为颈段、胸段。

(三)神经损害症状

一般在疼痛持续数天至数周后出现神经感觉、运动与自主神经功能障碍。多数情况下,一旦出现神经损害症状,病程即迅速发展,可在数小时至数天内出现截瘫。

二、辅助检查

(一)CT 检查

CT 可以显示脊柱局部骨质破坏,椎体膨大、塌陷或脊柱畸形等,强化扫描可见到不同程度强化的病灶。

(二)MRI 检查

MRI 是诊断椎管内转移瘤的最佳检查之一。MRI 可以三维观察病灶,并有利于发现多发病灶之间的关系。其除可显示椎体破坏、塌陷或脊柱畸形外,还可以显示脊髓受侵害的程度。多数椎管内转移瘤在 MRI 的 T_1 加权像上呈低信号,T_2 加权像上呈高信号,并有不同程度的强化(图 2-10A、B)。

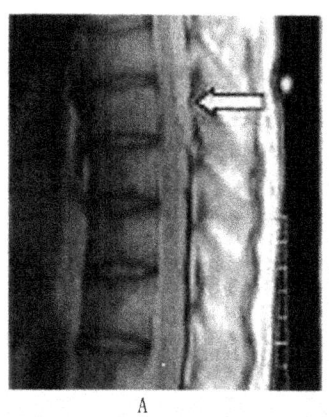
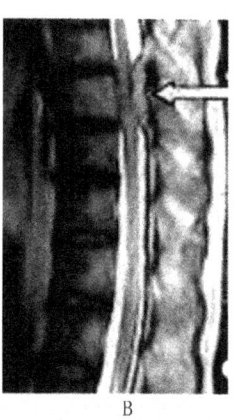

图 2-10　椎管内转移瘤的 MRI 表现

A.T_1 加权像;B.T_2 加权像

(三)单光子发射计算机断层扫描(SPECT)检查

SPECT 在诊断全身性转移瘤方面有其独特的优势,但因其价格高不能作为首选检查方法,只有在 MRI 不能确定时才考虑选择应用。SPECT 在显示椎体外病灶(椎弓、椎板、横突、棘突)方面优于 MRI,可同时显示多发性病灶,表现为放射性核素的局部集聚。

三、诊断

对于有肺癌、乳腺癌、前列腺癌、淋巴瘤等容易发生骨转移的恶性肿瘤患者一旦出现背部疼痛或无肿瘤史但新近出现局部疼痛或根性痛并伴脊柱压痛且卧床休息不能缓解随后出现脊髓受压症状者,要高度怀疑椎管内转移瘤。应及时行辅助检查,明确诊断。早期诊断对椎管内转移瘤极为重要,若能早期诊断,97%的患者可保存运动功能。

四、治疗

(一)非手术治疗

对于放疗敏感的椎管内转移瘤,采取放疗加激素治疗的方式不仅能缓解疼痛等临床症状,而且可以抑制病灶的发展,尤其是多发性病灶,更适合放疗。对于化疗敏感的肿瘤(如淋巴瘤、神经母细胞瘤)也可以进行化疗。

(二)手术治疗

椎管内转移瘤手术治疗的意义与效果存在争议。多数人认为对普通放疗不敏感的肿瘤,可选择手术治疗、伽马刀或射波刀等定向放疗切除。手术的目的有2个方面。①根治性切除病灶,达到局部治愈。②缓解疼痛,保存神经功能,改善脊柱稳定性。但是,对于预计生存期有限的衰弱患者,广泛脊柱转移、重要脏器严重疾病及胸膜或后腹膜疾病的患者,一般不考虑手术治疗。

手术方式根据不同病情,多选择局部病灶切除、脊髓减压术与脊柱固定术。手术后除继续应用激素外,还要根据情况配合放疗或化疗。

五、预后

患者的预后与发病快慢、进展速度、治疗前神经功能状态、原发肿瘤性质和部位、椎体受累数量、患者年龄、体质情况和治疗方法等因素有关。

发病急、进展快者,预后不良;治疗前神经功能状态良好者,预后相对好;发生截瘫超过24小时者,运动功能预后差;单发转移灶者预后好于多发转移灶者;肾癌脑转移瘤者优于乳腺癌、前列腺癌和肺癌脑转移瘤者;乳腺癌脑转移瘤者优于肺癌脑转移瘤者。

放疗的效果通常与放疗前神经功能状态、病程进展速度和肿瘤对放疗的敏感性有关。

有报道表明,手术治疗可使82%的患者术后病情改善,中位生存期为16个月,2年生存率为46%。

一组72例胸椎转移瘤进行前入路经胸椎体切除减压术加椎体重建与固定术中,术后92%的患者疼痛缓解,52%的患者恢复正常肌力,1个月内的死亡率为3%,1年的生存率为62%。在后入路手术加脊柱固定术的资料中,6个月的生存率为51%,1年生存率为22%。

部分儿童患者的预后相对较好,经综合治疗可获得长期生存。因此,对儿童脊柱转移瘤,特别是继发于神经源性肿瘤者,应采取积极治疗。

(李 喆)

第三章 甲状腺外科疾病

第一节 急性甲状腺炎

急性甲状腺炎是甲状腺发生的急性化脓性感染,它是细菌或真菌感染所致。细菌或真菌经血液循环、淋巴道或邻近化脓病变蔓延侵犯甲状腺引起急性化脓性炎症,使甲状腺组织发生变性、渗出、坏死、增生等炎症病理改变从而导致一系列临床表现。由于甲状腺血运极为丰富、淋巴回流良好、有完整的包膜且甲状腺组织内碘浓度高,故其抗感染力强,其受感染形成甲状腺炎的概率不高。

一、病因

常见的病原菌为金黄色葡萄球菌、溶血性链球菌、肺炎链球菌、革兰氏阴性菌等。细菌可经血道、淋巴道、邻近组织器官感染蔓延或穿刺操作进入甲状腺。大部分患者继发于上呼吸道、口腔或颈部软组织化脓性感染的直接扩散。少部分患者继发于败血症或颈部开放性创伤。营养不良的婴儿、糖尿病患者、身体虚弱的老人或免疫缺陷的患者易发急性甲状腺炎。梨状窝瘘是引起儿童急性甲状腺炎的主要原因。曾有报道1例癌性食管-甲状腺瘘并甲状腺需氧菌和厌氧菌混合感染甲状腺炎的报道。病毒感染非常罕见,但已有数例 AIDS 患者患甲状腺巨细胞病毒感染的报道。

二、病理

(一)一般检查

甲状腺呈弥漫性或局限性肿大,如发病前甲状腺正常,多呈弥漫型;如原有甲状腺腺瘤或结节,则多为局限型。炎症可累及单侧甲状腺或双侧甲状腺,有的仅限于峡部。炎症的后期可表现为局部脓肿。

(二)镜检

典型的急性甲状腺炎的组织学变化是在甲状腺内有大量中性粒细胞浸润及组织坏死,呈急性化脓性炎或非化脓性炎改变,化脓性炎常见微脓肿形成、甲状腺滤泡破坏、血管扩张充血,有时可见细菌菌落。

三、临床表现

急性甲状腺炎多见于中年女性。发病前1~2周多有咽痛、鼻塞、头痛、全身酸痛等上呼吸道感染表现。

(一)症状

突然发病,患者出现寒战高热、出汗及全身不适,甲状腺部位出现疼痛,疼痛可波及耳后、枕部,颈部后伸、吞咽时甲状腺疼痛加剧,疼痛可向两颊、两耳或枕部放射。若化脓则出现胀痛、跳痛。严重者可有声嘶、气促、吞咽困难等表现,并有邻近器官或组织感染的征象。

(二)体征

体温可在38~39℃或以上,急性病容,甲状腺肿大并出现局部肿块,局部皮肤发红、发热,甲状腺区有明显触痛,呈现红肿热痛的典型炎症表现。成脓后局部可出现波动感。少数患者可发生搏动性肿物。患者可有心动过速等。

(三)并发症

急性甲状腺炎的并发症较为罕见。

1.甲状腺功能减退

腺体组织的坏死和脓肿形成可引起甲状腺功能减退。主要原因为感染导致的腺体破坏,临床可出现暂时性甲状腺功能减退。

2.脓肿压迫症

甲状腺脓肿压迫神经和气管,可出现声带麻痹、气管阻塞、局部交感神经功能紊乱等表现。

3.感染局部蔓延

甲状腺脓肿破裂向周围组织和器官(前纵隔、气管及食管)穿破及扩散,可导致颈内静脉血栓形成和气管穿孔等。

4.感染全身扩散

感染经血路全身扩散,患者可并发肺炎、纵隔炎、心包炎、脓毒血症等。若延误治疗常可导致死亡。

5.急性甲状腺炎复发

在复发性急性甲状腺炎中,80%的患者是因为持续存在梨状窦-甲状腺瘘。其中的92%发生在甲状腺左叶,6%发生在右叶,2%为双侧甲状腺发生。

四、相关辅助检查

(一)实验室检查

1.血常规检查

周围血白细胞计数和中性粒细胞升高。

2.红细胞沉降率及C反应蛋白检查

红细胞沉降率加快;C反应蛋白增高。

3.甲状腺的功能检查

细菌感染的急性甲状腺炎患者,其甲状腺的功能大都正常;但在真菌感染的患者中,甲状腺功能大多偏低,而分枝杆菌感染的患者的甲状腺激素水平常偏高。

4.细菌学检查

甲状腺局部穿刺抽吸脓液进行细菌培养与革兰氏染色有助于确定感染细菌;做药敏试验有助于抗菌药物的选择。

(二)甲状腺扫描检查

90%以上的细菌感染患者和78%的分枝杆菌感染患者,可发现凉结节或冷结节。有甲状腺包块的部位呈放射性分布缺损。

(三)甲状腺B超检查

可发现甲状腺单叶肿胀或脓肿形成。

(四)影像学检查

1.X线检查

X线检查可了解气管偏移或受压情况,有时可发现甲状腺及甲状腺周围组织中由产气杆菌产生的游离气体。

2.CT或MRI检查

CT或MRI检查有助于纵隔脓肿的诊断。

五、治疗

对于急性甲状腺炎患者,由于有感染、高热、甲状腺局部的红肿热痛,治疗以控制感染为主,并给予甲状腺局部对症处理,补足液体和能量。

(一)抗菌药物应用

在甲状腺局部穿刺脓液细菌培养及药敏试验未出结果前,宜选用广谱抗生素。通常针对链球菌和金黄色葡萄球菌感染选用抗生素。病情轻者可采用口服耐青霉素酶的抗生素,如氯唑西林、双氯西林或联合青霉素及β-内酰胺酶抑制剂。但是大多数患者有高热及甲状腺局部的红肿热痛,症状较重,应采用静脉给药,常用青霉素类、第二代头孢菌素类;对青霉素过敏者,可选用大环内酯类药物或氯霉素,有效抗生素的使用至少持续14天。如果伴有血行感染,有败血症、脓毒血症时,宜联合两种抗菌药物应用,如针对革兰阳性菌和革兰阴性菌的抗生素有红霉素或阿奇霉素与第三代头孢菌素联用。对于病情重者,要结合细菌培养和药敏结果选择抗菌药物,以及时、有效地控制感染,防止炎症进一步发展和脓肿形成,防止病情恶化。

(二)局部处理

早期宜用冷敷,晚期宜用热敷。有脓肿形成时应早期行切开引流;行B超或CT检查,可发现局部脓肿;发现游离气体时,需切开引流,以免脓肿破入气管、食管、纵隔内。如有广泛组织坏死或持续不愈的感染时,应行甲状腺切除手术,清除坏死组织,敞开伤口。

(三)营养支持疗法

对于感染性疾病有高热者,应补足液体量,输入葡萄糖盐水等液体。甲状腺部位的疼痛可能影响患者进食,如果通过进食不能达到患者每天所需热量,可以经静脉补充能量。

(四)甲状腺激素替代治疗

在严重、广泛的急性甲状腺炎,或组织坏死导致暂时性或长期性甲减时,应行甲状腺激素替代治疗,如左甲状腺素每天25~50μg口服,根据甲状腺功能调整用量。

六、预后

本病的预后良好,可以自然缓解。一些患者在病情缓解数月内还可能再次或多次复发,反复发作虽不常见,但在临床上可能遇到,最终甲状腺功能会正常。然而,甲状腺局部不适可持续存在几个月。通常,在病后数周或数月以后,大多数患者的甲状腺功能指标均恢复正常,而滤泡贮碘功能的恢复却很慢。永久性甲状腺功能减退的发生率不到10%,极少数患者可发展为慢性淋巴细胞性甲状腺炎或毒性弥漫性甲状腺肿。

(孔德华)

第二节 亚急性甲状腺炎

亚急性甲状腺炎又称为亚急性肉芽肿性甲状腺炎、非感染性甲状腺炎、巨细胞甲状腺炎、移行性甲状腺炎等。本病可因季节或病毒流行而有人群发病的特点。本病呈自限性,是最常见的甲状腺疼痛疾病。

一、病因与发病机制

其病因尚未完全阐明,一般认为和病毒感染有关。本病多见于 HLA-BW35 的妇女。发病前 1~3 周患者常有上呼吸道感染史,发病常随季节变动而具有一定的流行性。患者血中有病毒抗体存在(抗体的效价高度和病期相一致),最常见的是柯萨奇病毒抗体,其次是腺病毒抗体、流感病毒抗体、腮腺病毒抗体等。虽然已有报道,从亚急性甲状腺炎患者的甲状腺组织中分离出腮腺炎病毒,但亚急性甲状腺炎的病因是病毒的确实证据尚未找到。另外,中国人、日本人的亚急性甲状腺炎与 HLA-BW35 有关联,提示人群对病毒的易感性具有遗传因素的影响,但也有患者与上述 HLA-BW35 无关。

有人认为本病属于自身免疫性疾病,因为有报道发现在 35.1%~42.0% 的亚急性甲状腺炎患者的血液循环中存在直接针对 TSH 受体抗体、甲状腺过氧化物酶抗体(TPOAb)和甲状腺球蛋白抗体(TgAb),这些为多克隆抗体,其很可能继发于病毒感染致甲状腺滤泡破坏后的抗原释放。

二、病理改变

甲状腺通常为双侧肿大,但不对称,质地较实。切面可见到透明的胶质,其中有散在的灰色病灶。显微镜下见病变甲状腺腺泡被肉芽肿组织替代,其中有大量慢性炎症细胞、组织细胞和吞噬胶性颗粒的巨细胞形成,病变与结核结节相似,故有肉芽肿性或巨细胞性甲状腺炎之称。

肉眼可见甲状腺呈不均匀结节状轻至中度增大,质实、橡皮样。切面病变呈灰白或淡黄色,可见坏死或瘢痕,常与周围组织有粘连。

光镜下病变呈灶性分布,范围大小不一,发展不一致。部分滤泡被破坏,胶质外溢,引起类似结核结节的肉芽肿形成,并有大量的中性粒细胞及不等量的嗜酸性粒细胞、淋巴细胞和浆细胞浸润,可形成微小脓肿,伴异物巨细胞反应,但无干酪样坏死。愈复期巨噬细胞消失,滤泡上皮细胞再生、间质纤维化、瘢痕形成。

三、临床表现

此病多见于中年妇女。发病有季节性,夏季是其发病的高峰期。起病时患者常有上呼吸道感染的症状。典型者整个病期可分为早期伴甲亢、中期伴甲减及恢复期3期。

(一)早期

起病多急骤,有上呼吸道感染的前驱症状,呈发热,伴以怕冷、寒战、疲乏无力和食欲缺乏等。随之出现最为特征性的表现:甲状腺部位的疼痛和压痛。疼痛常向颌下、耳后或颈部等处放射,咀嚼和吞咽时疼痛加重。甲状腺病变范围不一,可先从一叶开始,以后扩大或转移到另一叶;或始终限于一叶。病变腺体肿大、坚硬,压痛显著。病变广泛时,泡内甲状腺激素及碘化蛋白质一时性大量释放入血,因而除感染的一般表现外,尚可伴有甲亢的常见表现,如心慌、多汗等,但通常不超过4周。

(二)中期

当甲状腺腺泡的储备功能由于感染破坏而发生耗竭,甲状腺实质细胞尚未修复前,血清甲状腺激素浓度可降至甲状腺功能减退水平,临床上也可转变为甲减表现。临床上本病大部分患者不出现甲减期,经历甲亢期后,由过渡期直接进入恢复期。

(三)恢复期

症状渐好转,甲状腺肿及结节渐消失,也有不少患者遗留小结节,以后缓慢吸收。如果治疗及时,患者大多可得到完全恢复,只有极少数变成永久性甲状腺功能减退。

在轻症或不典型患者中,患者无明显发热或有低热,甲状腺略增大,有轻微疼痛和压痛,全身症状轻微,临床上也未必有甲亢或甲减的表现。本病病程长短不一,可自数周至半年以上,一般为2～3个月,故称亚急性甲状腺炎。病情缓解后,尚可能复发。

四、实验室及相关辅助检查

(一)红细胞沉降率和血细胞计数检查

红细胞沉降率明显增快,血白细胞计数一般正常或轻中度增高。

(二)甲状腺功能检查

在亚急性甲状腺炎早期,血清 TT_3、TT_4、FT_3、FT_4 可升高,TSH 降低;TgAb、TPOAb 部分患者可呈阳性。后期少数患者因甲状腺组织破坏,血清甲状腺激素水平可降低,TSH 升高。

(三)甲状腺核素成像检查

甲状腺摄 ^{131}I 率明显降低,与早期血清甲状腺激素水平增高呈现"分离"现象。甲状腺核素扫描示甲状腺显影不均匀或呈放射稀疏区,甲状腺也可不显影。

(四)彩色多普勒超声检查

在急性阶段,受累增大的甲状腺组织没有血运增加,超声示低回声区;而在恢复阶段,超声显示为伴轻微血运增加的等回声区。

(五)甲状腺细针穿刺和细胞学检查

可见特征性多核巨细胞或肉芽肿样改变。此检查不作为诊断本病的常规检查。

五、诊断与鉴别诊断

(一)诊断

患者如有发热并伴有上呼吸道感染史,短期内出现甲状腺部位的疼痛,查体显示甲状腺肿大或伴单个或多个结节,触之坚硬而有显著压痛,临床上可初步拟诊为本病。实验室检查早期红细胞沉降率增快,血白细胞正常或增高。血 T_3、T_4、FT_3、FT_4 可增高,TSH 降低,而甲状腺摄 ^{131}I 率可降为 10% 以下,甲状腺扫描部位呈放射稀疏区或不显影,这一特征对诊断本病有重要意义。血甲状腺免疫球蛋白初期也可升高,其恢复正常也比甲状腺激素晚。超声检查在诊断和判断其活动期方面是一个较好的检查方法。超声显像压痛部位常呈低密度病灶。细胞穿刺或组织活检可证明巨核细胞的存在。

(二)鉴别诊断

诊断亚急性甲状腺炎时需要与下列疾病相鉴别。

1.甲状腺囊肿或腺瘤样结节急性出血

其常见于用力活动后骤然出现甲状腺部位的疼痛,甲状腺在短时间内肿大,查体显示甲状腺不均匀性肿大,局部有包块且有波动感,有的伴有压痛。查红细胞沉降率正常,血常规正常,甲状腺功能正常,甲状腺超声检查示包块内有液性暗区。

2.慢性淋巴细胞性甲状腺炎

多数患者有多年甲状腺肿大的病史,甲状腺肿大,质地韧或偏硬,有橡皮样感,无压痛;病程长者呈结节样肿大。急性发病可伴有甲状腺疼痛及触痛。腺体多是广泛受累,甲状腺功能正常或降低,血中 TGA、TMA 及 TPOAb 大多升高。病程长者可逐渐出现甲状腺功能减退。

3.Graves 病

亚急性甲状腺炎伴有甲亢表现时,需要与 Graves 病相鉴别。Graves 病时甲状腺多呈弥漫性肿大,无压痛。甲状腺激素水平升高,甲状腺摄 ^{131}I 率也升高。

4.急性化脓性甲状腺炎

急性化脓性甲状腺炎可见到身体其他部位有脓毒病灶,甲状腺的邻近组织存在明显的感染反应,白细胞计数明显升高,并有发热反应。急性化脓性甲状腺炎对放射性碘的摄取功能仍然存在。

六、治疗

亚急性甲状腺炎属于自限性疾病,预后良好。对本病无特殊治疗,主要治疗包括两方面:减轻局部症状和针对甲状腺功能异常。一般来说,大多数患者仅行对症处理即可。

(1)轻症患者不需特殊处理,可适当休息,应用非甾体抗炎药,如阿司匹林、吲哚美辛、布洛芬等,疗程一般不超过 2 周。

(2)全身症状重,甲状腺肿大、压痛明显者及非甾体抗炎药治疗无效者应用糖皮质激素治疗,可迅速缓解疼痛,减轻甲状腺毒症症状。一般初始给予泼尼松每天 20~40 mg,分 2~3 次服用,1~2 周后根据病情改善情况逐渐减量至停用,总疗程为 6~8 周。停药后部分患者可能反复,再次用药仍然有效;过快减量、过早停药可使病情反复。也可以合用非甾体抗炎药,这不但可以消除疼痛,还可以减少病情反复。在治疗中监测红细胞沉降率改变,可指导用药。糖皮质激素并不会影响本病的自然过程,如果应用糖皮质激素后撤减药量过多、过快,反而会使病情加重。也有人提出,如果糖皮质激素连续使用,所用剂量可使患者不出现症状直至其放射性碘摄取率恢复正常,可能避免病情复发。

(3)本病伴甲亢是暂时的且甲状腺摄碘率低,不是放射性碘治疗的典型症状。硫脲类药物可破坏甲状腺激素的合成,但亚急性甲状腺炎血中过多的甲状腺激素是来源于被破坏了的滤泡释出的 T_4 和 T_3,而不是合成和分泌增多所致,大多数的患者无须使用抗甲状腺药物。如患者的心率快可给予小剂量普萘洛尔缓解症状,少数患者的甲亢症状明显,且有明显的高代谢综合征,也可以给予小剂量的抗甲状腺药物如丙硫氧嘧啶或甲巯咪唑治疗,但是疗程要短,还要及时监测甲状腺功能,防止出现甲减。

本病如出现甲减期也常是暂时的,通常甲减症状较轻,所以不需应用甲状腺激素替代治疗;除非患者的甲减症状明显,TSH 升高,此时可用甲状腺制剂如左甲状腺素,可防止由 TSH 升高引起的病情再度加重。病情较重者,可用甲状腺激素替代一段时间。约有 10% 的患者可发生永久性甲状腺功能减退,需要长期应用甲状腺素替代治疗。有报道称中药对本病的急性期有较好的治疗效果。

七、预后及预防

本病的预后良好,可以自然缓解。

防止亚急性甲状腺炎的发生,主要在于增强机体抵抗力。避免感冒、上呼吸道感染、咽炎等细菌或病毒感染,对预防本病的发生有重要意义。

(孔德华)

第三节 慢性淋巴细胞性甲状腺炎

慢性淋巴细胞性甲状腺炎又称自身免疫性甲状腺炎,为自身免疫性疾病。其包括两种类型:①甲状腺肿型,即桥本甲状腺炎(hashimoto thyroiditis,HT);②甲状腺萎缩型,即萎缩性甲状腺炎。两者有相同的甲状腺自身抗体和变化的甲状腺功能,而部分萎缩性甲状腺炎伴有阻滞性的 TSH 受体抗体,后者可能为前者的终末期。桥本甲状腺炎多见于 30~50 岁女性,起病隐匿、发展缓慢、病程较长。其主要表现为甲状腺肿大,多数为弥漫性、少数为局限性,部分以颜面、四肢肿胀感起病。

一、病因与发病机制

本病为遗传因素和多种内外环境因素综合影响的自身免疫性甲状腺病。其病因和发病机制没有完全清楚,目前认为与下列因素有关。

(一)遗传因素

本病的发生与自身免疫性疾病的发病机制密切相关。本病有家族簇集现象,约 10% 的患者有家族史,且女性多发。国外在 HLA 遗传因子研究中发现,欧美白人与 HLA-DR3 和 HLA-DR5 有关;中国人 HLA 与桥本甲状腺炎关联的研究发现,其 HLA-DR9 与 HLA-BW64 抗原频率都显著高于正常;而日本人则是 HLA-BW53 出现频率较高。临床上常见到桥本甲状腺炎的多发家族,可见遗传因素在其发病中起了重要作用。

(二)自身免疫反应

本病为自身免疫性疾病的佐证为,在本病患者的血清中抗甲状腺抗体明显升高,如甲状腺球蛋白抗体(TgAb)与甲状腺过氧化物酶抗体(TPOAb)常明显升高。部分患者血清甲状腺刺激阻断抗体值升高。

(三)细胞免疫

细胞免疫的证据是甲状腺组织中有大量浆细胞和淋巴细胞浸润及淋巴滤泡形成。有母细胞形成,移动抑制因子和淋巴毒素产生。本病患者的T细胞有致敏活性,相应的抗原主要是甲状腺细胞膜。

(四)与其他自身免疫性疾病并存

有的患者同时伴随其他自身免疫疾病如恶性贫血、播散性红斑狼疮、类风湿关节炎、干燥综合征、1型糖尿病、慢性活动性肝炎等。

本病后期甲状腺功能明显低下时,临床上呈黏液性水肿。患者的抑制性T细胞遗传性缺陷导致甲状腺自身抗体产生。结合本病中有K细胞介导免疫,释放出包括淋巴毒素在内的可溶细胞,导致甲状腺细胞损害。

二、病理表现

甲状腺腺体大多呈弥漫性肿大,质地坚实、表面苍白,切面均匀呈分叶状,无坏死或钙化。初期甲状腺腺泡上皮呈炎症性破坏、基膜断裂,胞质呈现不同程度的伊红着色,并有甲状腺腺泡增生等变化,以上表现为本病的特征性病理。后期甲状腺明显萎缩,腺泡变小和数目减少,空腔中含极少胶样物质。残余的滤泡上皮细胞增大,胞质嗜酸性染色,这些细胞代表损伤性上皮细胞的特征。最具特征的改变为间质各处有大量浆细胞和淋巴细胞浸润及淋巴滤泡形成,其中偶可找到异物巨细胞。此外尚有中等度的结缔组织增生。

三、临床表现

本病多见于中年女性,表现为甲状腺肿,起病缓慢,常在无意中发现。此甲状腺体积为正常甲状腺的2～3倍,表面光滑,质地坚韧有弹性(如橡皮样感),明显结节则少见,无压痛,与四周无粘连,可随吞咽运动活动。晚期少数可出现轻度局部压迫症状。萎缩性甲状腺炎患者的甲状腺缩小、萎缩,并可出现甲减。

本病发展缓慢,有时甲状腺肿在几年内无明显变化。发病时先甲亢,后甲减。初期时甲状腺功能正常。病程中有时与甲亢并存,称为桥本甲状腺毒症,此时甲亢症状较轻,需正规抗甲状腺治疗,但是在治疗中易发生甲减。其也可逐渐出现甲减,或甲状腺功能再正常;其过程类似于亚急性甲状腺炎,但不伴疼痛、发热等,故称此状态为无痛性甲状腺炎,若产后发病则称为产后甲状腺炎。当甲状腺破坏到一定程度时,许多患者逐渐出现甲状腺功能减退,少数呈黏液性水肿。

本病有时可合并恶性贫血,此因患者体内存在胃壁细胞的自身抗体。桥本甲状腺炎和萎缩性甲状腺炎也可同时伴有其他自身免疫性疾病,可成为内分泌多腺体自身免疫综合征Ⅱ型的一个组成成分,即甲减、1型糖尿病、肾上腺皮质功能减退症。近年来还发现与本病相关的自身免疫性甲状腺炎相关性脑炎(桥本脑病)、甲状腺淀粉样变和淋巴细胞性间质性肺炎。

四、实验室及相关辅助检查

(一)甲状腺功能

检查结果取决于疾病阶段,少数患者在起病初期有一过性甲状腺功能亢进表现时,血 T_3、T_4、FT_3、FT_4可增高。大部分患者早期甲状腺功能可完全正常。以后可有 T_3、T_4 正常,但促甲状腺激素(TSH)升高,或促甲状腺激素释放激素(TRH)兴奋试验 TSH 呈高反应,此时甲状腺^{131}I摄取率也可升高,但可被 T_3 抑制试验所抑制,此点可与 Graves 病鉴别。本病后期出现甲减时,FT_4、T_4、FT_3、T_3降低,TSH 升高,甲状腺^{131}I摄取率减低。

(二)甲状腺自身抗体测定

患者血中的抗甲状腺球蛋白抗体(TgAb)、甲状腺过氧化物酶抗体(TPOAb)滴度明显升高,两者均>50%(放射免疫双抗法)时有诊断意义,可持续数年或十余年。这两项抗体是诊断本病的唯一依据。有文献报道,本病 TgAb 阳性率为 80%,TPOAb 阳性率 97%。

(三)甲状腺超声检查

桥本甲状腺炎显示甲状腺肿,回声不均,可伴多发性低回声区域或甲状腺结节。萎缩性甲状腺炎则呈现甲状腺萎缩的特征。

(四)甲状腺核素扫描

显示甲状腺部位分布均匀或不均匀,可表现为"冷结节"。

(五)病理学检查

对于临床表现不典型,抗体滴度不高或阴性者,可做细针穿刺细胞学检查或组织活检以确诊。

五、诊断与鉴别诊断

(一)诊断

中年女性,甲状腺呈弥漫性肿大,质地坚韧有橡皮样感,不论甲状腺功能如何均应考虑本病。血清 TgAb、TPOAb 滴度明显升高(>50%),可基本确诊。如临床表现不典型者,需抗体滴度连续两次>60%,同时有甲亢表现者需抗体滴度>60%持续半年以上。本病时甲状腺放射性核素显像有不规则浓集或稀疏区,少数表现为"冷结节"。甲状腺穿刺示有大量淋巴细胞浸润。

本病可伴有以下情况。

(1)桥本甲亢:患者有典型甲亢症状及阳性实验室检查结果,甲亢与桥本病可同时存在或先后发生,相互并存,相互转化。

(2)假性甲亢:少数患者可有甲亢的症状,但甲状腺功能检查无甲亢证据,甲状腺自身抗体阳性。

(3)突眼型:眼球突出,甲状腺功能可正常、亢进或减退。

(4)类亚急性甲状腺炎型:发病较急,甲状腺肿痛,伴发热,红细胞沉降率加快,但摄^{131}I率正常或增高,甲状腺抗体滴度阳性。

(5)青少年型:占青少年甲状腺肿约 40%,甲状腺功能正常,抗体滴度较低。

(6)纤维化型:病程较长,可出现甲状腺广泛或部分纤维化,甲状腺萎缩,甲状腺功能减退。

(7)伴甲状腺腺瘤或癌:常为孤立性结节,抗体滴度较高。

(8)伴发其他自身免疫性疾病。

(二)鉴别诊断

慢性淋巴细胞性甲状腺炎需要与下列一些疾病相鉴别。

1.Graves 病或突眼性甲状腺肿

Graves 病或突眼性甲状腺肿是涉及多系统的自身免疫性疾病,其特点为弥漫性甲状腺肿伴甲亢、浸润性突眼及胫前黏液性水肿,多见于女性,也可有甲状腺抗体阳性,它与慢性淋巴细胞性甲状腺炎甲亢型类似,但 Graves 病主要由甲状腺刺激免疫球蛋白(thyroid-stimulating immunoglobulin,TSI)所引起,TSI 封闭抗体阻止甲状腺对增加的垂体 TSH 起反应,而慢性淋巴细胞性甲状腺炎除了足量的免疫细胞浸润甲状腺外,其甲状腺增生的主要刺激物是 TSH 本身,而没有 TSI 封闭抗体。本病与 Graves 病两者是密切相关的。

2.变型性慢性淋巴细胞性甲状腺炎

这可能是本病的另一种不同类型,如原发性萎缩性甲状腺炎、不对称性自身免疫性甲状腺炎、青少年型淋巴细胞性甲状腺炎、纤维化型甲状腺炎和产后桥本甲状腺炎,这些甲状腺炎多见于女性,组织学上见到腺体被淋巴细胞浸润,有不同程度的纤维化和萎缩,使甲状腺功能减退。产后甲状腺炎多发生在产后3~5个月,多数在几个月内好转。

3.其他自身免疫性疾病

在同一患者身上可以发生甲状腺炎、重症肌无力、原发性胆管硬化、红斑狼疮、自身免疫性肝病或干燥综合征。极少数慢性淋巴细胞性甲状腺炎可类同 De Quervain 甲状腺炎,表现有发热、颈部疼痛和甲状腺肿大,甲状腺抗体阳性,这可能是本病的亚急性发作。

六、治疗

目前无特殊治疗方法,原则上一般不宜手术治疗,临床确诊后,应视甲状腺大小及有无压迫症状及甲状腺功能而决定是否治疗。如甲状腺较小,又无明显压迫症状者,甲状腺功能正常者,可暂不治疗而随访观察;甲状腺肿大明显并伴有压迫症状时,采用左甲状腺素制剂治疗可减轻甲状腺肿;如有甲减者,则需采用甲状腺素替代治疗。

(一)甲状腺激素治疗

甲状腺肿大明显或伴有甲减时,可给予甲状腺素治疗,可用左甲状腺素,一般从小剂量开始,左甲状腺素 25~50 μg/d,根据病情逐渐增加剂量,一般剂量 50~100 μg/d,直至腺体开始缩小,TSH 水平降至正常。此后,因人而异逐渐调整剂量,根据甲状腺功能和 TSH 水平减少剂量至维持量,疗程一般1~2年。甲状腺肿大情况好转,甲状腺功能恢复正常后可停药。一般而言,甲状腺肿大越明显时,治疗效果越显著。部分患者停药后几年内又有可能复发,可再次给予甲状腺素治疗。患者大多有发展为甲减趋势,因而应注意随访复查,发生甲减时,应予治疗。

(二)桥本甲亢的治疗

桥本甲亢时应给予抗甲状腺药物治疗,可用甲硫咪唑或丙硫氧嘧啶治疗,但剂量应小于治疗 Graves 病时的剂量,而且服药时间不宜过长,如甲硫咪唑 10~20 mg/d 或丙硫氧嘧啶 100~200 mg/d。如为一过性甲亢,甲亢为症状性,可仅用 β 受体阻滞剂,如普萘洛尔或美托洛尔进行对症治疗。

(三)类亚急性甲状腺炎的治疗

有些桥本甲状腺炎亚急性起病,甲状腺肿大并伴有疼痛时,如有红细胞沉降率快、甲状腺激素水平偏高、甲状腺摄^{131}I率降低,有类似亚急性甲状腺炎的表现时,可用泼尼松 15~30 mg/d

治疗,待症状好转后逐渐减量,用药1～2个月。糖皮质激素可通过抑制自身免疫反应而提高T_3、T_4水平。但泼尼松疗效不持久,停药后常易复发,如复发疼痛可再次使用泼尼松。

多数患者经非手术治疗后,肿大的甲状腺可逐渐恢复正常,原来体检时触及的甲状腺结节可消失和缩小,质韧的甲状腺可能变软,但甲状腺抗体滴度却可能长期保持较高的水平。

(四)手术治疗

慢性淋巴细胞性甲状腺炎确诊后,很少需要手术治疗。许多手术都是临床误诊为其他甲状腺疾病而进行的。有报道研究手术治疗的效果,发现手术组临床甲减和亚临床甲减发生率为93.6%,而非手术组的发生率为30.8%,表明手术加重了甲状腺组织破坏,促进了甲减发生,因此,应严格掌握手术指征。

1.手术指征

(1)甲状腺弥漫性肿大,合并单发结节,且有压迫症状者。

(2)单发结节为冷结节,可疑恶性变者。

(3)颈部淋巴结肿大并有粘连,FNAC或组织活检证实为恶性病变者。

(4)甲状腺明显肿大,病史长,药物治疗效果不佳,本人要求手术者。

(5)甲状腺素治疗2～3个月无效,甲状腺缩小不明显并有压迫者。

2.术式选择

术中应常规行冷冻切片组织活检,如证实为本病,应只行甲状腺叶部分切除或峡部切除手术,主要目的是去除较大的单发结节,以解除压迫。应尽量保留可修复性的甲状腺组织。如经病理确诊合并了恶性肿瘤时,应按甲状腺癌的处理原则治疗,行全甲状腺切除或近全甲状腺切除。近年许多人主张慢性淋巴细胞性甲状腺炎合并甲状腺癌时,可行甲状腺次全切除术,即甲状腺癌患侧叶全切除,加对侧叶次全切除和峡部切除术。如发现并证实有颈部淋巴结转移时,可行改良式颈部淋巴结清扫术。如无颈部淋巴结转移,不必行预防性颈部淋巴结清扫术。由于慢性淋巴细胞性甲状腺炎的冷冻切片易发生误诊,如术中冷冻切片未发现恶性肿瘤,应结束手术等待石蜡切片结果。如石蜡切片报道为甲状腺癌,可二期再行范围更大的手术。术后应常规用甲状腺素继续治疗,防止甲减发生。

七、预后与预防

慢性淋巴细胞性甲状腺炎的大多数患者预后良好,本病有自然发展为甲状腺功能减退的趋势,其演变过程很缓慢。发生甲减以后,可用甲状腺制剂替代得到很好的矫正。有文献介绍,慢性淋巴细胞性甲状腺炎患者有发展为甲状腺癌的危险。这虽不常见,但在用左甲状腺素治疗时,甲状腺仍在增大,要排除恶性病变。

(孔德华)

第四节 单纯性甲状腺肿

单纯性甲状腺肿多见于高原、山区地带。本病属世界性疾病,据WHO估计全世界有10亿人口生活于碘缺乏地区,有地甲肿患者2亿～3亿。我国目前有约4.25亿人口生活于碘缺乏地区,占全国人口的40%,20世纪70年代的粗略统计,有地甲肿患者3 500万,是发病最多的地方病。

一、病因

(1)碘缺乏:可以肯定碘缺乏是引起本病的主要因素,外环境缺碘时,机体通过增加激素合成,改变激素成分,提高肿大甲状腺组织对正常浓度促甲状腺素(TSH)的敏感性来维持甲状腺正常功能,这是机体代偿性机制,实际上是甲状腺功能不足现象。但是,这种代偿功能是有一定限度的,当机体长期处于严重缺碘而不能获得纠正时,就会因代偿失调发生甲状腺功能低下。青春期、妊娠期、哺乳期、绝经期妇女,全身代谢旺盛,对激素需要量相对增加,引起长期TSH过多分泌,促使甲状腺肿大,这种情况是暂时性的。

(2)化学物质致生物合成障碍:非流行地区是由于甲状腺激素生物合成、分泌过程中某一环节的障碍,过氯酸盐、硫氰酸盐等可妨碍甲状腺摄取无机碘化物,磺胺类药、硫脲类药及含有硫脲的萝卜、白菜等能阻止甲状腺激素的生物合成,引起甲状腺激素减少,也会增加TSH分泌增多促使甲状腺肿大。

(3)遗传性先天性缺陷:遗传性先天性缺陷,如缺少过氧化酶、蛋白水解酶,也会造成甲状腺激素生物合成、分泌障碍,导致甲状腺肿大。

(4)结节性甲状腺肿继发甲亢:结节性甲状腺肿继发甲亢的原因尚不清楚。目前认为是由于甲状腺内自主功能组织增多,在外源性碘摄入条件下发生自主性分泌功能亢进。所以,甲状腺内自主功能组织增强是继发甲亢的基础。文献报道,绝大多数继发甲亢患者在发病前甲状腺内有结节存在,结节一旦形成即永久存在,碘剂、抗甲状腺药物治疗无效。因此,绝大多数甲状腺结节有变为自主分泌倾向。据N.D.查尔克斯报道,结节性甲状腺肿(结甲)66%在功能组织内有自主区域,给予大剂量碘可能发展为Plummer病(结甲继发甲亢)。Plummer病特有征象为功能组织是自主的,既不被T_3、T_4抑制,也不被TSH刺激,一旦供碘充足,就无节制地产生过多甲状腺激素。总之,摄取碘过多是继发甲亢发生的外因,甲状腺本身存在的结节,自主性功能组织增强,是继发甲亢发生的内因,外因通过内因而起作用,此时继发甲亢明显而持久。

(5)甲状腺疾病与心血管疾病的关系:甲状腺疾病与心血管疾病的关系早已被人们注意。多数人推荐,对所有后半生心脏不好的患者,血清T_3、T_4测定作为常规筛选过程。继发甲亢时儿茶酚胺产生增加,引起心肌肥厚、扩张、心律不齐、心肌变性,导致充血性心力衰竭,是患者死亡的原因。继发甲亢治愈后,心脏病的征象随之消失。有人认为,继发甲亢仅是原发心脏病的加剧因素。

(6)结甲合并高血压:结甲合并高血压发病率较高,继发甲亢治愈后血压多数能恢复正常。伴有高血压结甲患者,血液中有某种物质可能是T_3,高血压是T_3毒血症的表现。T_3毒血症是结甲继发甲亢的早期类型。T_3引起高血压可能是通过抑制单胺氧化酶、N-甲基转移酶以减少儿茶酚胺的分解速度,使中枢、周围神经末梢儿茶酚胺蓄积,甲状腺激素可能增强心血管组织对儿茶酚胺的敏感性,T_3可通过加压胺的作用使血压增高。T_3增多,可能为病史较久的结甲自主性功能组织增加,摄碘量不足时优先分泌T_3之故。说明结甲合并高血压是隐性继发甲亢的表现形式。

(7)患者长期处于缺碘环境中,患病时间长,在此期间缺碘环境改变或给予某些治疗可使病理改变复杂化。由于机体长期严重缺碘,合成甲状腺激素不足,促使垂体前叶TSH反馈性增高,甲状腺滤泡上皮增生,胶质增多,胶质中存在不合格甲状腺球蛋白。缺碘暂时缓解时甲状腺滤泡上皮细胞可重新复原,但增多的胶质并不能完全消失。若是缺碘反复出现,则滤泡呈持续均匀性增大,形成胶质性弥漫性甲状腺肿。弥漫性增生、复原反复进行时,在甲状腺内有弥漫性小结节形成,这些胶质性结节不断增多而形成潴留性结节。肿大甲状腺内某些区域对TSH敏感性增高呈明显过度增生,这种局灶性增生发展成为可见的甲状腺结节,结节中央常因出血、变性、坏死发生中央性纤维化,并向包膜延伸形成纤维隔,将结节分隔成大小不等若干小结节,以右侧为多。在多数结节之间的甲状腺组织仍然有足够维持机体需要的甲状腺功能,在不缺碘的情况下一般不引起甲状腺功能低下(甲减),但处于临界点的低水平。结甲到晚期结节包膜增厚,血管病变,结节间甲状腺组织被结节压迫,发生血液供应障碍而变性、坏死、萎缩,失去功能,出现甲减症状。

(8)甲状腺激素过多、不足均可引起心血管病变,年老、久病的巨大结节性甲状腺肿患者,由于心脏负担过重,亦可致心脏增大、扩张、心力衰竭。

(9)结甲钙化发生率为85%～97.8%,也可发生骨化。主要是由于过度增生、过度复原反复进行,结节间血管变性、纤维化、钙化。甲状腺组织内出血、供血不良、纤维增生是构成钙化的重要因素。

(10)结甲囊性变发生率为22%,是种退行性变。按囊内容物分为胶性、血性、浆液性、坏死性、混合性。

(11)结甲继发血管瘤样变是晚期结甲的退行性改变,手术发现率为14.4%。结节周围或整个腺体被扩张交错的致密血管网所代替,与海绵状血管瘤相似,有弹性感,加压体积略缩小,犹如海绵,无血管杂音,为无功能冷结节。

(12)结甲继发甲状腺炎。化脓性甲状腺炎见于结节坏死、囊肿合并感染,溃破后形成瘘管。慢性淋巴性甲状腺炎为免疫性甲状腺炎病理改变,病变分布极不均匀,主要存在于结节周围甲状腺组织中。

(13)结节巨大包块长期直接压迫,引起气管软骨环破坏、消失,由纤维膜代替,或软骨环变细、变薄,弹性减弱,导致气管软化。发生率为2.7%。

二、诊断

(1)结甲常继发甲减症状,临床表现皮肤苍白或蜡黄、粗糙、厚而干、多脱屑,四肢冷,黏液性水肿。毛发粗,少光泽,易脱落,睫毛、眉毛稀少,是由于黏多糖蛋白质含量增加所致。甲状腺肿大,且为多结节型较大甲状腺肿,先有甲状腺肿以后继发甲减。心肌收缩力减退,心动过缓,脉率缓慢,窦性心动过缓,低电压T波低平,肠蠕动变慢,故患者厌食、便秘、腹部胀气、胃酸缺乏等。肌肉松软无力,肌痉挛性疼痛,关节痛,骨密度增高。跟腱反射松弛时间延长。面容愚笨,缺乏表情,理解、记忆力减退。视力、听力、触觉、嗅觉迟钝,反应减慢,精神失常,痴呆,昏睡等。性欲减退,阳痿,月经失调,血崩,闭经,易流产,肾上腺功能减退,呼吸、泌尿、造血系统均有改变。在流行区任何昏迷患者,若无其他原因解释都应考虑甲减症所致昏迷。基础代谢率(BMR)-50%～-20%。除脑垂体性甲减症外,血清胆固醇值均有显著增高。甲状腺I^{131}摄取率显著降低。血清FT_3值低于3 pmol/L,FT_4值低于9 pmol/L。TSH可鉴别甲减的原因。轻度甲减TSH值升高。若FT_3值正常,TSH值升高,甲状腺处于代偿阶段。TSH值低或对促甲状腺激素释放素(TRH)无反应,为脑垂体性甲减。甲状腺正常,TSH偏低或正常,对TRH反应良好,为下丘脑性甲减。血清甲状腺球蛋白抗体(ATG)、甲状腺微粒抗体(ATM)阳性反应为原发性甲减。有黏液性水肿可除外其他原因甲减。甲减症经X线检查心脏扩大、心搏缓慢、心包积液,为黏液性水肿型心脏病。心电图检查有低电压、Q-T间期延长、T波异常、心动过缓、心肌供血不足等。

(2)结甲合并高血压除有血压增高、甲状腺肿大、压迫症状外,还有心悸、气短、头晕等,无眼球突出、震颤。收缩压≥23.1 kPa(160 mmHg),舒张压≥12.7 kPa(95 mmHg),符合二者之一者可诊断为结甲合并高血压症,血压完全恢复正常水平为痊愈,收缩压、舒张压其中一项在可疑高血压范围为好转。

(3)临床上以X线摄片检查结甲钙化较为方便可靠,并能显示钙化形态。以往甲状腺钙化被认为是良性结节退化,由于乳头状癌也可发生钙化,故引起学者们的重视。甲状腺癌钙化率约62.5%。良性肿瘤多呈斑片状、团块状、颗粒大、密度高、边缘清楚,圆形或弧形钙化表示肿块有囊性变。乳头状癌中有砂粒瘤形成,可发生在腺泡内或间质中,常见于乳头尖端,可能是乳头尖端组织发生纤维性变、透明样变。由于体液内外环境改变,表现为细胞外液相对碱性,降低了细胞呼吸,二氧化碳产物减少,可能改变钙、磷的浓度,产生钙盐沉积。近年来,提出糖蛋白理论,认为粘蛋白是一种糖蛋白,它对钙有很大亲和力,故甲状腺癌的钙化率相当高。钙化颗粒大小与肿瘤分化程度有关,颗粒越粗大肿瘤分化越好。砂粒样钙化为恶性肿瘤所特有,多是乳头状癌。粗大钙化中有1/10~1/5是恶性肿瘤,其中滤泡癌占比例较大。髓样癌是粗大钙化、砂粒钙化混合存在。坚硬如石的钙化、骨化灶直接长期压迫磨损气管壁,致无菌坏死,引起气管软化。胸骨后的钙化影像可作为诊断胸内甲状腺的佐证之一。

(4)结甲囊变率57.9%。由于长期缺碘,甲状腺组织过度增生、过度复原,发生血管改变,出血、坏死导致功能丧失,形成囊肿。囊肿越大,对甲状腺破坏也越大,是不可逆的退行性变。囊肿生长较快,结节内出血可迅速扩大产生周围器官压迫症状,以呼吸系统症状最显著。结节内急性出血囊肿发生都很突然,增长迅速,伴有疼痛、颈部不适,触之张力大,有压痛。B超检查为实性或囊性,在鉴别诊断上有肯定的价值。针吸细胞学检查、X线摄片均为重要诊断方法。

(5)结甲合并血管瘤样退行性变的诊断,主要靠手术中观察、病理学检查。临床表现多种多样,常见有海绵状血管瘤样变、静脉瘤样变,手术前难以正确诊断。

三、治疗

(一)碘治疗

因长期严重缺碘的继发性病变,破坏甲状腺组织,导致机体代偿功能失调而发生甲减。由于机体碘摄入不足,产生甲状腺激素量不足,应当给予足量碘治疗,可获得治愈。必要时辅以甲状腺激素治疗,心脏病患者初治剂量宜小,甲状腺片20~40 mg/d或优甲乐50~100 μg/d,根据治疗效果增加至甲状腺片80~240 mg/d或优甲乐100~300 μg/d。治疗2~3周症状消失后,再适当减少剂量以维持。结节性甲状腺肿合并高血压,手术前给利血平、甲巯咪唑3~5天,手术后未用降压药者有效率97.5%。手术后无效患者,高血压可能非结甲所致。结甲继发钙化用碘盐治疗,不能使甲状腺缩小而使钙化加重,不行手术切除很难治愈。结甲继发囊性变碘剂治疗无效,还有可能发生多种并发症,并有发生癌变可能性,感染发生率3.18%,恶变率2%~3%。结甲继发血管瘤样变不能被碘剂、其他药物治愈,放疗也难以奏效。

(二)手术治疗

(1)由于结甲多数为大小不等结节、囊肿坏死、化脓成瘘等致甲状腺组织损害,使甲状腺功能不足,可以手术将压迫甲状腺组织的无功能结节切除,清除炎性病变,剩余甲状腺组织可以复原。手术后辅以甲状腺片或优甲乐治疗,以弥补甲状腺功能不足,对残留的小结节也有抑制作用以预防复发。将压迫甲状腺的结节,损害甲状腺组织的脓肿、瘘管尽量切除干净,但必须最大限度保留甲状腺结节、脓肿周围的甲状腺组织。有些患者手术后可出现永久性甲减。近年来,采用带血管同种异体甲状腺移植、胎儿甲状腺组织移植,有一定效果。但是,技术复杂,难以达到长远疗效,还是应用药物替代治疗为宜。

(2)结甲继发钙化,不行手术切除难以治愈。若整个腺叶钙化或钙化位于气管壁处时,应行包括钙化全部甲状腺肿的大部分切除,不可将钙化灶挖出,钙化灶、腺肿部分切除,难免造成较大的、坚硬的、无法结扎缝合的渗血创面。结甲的血管变化以动脉变性、钙化最常见,常为甲状腺动脉颗粒状钙盐沉积、内弹力膜断裂、毛细血管广泛玻璃样变。由于血管钙化、变脆、易断裂,手术中处理血管,尤其动脉不可过分用力钳夹,以防动脉被夹断。结扎动脉用线、用力要合适,以防割断钙化血管。

(3)结甲继发囊性变,囊肿直径不超过 1 cm 可以观察,直径超过 3 cm 以上穿刺抽液治疗易复发可行手术切除,较大囊性结节 5%～23% 为恶性,故应尽早手术切除。手术方式的选择视具体情况而定,手术中要注意保留甲状腺后包膜,以避免切除甲状旁腺,损伤喉返神经。

(4)结甲继发血管瘤样变手术切除是唯一的治疗方法,手术中应防止大出血,手术中应先谨慎结扎甲状腺主要动脉、静脉,然后做包膜内甲状腺次全切除,可避免切除肿瘤时出血较多的危险。

(孔德华)

第五节　高碘性甲状腺肿

环境缺碘可引起甲状腺肿大,环境含碘过高也能使甲状腺肿大。高碘性甲状腺肿又称高碘致甲状腺肿,是由于机体长期摄入超过生理需要量的碘所引起的甲状腺肿。大多数是服用高碘食物或高碘水所致,属于地方性高碘性甲状腺肿的特殊类型,也有长期服用含碘药物所致的甲状腺肿称为散发性高碘性甲状腺肿。

一、流行病学

(一)地方性高碘性甲状腺肿
长期服用海产品或含碘量高的深井水引起的地方性高碘性甲状腺肿,根据高碘摄入的途径不同可分为食物性及水源性两类。

1.食物性高碘性甲状腺肿

含碘丰富的海产品主要是海藻。国内的报道,山东省日照市沿海居民常年服用含碘量较高的海藻类食物,其甲状腺肿发病率高。广西北部湾沿海居民的高碘性甲状腺肿的患病率高,成人患病率高达 7.5%,中小学生患病率为 38.4%,据了解此为食用含碘量高的海橄榄嫩叶及果实所致。

2.水源性高碘性甲状腺肿

水源性高碘性甲状腺肿首次于河北省黄骅市沿海居民中发现。该地区居民原来吃含碘量不高的浅井水时甲状腺肿的患病率不高,后来改吃含碘量较高的深井水后甲状腺肿的患病率增高达7.3%。此种高碘性甲状腺肿与海水无关,很可能是古代海洋中富碘的动、植物残体中的碘,经无机化溶于深层水中造成的。除沿海地区外我国亦首次报道了内陆性高碘性甲状腺肿,新疆部分地区居民饮水含碘量高,居民高碘性甲状腺肿患病率为8.0%。山西省孝义市、河北省高碑店市亦有饮用高碘水所致的甲状腺肿发病率增高的报道。内陆高碘性甲状腺肿的流行区域为古代洪水冲刷,含碘丰富的水沉积的低洼地区。

(二)散发性(非地方性)高碘性甲状腺肿

母亲在妊娠期服用大量碘剂所生的婴儿可患先天性甲状腺肿。甲状腺功能正常的人,长期接受药理剂量的碘化物,如含碘止咳药物,则有3%~4%的人可发展为有或无甲状腺功能低下(甲低)的甲状腺肿。综合国内外报道,应用碘剂(含碘药物)后出现甲状腺肿时间短,短者为数周,长者达30年,年龄范围自新生儿到70余岁,但半数以上为20岁以下年轻人,其每天摄碘量为1~500 mg。

二、发病机制

碘过多引起甲状腺肿大的机制,目前所知甚少。一般认为主要是由于碘阻断效应。无论是正常人还是各种甲状腺疾病患者,给予大剂量的无机碘或有机碘可以阻止碘离子进入甲状腺组织,此被称为碘阻断现象。碘抑制了甲状腺内过氧化酶的活性,从而影响到甲状腺激素合成过程中原子碘的活化、酪氨酸的活化及其碘的有机化过程。甲状腺激素合成过程中,酪氨酸的碘化过程为酪氨酸与碘离子必须在过氧化酶的两个活性基上同时氧化才能结合。当碘离子过多时,过氧化酶的两个活性基均被碘占据了,于是造成酪氨酸的氧化受阻,产生了碘阻断,不能形成一碘酪氨酸和二碘酪氨酸,进而使T_3及T_4合成减少。另外碘还有抑制甲状腺分泌(释放)甲状腺素的作用,其机制至今未完全阐明。现有两种学说,有人认为过量的碘化物抑制谷胱甘肽还原酶,使甲状腺组织内谷胱甘肽减少,影响蛋白水解酶的生成,因而抑制了甲状腺素的释放。另有人认为是由于过量的碘化物抑制了甲状腺滤泡细胞内第二信使cAMP的作用,并提出这种作用是细胞膜上腺苷酸环化酶的激活。甲状腺素合成和释放的减少,反馈地使脑腺垂体分泌更多的TSH,使甲状腺增生、肥大,形成高碘性甲状腺肿。

需要指出的是,碘阻断及碘对甲状腺分泌甲状腺素的抑制作用都是暂时的,而且机体可逐渐调节适应,这种现象称为"碘阻断的逸脱"。因此,我们见到许多甲状腺功能正常而患其他疾病的患者,当他们需要服用大量碘剂时,大多数并不产生甲状腺肿大,而且血中甲状腺素的水平也在正常范围。多数人认为在甲状腺本身有异常的患者,如慢性淋巴细胞性甲状腺炎(桥本甲状腺炎)、甲亢合并有长效甲状腺素(LATs)、甲状腺刺激抗体、抗微粒体抗体或甲状腺抑制抗体存在时,以及一些未知的原因,机体对碘阻断和对甲状腺分泌甲状腺素的抑制作用失去了适应能力,则可导致甲状腺功能减退症状的发生及引起"碘性甲状腺肿",即"高碘性甲状腺肿"。

三、病理表现

高碘性甲状腺肿,腺体表面光滑,切面呈胶冻状、琥珀色,有的略呈结节状。光镜下见甲状腺滤泡明显肿大,上皮细胞呈柱状或上皮增生2~4层,有新生的筛孔状小滤泡。有的滤泡上皮断裂,滤泡融合、胶质多,呈深红色,上皮扁平。有学者用小鼠成功地复制了高碘性甲状腺肿的动物模型。电镜下可见极度扩大的泡腔中有中等电子密度的滤泡液,滤泡上皮细胞扁平、核变形、粗面内质网极度扩张、线粒体肿胀、溶酶体数量增多、细胞微绒毛变短且减少。

四、临床表现

高碘性甲状腺肿的临床表现为甲状腺肿大,绝大多数为弥漫性肿大,常呈Ⅰ～Ⅱ度肿大。其常有两侧大小不等、表面光滑、质地较坚韧、无血管杂音、无震颤、极少引起气管受压的表现,但新生儿高碘性甲状腺肿可压迫气管,重者可致窒息而死。高碘性甲状腺肿可继发甲亢,部分患者亦可出现甲状腺功能减退症状,但黏液性水肿极少见。

实验室检查为尿碘高,24小时甲状腺摄碘率低,常在10%以下。过氯酸钾释放试验阳性(>10%)。血浆无机碘及甲状腺中碘含量均显著增高。血清中 T_3 稍高或正常,T_4 稍低或正常,T_3/T_4 比值增高。血清 TSH 测定的大多数在正常范围,只有部分增高。

五、诊断

对有甲状腺肿大表现,有沿海地区居住史或长期服用海产品、含碘高的深井水、含碘药物史,甲状腺摄碘率下降,过氯酸钾释放试验阳性,尿碘高的即可诊断。

六、预防和治疗

对散发性高碘性甲状腺肿,尽量避免应用碘剂或减少其用量并密切随访。对地方性高碘性甲状腺肿,先弄清楚是食物性还是水源性。对食物性者改进膳食,不吃含碘高的食物;对水源性者应离开高碘水源居住,或将高碘水用过滤吸附、电渗析法降碘后饮用。

治疗上一般多采用适量的甲状腺素制剂,以补充内生甲状腺素的不足,抑制过多的 TSH 分泌,缓解甲状腺增生。常用剂量:甲状腺素片,每次 40 mg,2～3 次/天,口服;或左甲状腺素片(优甲乐)50～150 μg,1 次/天,口服,可使甲状腺肿缩小或结节缩小,疗程 3～6 个月。停药后如有复发可长期维持治疗。

对腺体过大产生压迫症状影响工作和生活,或腺体上有结节疑有恶性变或伴有甲亢者,应采用手术治疗。术后为防止甲状腺肿复发及甲状腺功能减退可长期服用甲状腺素。对有心血管疾病的患者及老年人应慎重应用甲状腺制剂。

(孔德华)

第四章 肝胆外科疾病

第一节 肝囊肿

一、病因与病理

肝囊肿临床上较为常见,分后天性与先天性两大类,后天性肝囊肿多为创伤、炎症或肿瘤性因素所致,以寄生虫性,如肝包虫感染所致的肝囊肿最多见。先天性肝囊肿又称真性囊肿,最为多见,其发生原因不明。其可由先天性因素所致,可能与肝内迷走胆管与淋巴管在胚胎期的发育障碍或局部淋巴管因炎性上皮增生阻塞,导致管腔内分泌物滞留有关。肝囊肿可单发,亦可多发,女性发病率多于男性,从统计学资料来看,多发性肝囊肿多有家族遗传因素。

肝囊肿多根据形态学或病因学进行分类,有学者根据病因将肝囊肿分为先天性和后天性两大类,其中先天性肝囊肿又可分为原发性肝实质肝囊肿和原发性胆管性肝囊肿,前者又可分为孤立性和多发性肝囊肿;后者则可分为局限性肝内主要胆管扩张和卡罗里病。后天性肝囊肿可分为外伤性、炎症性和肿瘤性,炎症性肝囊肿可由胆管炎性或结石滞留引起,也可与肝包囊病有关;肿瘤性肝囊肿则可分为皮样囊肿、囊腺瘤或恶性肿瘤引起的继发性囊肿。

孤立性肝囊肿多发生于肝右叶,囊肿直径一般为数毫米至30厘米。囊内容物多为清晰、水样黄色液体,呈中性或碱性反应,含液量一般在500 mL以上。囊液含有清蛋白、黏蛋白、胆固醇、白细胞、酪氨酸等,少数与胆管相通者可含有胆汁,若囊内出血可呈咖啡样。囊壁表面平滑反光,呈乳白色或灰蓝色,部分菲薄透明,可见血管走行。囊肿包膜通常较完整,囊壁组织可分三层。①纤维结缔组织内层往往衬以柱状或立方上皮细胞。②致密结缔组织中层以致密结缔组织成分为主,细胞少。③外层为中等致密的结缔组织,内有大量的血管、胆管通过,并有肝细胞,偶可见肌肉组织成分。

多发性肝囊肿分两种情况,一种为散在的肝实质很小的囊肿,另一种为多囊肝,累及整个肝脏,肝脏被无数大小不等的囊肿占据。显微镜下,囊肿上皮可变性扁平或缺如;外层为胶原组织,囊壁之间可见较多的小胆管和肝细胞。多数情况下,肝囊肿合并多囊肾、多囊脾,有的还可能同时合并其他脏器的先天性畸形。

二、临床表现

肝囊肿生长缓慢,多数囊肿较小且囊内压低,临床上可无任何症状。但随着病变的持续发展,囊肿逐渐增大,可出现邻近脏器压迫症状,如上腹饱胀不适,甚至隐痛、恶心、呕吐等,少数患者因囊肿破裂或囊内出血而出现急性腹痛。晚期可发生肝功能损害而出现腹水、黄疸、肝大及食管静脉曲张等表现,囊肿伴有继发感染时可出现畏寒、发热等症状。体检可发现上腹部包块,肝大,可随呼吸上下移动、表面光滑的囊性肿物及脾肿大、腹水及黄疸等相应体征。

(1)肝囊肿巨大时,X线平片可有膈肌抬高、胃肠受压移位等征象。

(2)B超检查可见肝内有一个或多个圆形、椭圆形无回声暗区,大小不等、囊壁菲薄、边缘光滑整齐,后方有增强效应。囊肿内如合并出血、感染,则液性暗区内可见细小点状回声漂浮,部分多房性囊肿可见分隔状光带。

(3)CT表现为外形光滑、边界清楚、密度均匀一致。平扫CT值为0~20 Hu,增强扫描注射造影剂后囊肿的CT值不变,周围正常肝组织强化后对比更清楚。

(4)MRI图像:T_1加权呈极低信号,强度均匀,边界清楚;质子加权多数呈等信号,少数可呈略低信号;T_2加权均呈高信号,边界清楚;增强后T_1加权囊肿不强化。

三、诊断

诊断肝囊肿多不困难,结合患者体征及B超、CT等影像学检查资料多可做出明确诊断。但如果要对囊肿的病因做出明确判断,则需密切结合病史,注意与下列疾病相鉴别。

(一)肝包虫囊肿

有疫区居住史,嗜伊红细胞增多,卡松尼(Casoni)试验阳性,超声检查可在囊内显示少数漂浮移动点或多房性、较小囊状集合体图像。

(二)肝脓肿

有炎症史,肝区有明显压痛、叩击痛,B超检查可在未液化的声像图上见密集的点状、线状回声。脓肿液化时无回声区与肝囊肿相似,但肝脓肿呈不规则的透声区,无回声区内见杂乱强回声。长期慢性的肝脓肿,内层常有肉芽增生,回声极不规则,壁厚,有时可见伴声影的钙化强回声。

(三)巨大肝癌中心液化

有肝硬化史及进行性恶病质,B超、CT均可见肿瘤轮廓,病灶内为不规则液性占位。

四、治疗

可定期观察体检偶尔发现的小而无症状的肝囊肿,无须特殊治疗,但需警惕其发生恶变。对于囊肿近期生长迅速、疑有恶变倾向者,宜及早手术治疗。

(一)孤立性肝囊肿的治疗

1.B超引导下囊肿穿刺抽液术

B超引导下囊肿穿刺抽液术适用于浅表的肝囊肿,或患者体质差不能耐受手术、囊肿巨大有压迫症状者。抽液可缓解症状,但穿刺抽液后往往复发,需反复抽液,此法也有继发出血和细菌感染的可能。近年,有报道经穿刺抽液后向囊内注入无水乙醇或其他硬化剂的治疗方法,但远期效果尚不肯定,有待进一步观察。

2.囊肿开窗术或次全切除术

囊肿开窗术或次全切除术适用于巨大的肝表面孤立性囊肿,在囊壁最菲薄、浅表的地方切除1/3左右的囊壁,充分引流囊液。

3.囊肿或肝叶切除术

囊肿在肝脏的周边部位、大部分突出肝外或带蒂悬垂者,可行囊肿切除术。若术中发现肝囊肿较大、多个囊肿集中某叶或囊肿合并感染及出血,可行肝叶切除。此外,对疑有恶变的囊性病变,如肿瘤囊液为血性或黏液性,或囊壁厚薄不一、有乳头状赘生物时,可即时送病理活检,一旦明确诊断,则行完整肝叶切除。

4.囊肿内引流

术中探查如发现有胆汁成分,则提示囊肿与肝内胆管相通,可行囊肿空肠 Y 型吻合术。

(二)多发性肝囊肿的治疗

多发性肝囊肿一般不宜手术治疗,若某个大囊肿或几处较大囊肿引起症状时,可考虑行一处或多处开窗术;若晚期合并肝功能损害,有多囊肾、多囊膜等,可行肝移植或肝、肾多脏器联合移植。

(项振波)

第二节　肝内胆管结石

肝内胆管结石是指肝管分叉部以上的原发性胆管结石,绝大多数是以胆红素钙为主要成分的色素性结石。虽然肝内胆管结石属原发性胆管结石的一部分,有其特殊性。但其若与肝外胆管结石并存,则常与肝外胆管结石的临床表现相似。由于肝内胆管深藏于肝组织内,其分支及解剖结构复杂,结石的位置、数量、大小不定,诊断和治疗远比单纯肝外胆管结石困难,至今仍然是难以处理、疗效不够满意的肝胆系统疾病。

一、病因和发病情况

(一)病因

原发性肝内胆管结石的病因和成石机制尚未完全明了,目前比较肯定的主要因素为胆系感染、胆管梗阻、胆汁淤滞、胆管寄生虫病、代谢因素及胆管先天性异常等。

几乎所有肝胆管结石患者都有不同程度的胆管感染,胆汁细菌培养阳性率为95%~100%。细菌谱以大肠埃希菌、克雷伯菌属和脆弱类杆菌等肠道细菌为主。这些细菌感染时所产生的细菌源性 β-葡糖醛糖酸苷酶(β-glucuronidase,β-G)和由肝组织释放的组织源性 β-G 可将双结合胆红素分解为单结合胆红素,再将其转变成非结合胆红素。它与胆汁中的钙离子结合,形成不溶解的胆红素钙。胆管中的胆红素钙浓度增加至过饱和状态时,则可沉淀并形成胆红素钙结石。胆红素钙结石的形成与胆汁中存在的大分子物质(黏蛋白、酸性黏多糖和免疫球蛋白等)形成支架结构和钙、钠、铜、镁、铁等金属阳离子聚合有关。

胆管寄生虫病与肝胆管结石形成的关系已得到确认,有许多资料证实在一些胆管结石的标本内可见到蛔虫残体。显微镜下观察,可在结石的核心中找到蛔虫的角质层残片或蛔虫卵等。

根据一次全国调查资料显示 26%～36% 的原发性胆管结石患者有胆管蛔虫病史,病因可能为以蛔虫或肝吸虫的残骸片段、虫卵等为核心,不定型的胆色素颗粒或胆红素钙沉淀堆积,炎症渗出物、坏死组织碎片、脱落细胞、黏蛋白和胆汁中其他固定成分沉淀形成结石。

胆管梗阻、胆流不畅、胆汁淤滞是发生肝内胆管结石的重要因素和条件。胆汁淤滞、积聚或流速减慢,一方面为成石物质的聚集、沉淀提供了条件,另一方面也是发生和加重感染的重要因素。正常情况下,胆管内胆汁的流动呈层流状态,胆汁中的固体质点沿各自流线互相平行移动,胆汁中的固体成分不易发生聚合。当肝胆管发生狭窄或汇合异常时,上端胆管扩张,胆汁停滞;胆管狭窄或扩张后胆汁流动可出现环流现象,有利于成石物质集结、聚合形成结石。胆汁淤滞的原因,多为胆管狭窄、结石阻塞、胆管或血管的先天异常,如肝内胆管的解剖变异、血管异位压迫胆管导致胆流不畅。结石和炎症往往并发或加重狭窄,互为因果,逐渐加重病理和病程进展。

(二)发病情况

根据我国各地肝内胆管结石的调查结果,农民所占的比例较高,为 50%～70%,这提示肝内胆管结石的发生可能与饮食结构、机体代谢、营养水准和卫生条件等因素有关。

我国和东亚、东南亚一些国家和地区均属肝内胆管结石的高发区。根据一次全国调查结果和近年收集的资料显示,我国肝内胆管结石占胆系结石病的 16.1%～18.2%,但存在明显的地区差别:华北和西北地区仅为 4.1% 和 4.8%,华中和华南地区高达 25.4% 和 30.5%。虽然目前我国尚缺乏人群绝对发病率的资料,但近年国内文献表明,肝内胆管结石仍然是肝胆系统多见的、难治性的主要疾病之一。

二、病理生理改变

肝胆管结石的基本病理改变是结石引起胆管系统的梗阻、感染,导致胆管狭窄、扩张,肝脏纤维组织增生,肝硬化、萎缩,甚至癌变等病理改变。

约 2/3 的肝内胆管结石患者伴有肝门或肝外胆管结石。根据全国调查资料,78.3% 的患者合并肝外胆管结石,昆明某医院 559 例肝内胆管结石的资料中有 3/4(75.7%)的患者同时存在肝外胆管结石。因此,有 2/3～3/4 的患者可以发生不同程度的肝门或肝外胆管急性或慢性梗阻,导致梗阻以上的胆管扩张、肝脏淤胆、肝大、肝功损害,并逐渐加重肝内汇管区纤维组织增生。胆管梗阻后,胆管压力上升,当胆管内压力高达 3.0 kPa(300 mmH$_2$O)时,肝细胞停止向毛细胆管内分泌胆汁。若较长时间不能解除梗阻,最后难免出现胆汁性肝硬化、门静脉高压、消化道出血、肝功能障碍等。若结石阻塞发生在肝内某一叶、段胆管,则梗阻引发的改变主要局限于相应的叶、段胆管和肝组织,最后将导致相应的叶、段肝组织由肥大、纤维化至萎缩,丧失功能。相邻的叶、段肝脏可发生增生代偿性增大,如左肝萎缩则右肝代偿性增大。由于右肝占全肝的 2/3,右肝严重萎缩则左肝及尾叶常发生极为明显的代偿性增大。这种不对称性的增生、萎缩,常发生以下腔静脉为中轴的肝脏转位,增加外科手术的困难。

感染是肝胆管结石难以避免的伴随病变和临床主要表现之一,炎症改变累及肝实质。胆管结石与胆系统感染多同时并存,急性、慢性的胆管炎症往往交替出现、反复发生。若结石严重阻塞胆管并发感染,极易形成梗阻性化脓性胆管炎,并可累及毛细胆管,甚至并发肝脓肿。较长时间的严重梗阻、炎症,感染的胆汁、胆沙、微小结石,可经小胆管通过坏死肝细胞进入肝中央静脉,造成胆沙血症、败血症、肺脓肿、全身性脓毒症、多器官功能衰竭等严重后果。反复急慢性胆管炎的结果,多为局部或节段性胆管壁纤维组织增生、管壁增厚,逐渐发生纤维瘢痕组织收缩、管腔缩小、胆管狭窄。这种改变多发生在结石部位的附近或肝的叶、段胆管汇合处,如肝门胆管、左右肝管或肝段胆管口等部位。我国4 197例肝内胆管结石手术的资料显示,合并胆管狭窄者平均占24.28%,高者达41.96%。昆明某医院1 448例肝内胆管结石合并胆管狭窄者占43.8%,日本59例肝内胆管结石合并胆管狭窄者占62.7%,可见肝胆管结石合并胆管狭窄的发生率很高。狭窄部位的上端胆管多有不同程度的扩张,胆汁停滞,进一步促进结石的形成、增大、增多。狭窄、梗阻胆管的上端堆积了大量结石,这加重了胆管感染的程度。肝胆管结石的病情发展过程中,结石、感染、狭窄互为因果,不断地加重胆管和肝脏的病理改变,肝功损毁,最终导致肝叶或肝段纤维化或萎缩。

长期慢性胆管炎或急性炎症反复发生导致有些患者的整个肝胆管系统,直至末梢胆管壁及其周围组织炎性细胞浸润、胆管内膜增生、管壁增厚纤维化、管腔极度缩小甚至闭塞,形成炎性硬化性胆管炎的病理改变。

肝内胆管结石合并胆管癌是近年来才被广泛重视的一种严重并发症,其发生率的报告差别较大,为0.36%～10%。这可能与诊断和治疗方法、病程长短不同等因素有关。

三、临床表现

肝胆管结石虽然为30～50岁的青壮年多发,但亦可发生在任何年龄。女性略多于男性,男女比例约为0.72:1,50%以上的患者为农民。

(一)合并肝外胆管结石

肝内胆管结石的患者中有2/3～3/4的与肝门或肝外胆管结石并存。因此,大部分患者的临床表现与肝外胆管结石相似,常表现为急性胆管炎、胆绞痛和梗阻性黄疸。按严重程度,其典型表现可出现夏科氏三联征(疼痛、畏寒发热、黄疸)或雷诺五联征(前者加感染性休克和神志改变)、肝大等。有些患者在非急性炎症期可无明显症状,或仅有不同程度的右上腹隐痛,偶有不规则的发热或轻、中度黄疸,消化不良等症状。

(二)不合并肝外胆管结石

不伴肝门或肝外胆管结石,或虽有肝外胆管结石,而胆管梗阻、炎症仅发生在部分叶、段胆管时,临床表现多不典型,常不被重视,容易误诊。单纯肝内胆管结石、无急性炎症发作时,患者可以毫无症状或仅有轻微的肝区不适、隐痛,往往在B超、CT等检查时才被发现。

一侧肝内胆管结石发生部分叶、段胆管梗阻并急性感染时,会引起相应叶、段胆管区域的急性化脓性胆管炎。其临床表现除黄疸轻微或无黄疸外,其余与急性胆管炎相似,严重者亦可发生疼痛、畏寒、发热、血压下降、感染性休克或神志障碍等重症急性胆管炎的表现。右肝叶、段胆管感染、炎症,则以右上腹或肝区疼痛并向右肩、背放散性疼痛和右肝大为主。左肝叶、段胆管梗阻、炎症的疼痛则以中上腹或剑突下疼痛为主,多向左肩、背放散,左肝大。由于一侧肝叶、段胆管炎多无黄疸或黄疸轻微,甚至疼痛不明显,或疼痛部位不确切,常被忽略而延误诊断,应予警惕。一侧肝内胆管结石并急性感染,若未能及时诊断、有效治疗,可发展成相应肝脏叶、段胆管积脓或肝脓肿,导致长时间消耗性弛张热,逐渐体弱、消瘦。

反复急性炎症必将发生肝实质损害,肝包膜、肝周围炎和粘连。急性炎症得到控制后,亦常遗留不同程度的肝区疼痛或向肩背放散痛等慢性胆管炎症的表现。

(三)腹部体征

非急性肝胆管梗阻、感染的肝内胆管结石患者多无明显的腹部体征,部分患者可有肝区叩击痛或肝大。左右肝内存在广泛多发结石、长期急慢性炎症反复交替发作者,可有肝、脾肿大,肝功能障碍,肝硬化,腹水或上消化道出血等门静脉高压征象。

肝内胆管急性梗阻合并感染的患者,多可扪及右上腹及右肋缘下明显压痛、肌紧张或肝大,同时存在胆总管结石和梗阻,有时可扪及肿大的胆囊或有墨菲征阳性。

四、诊断

由于肝内胆管解剖结构复杂、结石多发、分布不定、治疗困难,因此,对于肝内胆管结石的诊断要求极高。应在手术治疗之前全面了解肝内胆管的解剖变异,结石在肝内胆管具体的位置、数量、大小、分布及胆管和肝脏的病理改变,如肝胆管狭窄与扩张的部位、范围、程度,肝叶、段增大、缩小、硬化、萎缩或移位等状况,以便合理选择手术方法,制订手术方案。

肝内胆管结石常可落入胆总管,形成继发于肝内胆管的胆总管结石或同时伴有原发性的胆总管结石,故所有胆总管结石患者都有肝内胆管结石的可能,均应按肝内胆管结石的诊断要求进行各种影像学检查。

(一)病史

要详细询问患者病史,重视临床表现。

(二)实验室检查

慢性期可有贫血、低蛋白血症;急性感染期多有白细胞数增高,血清转氨酶、胆红素增高;严重急性感染菌血症者,血液培养常有致病菌生长。

(三)影像学检查

诊断并明确结石和肝胆系统的病理状况主要依靠现代影像学检查。

1.B型超声波检查

B型超声波检查简便、易行、无创,对肝内胆管结石的阳性率为70%左右,影像特点是沿肝胆管分布的斑点状或条索状、圆形或不规则的强回声,多数伴有声影,其远端胆管多有不同程度的扩张。但不足之处是难以准确了解结石在胆管内的具体位置、数量和胆管系统的变异和病理状况,并易与肝内钙化灶混淆,难以满足外科治疗的要求。

2.CT扫描

肝内胆管结石CT检查的敏感性和准确率平均为80%,略高于超声波检查。一般结石密度高于肝组织,一些含钙少,散在、不成型的泥沙样胆色素结石可成低密度。在扩张胆管内的结石容易被发现,但不伴胆管扩张的小结石不易与钙化灶区别。对于伴有肝内胆管明显扩张,肝脏局部增大、缩小、萎缩或并发脓肿甚至癌变者,CT检查有很高的诊断价值,但不能准确了解肝胆管的变异和结石在肝胆管内的准确位置和分布。

3.经皮肝穿刺胆管造影(percutaneous transhepatic cholangiography,PTC)和经内镜逆行胰胆管造影术(endoscopic retrograde cholangiopancreatography,ERCP)

PTC成功后,肝胆管的影像清晰,对肝胆管的狭窄、扩张,结石的诊断准确率为95%以上,对于伴有肝胆管扩张者,穿刺成功率为90%以上,但无胆管扩张者成功率较低,约为70%。此检查有创,平均有4%的患者发生较严重的并发症及0.13%的患者死亡,不适合有凝血机制障碍、肝硬化和腹水的患者。ERCP的成功率为86%～98%,发生并发症的概率约6%,但一般比PTC的并发症轻,死亡率约8/10万。相比之下,ERCP比PTC安全,但如果肝门或肝外胆管狭窄时,肝内胆管显影不良或不显影。因此ERCP还不能完全代替PTC。

阅读分析胆系造影片时,应特别注意肝胆管的正常典型分支及变异,仔细辨明各叶、段胆管内结石的具体位置、数量、大小、分布,以及肝胆管狭窄、扩张的部位、范围、程度和移位等。若某一叶、段胆管不显影或突然中断,很可能是因为结石阻塞或严重狭窄,应在术中进一步探明。因此,显影良好的胆系造影是诊断肝内胆管结石病不可缺少的检查内容。

4.磁共振胆系成像

磁共振胆系成像(MR cholangiography,MRC)可以清楚显示肝胆管系统的影像,无创,对于胆管肿瘤等梗阻性黄疸的影像诊断很有价值,但对于胆固醇和钙质含量少的结石仅表现为低或无MR信号的圆形或不规则形阴影和距梗阻较远的胆管扩张。此法对肝胆管结石的诊断不如PTC和ERCP清晰。

5.影像检查鉴别结石和钙化灶

目前,B超和CT已广泛用于肝胆系统的影像诊断或一般体检的检查内容。由于肝内胆管结石和钙化灶在B超和CT的影像表现相似,常引起患者不安,需要鉴别。一般情况下肝内钙化无胆管梗阻、扩张及感染症状,鉴别不难,但若遇无明显症状和无明显胆管扩张的肝内胆管结石或多发成串排列的钙化灶,在B超、CT影像中难于准确区别。昆明某医院曾对B超或CT检查报告为肝内胆管结石或钙化灶的225例患者进行了ERCP或肝区X线平片检查,结果证实有73.8%(166/225)的患者属肝内胆管结石,26.2%(59/225)的患者为肝内钙化病灶。ERCP显示,钙化灶在肝胆管外,结石在肝胆管内。钙化灶多可在X线平片上显示,肝内胆管结石在X线平片上为阴性,因此最终需要显影良好的胆系造影和(或)X线平片才能区别。

6.术中诊断

由于肝内胆管的解剖结构、结石状况复杂,病情因素或设备条件限制,有时未能在术前完成检查,有的虽已在术前进行ERCP或PTC等影像检查但结果并不满意或术中发现新的病理状况或定位诊断与术前诊断不符等情况时,则需在术中进行胆系影像学检查以进一步明确诊断。胆管探查取石后,若不能确定结石是否取净或疑有其他病理因素,最好在术中重复影像检查,以求完善术中措施。

术中常用的影像检查方法有术中胆管造影、术中胆管镜检查和术中B超检查,可根据具体情况和设备条件选择。一般常用术中胆管造影,其影像清晰、准确率高。术中胆管镜检查时若发现结石可随即取出,兼有诊断与治疗两个功能。

五、手术治疗

由于肝内胆管的解剖结构和结石的部位和分布复杂多样、并发胆管狭窄的概率高、取石困难、残留和再发结石率高,治疗效果迄今尚不够满意,肝胆管结石目前仍然是肝胆系统难治性疾病之一。

(一)术前准备

肝内胆管结石,特别是复杂性肝内胆管结石的病情复杂,手术难度大、时间长,对全身各系统功能的影响和干扰较大,除按一般常规手术的术前准备外,还应特别注意下列问题。

1.改善全身营养状况

肝内胆管结石常反复发作胆管炎或导致多次手术,长期慢性消耗,多有贫血、低蛋白等不佳营养状况。术前应给予患者高蛋白、高碳水化合物饮食,补充维生素。有低蛋白血症或贫血者应从静脉补充人体清蛋白、血浆或全血,改善健康状况,提高对手术创伤的耐受性和免疫功能。

2.充分估计和改善肝、肾功能,凝血机制

术前要求肝、肾功能基本正常,无腹水,凝血酶原时间和凝血酶时间在正常范围。

3.重视改善肺功能

肝胆系统手术对呼吸功能影响较大,易发生肺部并发症,术前应摄胸片,必要时检查肺功能。若有慢性支气管炎或肺功能较差者,应在术前治疗至基本恢复后再进行手术。

4.抗感染治疗

肝内胆管结石多有肠道细菌的感染因素存在,术前应使用对革兰氏阴性细菌和厌氧菌有效的抗菌药物控制感染。

(二)麻醉

可根据病情、术前诊断、手术的复杂程度选择麻醉方式。若为单纯切开肝门或肝外胆管取石,连续硬膜外麻醉多可完成手术;但肝内胆管结石手术多复杂,时间较长,术中需要严密监控呼吸、循环状况,采取气管内插管、全身麻醉的方式比较安全。

(三)体位和切口

患者一般取仰卧位或右侧抬高 20°～30°的斜卧位。若遇体形宽大或肥胖患者,适当垫高腰部或升高肾桥以便操作。最好选择右肋缘下斜切口,必要时向左肋缘延伸呈屋顶式。如果术前能够确认右肝内无胆管狭窄等病变存在,手术可不涉及右肝。也可采用右上腹经腹直肌切口,必要时向剑突方向延长,亦可完成左肝切除或左肝内胆管切开等操作。

(四)手术方式的选择

肝内胆管结石手术治疗的原则和目的是取净结石、解除狭窄、去除病灶、胆流通畅和防止感染。为了达到上述目的,需要根据结石的部位、大小、数量、分布范围和肝胆管系统、肝脏的病理改变及患者的全身状况综合分析,选择合理、效佳的手术方式。

治疗肝内胆管结石的术式较多,目前较常用的术式有胆管切开取石、引流,胆管整形,胆肠吻合,肝叶、肝段切除等基本术式和在这几种术式的基础上改进的术式,或几种术式的联合手术。

1.单纯肝外胆管切开取石引流术

单纯肝外胆管切开取石引流术仅适用于不伴肝内外胆管狭窄、奥狄括约肌功能和乳头正常、局限于肝门和左右肝管且容易取出的结石。取石后放置 T 形管引流。

2.纤维胆管镜取石引流术

纤维胆管镜取石引流术适用于肝内Ⅱ、Ⅲ级以上的胆管结石合并一定程度的胆管扩张、胆管镜可到达结石部位附近而无明显肝胆管狭窄或肝组织萎缩者,取石后放置 T 形管引流。若术后经 T 形管造影发现残留结石,仍可用纤维胆管镜通过 T 形管的窦道取石。昆明某医院按此适应证进行手术的 461 例患者,平均随访 5 年半的优良率达 85.7%。

3.肝叶、肝段切除术

肝切除可以去除病灶,效果最好,优良率为90%～95%。其最佳适应证为局限性的肝叶、肝段胆管多发结石或合并该叶、段胆管有明显狭窄或已有局部肝组织纤维化、萎缩者。对于肝内胆管广泛多发结石或合并多处肝胆管狭窄者,则需与其他手术方法联合使用才能充分发挥其优越性。

4.狭窄胆管切开取石、整形

单纯胆管切开取石、整形手术,有不改变胆流通道、保留奥狄括约肌生理功能的优点,但此法仅适于肝门或肝外胆管壁较薄、瘢痕少、范围小的单纯环状狭窄。取石整形后应放置支撑管半年以上。对于狭窄部胆管壁厚或其周围结缔组织增生、瘢痕多、狭窄范围大者,日后瘢痕收缩容易再狭窄。因此大多数情况下,胆管狭窄部整形应与胆肠吻合等联合应用,才能获得远期良好的效果。

5.胆管肠道吻合术

胆肠吻合的目的是解除胆管狭窄、重建通畅的胆流通道并有利于残留或再发结石排入肠道,目前已广泛应用于治疗肝胆管结石并狭窄者。胆肠吻合的手术方式包括胆总管十二指肠吻合、Roux-en-Y胆管空肠吻合、胆管十二指肠空肠间置三种基本形式,或在此基础上设置空肠皮下盲瓣等改进的术式。

(1)胆总管十二指肠吻合术:不可避免地导致明显的十二指肠内容物向胆管反流,此术式用于肝内胆管结石的优良率为42%～70%,不适于难以取净的肝内胆管结石或合并肝门以上的肝内胆管狭窄、肝萎缩者。对于无肝门、肝内胆管狭窄或囊状扩张、不伴肝纤维化、肝萎缩、肝脓肿与已确认结石取净仅单纯合并胆总管下段狭窄者,可以酌情选用。总之,肝内胆管结石在多数情况下不宜采用这一术式,应当慎重。

(2)Roux-en-Y胆管空肠吻合术:空肠袢游离性好、手术的灵活度大,几乎适用于所有部位的胆管狭窄。无论肝外、肝门或肝内胆管狭窄段切开,取出结石后均可将切开的胆管与空肠吻合,可以达到解除狭窄、胆流通畅的目的。辅以各种形式的防反流措施,可以减轻胆管反流,减少反流性胆管炎,优良率为85%～90%。

(3)胆管十二指肠空肠间置术:适应证和效果与Roux-en-Y胆管空肠吻合术相近,但其胆管反流和胆汁淤积比Roux-en-Y吻合明显,故较少被采用。

6.游离空肠通道式胆管造口成形术

切取12～15 cm带蒂的空肠段,远侧端与切开的肝胆管吻合,近端缝闭成盲瓣留置于腹壁皮下。此方法既可解除肝胆管狭窄,又可保留奥狄括约肌的正常功能。若日后再发结石,可通过皮下盲瓣取石。本手术适用于胆总管下段、乳头无狭窄和奥狄括约肌正常者。

7.肝内胆管结石并感染的急诊手术

肝内胆管结石并发梗阻性的重症急性胆管炎,若出现高热、休克或全身性严重中毒症状,非手术治疗不能缓解,常需急诊手术。急诊情况下,不宜进行复杂手术,一般以解除梗阻、疏通胆管、引流胆汁为目的,应根据梗阻部位选择手术方式。对于肝外胆管、肝门胆管或左右肝管梗阻者,一般切开肝外或肝门胆管可以取出结石,放置T管引流有效。对于肝内叶、段胆管梗阻,切开肝外或肝门胆管取石困难者,可在结石距肝面的浅表处经肝实质切开梗阻的肝胆管,取出结石后放置引流管,待病情好转、恢复3个月以上后再行比较彻底的根治性手术。

(项振波)

第三节 门静脉高压症

一、病因及分类

按门静脉血流受阻部位的不同,门静脉高压症可分为肝前型、肝内型和肝后型3类。肝内型在我国最常见,占95%以上。按病理形态的不同,肝内型又可分为窦前型、窦型和窦后型3种。窦前型及窦后型梗阻可以发生在肝内或肝外。这种分类方法的实用价值在于可以将非肝硬化性门脉高压症(窦前型)与肝细胞损害造成的门脉高压症(窦型和窦后型)区别开来。

(一)肝前型

肝前型门静脉高压症的主要病因是门静脉主干的血栓形成(或同时有脾静脉血栓存在),儿童约占50%。这种肝前阻塞使门静脉系的血流受阻,导致门静脉压增高。

(1)腹腔内的感染,如阑尾炎、胆囊炎等,或门静脉、脾静脉附近的创伤都可引起门静脉主干的血栓形成。门静脉血栓形成后,在肝门区形成大量侧支循环血管丛,再加上门静脉主干内的血栓机化、再通,状如海绵,因而被称为门静脉海绵样变。

(2)先天性畸形,如门静脉主干的闭锁、狭窄或海绵窦样病变,也是肝前型门静脉高压症的常见原因。

(3)单纯脾静脉血栓形成常继发于胰腺炎症或肿瘤,结果是胃脾区的静脉压力增高,而此时肠系膜上静脉和门静脉压力正常,左侧胃网膜静脉成为主要侧支血管,胃底静脉曲张较食管下段静脉曲张更为显著。单纯脾切除即可消除门静脉高压,这是一种特殊类型的门静脉高压症,称为左侧门静脉高压症。

这种肝外门静脉阻塞的患者,肝功能多正常或轻度损害,预后较肝内型好。成年人最常见的原因是恶性肿瘤引起的门静脉内血栓形成,其他引起门静脉内血栓形成的原因有红细胞增多症、胰腺炎、门脉周围淋巴结病。这种患者门静脉压升高而肝静脉楔压正常,肝实质无损害。另外,由于凝血机制未受损害,这种患者如发生食管静脉曲张破裂出血,往往可以通过非手术治疗得到控制。

(二)肝后型

肝后型门静脉高压症是肝静脉和(或)其开口,以及肝后段下腔静脉阻塞性病变引起的,其典型代表是巴德-吉利亚综合征,这是由肝静脉、下腔静脉直至下腔静脉汇入右心房处任何水平的梗阻引起的一组综合征。其病因不明,但往往与肾上腺、肾肿瘤、创伤、妊娠、口服避孕药、肝细胞瘤、静脉阻塞性疾病、急性乙醇性肝炎及肝静脉内膜网状组织形成有关。临床上首先表现为腹水,伴有轻度肝功能异常。肝尾叶静脉多独立于肝内其他静脉汇入下腔静脉,故病变往往不累及此静脉,所以肝扫描仅见肝尾叶放射性密集,血管造影可以发现肝静脉或下腔静脉内血栓,肝活检表现为特征性的中央静脉扩张伴小叶中心性坏死。

(三)肝内型

肝内型门静脉高压症包括窦前型、窦型和窦后型梗阻3种。

1.肝内窦前型梗阻

(1)肝内窦前型梗阻最主要的病因是血吸虫病(世界范围内门脉高压症最常见的病因)。血吸虫病患者的血吸虫卵沉积在肝内门静脉,引起门静脉壁肉芽肿性炎症反应,进而发生纤维化及瘢痕化,最终导致终末门静脉梗阻。当患者患有骨髓增生性疾病时,原始细胞物质在门静脉区的沉积也可以造成窦前型门脉高压症,也表现为直接门静脉压升高、肝静脉楔压正常、肝实质无损害。食管静脉曲张破裂出血往往可以通过非手术治疗得到控制。

(2)造成窦前型门脉高压症的另一个常见原因是先天性肝纤维化,这是由广泛浓密的纤维索条包绕、压迫门静脉,导致其梗阻造成的。

(3)慢性的氯乙烯和砷化物中毒也可以引起肝内门静脉纤维化、肉芽肿形成,压迫门静脉,导致窦前型梗阻。

(4)原发性胆汁性肝硬化在形成再生结节以前,也是由肝内门静脉纤维化造成的窦前型梗阻。

2.肝内窦型梗阻

肝内窦型梗阻往往是由乙型、丙型病毒性肝炎和急性乙醇中毒引起的肝硬化发展而来,一般不仅仅是窦型梗阻,多表现为窦前型、窦型与窦后型的复合型梗阻,为区别于单独的窦前型梗阻和窦后型梗阻而称之为窦型梗阻。窦型梗阻的主要病因是肝小叶内纤维组织增生和肝细胞再生。增生纤维索和再生肝细胞结节(假小叶)的挤压,使肝小叶内肝窦变或闭塞,导致门静脉血不易流入肝小叶的中央静脉或小叶下静脉,血流淤滞,门静脉压增高;再加上很多肝小叶内的肝窦变窄或闭塞,导致部分压力高的肝动脉血流经肝小叶间汇管区的动静脉交通支而直接反注入压力低的门静脉小分支,使门静脉压增高。由于患者往往表现为不同程度的肝损害凝血机制障碍,食管静脉曲张破裂出血时一般较难通过非手术治疗控制。

3.肝内窦后型梗阻

肝内窦后型梗阻往往不是一个独立的现象,其处理也很困难,其病因包括酒精性和坏死性肝硬化及血红蛋白沉着症。病理表现主要是酒精性肝炎引起中心玻璃样硬化,以及再生结节压迫肝实质导致小叶内肝小静脉消失。

另外,肝内淋巴管网同样可被增生纤维索和再生肝细胞结节压迫而扭曲、狭窄,导致肝内淋巴回流受阻。肝内淋巴管网的压力显著增高,这对门静脉压的增高也有影响。

二、病理

门静脉高压症形成后,可以发生下列病理变化。

(一)脾大、脾功能亢进

门静脉系压力增高,加之其本身无静脉瓣,血流淤滞,可出现充血性脾大。长期的脾窦充血引起脾内纤维组织增生和脾组织再生,继而发生不同程度的脾功能亢进。长期的充血还可引起脾周围炎,导致脾与膈肌间的广泛粘连和侧支血管形成。

(二)交通支扩张

由于正常的肝内门静脉通路受阻且门静脉又无瓣膜,为了疏通淤滞的门静脉血,门静脉系和腔静脉系间存在的4个交通支(胃底、食管下段交通支,直肠下端、肛管交通支,前腹壁交通支,腹膜后交通支)大量开放,并扩张、扭曲形成静脉曲张。临床上特别重要的交通支是胃冠状静脉、胃短静脉与奇静脉分支间的交通支,也就是食管胃底静脉丛的曲张,它离门静脉和腔静脉主干最近,压力差最大,因而受门静脉高压的影响也最早、最显著。由于静脉曲张导致黏膜变薄,所以其易被粗糙食物所损伤;胃液反流入食管,腐蚀已变薄的黏膜;特别在恶心、呕吐、咳嗽等使腹腔内压突然升高,门静脉压也随之突然升高时,就有可能引起曲张静脉的突然破裂,导致急性大出血。其他交通支也可以发生扩张,如直肠上、下静脉丛的扩张可以引起继发性痔;脐旁静脉与腹上、下深静脉交通支的扩张可以引起腹壁脐周静脉曲张,即海蛇头症;腹膜后静脉丛也明显扩张、充血。

(三)腹水

门静脉压力升高,使门静脉系统毛细血管床的滤过压增加,组织液吸收减少并漏入腹腔而形成腹水,这是形成腹水的一个原因。在肝窦和窦后阻塞时,肝内淋巴液产生增多而输出不畅,因而促使大量肝内淋巴自肝包膜表面漏入腹腔,这是形成腹水的另一个原因。但造成腹水的主要原因还是肝损害,血浆清蛋白的合成减少引起血浆胶体渗透压降低,而促使血浆外渗。肝损害时,肾上腺皮质的醛固酮和垂体后叶的抗利尿激素在肝内分解减少,血内水平升高,促进肾小管对钠和水的再吸收,从而引起钠和水的潴留。以上多种因素的综合导致腹水形成。

(四)门静脉高压性胃病

约20%的门静脉高压症患者并发门静脉高压性胃病,并占门静脉高压症上消化道出血的5%。在门静脉高压时,胃壁淤血、水肿,胃黏膜下层的动-静脉交通支广泛开放,胃黏膜微循环发生障碍,导致胃黏膜防御屏障的破坏,形成门静脉高压性胃病。

(五)肝性脑病

门静脉高压症是由于自身门体血流短路或手术分流,造成大量门静脉血流绕过肝细胞或因肝实质细胞功能严重受损导致有毒物质(氨、硫醇和 γ-氨基丁酸)不能代谢与解毒而直接进入人体循环,从而对脑产生毒性作用并出现肝性脑病,或称门体性脑病。自然发展成肝性脑病的门静脉高压症患者不到10%,其常由胃肠道出血、感染,过量摄入蛋白质、镇静药、利尿剂而诱发。

三、临床表现

门静脉高压症多见于中年男子,病情发展缓慢,症状因病因不同而有所差异,但主要是脾大、脾功能亢进、呕血、黑便、腹水。

(一)脾大和脾功能亢进

所有患者都有不同程度的脾大,甚至脾可达盆腔。巨型脾大在血吸虫病性肝硬化中尤为多见。早期,脾质软、活动;晚期,由于纤维组织增生脾的质地变硬,如脾周围发生粘连,可使其活动度减少。脾大常伴有脾功能亢进,白细胞计数降至 $3\times10^9/L$ 以下,血小板计数减少至 $(70\sim80)\times10^9/L$,逐渐出现贫血。

(二)呕血或黑便

半数患者有呕血或黑便史,出血量大且急。由于肝损害使凝血酶原合成发生障碍,又由于脾功能亢进使血小板减少,出血不易自止。患者耐受出血能力远较正常人差,约25%的患者在第1次大出血时可因失血引起严重休克或因肝组织严重缺氧引起肝急性衰竭而死亡。由于大出血引起肝组织严重缺氧,容易导致肝性脑病。部分患者出血虽然可以自止,但常又复发,约半数患者在第1次出血后1~2年可再次大出血。

(三)腹水

约1/3患者有腹水,腹水是肝损害的表现。大出血后,往往因缺氧而加重肝组织损害,常引起或加剧腹水,有些顽固性腹水很难消退。此外,部分患者还有黄疸、肝大等症状。

体检时如能触及脾,可能提示有门静脉高压,如有黄疸、腹水和前腹壁静脉曲张等体征,则表示门静脉高压严重。如果能触到质地较硬、边缘较钝而不规整的肝脏,肝硬化的诊断即能成立。有时肝硬化缩小而难以触到,还可检查慢性肝病的其他征象,如蜘蛛痣、肝掌、男性乳房发育、睾丸萎缩等辅助诊断。

四、诊断及鉴别诊断

根据病史(肝炎或血吸虫)和 3 个主要临床表现(脾大和脾功能亢进,呕血或黑便,以及腹水),一般诊断并不困难,但由于个体反应的差异和病程的不同,实验室检查和其他辅助检查有助于确定诊断。下列辅助检查有助于诊断。

(一)血液学检查

脾功能亢进时,血细胞计数减少,以白细胞和血小板计数减少最为明显。出血、营养不良、溶血或骨髓抑制都可以引起贫血。

(二)肝功能检查

肝功能检查常反映血浆清蛋白降低而球蛋白增高,清蛋白、球蛋白比例倒置。由于许多凝血因子在肝合成,加上慢性肝病患者有原发性纤维蛋白溶解,所以凝血酶原时间可以延长。谷草转氨酶和谷丙转氨酶超过正常值的 3 倍,表示有明显肝细胞坏死。碱性磷酸酶和 γ-谷氨酸转肽酶显著增高,表示有淤胆。在没有输血因素影响的情况下,血清总胆红素超过 51 μmol/L(3 mg/dL),血浆清蛋白低于 30 g/L,说明肝功能严重失代偿。

进行肝功能检查并分级,可评价肝硬化的程度和肝储备功能,此外,还应做乙型肝炎病原免疫学和甲胎蛋白检查。肝炎后肝硬化患者,乙型肝炎病毒(HBV)或丙型肝炎病毒(HCV)常为阳性。

(三)B 超和多普勒超声检查

B 超和多普勒超声可以帮助了解肝硬化的程度、脾是否增大、有无腹水及门静脉内有无血栓等。门静脉高压时,门静脉内径通常不小于 1.3 cm,半数以上患者的肠系膜上静脉和脾静脉内径不小于 1 cm。通过彩色多普勒超声可测定门静脉血流量是向肝血流还是逆肝血流,这对确定手术方案有重要参考价值。

(四)食管钡剂 X 线造影检查

食管钡剂充盈时,曲张的静脉使食管的轮廓呈虫蚀状改变;排空时,曲张的静脉表现为蚯蚓样或串珠状负影,阳性发现率为 70%~80%。

(五)腹腔动脉造影的静脉相或直接肝静脉造影检查

腹腔动脉造影的静脉相或直接肝静脉造影可以使门静脉系统和肝静脉显影,确定静脉受阻部位及侧支回流情况,对于预备和选择分流手术术式等有参考价值。

(六)胃镜检查

胃镜检查能直接观察到曲张静脉情况,以及是否有胃黏膜病变或溃疡等,并可拍照或录影。

(七)CT、MRI 和门静脉造影检查

如病情需要,患者经济情况许可,可选择 CT、MRI 和门静脉造影检查。

1.螺旋 CT 检查

螺旋 CT 可用于测定肝的体积。肝硬化时肝体积明显缩小,如肝体积小于 750 cm³,分流术

后其肝性脑病发生率比肝体积大于 750 cm^3 者高 4.5 倍。

2.MRI 检查

MRI 不仅可以重建门静脉、准确测定门静脉血流方向及血流量,还可将门静脉高压患者的脑生化成分做出曲线并进行分析,为制订手术方案提供依据。

3.门静脉造影检查

经皮肝穿刺门静脉造影,可以确切地了解门静脉及其分支情况,特别是胃冠状静脉的形态学变化,并可直接测定门静脉压。经颈内静脉或股静脉穿刺,将导管置入肝静脉测定肝静脉楔入压,同时测定下腔静脉压,计算肝静脉压力梯度。由于肝窦和门静脉均无瓣膜,因此,肝静脉楔入压可以较准确地反映门静脉压,而肝静脉压力梯度则反映门静脉灌注压。

五、治疗

治疗门静脉高压症,主要是针对门静脉高压症的并发症进行治疗。

(一)非外科治疗

肝硬化患者中仅有 40% 患者出现食管胃底静脉曲张,而有食管胃底静脉曲张的患者中有 50%～60% 并发大出血。这说明有食管胃底静脉曲张的患者不一定发生大出血。临床上,还有本来不出血的患者,在经过预防性手术后反而出现大出血。尤其鉴于肝炎后肝硬化患者的肝损害多较严重,任何一种手术对患者来说都有伤害,甚至引起肝衰竭。因此,对有食管胃底静脉曲张但并没有出血的患者,不宜做预防性手术,重点是内科的护肝治疗。外科治疗的主要目的在于紧急制止食管胃底静脉曲张破裂所致的大出血,而决定食管胃底曲张静脉破裂出血的治疗方案,要依据门静脉高压症的病因、肝功能储备、门静脉系统主要血管的可利用情况和医师的操作技能及经验来制定。评价肝功能储备,可预测手术的后果和非手术患者的长期预后。目前常用 Child 肝功能分级来评价肝功能储备。Child A 级、B 级和 C 级患者的手术病死率分别为 0～5%、10%～15% 和超过 25%。

1.非手术治疗的禁忌证和适应证

(1)对于有黄疸、大量腹水、肝严重受损发生大出血的患者,如果进行外科手术,病死率可为 60%～70%,对这类患者应尽量采用非手术疗法。

(2)上消化道大出血一时不能明确诊断者,要一边进行积极抢救,一边进行必要的检查,以明确诊断。

(3)对于食管胃底静脉曲张破裂出血者,尤其是对肝功能储备 Child C 级的患者,尽可能采用非手术治疗。

2.初步处理

(1)输血、输液、防止休克:严密观测血压、脉搏变化。如果收缩压低于 10.7 kPa(80 mmHg),估计失血量已达 800 mL 以上,应立即快速输血。适当的输血是必要的,但切忌过量输血,更不能出多少输多少,绝不能认为输血越多越好,因为过多过快地输血使血压迅速恢复到出血前水平,常可使因低血压已暂时停止出血的曲张静脉再次出血。必要时可输入新鲜冷冻血浆、血小板,但应避免使用盐溶液,这是因为肝硬化患者多表现为高醛固酮血症,水盐代谢紊乱,盐溶液的输入可以促进腹水的产生。患者如在加强重症监护室监护及处理,必要时放置气囊漂浮导管气(Swan-Ganz 管),以监测患者的循环状态,指导输液。

(2)血管升压素:可使内脏小动脉收缩、血流量减少,从而减少门静脉血的回流量,短暂降低门静脉压,使曲张静脉破裂处形成血栓,达到止血作用。常用剂量为每分钟 0.2～0.4 U 持续静脉滴注,出血停止后减至每分钟 0.1 U,维持 24 小时,使门静脉压力下降约 35%。一半以上的患者可控制出血,不适用于高血压和有冠状血管供血不足的患者。如必要,可联合应用硝酸甘油以减轻血管升压素的不良反应。特利加压素的不良反应较轻,近年来较多采用。生长抑素能选择性地减少内脏血流量,尤其是门静脉系的血流量,从而降低门静脉压力,有效地控制食管胃底曲张静脉破裂大出血,而对心排血量及血压则无明显影响。生长抑素的首次剂量为 250 μg 静脉冲击注射,以后每小时 250 μg 持续滴注,可连续用药 3～5 天。生长抑素的止血率(80%～90%)远高于血管升压素(40%～50%),不良反应较少,是目前治疗食管胃底静脉破裂出血的首选药物。

(3)三腔管压迫止血:原理是利用充气的气囊分别压迫胃底和食管下段的曲张静脉,以达止血目的,通常用于对血管升压素或内镜治疗食管胃底曲张静脉出血无效的患者。该管有三腔,一通圆形气囊,充气 150～200 mL 后压迫胃底;一通椭圆形气囊,充气 100～150 mL 后压迫食管下段;一通胃腔,经此腔可行吸引、冲洗和注入止血药。明尼苏达管还有第 4 个腔,用以吸引充气气囊以上口咽部的分泌物。

三腔管压迫止血法:先将 2 个气囊各充气约 150 mL,气囊充盈后,应是膨胀均匀,弹性良好。将气囊置于水下证实无漏气后,即抽空气囊,涂上液状石蜡,从患者鼻孔缓慢地把管送入胃内;边插边让患者做吞咽动作,直至管已插入 50～60 cm,抽到胃内容物为止。先向胃气囊充气150～200 mL,将管向外提拉,感到管子不能再被拉出并有轻度弹力时予以固定,或利用滑车装置,在管端悬以重量约 0.5 kg 的物品,做牵引压迫。接着观察止血效果,如仍有出血,再向食管气囊注气 100～150 mL[压力 1.3～5.3 kPa(10～40 mmHg)]。放置三腔管后,应抽除胃内容物,并用生理盐水反复灌洗,观察胃内有无鲜血吸出。如能清除胃内积血及血凝块,则可利于早期的内镜检查和采取进一步的止血治疗。如无鲜血,同时脉搏、血压渐趋稳定,说明出血已得到基本控制。有人认为洗胃时可加用冰水或血管收缩药,但近来研究者普遍认为这并不能起到止血作用。

三腔管压迫可使 80% 的食管胃底曲张静脉出血得到控制,但约一半的患者排空气囊后又立即再次出血。再者,即使技术熟练的医师使用气囊压迫装置,其并发症的发生率也有 10%～20%,并发症包括吸入性肺炎、食管破裂及窒息。故应用三腔管压迫止血的患者,应放在监护室里监护,同时要注意下列事项:患者应侧卧或头部侧转,便于吐出唾液,吸尽患者咽喉部的分泌物,以防发生吸入性肺炎;要严密观察,谨防气囊上滑堵塞咽喉引起窒息;三腔管一般放置 24 小时,如出血停止,可先排空食管气囊,后排空胃气囊,再观察 12～24 小时,如确已止血,才将管慢慢拉出。放置三腔管的时间不宜持续超过 5 天,否则,可使食管或胃底黏膜因受压迫太久而发生溃烂、坏死、食管破裂。因此,每隔 12 小时应将气囊放空 10～20 分钟,如有出血再充气压迫。

3.内镜治疗

经纤维内镜将硬化剂(国内多选用鱼肝油酸钠)直接注射到曲张静脉腔内,使曲张静脉闭塞、黏膜下组织硬化,以治疗食管静脉曲张出血和预防再出血。纤维内镜检查时可以见到不同程度的食管静脉曲张。曲张静脉表面黏膜极薄、有多个糜烂点处极易发生破裂大出血。硬化剂的注射可在急性出血期或在出血停止后 2～3 天内进行,注射后如出血未止,24 小时内可再次注射。注射疗法只有短暂的止血效果,近期效果虽较满意,但再出血率较高,可高达 45%,且多发生在治疗后 2 个月内。对于急性出血的疗效与药物治疗相似,长期疗效优于血管升压素和生长抑素,主要并发症是食管溃疡、狭窄或穿孔。食管穿孔是最严重的并发症,虽然发生率仅 1%,但病死率却高达50%。比硬化剂注射疗法更简单和安全的手术是经内镜食管曲张静脉套扎术,方法是经内镜将要结扎的曲张静脉吸入到结扎器中,用橡皮圈套扎在曲张静脉基底部。最近的研究发现,此法治疗后近期再出血率也较高。硬化剂注射疗法和套扎术对胃底曲张静脉破裂出血无效。

4.经颈静脉肝内门体分流术

经颈静脉肝内门体分流术(transju-gular intrahepatic portosystemic shunt,TIPS)是采用介入放射方法,经颈静脉途径在肝内肝静脉与门静脉主要分支间建立通道,置入支架,以实现门体分流,展开后的支架口径通常为7～10 mm。TIPS 实际上与门静脉-下腔静脉侧侧吻合术相似,只是操作较后者更容易、更安全,能显著地降低门静脉压,控制出血,特别对顽固性腹水的消失有较好的效果。TIPS 适用于食管胃底曲张静脉破裂出血经药物和内镜治疗无效、肝功能失代偿(Child C级)、不宜行急诊门体分流手术的患者。TIPS最早用于控制食管胃底曲张静脉破裂出血和防止复发出血,特别适用于出血等待肝移植的患者。

TIPS的绝对禁忌证包括右心衰竭竭中心静脉压升高、严重的肝衰竭、没有控制的肝性脑病、全身细菌或真菌感染及多囊肝。TIPS的相对禁忌证包括肝肿瘤和门静脉血栓。

对于经内镜硬化或结扎治疗效果不满意、肝功能储备较差(Child B或C患者)或不能耐受手术治疗的患者,可采用 TIPS 治疗。TIPS 治疗的目的是控制出血和作为将来肝移植的过渡治疗。

TIPS用于控制出血的目的主要是改善患者的生存质量,对于延长生存期并没有帮助。其存在的主要问题是再出血率较高,原因主要是支架管堵塞或严重的狭窄。TIPS 1年内支架狭窄和闭塞的发生率高达50%。为了解决有些患者的支架管可长期保持通畅,而有些患者很快堵塞的问题,目前,TIPS的研究方向主要是改进支架管及放置技术,保证其长期通畅。

对于适合进行肝移植的患者,其可作为过渡性治疗方法。TIPS可以使患者等待供体,同时由于降低了门脉压力,可减少肝移植术中的出血量。但为这部分患者进行 TIPS,对技术要求更高,应当保证支架管位于肝实质内,避免其游走进入肝上下腔静脉、门静脉甚至肠系膜上静脉内,否则将给日后的肝移植带来很大的困难。

(二)手术疗法

若没有黄疸和明显腹水的患者(Child A、B级)发生大出血,应争取及时手术;或经非手术治疗24～48小时无效者,也应即行手术。因为食管胃底曲张静脉一旦破裂引起出血,就会反复出血,而每次出血必将给肝带来损害。积极采取手术止血,不但可以防止再出血,而且是预防肝性脑病的有效措施。可在食管胃底曲张静脉破裂出血时急诊施行,也可为预防再出血择期手术。手术治疗可分为分流术和断流术,目前仍是国内治疗门静脉高压症最为常用和经典的两种手术方法。通过各种不同的分流手术,以降低门静脉压力;通过阻断门奇静脉间的反常血流,从而达到止血目的。

1.门体分流术

门体分流术可分为非选择性分流、选择性分流和限制性分流3类。

(1)非选择性门体分流术:将入肝的门静脉血完全转流入体循环,代表术式是门静脉与下腔静脉端侧分流术。操作要点是将门静脉肝端结扎,防止发生离肝门静脉血流;门静脉与下腔静脉侧侧分流术是将离肝门静脉血流一并转流入下腔静脉,减低肝窦压力,有利于控制腹水形成。非选择性门体分流术治疗食管胃底曲张静脉破裂出血效果好,但肝性脑病发生率为30%～50%,易形成肝衰竭。此方法由于破坏了第一肝门的结构,为日后肝移植带来了困难。非选择性门体分流术还包括肠系膜上静脉与下腔静脉"桥式"（H形）分流术和中心性脾-肾静脉分流术（切除脾，将脾静脉近端与左肾静脉端侧吻合）等，但术后血栓形成发生率高。上述任何一种分流术，虽然一方面降低了门静脉的压力，但另一方面也会影响门静脉血向肝的灌注，术后肝性脑病的发生率仍为10%左右。现已明确，肝性脑病与血液中氨、硫醇和γ-氨基丁酸等毒性物质升高有关。例如，分流术后，由于肠道内的氨（蛋白质的代谢产物）被吸收后部分或全部不再通过肝进行解毒、转化为尿素，而直接进入血液循环影响大脑的能量代谢，从而引起肝性脑病，且病死率高。

（2）选择性门体分流术：选择性门体分流术旨在保存门静脉的入肝血流，同时降低食管胃底曲张静脉的压力，以预防或治疗出血。以远端脾-肾静脉分流术为代表，即将脾静脉远端与左肾静脉进行端侧吻合，同时离断门-奇静脉侧支，包括胃冠状静脉和胃网膜静脉。但国内外大量临床应用结果表明，这种术式治疗的良好效果难以被重复，故已极少应用。并且，有大量腹水及脾静脉口径较小的患者，一般不选择这一术式。

（3）限制性门体分流术：目的是充分降低门静脉压力，制止食管胃底曲张静脉出血，同时保证部分入肝血流，代表术式是限制性门-腔静脉分流（侧侧吻合口控制在10 mm）和门-腔静脉"桥式"（H形）分流（桥式人造血管口径为8～10 mm）。前者随着时间的延长，吻合口径可扩大，如同非选择性门体分流术；后者，近期可能形成血栓，需要取出血栓或溶栓治疗。

附加限制环、肝动脉强化灌注的限制性门腔静脉侧侧分流术是限制性门体分流术的改进与发展，前者有保持向肝血流、防止吻合口扩大、降低门静脉压、保肝作用和肝性脑病发生率均较低等多种优点。

2.断流术

手术阻断门奇静脉间的反常血流，同时切除脾，以达到止血的目的。手术的方式也很多，阻断部位和范围也各不相同，如食管下端横断术、胃底横断术、食管下端胃底切除术及贲门周围血管离断术等。在这些断流术中食管下端横断术与胃底横断术，阻断门奇静脉间的反常血流不够完全，也不够确切；而食管下端胃底切除术的手术范围大、并发症多、病死率较高，其中贲门周围血管离断术开展地较为普遍，近期效果不错。这一术式还适用于门静脉循环中没有可供给体静脉吻合的通畅静脉、肝功能差（Child C级）、既往分流手术和其他非手术疗法失败而又不适合分流手术的患者。在施行此手术之前，了解贲门周围血管的局部解剖十分重要。贲门周围血管可分为以下4组。

（1）冠状静脉：包括胃支、食管支及高位食管支。胃支较细，沿着胃小弯行走，伴行着胃右动脉；食管支较粗，伴行着胃左动脉，在腹膜后注入脾静脉，其另一端在贲门下方和胃支汇合而进入胃底和食管下段；高位食管支源自冠状静脉食管支的凸起部，距贲门右侧3～4 cm，沿食管下段右后侧行走，于贲门上方3～4 cm或更高处进入食管肌层。特别需要提出的是，有时还出现"异位高位食管支"，它与高位食管支同时存在，起源于冠状静脉主干，也可直接起源于门静脉左干，距贲门右侧更远，在贲门以上5 cm或更高处才进入食管肌层。

（2）胃短静脉：一般胃有3～4支，伴行着胃短动脉，分布于胃底的前后壁，注入脾静脉。

（3）胃后静脉：起始于胃底后壁，伴着同名动脉下行，注入脾静脉。

（4）左膈下静脉：可单支或分支进入胃底或食管下段左侧肌层。

门静脉高压症时，上述静脉都显著扩张，高位食管支的直径常为0.6～1.0 cm。只有彻底切断上述静脉，包括高位食管支或同时存在的异位高位食管支，同时结扎、切断与静脉伴行的同名动脉,才能彻底阻断门奇静脉间的反常血流,达到即刻而确切的止血目的,这种断流术为贲门周围血管离断术。

贲门周围血管离断术后再出血发生率较高,主要原因有二:首先是由于出血性胃黏膜糜烂引起,这种患者大多有门静脉高压性胃病,手术后患者处于应激状态,导致胃黏膜缺血、缺氧、胃黏膜屏障被破坏,门静脉高压性胃病加重,发生大出血,对于这一类的出血,原则上采用非手术疗法止血;其次是第1次手术不彻底,遗漏了高位食管支或异位高位食管支,又引起了食管胃底静脉的曲张破裂,对于这种情况,要争取早期手术,重新离断遗漏了的高位食管支或异位高位食管支。最重要的是断流后门静脉高压仍存在,但交通支出路已断,没有出路,这就必然发生离断后地再粘连、交通血管再生。另外需要指出的是,在选择手术方式时还要考虑到每个患者的具体情况及手术医师的经验和习惯。

3.分流加断流的联合术

由于分流术和断流术各有特点、治疗效果因人而异,难以判断孰优孰劣,不同研究者各有偏好,也存在着争议。近年来,分流加断流的联合术式,如贲门周围血管离断加肠腔静脉侧侧分流术、脾次全切除腹膜后移位加断流术等正引起人们的浓厚兴趣。初步的实验研究和临床观察显示,联合术式既能保持一定的门静脉压力及门静脉向肝的血供,又能疏通门静脉系统的高血流状态,是一种较理想的治疗门静脉高压症的手术方法。

既往对于术式的改进一直囿于在确切止血的基础上尽可能地保留门静脉向肝血流方面,未能取得突破性的进展。近年来,有研究者基于"门脉高压症的本在于肝硬化"的认识,提出应注意增加肝动脉血流,提高肝供氧量,以达到保护肝的目的,为门脉高压症术后的肝功能保护提供了一种新的思路。而单纯的分流术或断流术很难满足上述要求,故有关单一术式的研究报道已相对减少,而分流加断流的联合术式正引起人们的浓厚兴趣。常见的术式有贲门周围血管离断加肠腔静脉侧侧分流术、脾次全切除腹膜后移位加断流术、门-腔静脉侧侧分流加肝动脉强化灌注术等。

附加限制环、肝动脉强化灌注的门腔静脉侧侧分流术就是一个很好的开端。通过附加限制环的门-腔静脉侧侧分流,可取得理想的门脉减压效果,并可防止吻合口扩大;而通过结扎胃左、右动静脉、胃十二指肠动脉和脾动脉(脾切除),可使腹腔动脉的全部血流都集中供给肝动脉,这就增加了肝血、氧供给而起到了保肝作用。因此,其在一定程度上克服了传统门腔分流术的不足。此方法在集分流术和断流术优点于一身的同时,使其对于肝血流动力学的改变趋于合理。通过强化肝动脉血流灌注改善肝血供,既益于术后恢复,又不影响肠系膜静脉区向肝血流,相对增加了来自胰腺和胃肠道的营养物质对肝的供给,对肝功能起到一定的维护作用,能明显改善术后肝纤维化的程度。另外,本术式是在分流术基础上结扎胃左、右动静脉、胃十二指肠动脉,没有增加手术难度。

4.肝移植

上述的各种治疗方法均是针对门静脉高压症导致食管胃底曲张静脉破裂出血的措施,对导致门静脉高压症的根本原因——肝硬化则无能为力,其甚至可能导致进一步的肝损害。肝移植手术无疑是门静脉高压症最为彻底的治疗方法,既替换了病肝,又使门静脉系统的血流动力学恢复至正常。在过去的很多年,肝移植已经极大地改变了门静脉高压症患者的治疗选择。同其他器官移植所面临的问题一样,目前影响肝移植发展的主要障碍是供肝严重不足,尽管劈离式肝移植技术可以部分缓解肝的供与需间的矛盾,但仍难以彻底解决供肝紧张的局面。目前,全球等待肝移植的患者每年增加15倍之多,而实施肝移植者只增加3倍,供肝严重缺乏。活体肝移植虽然也有较大发展,但也只是杯水车薪。亲属部分肝移植由于存在危及供者健康和生命的危险,患者选择不得不慎之又慎。利用转基因动物进行异种肝移植的研究虽有彻底解决供肝来源问题的希望,但由于涉及技术和伦理学方面的问题,短时间内难以应用于临床。

影响肝移植术对肝硬化门静脉高压症治疗效果的另一因素是移植肝病毒性肝炎复发。尽管近年来抗病毒药物研究的进展已使病毒性肝炎的复发率明显降低,但其仍是每一个从事肝移植工作的外科医师必须认真对待的问题。

肝移植手术高昂的治疗费用也是影响其广泛应用的因素之一。即使在一些发达国家,肝移植手术的费用亦非普通患者个人所能轻易负担。在我国目前的经济发展水平下,这一因素甚至已成为影响肝移植手术临床应用的首要因素。肝移植手术无疑是治疗门脉高压症最为彻底的治疗方法,是今后发展的方向。但在目前情况下,是否将我们有限的医疗卫生资源用于肝硬化的预防,值得认真思考。

综上所述,我们不难发现,门静脉高压症的外科治疗取得了很大进展,但仍存在诸多不足之处。保护肝功能、微创外科的应用及肝移植的研究将是门静脉高压症外科在今后相当一个时期内研究的难点和重点。必须指出的事实是,我国人口众多,肝炎患者乃至肝硬化、门静脉高压症、食管静脉曲张破裂出血的患者也相应地增多,而肝源极少。因此,今后在相当长的时期内,上述治疗诸法仍然是非肝移植的主要治疗的手段。

5.严重脾大,合并明显的脾功能亢进的外科治疗

严重脾大最多见于晚期血吸虫病,也见于脾静脉栓塞引起的左侧门静脉高压症,对于这类患者,单纯行脾切除术效果良好。

6.肝硬化引起的顽固性腹水的外科治疗

顽固性腹水的有效治疗方法是肝移植,其他疗法包括TIPS和腹腔-静脉转流术。手术方法为放置腹腔-静脉转流管,有窗孔的一端插入腹腔,通过一个单向瓣膜,使腹腔内的液体向静脉循环单一方向流动,管的另一端插入上腔静脉。尽管放置腹腔静脉转流管并不复杂,然而有报道指出,手术后的病死率高达20%。放置腹腔-静脉转流管后,腹水再度出现说明分流闭塞;如果出现弥散性血管内凝血、曲张静脉破裂出血或肝衰竭,应停止转流。

(三)食管胃底静脉曲张破裂大出血非手术治疗失败患者的治疗原则

食管胃底静脉曲张破裂大出血非手术治疗包括狭义的内科药物、物理等方法;广义还包括内镜下套扎、注射,经股动脉、颈静脉置管介入等治疗。

食管胃底静脉曲张破裂大出血非手术治疗失败,也就是又发生了无法控制的大出血时,必须实施紧急止血手术或于静止期择期手术。急诊手术的死亡率要高出择期手术数倍,有研究统计发现,急诊手术病死率是择期手术的10倍。因此,还是应尽可能地选择择期手术治疗。

主要手术方式有分流手术、断流术和肝移植。

1.分流手术

分流手术是采用门静脉系统主干及其主要分支与下腔静脉及其主要分支血管吻合,使较高压力的门静脉血液分流到下腔静脉中去。此术式能有效地降低门静脉压力,是防治大出血的较为理想的方法。

分流的方式很多,如较为经典的门腔静脉吻合术、脾肾静脉吻合术、肠系膜上静脉下腔静脉吻合术。目前既止血效果好又有一定保肝作用的附加限制环及肝动脉强化灌注的门腔静脉侧侧

吻合术的效果最好。

2.断流术

断流术一般包括腔内食管胃底静脉结扎术、贲门周围血管离断术、冠状静脉结扎术。因一般只要能够掌握胃大部切除术的外科医师就能实施贲门周围血管离断术,因此,目前此种手术的开展最为普及。

3.肝移植

肝移植是治疗终末期肝病的(不包括晚期肿瘤)好办法,在西方已被普遍采用。但在我国,因乙型、丙型肝炎后肝硬化、门静脉高压症、食管胃底静脉曲张破裂出血的患者较多,而供肝者少,故不能广泛开展,仍以分流术及断流术为主。

内镜下套扎、注射,经股动脉、颈静脉置管介入等治疗属非手术治疗范畴,这里不予赘述。

(项振波)

第四节 急性胆囊炎

急性胆囊炎是胆囊发生的急性炎症性疾病,在我国腹部外科急症中位居第二位,仅次于急性阑尾炎。

一、病因

多种因素可导致急性胆囊炎,如胆囊结石、缺血、胃肠道功能紊乱、化学损伤、微生物感染、寄生虫、结缔组织病、过敏性反应等。急性胆囊炎中,90%～95%为结石性胆囊炎,5%～10%为非结石性胆囊炎。

二、病理生理

胆囊结石阻塞胆囊颈或胆囊管是大部分急性结石性胆囊炎的病因,其病变过程与阻塞程度及时间密切相关。结石阻塞不完全且时间较短者,仅表现为胆绞痛;阻塞完全且时间较长者,则发展为急性胆囊炎,按病理特点可分为四期。①水肿期为发病初始2～4天,由于黏膜下毛细血管及淋巴管扩张、液体外渗,胆囊壁出现水肿。②坏死期为发病后3～5天,随着胆囊内压力逐步升高,胆囊黏膜下的小血管内形成血栓,堵塞血流,黏膜可见散在的小出血点及坏死灶。③化脓期为发病后7～10天,除局部胆囊壁坏死和化脓外,病变常波及胆囊壁全层,形成壁间脓肿甚至胆囊周围脓肿,镜下见大量中性粒细胞浸润和纤维增生。如果胆囊内压力持续升高,胆囊壁血管因压迫导致血供障碍,出现缺血坏疽,进而发展为坏疽性胆囊炎,此时常并发胆囊穿孔。④慢性期主要指中度胆囊炎反复发作以后的阶段,镜下特点是黏膜萎缩和胆囊壁纤维化。

严重创伤、重症疾病和大手术后发生的急性非结石性胆囊炎由胆囊的低血流量灌注引起,胆囊黏膜因缺血缺氧损害和高浓度胆汁酸盐的共同作用而发生坏死,继而发生胆囊化脓、坏疽甚至穿孔,病情发展迅速,并发症率和死亡率均高。

三、临床表现

(一)症状

急性结石性胆囊炎患者以女性多见,起病前常有高脂饮食的诱因,也有研究者认为,急性胆囊炎与劳累、精神因素有关。其首发症状多为右上腹阵发性绞痛,可向右肩背部放射,伴恶心、呕吐、低热。当胆囊炎病变发展时,疼痛转为持续性并有阵发性加重;出现化脓性胆囊炎时,可有寒战、高热;在胆囊周围形成脓肿或发展为坏疽性胆囊炎时,腹痛程度加剧、范围扩大,呼吸活动及体位改变均可诱发腹痛加重,并伴有全身感染症状。约1/3患者可出现轻度黄疸,这多与胆囊黏膜受损导致胆色素进入血液循环有关,或因炎症波及肝外胆管阻碍胆汁排出所致。

(二)体征

体检可见腹式呼吸受限、右上腹有触痛、局部肌紧张、墨菲征阳性,大部分患者可在右肋缘下扪及肿大且触痛的胆囊。当胆囊与大网膜形成炎症粘连时,可在右上腹触及边界欠清、固定压痛的炎症包块。严重时胆囊发生坏疽穿孔,可以出现弥漫性腹膜炎体征。

(三)实验室检查

实验室检查主要有白细胞计数和中性粒细胞比值升高,程度与病情严重程度有一定的相关性。当炎症波及肝组织时,可引起肝细胞功能受损,血清谷丙转氨酶、谷草转氨酶和碱性磷酸酶(AKP)升高。当血总胆红素升高时,常提示肝功能损害较严重。

(四)超声检查

超声检查是目前诊断肝胆道疾病最常用的一线检查方法,对急性结石性胆囊炎诊断的准确率为85%~90%。超声检查可显示胆囊肿大、囊壁增厚,呈现"双边征",胆囊内可见结石,胆囊腔内充盈密度不均的回声斑点,胆囊周边可见局限性液性暗区。

(五)CT检查

CT可见胆囊增大,直径大于5 cm;胆囊壁弥漫性增厚,厚度大于3 mm;增强扫描动脉期明显强化;胆囊内有结石和胆汁沉积物;胆囊四周可见低密度水肿带或积液区(图4-1)。可根据肝内外胆管有无扩张、结石影鉴别是否合并肝内外胆管结石。

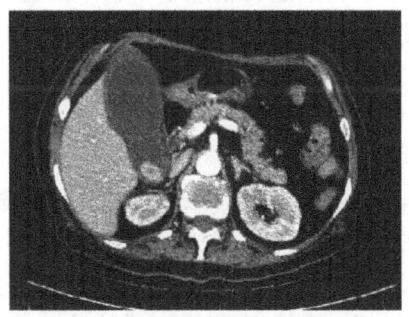

图4-1 胆囊结石伴急性胆囊炎

(六)核素扫描检查

核素扫描检查可应用于急性胆囊炎的鉴别诊断。经静脉注入^{99m}锝-依替菲宁注射液(^{99m}Tc-EHIDA),被肝细胞摄取并随胆汁从胆道排泄清除。因急性胆囊炎时多有胆囊管梗阻,故核素扫描时一般显示胆总管而胆囊不显影,若造影能够显示胆囊,可基本排除急性胆囊炎。

四、诊断

结合临床表现、实验室检查和影像学检查即可诊断,应注意与上消化道溃疡穿孔、急性胰腺炎、急性阑尾炎、右侧肺炎等疾病相鉴别。当合并黄疸时,应注意排除继发性胆总管结石。

五、治疗

(一)非手术治疗

非手术治疗为入院后的急诊处理措施,也为随时可能进行的急诊手术做准备。其包括禁食、液体支持、解痉止痛,使用覆盖革兰氏阴性菌和厌氧菌的抗生素,纠正水电解质平衡紊乱,严密观察病情,同时处理糖尿病、心血管疾病等并发症。60%~80%的急性结石性胆囊炎患者可经非手术治疗获得缓解而转入择期手术治疗。而急性非结石性胆囊炎多病情危重,并发症率高,倾向于早期手术治疗。

(二)手术治疗

急性结石性胆囊炎最终需要切除病变的胆囊,但应根据患者情况决定择期手术、早期手术或紧急手术。手术方法首选腹腔镜胆囊切除术,其他还包括开腹手术、胆囊穿刺造瘘术。

1.择期手术

对初次发病且症状较轻的年轻患者或发病已超过72小时但无紧急手术指征者。可选择先行非手术治疗。治疗期间密切观察患者病情变化,尤其是老年患者,还应注意其他器官的并存疾病,如病情加重,需及时手术。通过非手术治疗,大部分患者的病情可获得缓解,再行择期手术治疗。

2.早期手术

对发病在72小时内的急性结石性胆囊炎,经非手术治疗后病情无缓解,并出现寒战、高热、腹膜刺激征明显、白细胞计数进行性升高者,应尽早实施手术治疗,以防止胆囊坏疽穿孔及感染扩散。对于60岁以上的老年患者,症状较重者也应早期手术。

3.紧急手术

对急性结石性胆囊炎并发穿孔者,应进行紧急手术。术前应尽量纠正低血压、酸中毒、严重低钾血症等急性生理紊乱。对老年患者,还应注意处理高血压、糖尿病等并发症,以降低手术死亡率。

(三)手术方法

1.腹腔镜胆囊切除术

腹腔镜胆囊切除术(laparoscopic cholecystectomy,LC)为首选术式。术前留置胃管、尿管,采用气管插管,全身麻醉。患者取头高脚低位,左倾15°,切开脐部皮肤1.5 cm,用气腹针穿刺腹腔建立气腹,CO_2气腹压力为1.6~1.9 kPa(12~14 mmHg)。经脐部切口放置10 mm套管及腹腔镜,先全面探查腹腔。手术采用三孔或四孔法,四孔法除脐部套管外,再分别于剑突下5 cm置入10 mm套管,右锁骨中线脐水平和腋前线肋缘下5 cm各置入5 mm套管;三孔法则于右锁骨中线和腋前线套管任选其一(图4-2和图4-3)。

探查胆囊,急性胆囊炎常见胆囊肿大,呈高张力状态。结石嵌顿于胆囊颈部,胆囊壁炎症水肿,甚至化脓、坏疽,与网膜和周围脏器形成粘连。先用吸引器结合电钩分离胆囊周围粘连,使用电钩时一定要使其位于手术视野中央。

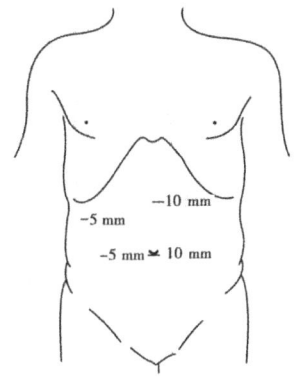

图 4-2 四孔法 LC 套管位置

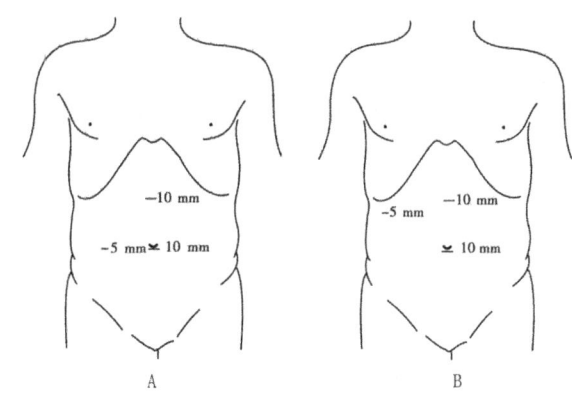

图 4-3 三孔法 LC 套管位置

胆囊减压,于胆囊底部做一小切口,吸出胆汁减压,尽可能取出颈部嵌顿的结石。

处理胆囊动脉,用电钩切开胆囊浆膜,大部分急性胆囊炎的胆囊动脉已经栓塞并被纤维束包裹,不需刻意骨骼化显露。在钝性分离中碰到索条状结构,紧贴壶腹部以上部位夹闭切断即可。

处理胆囊管,沿外侧用吸引器钝性剥离寻找胆囊管,尽量远离胆总管,确认颈部与胆囊管连接部后,不必行骨骼化处理,确认"唯一管径"后,靠近胆囊,用钛夹或结扎锁夹闭胆囊管后离断。对于增粗的胆囊管,可用阶梯施夹法或圈套器处理。若胆囊管里有结石嵌顿,则需将胆囊管骨骼化,当结石位于胆囊管近、中段时,可在结石远端靠近胆总管侧胆囊管施夹后离断;当结石嵌顿于胆囊管汇入胆总管部时,需剪开胆囊管大半周,用无创伤钳向切口方向挤压,尝试将结石挤出,不能直接钳夹结石,以避免结石碎裂进入胆总管。确认完整挤出结石后,夹闭胆囊管远端。

处理胆囊壶腹内侧,若急性炎症早期组织水肿不严重时,壶腹内侧一般容易剥离。但一些肿大的胆囊壶腹会延伸至胆总管或肝总管后壁,形成致密粘连无法分离时,此时不能强行剥离,可试行胆囊大部分或次全切除。切除的起始部位应选择壶腹-胆囊管交接稍上方,要保持内侧与后壁的完整,切除胆囊体和底部。残留的壶腹部黏膜仍保留分泌功能,需化学烧灼或电灼毁损,防止术后胆漏,电灼时间宜短。

剥离胆囊,胆囊炎症可波及肝脏,损伤肝脏易出现难以控制的出血,应"宁破胆囊,勿损肝脏",可允许部分胆囊黏膜残留于胆囊床,予电凝烧灼即可。剥离胆囊后,胆囊床渗血广泛,可用纱块压迫稍许,然后电凝止血。若单极电凝无效,可改用双极电凝。

取出胆囊,将胆囊及结石装入标本袋,由剑突下或脐部套管孔取出,亦可放置引流管后再取出胆囊。遇到巨大结石时,可使用扩张套管。

放置引流管,冲洗手术创面,检查术野无出血、胆漏,于温斯洛(Winslow)孔放置引流管,由腋前线套管孔引出并固定。解除气腹并缝合脐部套管孔。

若术中遇到下列情况,应中转开腹:①胆囊组织质地偏硬,不排除癌变可能;②胆囊三角呈冰冻状,组织致密难以分离或稍作分离即出现难以控制的出血;③胆囊壶腹内侧粘连紧密,分离后出现胆汁漏出时,怀疑肝总管、左右肝管损伤;④胆囊管-肝总管汇合部有巨大结石嵌顿,有米里齐(Mirrizi)综合征可能;⑤胆肠内瘘;⑥胆管解剖变异,异常副肝管等。

术后处理包括继续抗生素治疗、外科营养支持、治疗并存疾病等,24～48小时后观察无活动性出血、胆漏、肠漏等情况后拔除引流管。

2.其他手术方法

(1)部分胆囊切除术:术中胆囊床分离困难或可能出现大出血者,可采用胆囊部分切除法,残留的胆囊黏膜应彻底电凝烧灼或化学损毁,防止残留上皮恶变、形成胆漏或包裹性脓肿等。

(2)超声或CT引导下经皮经肝胆囊穿刺引流术:适用于心肺疾病严重,无法接受胆囊切除术的急性胆囊炎患者,可迅速有效地降低胆囊压力,引流胆囊腔内积液或积脓,待急性期过后再择期手术。禁忌证包括急性非结石性胆囊炎、胆囊周围积液(穿孔可能)和弥漫性腹膜炎。穿刺后应严密观察患者,警惕导管脱落、胆汁性腹膜炎、败血症、胸腔积液、肺不张、急性呼吸窘迫等并发症。

六、几种特殊类型急性胆囊炎

(一)急性非结石性胆囊炎

急性非结石性胆囊炎指胆囊有明显的急性炎症,但其内无结石,多见于男性及老年患者。病因及发病机制尚未完全清楚,研究者推测,可能是由于发病早期,胆囊缺血及胆汁淤积,胆囊黏膜因炎症、血供减少而受损,随后细菌经胆道、血液或淋巴途径进入胆囊内繁殖,发生感染。急性非结石性胆囊炎往往出现在严重创伤、烧伤、腹部大手术后,重症急性胰腺炎,脑血管意外等危重患者中,患者常有动脉粥样硬化基础。

由于并存其他严重疾病,急性非结石性胆囊炎容易发生漏诊。在危重患者,特别是老年男性,出现右上腹痛和(或)发热时,应警惕本病发生。及时行B超或CT检查有助于早期诊断。B超影像特点:胆囊肿大,内无结石,胆汁淤积,胆囊壁增厚大于3 mm,胆囊周围有积液。当存在肠道积气时,CT更具诊断价值。

本病病理过程与急性结石性胆囊炎相似,但病情发展更快,易出现胆囊坏疽和穿孔。一经确诊,应尽快手术治疗,手术以简单有效为原则。在无绝对禁忌证时,首选腹腔镜胆囊切除术。若病情不允许,在排除胆囊坏疽、穿孔情况下,可考虑局麻行胆囊造瘘术,术后严密观察炎症消退情况,必要时仍需行胆囊切除术。术后给予抗休克,纠正水、电解质及酸碱平衡紊乱等支持治疗,选用广谱抗生素或联合用药,同时予以心肺功能支持,治疗重要脏器功能不全等。

(二)急性气肿性胆囊炎

急性气肿性胆囊炎在临床上不多见,指急性胆囊炎时,胆囊内及周围组织内有产气细菌大量滋生产生气体积聚。此与胆囊侧支循环少、易发生局部组织氧分压低下有关。发病早期,气体主要积聚在胆囊内,随后进入黏膜下层,致使黏膜层剥离;随病情加重,气体可扩散至胆囊周围组织,并发败血症。本病易发于老年糖尿病患者,临床表现为重症急性胆囊炎,腹部X线检查及CT检查有助于诊断,可发现胆囊内外有积气。注意与胆肠内瘘、十二指肠括约肌功能紊乱引起的胆囊积气,以及上消化道穿孔等疾病相鉴别。气肿性胆囊炎患者病情危重,可并发坏疽、穿孔、肝脓肿、败血症等,死亡率较高为15%~25%,应尽早手术治疗,手术治疗原则与急性胆囊炎相同。注意围术期选用对产气杆菌有效的抗生素,如头孢哌酮与甲硝唑联用。

(三)胆囊扭转

胆囊扭转指胆囊体以胆囊颈或邻近组织器官为支点发生扭转。胆囊一般由腹膜和结缔组织固定于胆囊床,当胆囊完全游离或系膜较长时,可因胃肠道蠕动、体位突然改变或腹部创伤而发生顺时针或逆时针扭转。病理上主要以血管及胆囊管受压嵌闭为特征,病变严重性与扭转程度及时间密切相关。扭转180°时,胆囊管即扭闭,胆汁淤积,胆囊肿大,超过180°为完全扭转,胆囊静脉受压回流受阻,表现为胆囊肿大,胆囊壁水肿增厚,继而动脉受累,胆囊壁出现坏疽、穿孔。当扭转达360°时,胆囊急性缺血,胆囊肿大,呈暗红甚至黑色,可有急性坏疽,但穿孔发生率较低。

本病临床罕见,误诊率高,扭转三联征有助提示本病:①瘦高的老年患者,特别是老年女性,或者合并脊柱畸形;②典型的右上腹痛,伴恶心、呕吐,病程进展迅速;③查体可扪及右上腹肿块,但无全身中毒症状和黄疸,可有体温脉搏分离现象。扭转胆囊在B超下有特殊影像:胆囊锥形肿大,呈异位漂浮状,胆囊壁增厚。由于胆囊管、胆囊动静脉及胆囊系膜扭转和过度伸展,在胆囊颈的锥形低回声区混杂有多条凌乱的纤细光带,但后方无声影。CT检查见胆囊肿大积液,与肝脏分离。磁共振胆胰管成像(MRCP)可清晰显示肝外胆管因胆囊管扭转牵拉呈"V"形。

高度怀疑或确诊胆囊扭转均应及时手术,首选腹腔镜胆囊切除术,因胆囊扭转造成胆囊三角解剖关系扭曲,可先复原正常胆囊位置,以利于保护胆总管。

(项振波)

第五节 胆囊结石

一、发病情况

胆囊结石是世界范围的常见病、多发病,其发病总体呈上升趋势,而且,近些年的研究提示胆囊结石与胆囊癌的关系密切,因而,研究者对胆囊结石发病的研究越来越重视,目的是找出与其发病相关的因素,以便更好地预防其发生,同时减少并发症,也可能对降低胆囊癌的发病率起到一定作用。我国胆石症的平均发病率为8%左右,个别城市普查可高达10%以上,而且胆石症患者中,80%以上为胆囊结石。

胆囊结石的发病与年龄、性别、肥胖、生育、种族和饮食等因素有关,也受用药史、手术史和其他疾病的影响。

(一)发病年龄

大多的流行病学研究表明,胆囊结石的发病率随着年龄的增长而增加。本病在儿童期少见,其发生可能与溶血或先天性胆管疾病有关。一项调查表明,年龄为40~69岁患者的5年发病率是低年龄组的4倍,高发与低发的分界线为40岁,各国的报道虽有一定差异,但发病的高峰年龄都在40~50岁这一年龄段。

(二)发病性别差异

近年来,超声诊断研究结果男女发病之比约为1:2,性别比例的差异主要体现在胆固醇结石发病方面,胆囊的胆色素结石发病率无明显性别差异。女性胆固醇结石高发可能与雌激素降低胆流、增加胆汁中胆固醇分泌、降低总胆汁酸量和活性,以及黄体酮影响胆囊动力、使胆汁淤滞有关。

(三)发病与肥胖的关系

临床和流行病学研究显示,肥胖是胆囊胆固醇结石发病的一个重要危险因素,肥胖人群发病率为正常体重人群的3倍。肥胖人更易患胆囊结石的原因在于,其体内的胆固醇合成量绝对增加,或者比较胆汁酸和磷脂相对增加,使胆固醇过饱和。

(四)发病与生育的关系

妊娠可促进胆囊结石的形成,并且,妊娠次数与胆囊结石的发病率呈正相关,这种观点已经临床和流行病学研究所证明。妊娠易发生结石的原因:①孕期的雌激素增加,使胆汁成分发生变化,可增加胆汁中胆固醇的饱和度;②妊娠期的胆囊排空滞缓,B超显示,孕妇空腹时,胆囊体积增大,收缩后残留体积增大,胆囊收缩速率减小;③孕期和产后的体重变化也影响胆汁成分,改变了胆汁酸的肠肝循环,促进了胆固醇结晶的形成。

(五)发病的地区差异

不同国家和地区的胆囊结石发病率存在一定差别,西欧、北美和澳大利亚人胆石症患病率高,而非洲的许多地方罕见胆石症;我国以北京、上海、西北和华北地区胆囊结石发病率较高。国家和地区间的胆石类型亦有不同,瑞典、德国等国家以胆固醇结石为主,而英国的碳酸钙结石比其他国家发病率高。

(六)发病与饮食因素

饮食习惯是影响胆石形成的主要因素,进食精制食物、高胆固醇食物者,胆囊结石的发病率明显增高。因为精制碳水化合物增加胆汁胆固醇饱和度。随着生活水平提高,我国胆囊结石发病已占胆石症的主要地位,且以胆固醇结石为主。

(七)发病与遗传因素

胆囊结石发病在种族之间的差异亦提示遗传因素是胆石症的发病机制之一,即凡有印第安族基因的人群,其胆石发病率就高。以单卵双胎为对象的研究证明,胆石症患者的亲属发生胆石的危险性亦高,而胆石症家族内的发病率,其发病年龄亦提前,故胆石症可能具有遗传倾向。

(八)其他因素

胆囊结石的发病亦与肝硬化、糖尿病、高脂血症、胃肠外营养、手术创伤和应用某些药物有关,如肝硬化患者胆石症的发病率为无肝硬化患者的3倍,而糖尿病患者胆石症的发病率是非糖尿病患者的2倍。

二、病因及发病机制

胆囊结石成分主要以胆固醇为主,而胆囊结石的形成原因至今尚未完全清楚,目前,研究者推测,可能与脂类代谢、成核时间、胆囊运动功能、细菌基因片段等多种因素密切相关。

人类对于胆囊结石形成机制的研究已有近百年历史,并且在很长的一段时间内一直处于假说的水平。斯莫尔(Small)等人提出胆囊结石中胆固醇的主要成分是单水结晶,胆囊结石的形成实际上是单水结晶形成、生长、凝固和固化的结果。他们对胆汁中胆固醇的溶解过程进行了详细的研究,最终发现,胆固醇与胆盐、磷脂酰胆碱三者以微胶粒的形式溶解于胆汁中,并且提出了著名的"阿德里安-斯莫尔"("Admriand-Small")三角理论。霍兰(Holan)等在实验中将人体胆汁进行超速离心,用偏光显微镜观察胆汁中出现单水结晶所需的时间即成核时间,发现胆囊结石患者胆汁的成核时间要明显短于正常胆汁成核时间,正常胆囊胆汁的成核时间平均长达15天,因而胆汁中的胆固醇成分可通过胆管系统而不致被析出;相反,胆囊结石患者的胆汁,其成核时间可能缩短至2.9天。目前的研究显示,胆汁中的黏液糖蛋白、免疫球蛋白等均有促成核的作用。至于抑制成核时间的物质可能与蛋白质成分有关,多为小分子蛋白质,但具体性质尚未确定。因而,初步研究发现胆囊结石的形成与胆汁中胆固醇过饱和的程度无关。其实验结果明显与

Small 等的研究结果相矛盾,这使胆石成因的研究工作一度处于停顿状态。

在以后的胆石成因探讨中,人们发现胆囊结石的形成不仅与胆固醇有关,而且与细菌感染存在一定的联系,细菌在胆石形成中的作用开始被重视。过去的结果显示,细菌在棕色结石的病因中具有至关重要的作用,较典型的证据是细菌多在胆总管而非胆囊中发生。然而形成鲜明对照的是,进行胆囊结石手术的患者,有 10%~25% 可得到胆汁阳性细菌培养结果,并发胆囊炎时则更高。但由于过去人们把研究目标集中到了胆囊结石中的主要成分,即胆固醇上,细菌在其发生中的作用被忽略了。维埃塔(Vitetta)终于注意到了这一点,并在胆囊结石相关胆汁中发现了胆色素沉积,他通过进一步研究发现,尽管近半数胆囊结石的主要成分是胆固醇,但在其核心都存在着类似胆色素样的沉积,这其中一部分甚至是胆汁细菌培养阴性的患者。斯图尔特(Stewart)用扫描电镜也发现细菌不仅存在于色素型胆囊结石中,而且也存在于混合型胆囊结石中。在这诸多探讨中,古德哈特(Goodhart)的研究应当是最为接近的,在他的实验中,约半数无症状胆囊结石患者的胆石、胆汁及胆囊壁可培养出丙酸杆菌长,但最为可惜的是,由于当时培养出的细菌浓度较低且缺乏应有的生物学性状,最终把实验结果归结于细菌污染,而没有进行更深入的探讨。

无论前人的研究如何接近真相,由于受研究方法的限制,一直没有从胆囊结石中可靠地繁殖到大量细菌,而且用传统方法所培养出来的细菌往往不能代表原始的菌群,因此只有改进方法才能使这一研究得以深入。现代分子生物学的飞速发展为胆囊结石成因的探讨提供了新途径,尤其是具有细菌"活化石"之称的 16S rRNA 的发现,为分析胆囊结石形成中的细菌序列同源性提供了有力手段。斯威辛斯克(Swidsinsk)通过对 20 例胆汁培养阴性患者的胆囊结石标本行聚合酶链式反应(PCR)扩增,结果在胆固醇含量 70%~80% 的 17 例患者中发现 16 例患者有细菌基因片段存在,而胆固醇含量在 90% 以上的 3 例患者则未发现细菌 DNA。此后,细菌在胆囊结石形成中的作用才真正被人们所关注,有关该方面的报道日渐增多。由此认为,细菌是胆石症患者结石中一个极其重要的分离物,初步揭示了细菌在胆囊结石的形成初期具有重要作用。然而,由于 16S rRNA 的同源性分析仅适用于属及属以上细菌菌群的亲缘关系,因此,该方法并不能彻底确定细菌的具体种类,也就无法确定不同细菌在胆囊结石形成中的不同作用。因此,确定胆囊结石形成中细菌的种类为胆石成因研究中的关键问题。而目前只有在改良传统培养方法的基础上,确定常见的胆囊结石核心细菌菌种,才能设计不同的引物,进行更深入的研究。

国内研究者通过对胆固醇结石与载脂蛋白 B 基因多态性的关系进行研究,发现胆固醇组 X^+ 等位基因频率明显高于对照组,并且具有 X^+ 等位基因者,其血脂总胆固醇、低密度脂蛋白胆固醇及载脂蛋白 B 水平显著高于非 X^+ 者,提示 X^+ 等位基因很可能是胆固醇结石的易感基因。

三、临床表现

约 60% 的胆囊结石患者无明显临床表现,于查体或行上腹部其他手术时被发现。当结石嵌顿引起胆囊管梗阻时,常表现为右上腹胀闷不适,类似于胃炎症状,但服用治疗胃炎药物无效,患者多厌油腻食物;有的患者于夜间卧床变换体位时,结石堵塞于胆囊管处,引起暂时梗阻,而发生右上腹和上腹疼痛,因此,部分胆囊结石患者常有夜间腹痛。

因胆囊结石多伴有轻重不等的慢性胆囊炎,疼痛可加剧而不缓解,可引起化脓性胆囊炎或胆囊坏疽、穿孔,而出现相应的症状与体征。胆囊结石可排入胆总管而形成继发性胆总管结石、胆管炎。

当胆囊结石嵌顿于胆囊颈或胆囊管压迫肝总管和胆总管时,可引起胆管炎症、狭窄、胆囊胆管瘘,也可引起继发性胆总管结石及急性重症胆管炎,这是一种少见的肝外梗阻性黄疸,据国外报道,其发生率为0.7%~1.8%,国内报道为0.5%~0.8%。

四、鉴别诊断

(一)慢性胃炎

慢性胃炎主要症状为上腹闷胀疼痛、嗳气、食欲减退及消化不良史。纤维胃镜检查对慢性胃炎的诊断极为重要,可发现胃黏膜水肿、充血、黏膜色泽变为黄白或灰黄色、黏膜萎缩。肥厚性胃炎可见黏膜皱襞肥大,或有结节并可见糜烂及表浅溃疡。

(二)消化性溃疡

有溃疡病史,上腹痛与饮食规律性有关,而胆囊结石及慢性胆囊炎往往于进食后疼痛加重,特别进高脂肪食物后。溃疡病常于春秋季节急性发作,而胆石性慢性胆囊炎多于夜间发病。钡餐检查及纤维胃镜检查有明显鉴别价值。

(三)胃神经官能症

本病患者虽有长期反复发作病史,但与进食油腻无明显关系,往往与情绪波动关系密切。患者常有神经性呕吐,每于进食后突然发生呕吐,一般无恶心,呕吐量不多且不费力,吐后即可进食,不影响食欲及食量。本病常伴有全身性神经官能症状,用暗示疗法可使症状缓解,不难鉴别。

(四)胃下垂

本病可有肝、肾等其他脏器下垂。上腹不适于饭后加重,卧位时症状减轻,立位检查可见中下腹部胀满,而上腹部空虚,有时可见胃型并可有振水音,钡餐检查可明确诊断。

(五)肾下垂

肾下垂患者常有食欲不佳、恶心呕吐等症状,并以右侧多见,但其右侧上腹及腰部疼痛于站立及行走时加重,可出现绞痛,并向下腹部放射。进行体格检查时,分别于卧位、坐位及立位触诊,如发现右上腹肿物因体位改变而移位,则对鉴别有意义,卧位及立位肾X线平片及静脉尿路造影有助于诊断。

(六)迁延性肝炎及慢性肝炎

本病有急性肝炎病史,尚有慢性消化不良及右上腹不适等症状,可有肝大及肝功不良,慢性肝炎者可出现脾肿大,蜘蛛痣及肝掌,B超检查示胆囊功能良好。

(七)慢性胰腺炎

慢性胰腺炎常为急性胰腺炎的后遗症,其上腹痛向左肩背部放射,X线平片有时可见胰腺钙化影或胰腺结石,纤维十二指肠镜检查及逆行胆胰管造影对诊断慢性胰腺炎有一定价值。

(八)胆囊癌

本病可合并胆囊结石。本病病史短,病情发展快,很快出现肝门淋巴结转移及直接侵及附近肝组织,故多出现持续性黄疸。右上腹痛为持续性,症状明显时多数患者于右上腹肋缘下可触及硬性肿块,B超及CT检查可帮助诊断。

(九)肝癌

原发性肝癌患者,若出现右上腹或上腹痛,病程多已较晚,此时常可触及肿大并有结节的肝脏。B超检查、放射性核素扫描及CT检查可分别发现肝脏有肿瘤图像及放射缺损或密度减低区。

五、治疗

自兰根布奇(Langenbuch)在德国实行了第一例胆囊切除术治疗胆囊结石以来,胆囊切除术已沿用了一百多年,目前仍不失为一种安全有效的治疗方法。但对患者和医师来讲,手术毕竟不是最理想的方案,因此这一百多年来,医务工作者不断探讨非手术治疗胆囊结石的方法,如溶石、碎石、排石等,但均有其局限性和不利因素。

(一)非手术治疗

1.溶石治疗

自沃克(Walker)首创乙醚溶石治疗以来,医务工作者不断探讨溶石药物,如辛酸甘油三酯、甲基叔丁醚等。它们在体外进行溶石试验具有一定的疗效,但在体内的疗效不佳,且具有一定的毒性。这种灌注溶石的药物在临床上适用于术后通过T管灌注治疗胆管残余结石,而对胆囊结石进行溶解则需要采取先穿刺插管再灌注的方法,其复杂性不亚于手术,且溶石后易再复发。

美国的丹青格(Danzinger)等用鹅去氧胆酸溶解胆囊结石取得成功以来,口服鹅去氧胆酸、熊去氧胆酸作为溶石方法一直被人们沿用,其机制是通过降低胆固醇合成限速酶、还原酶的活性,降低内源性胆固醇的合成,扩大胆酸池,减少胆固醇吸收与分泌。胆固醇结晶在不饱和胆汁中得以溶解,达到溶石目的。但此方法溶石率较低且用药时间长,费用高。全美胆石协作组报道,连续服药2年患者的完全溶石率只达5%~13%,停药后复发率达50%,且多在1~2年内复发。另外,这两种药对肝脏具有一定的毒性,可导致鸟苷三磷酸(GTP)升高、腹泻、肝脏和血浆胆固醇的蓄积。

2.体外冲击波碎石术

自慕尼黑大学医学院首先采用体外冲击波碎石方法治疗肾结石以来,此方法得到广泛应用。在此基础上,医务工作者采用体外冲击波碎石的方法治疗胆囊结石。但实验和临床结果表明,其与肾结石碎后排石截然不同,此类胆结石不易排出体外。其原因包括胆汁量明显少于尿量而较黏稠;胆囊管较细,一般内径在0.3 cm左右,内有多数螺旋瓣,而且多数有一定的迂曲,阻碍了破碎结石的排出;体外震波碎石后,胆囊壁多半受到冲击导致水肿充血,影响胆囊的收缩,进而导致胆囊炎发作,所以部分患者在碎石后常因同时发生急性胆囊炎而行急诊胆囊切除术。所以,目前已较少应用体外震波碎石术胆囊结石治疗,但本方法对肝内结石、胆总管单发结石尚有一定疗效。

(二)手术治疗

鉴于上述非手术治疗未获满意的效果,所以一百多年来,胆囊切除术治疗胆囊结石一直是公认的有效措施。

1.胆囊切开取石术

在简化手术方法的同时治疗外科疾病,一直是外科医师努力奋斗的目标。胆囊切开取石与胆囊切除相比确实创伤小、简便,但对于胆囊结石的治疗是一个不可取的方法。因为胆囊结石的形成是多因素作用的结果:一是胆汁成分的改变,二是胆囊运动功能的障碍,三是感染因素。另外,胆囊本身分泌的黏蛋白等多种因素导致胆石的形成,胆囊切开取石术后,胆囊周围的粘连无疑增加了胆囊运动功能的障碍,影响胆囊的排空,同时增加了感染因素,所以切开取石术后,胆石复发率较高。因此,有研究者认为,胆囊切开取石只适用于严重的急性胆囊结石,胆囊壁的炎症和周围粘连,导致手术时大量渗血,胆囊三角解剖关系不清,易造成胆管损伤。这种患者可采用切开取石胆囊造瘘,待手术3个月到半年后再次行胆囊切除术。目前,随着影像学的发展,有人采用硬质胆管镜在B超定位下经皮肝胆囊穿刺取石,虽然手术创伤进一步缩小,但仍存在着上述缺点,且操作难度大,故不易推广,适应证与胆囊切开取石相同。

2.开腹胆囊切除术

(1)适应证:胆囊结石根据临床症状可大致分为三类。第一类为无症状胆囊结石;第二类具有消化不良表现,如食后腹胀、剑下及右季肋隐痛等症状的胆囊结石;第三类是具有典型胆绞痛的胆囊结石。从临床角度上讲,除第一类无症状的胆囊结石外,第二、第三类患者均为手术适应证,所谓无症状胆囊结石是指无任何上腹不适的症状,由正常查体或其他疾病检查时发现胆囊结石的存在,这一类胆囊结石的患者是否可行切除术具有一定的争议。无症状胆石可以不采用任何治疗,包括非手术疗法,但是随着胆囊结石病程的延长,多数患者的无症状胆石会向有症状发展,加之近年来胆囊结石致胆囊癌的发病率有增高趋势,故无症状胆囊结石是否需要手术治疗是一值得探讨的问题。胆囊结石并发症随着年龄增长而升高,故所谓"静止"的胆囊结石终生静止者很少,70%以上患者会发生一种或数种并发症而不再静止,且随着年龄的增长,癌变的风险增加。胆囊结石并发胆囊炎很少有自行痊愈的可能,因此,现在比较一致的意见是有条件地施行胆囊切除术,即选择性预防性的胆囊切除术。综合国内外的研究,以下胆石患者应行预防性胆囊切除术:年龄大于50岁的女性患者;病程有5年以上者;B超提示胆囊壁局限性增厚;结石直径在2 cm以上者;胆囊颈部嵌顿结石者;胆囊萎缩或囊壁明显增厚者;瓷器样胆囊者;以往曾行胆囊造瘘术者。

(2)手术方法:有顺行胆囊切除术、逆行胆囊切除术、顺逆结合胆囊切除术之分。对胆囊三角(Calot三角)粘连过多、解剖不明者,多采用顺逆结合法进行胆囊切除,既能防止胆囊管未处理而导致胆囊内的小结石挤压至胆总管,又能减少解剖不清造成的胆管或血管损伤。下面以顺逆结合法为例介绍胆囊切除术。

麻醉和体位:常用持续硬膜外腔阻滞麻醉,对高龄、危重及精神过于紧张者,近年来选择全身麻醉为妥。患者一般取仰卧位,不需背后加垫或使用腰桥。

切口:可采用右上腹直或斜切口,多选用右侧肋缘下斜切口,此种切口对术野暴露较满意、术后疼痛轻,而且很少发生切口裂开、切口疝或肠粘连梗阻等并发症。切口起自上腹部中线,距肋缘下3~4 cm,与肋弓平行向右下,切口长度可根据患者的肥胖程度、肝脏高度等具体选择。

显露胆囊和肝十二指肠韧带。

游离胆囊管:将胆囊向右侧牵引,在Calot三角表面切开肝十二指肠韧带腹膜,沿胆囊管方向解剖分离,明确胆囊管、肝总管和胆总管三者的关系。穿过4号丝线,靠近胆囊壁结扎胆囊管并牵引,胆囊管暂不离断。

游离胆囊动脉:在胆囊管后上方的Calot三角内解剖分离,找到胆囊动脉,亦应在靠近胆囊壁处结扎。若局部炎性粘连严重,不要勉强解剖胆囊动脉,以防不慎离断回缩后出血难止或损伤肝右动脉。

游离胆囊:自胆囊底部开始,距肝脏约1 cm处切开胆囊浆膜层,向体部用钝性结合锐性法从肝床上分离胆囊壁,直至胆囊全部由胆囊窝游离。此时再明确胆囊动脉的位置、走行,贴近胆囊壁离断胆囊动脉,双重结扎近心端;另外,在距胆总管约0.5 cm处双重结扎或缝扎仅剩的胆囊管。

对于胆囊结石合并严重慢性炎症及肥胖的患者,胆囊壁明显水肿、萎缩或坏死,Calot三角处脂肪厚、解剖关系难辨,胆囊从肝床上分离困难,可做逆行切除或胆囊大部切除术。逆行切除游离胆囊至颈部时不必勉强分离暴露胆囊动脉,在靠近胆囊壁处钳夹、切断、结扎胆囊系膜即可,只留下胆囊管,与胆囊和胆总管相连时较容易寻找其走行,便于在适当部位切断结扎。有时,胆囊炎症反复发作后,Calot三角发生明显的纤维化,或胆囊壁萎缩纤维化与肝脏紧密粘连,不适宜勉强行常规的胆囊切除术,可行胆囊大部切除术,保留小部分后壁,用电刀或用石炭酸烧灼使黏膜坏死。在胆囊管距胆总管适当长度处予以结扎,留存的胆囊壁可缝合亦可敞开。

胆囊床的处理:慢性胆囊炎的胆囊浆膜层往往较脆,切除后缝合胆囊床困难,是否缝合存在争议。主张缝合的理由是防止出血和预防术后粗糙的胆囊床创面引起粘连性肠梗阻,但是依研究者的经验,胆囊去除后对胆囊窝创面认真地结扎或电凝止血、大网膜填塞创面,数百例不缝合胆囊床的患者无一例发生此类并发症。

放置引流管:在网膜孔(Winslow)孔处常规放置双套管引流,自右侧肋缘下腋中线处引出体外。对于病变较复杂的胆囊切除术,应常规放置引流,这样可减少渗出液吸收,减轻局部和全身并发症。另外,胆囊切除术后仍有发生大量渗胆和胆外瘘的报道,引流在其诊治方面可起重要作用。

部分胆囊结石患者同时合并胆管结石,当有下列指征时,应在胆囊切除术后行胆总管探查术:既往有梗阻性黄疸病史;有典型的胆绞痛病史,特别是有寒战和高热病史;B超、MRCP、PTC检查发现胆总管扩张或胆总管结石;手术中扪及胆总管内有结石、蛔虫或肿瘤;手术中发现胆总管扩张大于1.5 cm,胆管壁炎性增厚;术中行胆管穿刺抽出脓性胆汁、血性胆汁,或胆汁内有泥沙样胆色素颗粒;胰腺呈慢性炎症而无法排除胆管内有病变者。

3.腹腔镜胆囊切除术

自法国穆雷(Mouret)实行了第一例腹腔镜胆囊切除术后,短短的10余年间,腹腔镜胆囊切除术迅速风靡全世界,同时也促进了微创外科的发展。腹腔镜胆囊切除术有创伤小、恢复快、方法容易掌握等优点,其手术适应证基本与开腹胆囊切除术相同。但是,必须清楚地认识到,腹腔镜不能完全代替开腹胆囊切除术,有些报道称,腹腔镜胆囊切除术合并胆管损伤率明显高于开腹手术,所以,腹腔镜胆囊切除术是具有一定适应证的,特别是对于初研究者,应选择胆囊结石病程短、B超提示胆囊壁无明显增厚的胆囊结石患者。腹腔镜探查时若发现胆囊周围粘连较重,胆囊三角解剖不清,应及时转为开腹手术。即使是手术熟练者,对于年龄大、病程长、胆囊壁明显增厚、不排除早期癌变的患者,最好不要采用腹腔镜手术,以免延误治疗。

(项振波)

第六节　胆总管结石

一、概况

胆总管结石多位于胆总管的中下段,但随着结石增多、增大和胆总管扩张、结石堆积或上下移动,常累及肝总管。胆总管结石的含义实际上应包括肝总管在内的整个肝外胆管结石。胆总管结石的来源分为原发性和继发性。原发性胆总管结石为原发性胆管结石的组成部分,它可在胆总管中形成,或原发于肝内胆管的结石下降落入胆总管;继发性胆总管结石是指原发于胆囊内的结石通过胆囊管下降到胆总管。

继发性胆总管结石的发生率,不同的报道有较大的差异。国内报道,胆囊及胆总管同时存在结石者占胆石症例的5%～29%,平均为18%。根据我国的两次调查显示,胆囊及胆总管均有结石者分别占胆石症的11%和9.2%,分别占胆囊结石患者的20.9%和11.5%。国外报告胆囊结石患者的胆总管含石率为10%～15%,随胆囊结石的病程延长,继发性胆总管结石相对增多。

原发性胆总管结石,西方国家很少见,东方各国多发。我国幅员辽阔、人口众多,地理环境、饮食结构和卫生条件的差异很大,其发病构成比亦有较大差别。总的状况为我国南方地区和农村的原发性胆管结石发病率要比西北地区和城市的发病率高,如一项广西地区胆石症调查的构成比:肝外胆管结石和肝内胆管结石仍分别占23.6%和35.8%,农民占36.7%和53.1%。因此,目前我国原发性胆管结石仍然是肝胆外科的重要课题。

原发性胆总管结石,可在胆总管内形成或原发于肝内胆管的结石下降至胆总管。全国4 197例肝内胆管结石患者中,同时存在肝外胆管结石者占78.3%,提示在诊治胆总管结石过程中,要高度重视肝内胆管的状况。

二、病因

(一)继发性胆总管结石

继发性胆总管结石的形状、大小、性状基本上与同存的胆囊结石相同或相似,数量多少不一,可为单发或多发,若胆囊内多发结石的直径较小,并有胆囊管明显扩张,结石可以大量进入胆总管、肝总管或左右肝管。

(二)原发性胆总管结石

原发性胆总管结石是发生在胆总管的原发性胆管结石,外观多呈棕黑色、质软、易碎、形状各异、大小及数目不一,有的状如细沙或不成形的泥样,故有"泥沙样结石"之称,这种结石是以胆红素钙为主的色素性结石,经分析,其主要成分为胆红素,胆绿素,少量胆固醇、钙、钠、钾、磷、镁等矿物质和多种微量元素。在矿物质中,以钙离子的含量最高,并易与胆红素结合成胆红素钙。此外,尚有多种蛋白质及黏蛋白构成网状支架,有的在显微镜下可见寄生虫的壳皮、虫卵和细菌聚集等。

原发性胆管结石的病因和形成机制尚未完全明了,目前研究结果认为,这种结石的生成与胆管感染、胆汁淤滞、胆管寄生虫病有密切关系。

胆总管结石患者,绝大多数都有急性或慢性胆管感染病史。胆汁细菌培养的阳性率为80%～90%,细菌谱以肠道细菌为主。其中,85%为大肠埃希菌,绝大多数源于上行感染,带有大量肠道细菌的肠道寄生虫进入胆管是引起胆管感染的重要原因,这是我国农民易发胆管结石的主要因素。此外,奥迪括约肌功能不全,肠内容物向胆管反流,乳头旁憩室等都是易发胆管感染的因素。胆管炎症水肿,特别是胆总管末端炎症水肿,容易发生胆汁淤滞。感染细菌和炎症脱落的上皮可以成为形成结石的核心。

肠道寄生虫进入胆管,一方面引起感染炎症,另一方面,虫卵和死亡的虫体或残片可以成为形成结石的核心。青岛市立医院先后报告的胆石解剖结果,以蛔虫为核心者占69.86%～84.00%。

胆汁淤滞是结石生成、增大、增多的必需条件。如果胆流正常通畅,没有足够时间的淤滞积聚,即使胆管内存在感染、寄生虫等成石因素,胆管内的胆红素或胆红素钙等颗粒可随胆流排出,不至增大形成结石病。反复胆管感染、胆总管下段或乳头慢性炎症、管壁纤维组织增生管腔狭窄、胆管和奥迪括约肌功能障碍等因素都可影响胆流通畅,导致胆总管胆汁淤滞,利于结石形成,但临床常可遇见胆总管结石患者经胆管造影或手术探查,虽有胆总管扩张而无胆总管下段明显狭窄,有的患者奥迪括约肌呈松弛状态,通畅无阻甚至可以宽松通过直径1 cm以上的胆管探子。此种情况可能与奥迪括约肌功能紊乱,经常处于痉挛状态有关,胆管结石形成之后又容易成为胆管梗阻的因素。因此,梗阻-结石-梗阻,互为因果,致使结石增大、增多甚至形成铸形结石或成串堆积。

三、临床表现

胆总管结石的临床表现比较复杂,其临床症状和体征主要表现为胆管梗阻和炎症并存。由于结石的生成、增大和增多为缓慢过程,其病史往往长达数年、数十年之久,在长期的病理过程中,多为急、慢性的梗阻、炎症反复发生,病情和表现的轻、重、缓、急均取决于胆管梗阻是否完全和细菌感染的严重程度。

胆总管结石患者的典型临床表现多为反复发生胆绞痛、梗阻性黄疸和胆管感染的症状,常为餐后无原因的、突然发生的剧烈胆绞痛,疼痛以右上腹为主,可向右侧腰背部放散,多伴恶心呕吐,常需口服或注射解痉止痛类药物才能缓解。绞痛发作之后,往往伴随出现四肢冰冷、寒战、高热等感染症状,体温可达39～41 ℃。持续数小时后,患者全身大汗,体温逐渐降低。一般在绞痛发作后12～24小时出现黄疸、尿色深黄或浓茶样,如不及时给予有力的抗感染等措施,则可每天出现寒战、高热,甚至高热不退、黄疸加深、疼痛不止,有的很快发展成急性梗阻化脓性重症胆管炎、胆源性休克、肝脓肿、器官衰竭等严重并发症,预后凶险。

结石引起胆总管梗阻,除非结石嵌顿,则多属不完全性。梗阻发生后,胆管内压力增高,胆总管多有不同程度扩张,随着炎症消退或结石移动,胆流通畅,疼痛减轻,黄疸很快消退,症状缓解,病情好转。

继发性胆总管结石的临床表现特点一般为较小的胆囊结石通过胆囊管进入胆总管下端,突然发生梗阻和奥迪括约肌痉挛,故多为突然发生胆绞痛和轻中度黄疸,较少并发明显胆管炎。行解痉挛、止痛等对症处理,多可在2～3天缓解。结石嵌顿于胆总管下端或壶腹部而未并发胆管感染的患者,疼痛可以逐渐减轻,但黄疸加深。若长时间梗阻,多数患者将会继发胆管感染。

原发性胆总管结石由于胆管感染因素长期存在,一旦急性发作,多表现为典型的疼痛、寒战高热和黄疸等急性胆管炎的症状。急性发作缓解后,可呈程度不同的慢性胆管炎的表现,常为反复出现右上腹不适、隐痛、不规则低热、消化紊乱,时轻时重,并可在受冷、疲劳时症状明显,颇似"感冒",有的患者无胆管炎的病史,在体检或首次发作胆管炎时发现胆总管多发结石并胆管扩张,或已明确诊断后数年无症状。这种情况可能是因为奥迪括约肌功能良好,结石虽多但间有空隙、胆管随之扩张,没有发生明显梗阻和感染。这说明,胆总管虽有结石存在,若不发生梗阻或感染,可以不出现临床症状。

在胆总管梗阻、感染期,多可触及右上腹压痛、肌紧张或反跳痛等局限性腹膜刺激征,有时可扪到肿大的胆囊或肝脏边缘或肝区叩击痛。胆管炎恢复后的缓解期或慢性期,可有右上腹深部压痛或无明显的腹部体征。

急性梗阻性胆管炎主要表现为白细胞数增多和中性粒细胞增加等急性炎症的血液像,血胆红素增高和转氨酶增高等梗阻性黄疸和肝功能受损的表现。较长时间的胆管梗阻、黄疸或短期内反复发作胆管炎肝功明显受损,可出现低蛋白血症和贫血征象。

四、治疗

胆总管结石患者多因出现疼痛、发热或黄疸等急性胆管炎发作而就诊。急性炎症期手术难以明确结石位置、数量和胆管系统的病理改变,不宜进行复杂的手术处理,需要再手术的机会较多。但若梗阻和炎症严重,保守治疗常难以奏效。因此,急诊情况下,恰当掌握手术与非手术治疗的关系,具有重要性。

一般情况下,应尽量避免急诊手术,采用非手术措施,控制急性炎症期,待症状缓解后,以择期手术为宜。行强有力的抗炎、抗休克,静脉输液保持水、电解质和酸碱平衡,营养支持和对症治疗,PTCD 或经内镜乳头切开取石,放置鼻胆管引流减压,多能奏效。若经非手术保守治疗 12~24 小时,不见好转或继续加重,如持续典型的夏科氏(Charcot's)三联征或出现休克、神志障碍等严重急性梗阻性化脓性重症胆管炎表现者,应及时行胆管探查减压。

胆总管结石外科治疗的原则和目的主要是取净结石、解除梗阻、胆流通畅、防止感染。

(一)经内镜奥迪括约肌切开术或经内镜乳头切开术

经内镜奥迪括约肌切开术(endoscopic sphincterotomy,EST)或经内镜乳头切开术(endoscopic papillectomy,EPT)适用于数量较少和直径较小的胆总管下段结石,特别是继发性结石,多因结石小、数量少,容易嵌顿于胆总管下段、壶腹或乳头部。直径为 1 cm 以内的结石可经 EPT 或 EST 取出,此法创伤小,见效快,更适用于年老体弱或已做过胆管手术的患者。

经纤维内镜用胆管子母镜取石,需先行 EST,然后放入子母镜,用取石网篮取石,若结石较大,应先行碎石才能取出。此法可以取出较高位的胆管结石,但操作比较复杂。

(二)开腹胆总管探查取石

目前,开腹胆总管探查取石仍然是治疗胆总管结石的主要手段,采用右上腹经腹直肌切口或右肋缘下斜切口都能满意显露胆总管。开腹后应常规探查肝、胆、胰、胃和十二指肠等相关脏器。对于择期手术,有条件者在切开胆总管之前最好先行术中胆管造影或术中 B 超检查,进一步明确结石和胆管系统的病理状况。尤其是原发性胆总管结石,多数伴有肝内胆管结石或胆管狭窄等改变,需要在术中同时解决。

切开胆总管取出结石后,最好常规用纤维胆管镜放入肝内外胆管检查和取石,直视下观察肝胆管系统有无遗留结石、狭窄等病变,并尽可能取净结石。然后用 F10~F12 号导尿管,若导尿管能顺利通过乳头进入十二指肠并注入 10 mL 左右的生理盐水,表明乳头无明显狭窄。如果 F10 导尿管不能进入十二指肠,可用直径为 2~3 mm 的巴克斯(Bakes)胆管扩张器试探。正常奥狄乳头可通过直径为 4 mm 以上的扩张器,应从直径为 2~3 mm 的小号金属胆管扩张器开始使用,能顺利通过后,逐渐增大扩张器。根据胆总管的弯度,轻柔缓慢放入扩张器,不可猛力强行插入,以免穿破胆总管下端形成假道,发生严重后果。胆总管明显扩张者可将手指伸入胆总管探查。有时质软、泥样的结石可以黏附在扩张胆管一侧的管壁或壶腹部,不阻碍胆管探子和导尿管通过,此时手感更为准确。还应再次强调,无论采用导尿管、Bakes 扩张器或手指伸入探查,都不能准确了解有无胆管残留结石或狭窄,特别是肝内胆管的状况。而术中胆管镜观察和取石,可以弥补这一不足,有效减少或避免残留结石。北京大学第三医院手术治疗 1 589 例原发性肝胆管结石患者,单纯外科手术未使用胆管镜检查取石的 683 例患者中,残留结石者达 42.8%。术中术后联合使用胆管镜检查碎石取石的 906 例患者中,残留结石者仅 2.1%。因此,择期胆管探查手术,常规进行胆管镜检查取石具有重要意义。

胆总管切开探查后，对于是否放置胆管引流，研究者意见不一致。目前认为，不放置胆管引流，仅适用于单纯性胆总管内结石（主要是继发结石），胆管系统基本正常者。确切证明无残留结石、无胆管狭窄（特别是无胆总管下段或乳头狭窄）、无明显胆管炎等少数情况可以缩短住院时间，避免胆管引流的相关并发症。在严格掌握适应证的情况下，可以即期缝合胆总管。在缝合技术上，最好使用无创伤的带针细线，准确、精细、严密缝合胆总管切口，预防胆汁溢出。但应放置肝下腹腔引流，以便了解和引出可能发生的胆汁溢出。

胆总管探查取石放置T形管引流是传统的方法，可以有效防止胆汁外渗，避免术后胆汁性腹膜炎和局部淤胆感染，安全可靠，并可在术后通过T管了解和处理胆管残留结石等复杂问题。特别是我国原发性胆管结石发病率高，并存肝内胆管结石和肝内外胆管扩张狭窄等复杂病变者较多，很难保证胆总管探查术中都能完善处理。因此，大多数情况下仍应放置T形管引流为妥。T形管材料应选择乳胶管，容易引起组织反应，一般在2~3周可因周围粘连形成窦道。硅胶或聚乙烯材料的T形管，组织反应轻，不易形成窦道，拔管后发生胆汁性腹膜炎的机会较多，不宜采用。T形管的粗细应与胆总管内腔相适应，经修剪后放入胆总管的短臂直径不宜超过胆管内径，以免缝合胆管时有张力。因为张力过大、过紧可导致胆管壁血供不足或裂开、胆汁溢出和日后发生胆管狭窄。对于有一定程度的胆总管扩张者，最好选用22~24 F的T管，以便术后用纤维胆管镜经窦道取石。缝合胆总管切口，以00号或000号的可吸收线为好。因为丝线等不吸收线的线结有可能进入胆总管内，成为结石再发的核心。胆总管缝合完成后，可经T管长臂，轻轻缓慢注入适量生理盐水，检查是否缝合严密，若有漏水，应加针严密缝合，以免术后发生胆汁渗漏。关腹前将T管长臂和肝下腹腔引流管另戳孔引出体外，以免影响腹壁切口一期愈合。

（三）腹腔镜胆总管探查取石

腹腔镜胆总管探查取石主要适用于单纯性胆总管结石并经术前或术中胆管造影证明无胆管系统狭窄和肝内胆管多发结石者。因此，这一方法多数为继发性胆总管结石行腹腔镜胆囊切除术时探查胆总管。切开胆总管后，多数患者需要经腹壁戳孔放入纤维胆管镜，用取石网篮套取结石，难度较大，需要术者有熟练的腹腔镜手术基础。取出结石后，可根据具体情况决定是否直接缝合胆总管切口或放置T形管引流。

（四）胆总管下段狭窄、梗阻的处理

无论原发性或继发性胆总管结石并胆总管明显扩张者，常有并存胆总管下端狭窄梗阻的可能。术中探查证实，胆总管下端明显狭窄、梗阻者，应同时行胆肠内引流术，建立通畅的胆肠通道。

1.胆总管十二指肠吻合术

手术比较简单、方便、易行，早期效果较好，过去常被采用。但因这一术式会导致患者不可避免地发生胆管反流或反流性胆管炎，反复炎症容易导致吻合口狭窄，复发结石，远期效果欠佳，特别是吻合口上端胆管存在狭窄或肝内胆管残留结石未取净者，往往反复发生严重胆管炎或胆源性肝脓肿。研究者总结72例胆总管十二指肠吻合术后患者平均随访5年半的效果，优良率仅占70.8%，死于重症胆管炎或肝脓肿者占6.3%。分析研究远期效果不良的原因：吻合口上端胆管存在不同程度的狭窄或残留结石占52.7%，吻合口狭窄占21%，单纯反流性胆管炎占26.3%。因此，胆总管十二指肠吻合术今已较少应用。目前，多主张仅将此术式应用于年老体弱、难以耐受较复杂的手术并已明确吻合口以上胆管无残留结石、无狭窄梗阻者。吻合口径应在3 cm以上，防止日后回缩狭窄。

2.胆总管十二指肠间置空肠吻合术

将一段长为20~30 cm带血管的游离空肠两端分别与胆总管和十二指肠吻合,形成胆总管与十二指肠间用空肠架桥式的吻合通道。虽然于十二指肠吻合处做成人工乳头或延长空肠段达50~60 cm,仍难以有效防止胆管反流,并易引起胆汁在间置空肠段内滞留、增加感染因素。手术过程也比较复杂,远期效果和手术操作并不优于胆总管空肠吻合术。目前较少应用。

3.鲁氏Y形(Roux-en-Y anastomosis)

利用空肠与胆总管吻合,容易实现5 cm以上的宽大吻合口,有利于防止吻合口狭窄。空肠的游离度大、操作方便、灵活,尤其对于并存肝总管、肝门以上肝胆管狭窄或肝内胆管结石者,可以连续切开狭窄的肝门及左右肝管,乃至Ⅲ级肝胆管,解除狭窄,取出肝内结石,建立宽畅的大口吻合。L 本术式适应范围广、引流效果好,辅以各种形式的防反流措施,可防止胆管反流和反流性胆管炎,是目前最常用的胆肠内引流术式。

4.奥迪括约肌切开成形术

奥迪括约肌切开成形术早年较多被应用于胆总管末端和乳头狭窄患者,切开十二指肠行奥迪括约肌切开、成形。实际上,本术式类似于低位胆总管十二指肠吻合,而且操作较十二指肠吻合复杂、较易发生再狭窄,远期效果并不优于胆总管十二指肠吻合术。特别是近年来内镜下乳头括约肌切开术(EST)被成功用于临床,逐渐普及,不开腹、创伤小、受欢迎,适用于奥迪括约肌切开的患者,几乎均可采用EST,并能获得同样效果,因此,开腹奥迪括约肌切开成形术已极少被采用。

(项振波)

第五章

肛肠外科疾病

第一节 急性坏死性肠炎

急性坏死性肠炎是一种发生于肠管的急性炎症病变,因可有充血、水肿、出血、坏死、穿孔等不同的病理变化,故又有急性出血性肠炎或急性出血坏死性肠炎之称。该病主要发生于回肠末段及升结肠的起始部位,国际上将此病称为坏死性小肠结肠炎。既往认为该病多见于年长儿,该病可能与不洁饮食史和肠道蛔虫感染有关。目前,该病多发于早产儿以及人工喂养的婴儿,多在出生后2周内发病,也可于2~3个月迟发,有时足月儿也可发生。体重低于1 500 g的婴儿的发病率高达10%,且有较高的病死率。随着早产儿存活率的升高,急性坏死性肠炎已经成为新生儿监护病房中较常见的疾病之一,对早产儿的预后具有非常重要的影响。

一、病因及发病机制

该病的确切病因和发病机制尚未完全明确。大量的动物模型研究显示,由肠道致病菌感染、肠道缺血再灌注损伤以及肠黏膜发育不成熟引起的肠道内致病菌群移位在疾病的发生、发展中起了关键的作用。

(一)病原微生物感染

正常机体肠道内菌群主要为双歧杆菌,而患者肠道内通常出现其他致病菌,其中常见的是大肠埃希菌及肺炎克雷伯杆菌,其他细菌包括葡萄球菌、肠球菌以及铜绿假单胞菌。有时也可出现真菌、病毒机会性感染。一些散发病例出现后,短时间内可出现该病的暴发流行,而对其采取传染病控制手段,可明显降低发病率,这表明病原微生物的感染在该病的发病中具有重要作用。

(二)肠道缺血

妊娠妇女在产前出现重度妊娠期高血压或吸食可卡因等情况可破坏胎盘血流量。产后新生儿出现先天性心脏病、动脉导管未闭等均可导致系统血流量减少。这些因素均可引起患儿肠道缺血,并且引发炎症级联反应及再灌注损伤,导致肠坏死并破坏肠黏膜屏障功能,使致病菌及其内毒素发生移位。

(三)肠黏膜发育不成熟

早产儿存在许多生理及免疫缺陷,这些均影响了肠道的完整性。在早产儿出生后一个月内,肠道蠕动不协调,各种消化酶(包括胃蛋白酶及胰蛋白酶等)分泌不足,早产儿肠道杯状细胞发育不成熟,导致黏液分泌不足。此外,不成熟的肠黏膜不能大量产生分泌型IgA,如无母乳喂养,肠道内缺乏分泌型IgA,对细菌及其毒素的防御能力下降。

此外,许多药物被认为有增加急性坏死性肠炎发病的风险。黄嘌呤衍生物(如茶碱及氨茶碱)可减少肠蠕动,在代谢成为尿酸的过程中产生氧自由基。吲哚美辛既往被用于治疗动脉导管未闭,能引起内脏血管收缩,导致肠黏膜缺血。维生素E可损害淋巴细胞的功能,与急性坏死性肠炎的发生有关。近期多项研究显示,胃酸抑制药物(如雷尼替丁)可增加婴儿罹患急性坏死性肠炎的风险,其原因可能是引起肠道内的菌群失调。

二、病理

该病的典型病理变化为坏死性炎症改变。该病多发生于回结肠区,也可累及空肠,且病变多位于系膜对侧肠壁。一般呈散在性、节段性分布,也可连接成片状,病变肠段和正常肠段间分界清楚。病变肠段失去光泽,有扩张、充血、水肿及溃疡形成,甚至穿孔。穿孔部位多发生在正常与坏死肠段的交界处。肠壁内可见气泡形成。黏膜有肿胀、出血,浆膜表面附有黄色纤维素性渗出或脓苔。可有肠系膜淋巴结肿大,腹腔内伴有脓性或血性渗出。

镜下改变为黏膜水肿伴炎性细胞浸润,有散在出血和溃疡。肌层出血,肌纤维断裂伴玻璃样变性和坏死。血管壁呈纤维素样坏死,腔内也可形成血栓。肠壁肌神经丛细胞可有营养不良性改变。黏膜和黏膜下层病变范围往往超过浆膜病变范围。

(一)临床表现

该病一般起病急骤,但有时也可缓慢发病,且仅有轻微临床表现。消化道症状主要为腹痛、腹胀、腹泻及血便。腹痛位于脐周或全腹,呈阵发性绞痛或持续性腹痛伴阵发性加剧。粪便初为黄色稀便,继而为暗红色血便,无里急后重感。腹胀是值得重视的症状,其轻重往往反映了病情的轻重,有时也是诊断的唯一依据。由于腹胀,胃肠潴留,所以呕吐也为常见表现。腹泻可以不出现,或出现得较晚。粪便含血量少,不加注意观察不易发现,或仅为潜血阳性。烦躁、哭闹可能与腹痛有关,易被忽视。重症病例可见肉眼血便,呈果酱样或洗肉水样。该病全身中毒症状明显,起病即有寒战高热,体温40℃以上。同时伴有精神萎靡、嗜睡等精神症状。重症者在病后1~2天即出现中毒性休克、呼吸循环衰竭以及弥散性血管内凝血,如此时还缺乏腹痛、腹泻等消化道表现,易发生误诊。

主要腹部体征包括腹部膨隆,有时可见肠型。出血坏死明显者可出现腹壁红斑及阴囊颜色改变。肠鸣音减弱或消失。腹部可有轻微压痛,如压痛明显,同时伴有肌紧张及反跳痛等腹膜炎表现,多提示存在肠穿孔可能。

(二)诊断

儿童或青少年有不洁饮食或蛔虫感染病史,早产儿或低体重儿有缺血、缺氧病史,突发腹痛、腹泻、血便及呕吐且伴发热,或突然腹痛后出现休克症状,均应考虑该病的可能。血常规检查可发现周围血白细胞和多核粒细胞计数增多,常有核左移,伴红细胞计数和血红蛋白含量降低。多核粒细胞计数减少或血小板计数进行性降低常提示预后不良。患者可出现代谢性酸中毒、血糖水平升高、C反应蛋白含量升高等实验室检查异常。粪便中可见大量红细胞或潜血试验阳性。粪便及血液培养阴性并不能排除此病。X线腹部摄片检查可见局限性小肠积气及液平面,肠管扩张,肠壁增厚,肠间隙增宽,肠管狭窄。肠穿孔者可见气腹征象。有时可见门静脉内气栓,其为预后不良的表现。超声介入下腹部穿刺可吸出血性或脓性液体。重症患者有肠壁内线样或囊肿样积气,积气是细菌侵入后产生的。虽然肠壁内气体的阳性率较低,但是对诊断该病具有较高的特异性。

Bell首次提出急性坏死性肠炎的临床分期,后结合疾病的胃肠道表现,全身状况以及影像学征象进行改良。该系统有利于对疾病严重程度分类及指导治疗(表5-1)。

表5-1 急性坏死性肠炎改良的Bell分期

分期		系统表现	腹部表现	影像学表现
Ⅰ期(疑似病例)	ⅠA期	体温不稳定,呼吸暂停,心动过缓	轻微腹胀,大便潜血阳性	肠道正常或扩展,轻度肠麻痹
	ⅠB期	体温不稳定,呼吸暂停,心动过缓	有肉眼血便	肠道正常或扩展,轻度肠麻痹
Ⅱ期(确诊病例)	ⅡA期	体温不稳定,呼吸暂停,心动过缓	有肉眼血便,肠鸣音消失,可有压痛	肠麻痹,肠腔积气
	ⅡB期	体温不稳定,呼吸暂停,心动过缓,伴有轻微酸中毒及血小板计数减少	压痛明显,腹膜炎,可有蜂窝织炎,右下腹包块	肠麻痹,肠腔积气,可有门静脉气体
Ⅲ期(进展病例)	ⅢA期	体温不稳定,呼吸暂停,心动过缓,伴有轻微酸中毒及血小板计数减少,同时伴有低血压,严重窒息,呼吸及代谢性酸中毒,中性粒细胞计数缺乏,弥散性血管内凝血	有肉眼血便,伴有明显压痛及腹胀	肠麻痹,肠腔积气,可有门静脉气体,伴有腹水
	ⅢB期	体温不稳定,呼吸暂停,心动过缓,伴有轻微酸中毒及血小板计数减少,同时伴有低血压,严重窒息,呼吸及代谢性酸中毒,中性粒细胞计数缺乏,弥散性血管内凝血	有肉眼血便,同时伴有明显压痛及腹胀	气腹

三、治疗

(一)非手术治疗

目的是减轻症状,防止肠道的进一步损伤。对于Bell Ⅰ期的患者,治疗主要包括禁食、胃肠减压;肠外营养支持(TPN);纠正水、电解质及酸碱失衡;应用针对革兰氏阴性杆菌及厌氧菌的广谱抗生素,控制感染。对Bell Ⅱ期患者除上述治疗措施外,还需给予必要的呼吸、循环支持以及液体复苏,必要时反复输少浆血,以免发生呼吸循环衰竭。同时应密切观察病情,评估是否存在手术指征。

(二)手术治疗

1.手术指征

急性坏死性肠炎并发肠坏死及穿孔是最主要的手术指征。出现下列情况可考虑手术探查:①有明显的腹膜刺激征;②顽固性中毒性休克经积极抗休克治疗病情仍无好转;③经内科治疗后仍反复大量肠道出血;④肠梗阻进行性加重无法缓解;⑤腹部X线片出现气腹征;⑥腹腔穿刺有阳性发现;⑦新生儿急性坏死性肠炎出现腹壁红斑及门静脉气栓,多提示肠穿孔的可能,为相对手术指征;⑧不能排除其他急腹症。

2.手术要点

手术前应尽量改善患者的一般情况,给予有效的复苏,纠正贫血及凝血功能障碍等。由于患者的肠腔明显扩张,进腹时需注意防止损伤肠管。对腹水需常规进行有氧菌、厌氧菌以及真菌培养,同时注意腹水的颜色和性状,如为棕色混浊的液体,表明已出现肠穿孔。进腹后需全面而系统地进行腹腔探查。由于末端回肠及升结肠最常受累,所以需要特别注意右下腹。

3.手术切除范围

手术切除范围仅限于已发生穿孔或明确坏死的肠管,尽可能保留回盲瓣的功能。因黏膜、黏膜下层及肌层病变范围往往超过浆膜病变范围,故行坏死肠段切除时,要注意切缘应在正常肠管处,但绝不可因肠管广泛水肿或点状出血而贸然行广泛的小肠切除,否则会导致短肠综合征。

4.手术方式的选择

手术方式的选择主要依据病变肠管的情况、患者的全身状况及外科医师的个人经验。

(1)坏死或穿孔肠段切除,远近端肠管造口是急性坏死性肠炎的标准处理方式,待患者病情好转后再进行造口回纳。与肠切除后一期吻合相比,造口术避免了发生吻合口瘘的风险,是一种较为安全的手术方式。造口回纳一般在首次手术后8周进行,过早进行,因腹腔粘连及炎症反应较重致手术较为困难。然而,造口术后有接近1/3的患者存在造口相关的并发症,包括造口周围皮肤损伤、造瘘口狭窄及回缩、造口旁疝及切口感染等。此外,高位小肠造口流量较大,易导致大量的营养物质及电解质丢失,且明显延长了TPN的时间。

(2)肠切除后一期吻合可避免造口相关的并发症发生,并且逐渐成为坏死穿孔局限、其余肠管非常健康、同时一般情况良好的患者首选手术方式。回顾性研究显示,其与造口术相比,可改善患者的预后,但尚无RCT研究支持。

(3)腹腔引流术可在床边局麻条件下进行,创伤较小,且RCT研究结果显示其近期效果与肠造口术无差异。然而,初步研究显示,与肠造口相比,该术式可能会影响胎儿神经发育,且仅有不超过11%的患者将来无须进行肠造口而能治愈。因此,腹腔引流术目前仅用于病情不稳定、无法进行肠造口的患者。

(吕增志)

第二节 溃疡性结肠炎

溃疡性结肠炎(ulcerative colitis,UC)是一种原因尚不十分清楚的发生于结肠、直肠的慢性非特异性炎症性疾病。以直肠和乙状结肠最常见,病变多局限于黏膜层和黏膜下层。临床表现以腹泻、黏液脓血便、腹痛为主,缓解和复发交替进展的慢性难治性疾病。

世界各地均有本病发生,年发病率最高的是欧洲,达24.3/100 000;其次为北美,达19.2/100 000;我国居第3位,为0.3/100 000~2.2/100 000。患病率各地也各不相同,欧洲为505/100 000,北美为249/100 000,我国为11.6/100 000。UC发病有种族差异,白种人比有色人种发病率高4倍;而白种人中,犹太人种比非犹太人种高;有色人种和地中海地区较低。UC最常发生于青壮年期,根据我国统计资料,发病高峰年龄为20~49岁,男女性别差异不大。

一、病因

确切病因至今不明,经研究发现此病可能由遗传、环境、感染、免疫等多种因素共同导致。

(一)遗传因素

研究表明,5.7%~15.5%的UC患者,其一级亲属也患有UC。同卵双胞胎患UC的发病一致率为6%~13%,这证明了遗传因素与UC的关系。近年来,全基因组关联分析也证明了多个与UC有关的易感位点,如 ECM1、STAT3 等。由于本病的发病有一定的种族差异,这也反映其可能与遗传素质有关。近年来用转基因方法在动物体内注入与人自身免疫病有关的 HLA-B27 基因,成功地制作出类似人类UC的模型。

(二)环境因素

与CD类似,UC发病也与环境因素有关,但不同的是,吸烟对UC可能起保护作用。

(三)感染因素

UC发病可能与感染有关。肠内细菌多是继发侵入,破坏黏膜。有学者认为溶菌酶和黏蛋白酶是原发因素,UC患者大便内溶菌酶浓度增高,能溶解保护肠黏膜的黏液,使肠黏膜暴露于粪便中,引起继发感染。有学者在UC患者病变的肠段中分离出一种物质,其大小近似于病毒颗粒,将其注入动物肠段可出现类似的病变。也有学者怀疑难辨梭状芽孢杆菌的毒素可能与本病的复发和活动性有关,但细菌和毒素的存在可能也是一种继发性感染。目前认为,肠道细菌在UC发病机制中的作用如下:①UC菌丛的组成和空间分布与对照组存在明显差异;②在肠道免疫系统中,一些共生菌株在维持黏膜内环境稳态方面起重要作用;③不同的细菌存在变异诱导UC。

(四)免疫因素

有研究发现某些侵犯肠壁的病原体和人结肠上皮细胞的蛋白质有共同的抗原性,从而推论患者的结肠黏膜经病原体重复感染后可能诱导体内产生对自身结肠上皮具有杀伤作用的抗体、免疫复合物或淋巴细胞反应。支持这一论点的论据:①近年来有学者发现在UC患者的肠上皮中存在一种40 kDa抗原,可产生具有特异性的抗结肠上皮的抗体,其抗体属于IgG1和IgG3亚型,具有产生补体和抗原-抗体复合物的活性;②患者的淋巴细胞和巨噬细胞被激活后,可释放多种细胞因子和血管活性物质,促进并加重组织炎症反应;③患者肠黏膜内淋巴细胞数量可增多,并对自身的肠上皮具有细胞毒作用,同时T细胞的免疫抑制功能减弱。上述免疫异常是病因还是炎症的后果,有待进一步研究。

UC作为一种非典型的Th2型反应,涉及肠屏障破坏、肠道菌群失调、免疫反应失衡等各方面。当肠道上皮紧密连接及覆盖其表面的黏液层被破坏,肠道上皮通透性增加,对肠腔内抗原的摄取增多。巨噬细胞及树突状细胞就会通过TLR识别这些在正常状态下的非致病菌,从而导致NF-κB等通路激活,产生大量的促炎因子。研究表明,UC患者肠道内非经典的NKT细胞增多,其可分泌IL-5和IL-13。IL-13可介导上皮细胞的细胞毒作用、细胞凋亡,导致上皮屏障的破坏。

(五)其他

精神心理因素、变态反应、自主神经紊乱、缺乏营养、代谢失调等也被认为与该病有关。

二、临床表现

(一)消化系统表现

1.腹泻

腹泻持续或反复发作,严重者每天排便10次以上。黏液脓血便是UC最常见症状,常伴腹痛和里急后重。有时以下消化道大出血为主要表现。

2.腹痛

腹痛一般较轻,为隐痛,病变广泛或病情严重者可有绞痛,多位于左下腹,便后缓解。

(二)全身表现

中、重度患者可伴有发热、营养不良、贫血等。

(三)肠外表现

皮肤黏膜可表现为口腔溃疡、结节性红斑和坏疽性脓皮病;关节损害可表现为外周关节炎、脊柱关节炎等;眼部病变可表现为虹膜炎、巩膜炎、葡萄膜炎等;肝胆疾病可表现为脂肪肝、原发性硬化性胆管炎、胆石症等;除上述外,还有血栓栓塞性疾病等。

(四)并发症

1.中毒性巨结肠

中毒性巨结肠是严重的并发症,常见诱因为低血钾,服用可待因、地芬诺酯(苯乙哌啶)及阿托品等抗胆碱能药物,服用蓖麻油等泻剂,肠镜和钡剂灌肠检查也可诱发。患者病情急剧恶化,出现毒血症明显,精神萎靡或谵语,间歇性高热,水、电解质、酸碱平衡紊乱。腹部很快膨隆,压痛,鼓音,肠鸣音减弱或消失。扩张的结肠多在横结肠和脾曲。由于结肠快速扩张,肠壁变薄、血运障碍,常发生肠坏死穿孔,死亡率为30%～50%。

2.大出血

结直肠黏膜广泛渗血,一次出血量很多,可反复发作,累计出血量可达数千毫升,严重者甚至出现休克。据统计,UC占下消化道出血的8.3%。

3.肠穿孔

肠穿孔多发生于慢性复发和重度UC患者,造成弥漫性腹膜炎,死亡率较高。

4.癌变

病程10年以上、全结肠广泛病变,以及青少年、儿童期发病者,其癌变发病率明显增高。有报道,患病10、20和30年后,癌变率分别为2%、8%和18%。癌变可发生在全结肠的任何部位,5%～42%为多中心癌,多为低分化黏液腺癌,呈皮革状浸润肠壁生长,预后差。UC患者应每年行肠镜检查,多处取活检,早期发现癌变。

5.肠腔狭窄

肠腔狭窄是晚期并发症,管壁僵硬呈铅管样改变,但很少造成肠梗阻。

6.形成瘘

病变穿透肠壁,导致病变肠腔与其他肠腔或空腔脏器相通,形成内瘘;与皮肤相通形成外瘘。

7.肛周疾病

肛周疾病最常见周围脓肿和肛瘘,严重腹泻可导致混合痔脱出。

三、辅助检查

(一)实验室检查

粪常规和培养不少于 3 次,常规检查血常规、清蛋白、电解质、红细胞沉降率、C 反应蛋白、免疫全项等。粪便钙防卫蛋白、血清乳铁蛋白等亦可作为辅助检查指标。应用免疫抑制剂维持缓解治疗时的病情恶化。重度 UC 患者进行艰难梭菌或巨细胞病毒感染检查具有一定意义。

(二)结肠镜

结肠镜检查及活检为诊断本病的主要依据,应达回肠末段,了解病变范围及其界限,并多段多点取活检。本病为连续弥漫性分布,镜下多从直肠开始逆行向上蔓延,表现为①黏膜血管纹理模糊、紊乱或消失,充血、水肿、质脆、自发或接触性出血,脓性分泌物附着,黏膜粗糙、呈细颗粒样改变;②病变明显处可见弥漫性、多发性糜烂或溃疡;③可见结肠袋变浅、变钝或消失,假息肉和桥黏膜形成等。重度急性发作期应先行腹部 X 线检查,了解肠管情况,需要行结肠镜检查时禁忌喝泻药,慎重取活检,避免大出血及穿孔,最好在腹膜返折以下取活检。EUS 检查有助于 UC 和 CD 的鉴别诊断。

(三)影像检查

出现肠腔狭窄,结肠镜无法通过时,可行钡剂灌肠或 CT/MRI 结肠显像,有助于了解结肠受累范围和病变程度。检查结果可呈现结肠袋消失,结肠管腔绞窄、缩短、僵直呈铅管状改变,也可见多发息肉成像。重度 UC 不适合进行钡剂灌肠检查,应选择 CT/MRI 更安全。

(四)病理检查

1.外科标本

病变主要从直肠起病,向近端发展,呈弥漫性连续性分布,无跳跃区,左半结肠受累多于右半结肠,也可出现倒灌性回肠炎。病变黏膜与正常黏膜分界清楚,黏膜呈颗粒状改变,有浅表溃疡;重度 UC 可以形成黏膜表面剥蚀,向下穿过黏膜肌层,多数出现炎性假息肉。晚期结肠袋减少或消失,结肠缩短。

2.镜下改变

镜下改变呈弥漫连续的隐窝结构异常、上皮异常及炎性浸润等表现。隐窝结构异常是诊断 UC 的重要指标,包括分支、扭曲、萎缩、减少、表面不规则。上皮异常包括潘氏细胞化生和黏液分泌减少。全黏膜层炎性浸润包括固有膜内炎性细胞和嗜酸性粒细胞计数增多、基底部浆细胞增多、淋巴细胞聚集及间质改变。基底部浆细胞增多是早期诊断 UC 具有高度预测价值的指标。活动期可见固有层内中性粒细胞浸润,隐窝炎和隐窝脓肿,黏液分泌减少。

四、临床诊断

UC 诊断缺乏"金标准",主要结合临床表现、内镜、病理组织学进行综合分析,在排除感染性和非感染性结直肠炎的基础上作出诊断。

(一)诊断要点

在排除其他疾病基础上,根据具体临床征象进行诊断。

(1)具有 UC 典型临床表现者为临床疑诊,安排进一步检查。

(2)同时具备上述结肠镜和(或)放射影像特征者,可临床拟诊。

(3)如再具备上述黏膜活检组织的病理学特征和(或)手术切除标本病理检查特征者,可以确诊。

(4)初发患者如临床表现、结肠镜及活检组织学改变都不典型者,暂不确诊,应予随访。

(二)疾病分类

1.按临床表现分类

(1)初发型:无既往病史首次发作。

(2)慢性复发型:临床缓解期再次出现症状。

2.按病变范围分类

根据蒙特利尔UC的病变范围分类,可将UC分为以下3种类型。

(1)E1 直肠型:结肠镜下所见炎性病变累及的最大范围局限于直肠,未达乙状结肠。

(2)E2 左半结肠型:病变累及左半结肠,脾区以外。

(3)E3 广泛结肠型:病变累及结肠脾区以近乃至全结肠。

3.按严重程度分类

UC病情分为活动期和缓解期,根据改良的Truelove和Witts疾病严重程度分类标准,将活动期分为轻、中、重度。

五、鉴别诊断

UC需与慢性细菌性痢疾、阿米巴肠病、肠结核和血吸虫病等感染性肠炎相鉴别。轻症仅有便血,可被误诊为内痔,应予警惕。另外要与结肠息肉、大肠癌、结肠憩室炎、CD、缺血性结肠炎、胶原性结肠炎、放射性肠炎、白塞病、过敏性紫癜和IBS等疾病鉴别。

六、治疗

内科治疗目标为诱导缓解并维持缓解,促进黏膜愈合,防治并发症,改善生活质量。约30%的UC患者需要手术治疗,可以达到治愈。

(一)一般治疗

充分休息,避免疲劳及精神过度紧张。给予易消化、少渣、少刺激及营养丰富的饮食,病情严重者应禁食,完全胃肠外营养。补充足够水分、电解质、维生素及微量元素,贫血者给予输血,补充铁剂及叶酸。益生菌有益于维持缓解,暂停服用牛奶及乳制品。

(二)药物治疗

1.活动期

(1)轻度UC:氨基水杨酸制剂是主要用药,病变广泛或用药后无效者,可口服激素。氨基水杨酸制剂和激素保留灌肠,常用于E1,可减轻症状,促进溃疡愈合。口服和局部联合用药疗效较好。

(2)中度UC:足量氨基水杨酸类制剂一般治疗2~4周,症状控制不佳、特别是病变较广泛者,应及时加用激素。激素无效或依赖者,可采用硫唑嘌呤类药物(AZA和6-MP)。激素和免疫抑制剂治疗无效、激素依赖、不能耐受上述药物不良反应者,可用英夫利昔单抗治疗。

(3)重度UC:首选静脉激素治疗,氢化可的松300~400 mg/d,一般治疗5天仍无缓解者,应转换治疗。重度UC的治疗方式为①首选药物再选手术,静脉滴注环孢素2~4 mg/(kg·d),4~7天无效应及时手术治疗。②首选手术治疗。有学者更倾向于后者,因为前者先用药再手术后其并发症的发生率较高,严重影响预后。继发感染时应静脉给予广谱抗生素和甲硝唑。禁用可诱发结肠扩张的药物。

2.缓解期

经规范治疗后活动期缓解,之后必须用氨基水杨酸制剂维持治疗3~5年或更长,也可用免疫抑制剂和英夫利昔单抗维持治疗,但不良反应较多且价格较高。激素只能用于诱导缓解,禁忌用于维持缓解。

中药、白细胞洗涤术、干细胞移植、粪菌移植等治疗方法的疗效有待进一步研究。

(三)手术治疗

1.手术适应证

(1)急诊手术适应证:有5%的患者需要行急诊手术。其适应症为①肠壁穿孔或邻近穿孔;②中毒性巨结肠;③大量便血;④急性重度患者,规范内科治疗的同时病情继续恶化,或48~96小时病情无明显缓解。

(2)限期手术适应证:①癌变或疑似癌;②病变的肠黏膜上皮细胞轻到重度异型增生。病程与癌变率呈正相关,患病5、10和15年,癌变率分别为5%、12%、24%。

(3)择期手术适应证:①规范的内科治疗无法控制症状;②不能达到可接受的生活质量;③导致儿童生长发育障碍;④对类固醇皮质激素抵抗或依赖;⑤不能耐受治疗药物的毒副作用;⑥发病初期药物治疗无效,病程持续6个月以上症状无缓解或6个月以内多次复发;⑦肠管狭窄,呈铅管样改变;⑧肠镜检查发现病变自直肠蔓延超过乙状结肠或广泛病变;⑨合并肠外并发症(虹膜炎、大关节炎、化脓性脓皮病等)。①至⑤统称为难治性UC,临床最常见,对于手术时机目前在我国内外科是争议的焦点,需要达成共识,避免错过最佳手术时机。

2.术前常规检查

(1)化验室检查:①血常规、凝血功能。②尿常规、粪常规+潜血、粪便菌群分析。③肝肾功能、血糖、血脂、血气。清蛋白水平<35 g/L,近期体重下降5 kg以上提示术后并发症(如吻合口瘘)的发生率远高于一般患者,前清蛋白、转铁蛋白、纤维结合蛋白等对近期营养状况更加有意义。血浆总胆固醇水平低是评价患者缺乏性营养不良的敏感指标,其预测价值优于低蛋白指标,应作为常规检查。④免疫功能检查,包括自免肝、C反应蛋白、红细胞沉降率等,排除合并肝、胰等其他脏器的免疫性疾病。⑤感染性疾病筛查,包括肝炎、梅毒、艾滋病、结核、巨细胞病毒、真菌等;⑥评价表现疾病活动度的粪便钙防卫蛋白。

(2)影像学检查:①上消化道和小肠钡剂造影、全腹MRI,CD可累及全消化道,UC仅累及结直肠。②全结直肠气钡双重造影、CT虚拟结肠镜,诊断结肠铅管样改变。③结肠超声检查,根据肠壁厚度和血流分支情况判断炎性分级,从而诊断缓解期或复发期。肠壁厚>4 mm,无血流为1级,伴点状或短血流为2级,伴长血流为3级,血流延伸系膜为4级。

(3)内镜检查:①胃镜,排除CD或淋巴瘤。②结肠超声内镜,CD累及肠壁全层,UC仅累及黏膜层和黏膜下层。

(4)病理活检:UC黏膜上皮溃疡、糜烂,腺体萎缩、增生、甚至消失,隐窝脓肿多见;黏膜下层炎性细胞浸润,一般肌层很少受累。CD黏膜上皮一般完整,腺体病变不显著,但肌层大量炎性细胞浸润,可见散在多发的非干酪样坏死性肉芽肿,这一点与结核较大融合的干酪样坏死性肉芽肿可以鉴别诊断。

(5)肛门功能检查:术前必须检查肛门括约肌功能,这对是否行IPAA手术有指导作用。直肠静息压力<5.3 kPa(40 mmHg)时可能出现肛周皮肤粪染,术后患者生活质量下降,对IPAA

的满意程度也下降。年龄>50岁的患者,括约肌功能低下,造口还纳后自主排便能力较差。

(6)营养评估和食物不耐受检查:营养评估应用主观全面评价法和微型营养评定法,这两种方法均采用国际通用的调查表。SGA分级标准主要包括8个方面:近2周内体重变化、饮食摄入量、胃肠道症状、活动能力大小、应激反应程度、皮下脂肪减少、肌肉消耗和踝部水肿。人体测量指标包括体重、身高、三头肌皮褶厚度、上臂围、上臂肌围、体重指数。食物不耐受检查对个性化饮食的指导具有重要意义,是当前欧洲各国研究的热点。人群中有至少50%的个体对某些食物产生不同程度的不良反应,排在前3位的食物为鸡蛋、蟹和牛奶。有些UC患者主诉进食某种食物后自觉症状加重。

3.手术方法

(1)腹会阴联合全结肠、直肠、肛门切除,腹壁永久性回肠单腔造口:Brooke首先报道该术式,彻底切除了病变部位,消除了复发和癌变的风险,对UC的外科治疗具有划时代的意义,是最经典的术式。然而,由于外置回肠造口袋给患者带来生活及社交上的诸多不便,故医师们纷纷对其改良。最著名的是Kock设计的可控制式回肠造口贮袋,即在回肠末端设计1个S形贮袋,用于储存粪便,并用导管连接腹壁回肠造口,通过生物瓣控制排便。Kock回肠造口贮袋的应用为回肠贮袋肛管吻合手术的产生奠定了基础。

(2)全结肠及部分直肠切除,回肠直肠吻合:Ravitch和Sabiston推荐了经腹全结肠及部分直肠切除,直肠下段黏膜剥除,回肠经直肠肌鞘拖出与肛管行吻合手术。该术式存在较多缺陷,第一,由于直肠黏膜炎性浸润,需剥离的黏膜过长,导致出血较多,也难免有病变黏膜残留;第二,直肠肌鞘较长,极易形成肌间脓肿,导致肛门括约肌环感染及瘢痕化,其顺应性消失,出现肛门功能障碍,引起失禁或狭窄,甚至既失禁又狭窄。

为了保留肛门功能,免除腹壁永久性回肠造口的痛苦,医师们开展了全结肠切除,回肠直肠吻合。虽然该术式保留了肛门功能,但残留的直肠是复发和癌变的危险因素;回肠与病变的直肠吻合,吻合口瘘发生率较高。

(3)全结直肠切除回肠贮袋肛管吻合手术(ileal pouchanal anastomosis,IPAA):目前IPAA被国际医学界公认为是治疗UC的标准术式。UC病变的靶器官是全结直肠黏膜,完全切除病变的靶器官可以达到治愈。全结直肠切除,腹壁回肠永久性造口是经典的手术方法,虽然患者得到了治愈,但术后终身残疾,降低了生活质量。IPAA虽然切除了病变的靶器官结直肠,但保留了肛门功能,使患者不仅得到了治愈,而且还提高了术后生活质量,降低了复发和癌变的风险。IPAA开创了UC现代外科治疗的新时代。Parks和Nicholls在全世界首先报道了该术式。

4.解析IPAA手术

(1)IPAA手术禁忌证。①绝对禁忌证:包括疑为或确诊为CD或淋巴瘤;肛门功能不良、肛门括约肌损伤或60岁以上的患者;反流性回肠炎导致回肠末端切除;低位直肠癌变或癌转移的患者;已行永久性回肠造口的患者。②相对禁忌证:长期大剂量激素或免疫抑制剂治疗后。目前我国较多激素依赖的UC患者都用激素维持治疗,这会导致组织水肿、机体蛋白合成能力减低、术后组织愈合较差,所以许多外科医师强调必须完全停用激素后才可以手术,然而这是不现实的。因为一旦停用激素,这些患者势必复发,所以不得不在使用激素的同时进行手术,但要尽可能将激素的使用剂量降到最低。生物制剂停用不足12周。文献报道,生物制剂在体内12周完全代谢,有些UC患者在生物制剂治疗过程中病情进展,此时是否转至外科治疗是一个两难的选择,需要根据患者具体病情决定,这是对结直肠肛门外科医师临床经验和外科技能的考验。

(2)IPAA 分期手术。①一期手术：一次完成全结直肠切除回肠贮袋肛管吻合手术，无须预防性腹壁回肠双腔造口。对于病程短、未使用过大剂量激素和免疫抑制剂治疗而且营养状况较好、处于缓解期的患者，可一期完成 IPAA。由于欧美国家内科治疗限度掌握较好，所以接受一期 IPAA 的患者较多，而我国极少。一期 IPAA 手术的术后并发症少、住院时间短、医疗费用低，应该是我们追求的目标。②二期手术：对于病程较长、长期使用激素或免疫抑制剂、贫血及低蛋白血症的患者，机体愈合能力差，可能出现吻合口瘘，所以需要采取分期手术。一期手术行全结直肠切除，回肠贮袋肛管吻合术，腹壁预防性回肠双腔造口，预防出现吻合口瘘时盆腔感染。一般一期术后 3～6 个月行第二期回肠双腔造口还纳手术。由于我国 UC 患者术前病史较长、激素使用较多、一般状况较差，所以二期 IPAA 手术较多。③三期手术：年轻 UC 患者接受急症手术时，既要降低手术风险，又要考虑今后生活质量，所以三期手术是较好的选择。一期手术有两种方法：第一，只行回肠末端单腔或双腔造口，保留回结肠动脉，保证二期手术能够完成贮袋制作；第二，行全结肠及腹膜返折以上的直肠切除，回肠末端单腔造口，保留回结肠动脉。第一种方法术后仅 38% 的患者的症状可以得到缓解，如果不能缓解，还需要再行第二种方法；如果第二种方法术后残留直肠继续出血，可以用阴道纱条填塞止血。著者更倾向于选择第二种方法。一期术后 3～6 个月行二期手术，即切除残留的全结直肠，回肠贮袋肛管吻合，腹壁预防性回肠双腔造口。一般二期术后 3～6 个月行第三期回肠双腔造口还纳。分三期手术可以控制手术风险，保证生命安全，提高术后生活质量。欧美国家 UC 患者极少在急症状态下接受手术，如果需要，一般行全结肠直肠肛门切除，腹壁永久性回肠造口，极少行三期手术。随着免疫抑制剂和生物制剂的应用增加，三期手术也会增加。

(3)IPAA 手术要点。

手术体位及切口：患者在麻醉前清醒状态下摆成双下肢前倾外展截石位，请其感觉一个最舒服的体位，特别是膝关节，因为 IPAA 的手术时间一般为 5～6 小时，既往有腓骨神经压迫损伤的报道。行左侧腹直肌旁正中切口，有利于结肠脾区的分离；选择右下腹预防性回肠造口，可减少切口污染。

结直肠切除：术者首先站在患者分腿处，取头高右转体位，将小肠放入盆腔。于大网膜无血管区进入小网膜腔，沿无血管区向左侧分离大网膜前后叶至结肠脾区，直视下切开脾结肠韧带及左侧腹膜至降结肠，锐性分离结肠系膜，避免脾脏损伤。于左结肠动脉第一分支处结扎、切断，保留较多结肠系膜，以利于全腹膜化；沿结肠壁结扎血管易出血，会延长手术时间。

转换患者为头高平卧体位，于小网膜腔沿无血管区向右侧分离大网膜前后叶至结肠肝区，直视下切开肝结肠韧带及右侧腹膜至升结肠，锐性分离结肠系膜，避免十二指肠损伤。于中结肠动脉第一分支处结扎切断。直视下锐性分离回盲部及阑尾。

根据回肠贮袋制作的具体情况决定回结肠动脉的处理方法。术者换位至右侧，患者取头低平卧位，将小肠放入上腹。提起乙状结肠，于卵圆孔处切开乙状结肠及直肠左侧腹膜至腹膜返折处，同法切开右侧腹膜至腹膜返折处，两边对合。直视下锐性游离骶前间隙、分离直肠前壁与阴道后壁、切断两侧肛提肌。避免双侧输尿管、生殖血管、骶前神经（特别是下腹下神经）的损伤，保证术后具有良好的肛门功能、性功能和排尿功能。术者右手肛门指诊与左手示指在盆腔对顶检查，确认直肠下端前后左右均游离至肛门括约肌上缘。由于患者长期使用大剂量激素导致血管收缩能力差、渗透性增加，术中渗血较多，所以必要时用干纱垫填压骶前间隙，可压迫止血。另外，在切除结肠时即输注血浆，切除直肠时可以减少盆腔渗血。

回肠贮袋制作:回肠贮袋有 J 形、H 形、S 形、W 形 4 种。贮袋类型根据回结肠动脉长度和回肠末端肠管的长度而定,一般长 15～20 cm。因为 J 贮袋制作简单,使用的肠管较短,返折的肠管是逆蠕动,术后储便功能较好,所以选择较多。目前国外在制作 J 形贮袋时,为了使贮袋与肛管松弛吻合,往往选择结扎回结肠动脉,但这样只有回肠动脉分支单一供血,极易造成肠管缺血,出现贮袋炎。有学者在制作 J 形贮袋时保留回结肠动脉及其回肠支,保证了两路供血,避免了缺血的可能,显著降低了贮袋炎的发生率。国外文献报道,贮袋术后 5 年的贮袋炎发生率＞50%。

十字切开无血管区,将小肠系膜游离至胰腺下缘,充分松解末端回肠。将回肠对折,单袢长度 15～20 cm,最低点可达耻骨联合下 4～6 cm,确认回肠贮袋与肛管可行无张力吻合。于回肠对折最低点处切开肠壁,置入 80 mm 直线切割吻合器,确认无系膜挤压,行侧侧吻合两次。经贮袋出口灌注生理盐水 200～300 mL,将贮袋充盈,确认吻合处无液体漏出,将贮袋内液体吸出(呈淡血性),确认吻合处无活动性出血。于贮袋出口行荷包缝合后将胶管插入贮袋内,系紧荷包缝合线,并将贮袋自肛门拉出。如果末端回肠不够长,可行 H 形贮袋,但必须保留回结肠动脉及其回肠支。于末端回肠 20 cm 处切断肠管,输入肠管远端 3～5 cm 作为输出端,于回肠中间切开肠壁,分别向近端和远端行侧侧吻合,再将中间切口闭合。由于 S 形和 W 形使用的肠管较长,制作复杂,必须手缝,所以现在很少采用。

回肠贮袋与肛管吻合:回肠贮袋与肛管吻合的方法有手缝吻合和双吻合器吻合,吻合的部位有肛直线和齿状线。不同的吻合方法和位置造成术后肛门功能不同,这与肛管的解剖特点有关。

肛管解剖:肛管有 3 条解剖标志线,即肛缘、齿状线和肛直线。肛缘与齿状线之间的区域称为齿线下区,管内覆以移行和复层扁平上皮,具有脊神经,痛觉敏感,称为皮肤肛管,即解剖肛管。齿状线与肛直线之间的区域称为齿线上区,即 ATZ 区,混合覆以立方、移行和扁平上皮,具有自主神经,感觉末梢丰富,具有痛、冷、压、触、摩擦等多种感受器,使肛门对气体和液体具有精细控便和排便功能。肛缘至肛直线包括齿线下区和上区,管壁全部由肛门括约肌环包绕,称为括约肌肛管,即外科肛管。肛门括约肌环是复合肌群,包括内括约肌、外括约肌、耻骨直肠肌和联合纵肌。

肠贮袋与肛直线手缝吻合:有学者经多年临床实践与观察,创新了回肠贮袋与肛直线手缝吻合。将 270°肛门镜置入肛门直肠内,在肛直线处切开直肠黏膜,于直肠后壁向近端游离 2 cm,切断黏膜下肠壁,将全结肠直肠拉出,再游离直肠前壁黏膜。用可吸收线连续缝合吻合回肠贮袋和肛直线,使吻合口可容纳示指。该方法保留了完整的肛门括约肌环,肛门自制功能良好;保留了完整的 ATZ 区,肛门精细排便功能良好;同时无直肠黏膜残留,降低了复发和癌变风险,提高了术后生活质量。

回肠贮袋与齿状线手缝吻合:这是早期 IPAA 回肠贮袋与肛管吻合的方法。在齿状线切开直肠黏膜,其他步骤与肛直线手缝吻合相同。该方法保留了完整的肛门括约肌环,肛门自制功能良好;无直肠黏膜残留,降低复发和癌变风险;但是完全切除了 ATZ 区,肛门精细排便功能不良,术后肛门皮肤湿疹,影响生活质量。

双吻合器吻合回肠贮袋与肛管:吻合器吻合不能在直视下切断直肠。为了保留完整的肛门括约肌环和 ATZ 区,吻合器需放置较高位置,术后可保证肛门自制功能且精细排便功能良好;但是会有直肠黏膜残留,增加复发和癌变风险。为了避免直肠黏膜残留而将吻合器放置在较低位置,则会损伤部分肛门内括约肌,术后肛门自制功能欠佳。

尽量完全修复腹腔腹膜:因为IPAA手术损伤大,完全腹膜化是为了避免术后出现广泛的腹腔粘连和内疝,预防肠梗阻。

回肠双腔造口还纳手术:一般在前期术后3~6个月完成。术前必须行电子结肠镜检查和回肠贮袋病理活检,排除贮袋炎;排粪造影和贮袋肛门压力测定,评价回肠贮袋的顺应性和肛门自制功能。如果排粪造影出现贮袋吻合口瘘,或电子结肠镜出现溃疡、贮袋炎表现,都应推迟回肠双腔造口还纳的时间。回肠双腔造口还纳手术一般用80 mm直线切割吻合器行回肠侧侧吻合,操作简单,可减少吻合口狭窄的发生。

(4)IPAA术后常见并发症及治疗方法。

吻合口瘘:吻合口瘘可以发生在回肠侧侧吻合处和贮袋肛管吻合处,一般术后1周内出现。术前患者营养不良,长期大剂量使用激素是主要原因,吻合技术缺陷亦可导致。改善营养状态、充分引流、冲洗贮袋,一般6个月可以愈合,但也有长期不愈合的。

感染:腹部切口感染与患者术前营养不良、长期大剂量使用激素有关。术后合理的肠外营养可以改善营养状态;每天静脉输入20 g清蛋白和10 mg托拉塞米可以改善组织水肿,促进切口愈合。术中肠腔破溃污染腹腔是造成腹腔感染的主要原因,术中一旦发生腹腔污染应及时做细菌培养和药物敏感试验,以便术后尽早合理使用抗生素。

贮袋瘘、贮袋阴道瘘和吻合口狭窄:主要是吻合技术有缺陷造成的,一般迟发。贮袋与肛管手缝吻合不严密或吻合过紧,导致吻合组织缺血坏死形成肛门周围感染,切开引流或自行破溃后形成贮袋瘘,严重的可以影响肛门括约肌功能。应该注重术后患者肛门不适的主诉,及时指诊检查,可以早期发现和治疗。贮袋阴道瘘多发生在手缝吻合直肠前壁时牵挂阴道后壁所致,或关闭吻合器时将阴道后壁一并加入,所以一定要注意保护阴道后壁。吻合口狭窄是吻合口缺血所致;手缝锁边吻合回肠贮袋和肛管常出现吻合口狭窄,连续或间断缝合并不断扩肛,使吻合口能容纳1~2指。

残端直肠炎:直肠黏膜切除不完全,反复出现少量脓血便,电子肠镜显示吻合口远端黏膜糜烂出血,美沙拉秦栓纳肛是有效的治疗方法。

贮袋功能不良:贮袋吻合口瘘可导致盆腔感染,使贮袋顺应性降低,导致贮袋储粪量减少,排便和控便功能不良,所以预防性回肠造口的重要临床价值在于可以减轻或避免贮袋吻合口瘘发生时导致的盆腔感染。

贮袋炎:贮袋炎为远期并发症,国外报道IPAA术后5年以上有50%的患者出现贮袋炎,主要病因是贮袋菌群失调,厌氧菌过度生长造成的。表现为脓血便、里急后重、排便次数增加;肠镜显示黏膜糜烂、溃疡和出血,严重者可能需要废弃或切除贮袋,行腹部永久性回肠造口。目前国际公认甲硝唑和左氧氟沙星联合用药是治疗贮袋炎最有效的方法。我国有学者对128例IPAA术后患者随访5年以上,贮袋炎发生率<5%,我们认为这与中国人习惯吃熟食和软食有关,也与学者在贮袋制作时保留回结肠动脉及其回肠支有关,保证贮袋有回肠动脉和回结肠动脉的双路供血。近期有学者报道,贮袋炎与贮袋供血不足有关。

水吸收障碍导致的腹泻:结肠的主要功能是进一步吸收水分和电解质,使粪便成形、储存和排泄。全结肠直肠切除术后机体对水的吸收减少,粪便在体内停留的时间缩短。所以术后早期可能出现腹泻,经蒙脱石散、利尿剂、补充电解质、益生菌等对症治疗后,回肠可以结肠化,回肠绒毛变短变粗,一般术后6个月后80%的患者,24小时排便次数为3~5次,其中夜间排便

0~1次。

慢性肾上腺皮质功能减退导致的腹泻:UC患者术前长期使用大剂量糖皮质激素治疗可导致慢性肾上腺皮质功能减退,使皮质醇分泌不足,胃蛋白酶和胃酸分泌减少,影响消化吸收,出现腹泻。血浆皮质激素降低和ACTH增高是诊断的重要依据,后者更稳定可靠。其腹泻特点:主要发生在小肠;多为吸收不良,分泌性水样便,无脓血,可含有脂肪或电解质;胃肠蠕动加速,肠鸣音亢进,无腹痛或轻度腹痛;抗生素治疗无效,激素替代治疗后症状缓解,口服氢化可的松20 mg,每12小时1次,缓慢减量,治疗至少6个月。24小时入量不超过2 500 mL,其中包括1 000 mL电解质口服液(水1 000 mL,食糖20 g,食盐3.5 g,碳酸氢钠2.5 g),如果粪便量仍多于1 000 mL,尿量少于1 000 mL,应隔天输液1 000 mL,预防水电解质酸碱平衡紊乱。

维生素B_{12}缺乏导致贫血:食物中的维生素B_{12}与蛋白质结合进入人体消化道,在胃酸、胃蛋白酶及胰蛋白酶的作用下,维生素B_{12}被释放,并与胃黏膜细胞分泌的一种糖蛋白内因子(IF)结合形成维生素B_{12}-IF复合物,在回肠被吸收。维生素B_{12}-IF复合物促进红细胞的发育和成熟,使机体造血功能处于正常状态,预防恶性贫血。IPAA术后早期因为排便次数较多,维生素B_{12}-IF复合物在回肠吸收减少,极易出现恶性贫血。减少排便次数是解决这一问题的最好方法,因此要对症治疗,严重腹泻时可以口服肠蠕动抑制剂。

泌尿系统结石:正常人每天排尿量为1 000~1 500 mL,IPAA术后出现腹泻可导致尿量减少,这是形成泌尿系统结石的主要原因。术后应该密切观测尿量,及时对症治疗是最好的预防措施。

性功能和排尿功能障碍:虽然UC是良性疾病,但分离直肠后壁时也必须在骶前间隙的脏层和壁层之间于直视下锐性分离,这样才能保证骶前神经无损伤,避免术后出现性功能和排尿功能障碍。

不孕不育:文献报道女性患者行IPAA术后有60%不孕,主要是术后盆腔粘连导致输卵管不通所致。男性患者行IPAA术后可能出现逆行射精。在性发育时期长期大剂量激素治疗,可以导致性器官功能发育障碍,也可以造成不孕不育。术前将卵子和精子储藏是解决不孕不育的有效方法。

(唐　亮)

第三节　结肠损伤

一、历史沿革和病因

结肠损伤是腹部钝性暴力及穿透性损伤所致的、较常见的空腔脏器损伤之一。在现代交通、工业事故、自然灾害,或现代战争、恐怖爆炸等高能量冲击、穿通伤中,结肠损伤多是复杂性创伤中的合并或伴发损伤之一,伤情复杂多变,并发症和死亡率较高。而在低速、低能量的结肠穿通伤中,如锋利器物等的刺伤,伤情相对单一,并发症和死亡率也较低。目前发生于结肠的医源性损伤越来越多,如电子肠镜检查和肠镜下微创手术的损伤、腹腔镜下的操作误伤等,应引起重视。

(一)历史沿革

获得单一结肠损伤的准确数据很困难,多数统计数据都包括了结肠和直肠的损伤。基于两次世界大战的大规模人员伤亡的救治经验积累,总的来说,结直肠损伤的死亡率已经从过去的100%下降到目前的10%以下。从《圣经》中记载摩押(Moab)国王伊矶伦(Eglon)被刺杀后,怀疑为结肠穿孔致死,到第一次世界大战之前,结肠损伤后几乎100%死亡。第一次世界大战中,采用一期缝合关闭损伤的办法,死亡率仍为60%~75%。第二次世界大战及以后的40~50年时间,采用损伤肠袢外置和近端结肠造口的外科技术,同时因救护条件的改善、液体复苏和输血技术的进步、抗生素的运用等,死亡率为22%~35%。近30年来,学者逐步认识到,不是所有的结肠损伤都需要造口,在可能的情况下部分损伤可以采用一期缝合或切除吻合,总的死亡率为0.1%~25.6%。各个报告的数据差异很大,主要是各研究纳入样本的致伤原因、损伤类型、伤情程度、受伤环境及救治条件等不相同,这些都是影响预后的独立危险因子。

在和平时期的意外伤害,不到1%发现有结直肠损伤,如苏格兰统计了多中心、共11年的资料,其发生率为0.64%。一项研究显示美国95个创伤中心,腹部因受到钝性暴力后的227 972名外伤患者,其中结直肠损伤发生率为0.3%,占整个空腔脏器损伤的30.2%。在战争时期,有5%~10%的患者发现有结直肠损伤,在一次伊拉克战争中统计了3 442例患者,结直肠损伤的发生率为5.1%。

(二)病因

无论是战时,还是在和平时,弄清致伤原因和类型对判断伤情、决定诊治策略具有重要的意义。

1.按照致伤物分类

(1)穿刺伤:刀刺伤和各种尖锐器物所致的穿通伤。

(2)火器伤:枪炮、弹片和高速飞行的杀伤性异物等所致的贯通性损伤等。

(3)钝性伤:常见于腹部受到各种摔打、撞击、坠落、挤压等伤害,剧烈爆炸所引起的气浪和水浪的冲击伤也属于钝性伤。

2.按照物理能量释放强度分类

(1)高速、高能量的暴力伤,能量可在短时间内释放、聚集震荡,可以广泛破坏肠壁组织及其系膜血管,甚至邻近组织器官。如剧烈爆炸的气浪、水浪冲击伤;高空坠落、车祸撞击身体其他部位等所致的传递对冲伤;重物撞击、摔倒碰触、拳击、挤压等对腹部直接剧烈的钝性暴力所致的挤压牵拉伤;高速的火器弹片等所致的直接穿通伤及对邻近组织的高速震荡伤。这类损伤的共同特点为组织创伤的范围大,甚至大块毁损,多有复合伤,并伴有多发伤。

(2)低速、低能量的暴力伤,短时间能量释放少,对组织的震荡轻。治安事故,如殴斗、凶杀、抢劫等冷兵器的刺伤;轻度腹部钝性暴力所致的肠壁组织挫伤或轻度裂伤等,其特点是组织创伤的范围比较局限。

3.按照发生地点分类

按照发生地点,可以分为重大事故伤、治安事故伤和医源性伤。现代战伤、爆炸伤、自然灾害、工农业和车祸等重大事故伤的伤情复杂而危重,结直肠损伤常常是多发性创伤的一部分。而治安事故伤和医源性伤常较单一而明确。多种原因可导致医源性结肠损伤,如结肠镜检查、结肠气钡双重造影、计算机断层结肠成像(computed tomographic colonography,CTC),这些原因造成结肠穿孔的概率分别为0.06%、0.02%~0.24%和0.036%。目前随着内镜下结肠肿瘤的局部切除和腹腔镜手术的广泛开展,以上两方面成了医源性结肠损伤的两大主要原因。有报道结肠早期肿瘤的内镜黏膜下剥离术(endoscopic submucosal dissection,ESD)的穿孔率可高达10.4%,当然,这与操作者的熟练程度有明显关系。其他医源性结肠损伤比较少见,比如胃手术损伤结肠中动脉、脾切除损伤脾曲、子宫切除手术损伤乙状结肠和直肠等。

总之,85%~95%的结肠外伤发生于刀刺和火器伤;高能量钝性暴力所致的结肠损伤较重,往往合并有其他脏器的损伤。

二、组织损伤类型

致伤原因多种多样,所导致的结肠及其周围组织损伤类别也各不相同。准确判别组织的损伤类型,对伤情的分级评估、决定紧急处理策略的轻重缓急、以及预后判断等都具有重要的意义。

(一)穿刺性损伤

刀、刺等低速、低能量尖锐物的直接穿刺损伤,其伤道比较单一明确,伤口周围组织健康无毁损。医源性的如结肠镜检查、ESD等所致的结肠穿孔,肠壁有破口,粪便便溢出肠腔外,污染腹腔或腹腔外其他组织。医学上常把穿刺伤、火器伤所造成的、有明确伤道的损伤统称为穿透性损伤。

(二)钝挫损伤(挫伤)

中高能量的钝性暴力,如打架斗殴、工业交通事故等,能量可在短时间集中释放,导致结肠壁及其系膜发生扭挫、震荡,但肠壁的连续性尚存在。轻则出现血肿,重则导致肠壁浆膜撕裂,甚至结肠系膜的血管断裂,导致结肠血供障碍,常见于横结肠和乙状结肠。因为结肠完整性好,肠内容物在受伤近期不会流出肠腔以外,对周围组织污染轻,一般多见于腹部闭合性损伤。

(三)挫裂性损伤(挫裂伤)

高速、高能量的钝性暴力或传导牵拉暴力、高速火器伤等往往有复合性损伤。这类损伤严重而复杂,一般伴有腹内多脏器及腹部以外其他脏器的多发性损伤。钝性暴力的巨大能量在短时间内释放,剧烈震荡,可以导致肠壁及其系膜,甚至邻近组织器官的大块毁损、结肠不全或完全穿透性破裂、横断,粪便污染重。火器伤除了伤道外,伤道的周围组织也可以因巨大能量的释放而造成挫伤或裂伤。

三、病理

与小肠相比较,结肠有其特殊的组织解剖结构,所以结肠损伤具有以下特点:结肠壁薄,属于结肠边缘支血管终末供血,血液循环差,愈合能力弱;结肠内容物含有大量细菌,位于肠腔以外可以造成严重感染;结肠腔内压力高,肠胀气后容易从损伤处或缝合处破裂;升、降结肠属于腹膜间位器官,相对固定,伤后易造成腹膜后间隙的感染。

由于致伤的原因各不相同,造成结肠损伤的类型和范围差别较大。损伤的类型包括穿刺伤、挫伤、挫裂伤(包括肠壁不全破裂和完全破裂);损伤的范围除了结肠的肠壁,还包括系膜和周围组织,严重者还同时发生多段、多处的结肠损伤。同一个受伤部位、单一的致伤因素也可能会出现多种组织损伤类型。在探查的时候,尤其要注意系膜损伤和血液供应的情况,同时不要遗漏其他地方的合并伤,以免发生灾难性后果。

肠壁的穿刺伤,往往致伤原因单一,如刀刺伤、结肠镜检查和ESD导致的穿孔等,邻近组织的破坏轻微、对血液循环的影响小,若能及时地修补缝合,预后较好。但是损伤时间较长的穿刺伤,结肠破口处会发生水肿、淤血,甚至炎症感染后,单纯缝合很容易造成再次破裂。

结肠壁受到钝性暴力导致的挫伤,受伤组织的范围可能超出直接受伤的部位,一定要仔细检查。轻微的挫伤,如小的血肿、小片淤血等,通常可自行愈合。严重的大片肠壁挫伤,可能累及系膜,甚至造成肠壁的浆膜层或浆肌层小的撕裂、但黏膜和黏膜下层保持完整。若血液循环不好,黏膜可坏死脱落形成溃疡,浆肌层也可能坏死,发生肠穿孔的可能性很大。挫伤部位愈合以后,也可能形成瘢痕性挛缩导致肠腔狭窄。

结肠系膜损伤常合并有系膜血管伤。没有影响血液供应的简单穿刺伤和轻中度挫伤,如果没有活动性出血,一般会自行愈合。但是,合并了主要供应血管的挫裂、挥鞭性牵拉损伤,血管断裂形成大的血肿,可导致供应的肠管发生血运障碍,造成迟发性的结肠坏死穿孔。

结肠的挫裂伤,往往是受到了高能量的暴力或高速弹片等造成的损伤,结肠壁及其系膜组织大片毁损,严重的称为毁损性结肠损伤,即使部分患者的肠壁完整性好,但是结肠很快会缺血穿孔。在处理火器伤的时候,伤道的周围组织可能有挫伤,手术清理的范围要超出伤道。

对于医源性损伤,原因不同,后果及处理也不同,应区别对待。结肠镜检查造成的穿孔,因为肠腔内较干净,穿孔后的腹腔污染轻,常发生于直乙交界处、结肠的肝脾曲;钡灌肠导致的穿孔后果极其严重,因为钡剂进入腹腔后糊在脏器浆膜面,手术不易清除干净,可导致严重的腹腔感染和粘连;各种高能量手术切割器械(如超声刀、射频刀、电刀等)导致的结肠损伤,损伤范围会超出损伤面积,比如手术中或腹腔镜下导致的结肠误伤,即使当时未伤及全层,术后也有发生迟发性穿孔的危险,ESD手术也有发现迟发性穿孔的病例。对于这一类造成的损伤,术中要注意预防,一旦误伤后,要马上修补、并且修补的范围要超出损伤的面积。

四、诊断

面对一个外伤急诊患者,特别是重大事故所导致的复杂性损伤,需要进行综合而全面的伤情分析。按照"高级创伤生命支持(advanced trauma life support,ATLS)"所推荐的流程进行紧急的抢救和详细的分析评估,"四边"原则(边复苏、边调查、边评估、边处置)要贯穿整个外伤患者的紧急救治全程。可以选择各种创伤评分系统对整体或局部的损伤严重程度进行量化评定。明确主要受伤原因、受伤部位和威胁生命的主要问题,才能把握好紧急处置的轻重缓急,临危不乱。

如果损伤主要集中于结肠及其系膜、不合并其他脏器的损伤,或即使有其他部位或脏器的损伤,但较轻微、不需要进行特殊干预者,称为单纯结肠损伤,常见于医源性损伤、穿刺伤、轻中度的钝挫伤。当结肠合并其他脏器损伤者,称为多发损伤,常见于剧烈暴力,往往结肠及其周围组织本身也挫裂严重,情况危急。伴有结肠损伤的患者,如果结肠破裂,大量粪便溢出肠腔,诊断并不困难;但是结肠无破裂或者破口微小、腹部闭合性损伤的时候,初期诊断很困难,有的甚至在剖腹探查的时候才得以确诊。

(一)病史及临床表现

有明确外伤史的患者,特别是有腹部和腰背部外伤的,仔细询问受伤的原因和过程、检查身体各个部位的外部损伤情况非常重要,查明伤口的部位,伤道的大小、方向和污染情况。分析可能涉及的腹部内脏器官,在全面查体的基础上,有重点的进行查验。结肠损伤属于腹部空腔脏器损伤,临床表现主要取决于损伤的程度、部位、伤后的就诊时间及是否同时有其他脏器损伤。

盲肠、横结肠、乙状结肠及升、降结肠的腹腔内部分损伤,为腹腔内损伤,若结肠破口与腹腔相通,粪便进入腹腔内,可出现腹膜炎,有的甚至从腹部开放性伤口流出粪便样内容物。但是,结肠内容物对腹膜的刺激较轻,临床表现和体征发展缓慢,往往得不到及时的诊治。年龄大的患者的临床表现出现更慢,症状和体征轻,需要特别注意。而升、降结肠的腹膜外部分,损伤破裂后粪便进入腹膜后间隙的疏松组织内,多见于腰背部的刀刺伤,无明显腹膜炎的表现,容易漏诊,感染极易扩散,病程进展迅速,侧腹壁或后腹部可有压痛,有时候可以触及皮下气肿。结肠闭合性的损伤,因结肠无破口或者破口很小、大便干结没有流入腹腔内(尤其是左半结肠),腹痛是主要表现,无腹膜炎的表现或表现轻微,立即确诊有一定困难。这类患者,有可能发生迟发性结肠破裂,腹痛症状一度好转后又出现,应警惕。

恶心、呕吐也是腹部损伤常见的症状,听诊时肠鸣音减弱或消失,合并有其他脏器损伤或大出血时,早期即有休克。低位结肠损伤可有便血或果酱样便,腹部损伤要常规进行直肠指检,指套可能有染血、直肠有空洞感。医源性结肠损伤诊断容易,结肠检查过程中或检查后,突然或缓慢出现腹痛和腹膜炎,可以做出结肠损伤的诊断。

(二)影像学诊断

腹部空腔脏器穿孔损伤者,腹部立位 X 线片可以看到膈下游离的气体,超声检查可以发现腹腔内游离的液体,但是不能做准确的定位诊断。如果患者生命体征稳定、不需要紧急剖腹探查,增强的 CT 检查对明确腹内脏器的损伤具有重要意义,其检查可以明确气腹、腹水、后腹膜间隙有无积气积液、肿胀的肠管及周围组织,有研究报道,其敏感性和特异性在 95% 左右。

(三)腹腔穿刺和腹腔灌洗

腹腔穿刺简单易行,阳性率在 90% 以上。根据穿刺物的性质,能够判断是否有空腔脏器破裂。高度怀疑结肠有损伤的患者,如果上述检查不能明确,可以行腹腔灌洗,其诊断准确率高达 95%,但和穿刺一样,对结肠损伤的判断无特异性。

(四)腹腔镜探查

对于腹内有多发损伤或结肠毁损者,为了能直接了解腹内脏器的整个损伤情况,可以选择腹腔镜诊断性探查。对结肠损伤的部位、程度、血运及与周围脏器的关系,腹腔镜探查定性和定位的准确率在 90% 以上,对早期确诊和伤情评估有重要价值。

(五)剖腹探查

有多发的复杂性腹部外伤的患者,其腹内可能有多脏器的损伤,有时要准确判断其是否有结肠损伤、损伤的程度、损伤的范围等比较困难,只有在剖腹探查的时候才得以明确。

五、伤情评估

对于一个结肠损伤患者,除了结肠本身的损伤以外,有可能伴有其他脏器的严重损伤,所以需要对患者的创伤严重程度和全身情况进行全面的评估,指导临床的治疗处理。现在已逐步创立了各种各样的评分系统用于评定伤员伤情程度、评估救治质量和预测预后。针对整体创伤情况,有院前和院内两大评分系统,中华创伤学会建议院前评分运用 PHI 及 CRAMS 系统,院内评分运用 AIS-ISS 系统(以 AIS-90 为标准),也可以运用 TRISS 或 ASCOT 系统,ICU 应用 APACHE Ⅱ 系统。针对每个受伤的解剖部位或器官,也推出了各种损伤评估系统,可以规范治疗处理策略和评估预后。每一种评价系统各有自己的优缺点,临床创伤情况千变万化,需要合理选择或综合运用,才能更准确地评估、更好地指导临床处理。针对结肠的损伤,常用的评估系统有:器官损伤记分(organ injury scaling,OIS)、贯通性腹部创伤指数(penetrating abdominal trauma index,PATI)和腹部创伤指数(abdominal trauma index,ATI)。

六、治疗

(一)结肠损伤手术治疗概论

随着院前急救的进步,受伤到就医时间的缩短、休克的处理及抗生素的发展使结肠损伤的处理方式也发生了重大的转变。但是,结肠损伤手术在什么情况下需要粪便转流仍然存在争议。在第二次世界大战及以后的相当一段时间,凡是涉及结肠的损伤,一律进行造口。Stone 等对139 例结肠穿透伤患者进行非盲法、前瞻性对照研究(同期129 例伴有休克、失血量＞1 000 mL、2 个以上腹内脏器损伤、严重腹腔污染、受伤超过 8 小时、毁损性结肠损伤、巨大腹壁缺损等导致并发症的高危因素的患者未入组),一期缝合修补术后的感染率为 48%、死亡率为 1.5%,而造口术后的感染率为 57%、死亡率为 1.4%,两者并没有统计学差异,这个研究结果改变了过去对结肠穿透伤的治疗模式,是一个巨大的飞跃。Chappuis 等对 56 例结肠穿透伤患者(没有排除传统上认为容易导致并发症的高危因素患者)进行了前瞻性随机对照研究,发现一期缝合和造口转流的术后脓毒症发生率相似(21.4% vs.17.9%)、一期缝合并没有发生吻合口漏,传统上认为的高危因素(如多发伤、输血、污染程度、血流动力学不稳定等)与并发症发生并不相关。众多研究也认为,即使毁损性结肠损伤、失血过多、粪便污染、多器官损伤的患者也不能从结肠造口中获益。21 世纪初,美国创伤外科学会(American Association for the Surgery of Trauma,AAST)组织了19 个创伤中心,专门针对结肠毁损性贯穿伤、需要肠切除的患者,对一期吻合和造口转流进行对照研究,297 例患者中,197 例行一期吻合、100 例行造口转流手术,与结肠相关的并发症分别为22%和27%,与结肠相关的死亡率是 0 和 4%,两者之间并没有统计学差异。基于上述研究结果,结肠创伤的各种临床指南也做出了重大的调整。如美国东部创伤外科协会(Eastern Association for the Surgery of Trauma,EAST)的临床指南中,认为只有 PATI＞25 的结肠毁损伤、有重大的合并疾病、血流动力学不稳定的患者才能从粪便转流(造口)中获益,并且肠壁周径受损＜50%的非毁损性结肠伤、无血供障碍、没有腹膜炎的患者可以行一期修补手术,后续的研究也支持 EAST 指南的观点。

在一期修补或切除吻合的观点获得广泛支持后,对术后吻合口漏及其危险因素、由此而导致的并发症和死亡率等进行了研究。总体上,吻合口漏的发生率平时为 0～15%,战时为13%～30%。Curran 等报道 2 964 例患者的回顾性资料,吻合口漏的发生率为 2.4%。Stewart等对 60 例毁损性结肠伤患者行切除后一期吻合,吻合口漏总的发生率为 14%,而合并有严重疾病、围术期大量输血患者的吻合口漏发生率高达 42%,且一旦发生漏后有 1/3 的患者死亡。因此,毁损性结肠伤、重度的腹腔污染、休克、失血过多、多次输血、伴随腹内多脏器损伤、就诊或手术延迟、严重合并疾病等是发生吻合口漏的高危因素。其中,休克或血流动力学不稳定与术后感染相关的并发症呈正相关,持续的低血压是死亡的预测因子。Meta 的分析也表明,一期修补或切除吻合的患者,术后感染相关并发症、切口裂开、出现创伤有关的并发症等都明显要高。所以很多学者主张,存在高危因素的患者,造口转流仍然必要。

目前,对于 PATI＜15、结肠穿刺伤和简单的切线伤或切割伤、轻度的腹腔污染、无低血压的患者,行一期原位缝合或切除吻合达成了共识。而对于复杂的、伴有高危因素的结肠损伤患者,要考虑医师的经验、救治的条件、患者的情况等因素。对于选择一期手术还是选择造口的分期手术,要赋予医师自由的裁量权,规定统一的处理模式并不适合每一种情况。但是,在当前的救治水平和条件下,建议尽量选择一期手术。现在,一期修补或切除吻合的成功率达到了85%。

(二)损伤控制技术

针对复杂多发伤的重症患者,近来提出了"损伤控制外科"的概念,并且运用于结肠损伤的处理。所谓损伤控制技术,就是对于循环不稳定、低体温、凝血功能障碍的患者,首要的目标是纠正低体温、凝血功能障碍和酸中毒,初期手术主要控制出血、肠内容物的污染,待患者体温暖和、循环稳定和完全苏醒后,延后12~48小时进行二次彻底性手术。对于重症创伤并伴有结肠严重损伤、全身情况差的患者,首先按照简单有效、创伤最小的原则,先控制住活动性大出血和严重的腹腔粪便污染,再施行"损伤控制性剖腹探查术"。治疗的重点集中于改善全身情况,如恢复体温、稳定循环、纠正凝血功能及酸中毒等。当一般情况稳定后再次手术,切除损伤肠段,一期吻合或造口。这样可以缩短手术时间、减轻创伤、降低死亡风险,避免医师在手术时纠结于选择一期吻合还是造口转流。这方面的研究资料不多,Miller等第一次报道了11例采取损伤控制技术和33例首次即进行彻底性手术的结肠毁损伤患者的比较研究结果,认为在感染相关并发症、吻合口漏和结肠相关的死亡率上,两者没有统计学差异。Ordoez等在报道中认为,延迟吻合是安全可行的。但是,Weinberg等报道了7年的研究资料,发现运用损伤控制技术的患者,在并发症、吻合口漏及死亡率上高于首次即进行彻底性手术的患者,统计差异显著。这些研究结果差异较大,样本量小,对结肠损伤程度、手术指征等方面存在选择性偏倚,还需要深入研究。

(三)围术期的处理

对于创伤患者,围术期要积极进行复苏治疗,包括液体复苏,维护循环的稳定和器官功能;去除加重损伤的病因;减轻创伤应激反应;预防可能出现的并发症。而对于伴有结肠损伤的患者,当结肠破裂穿孔时结肠内容物会污染腹腔,粪便中有大量的细菌会导致感染及其相关并发症。目前,与结肠损伤相关的感染其并发症发生率为10%~30%。有研究证明,如果从术后才开始预防性使用抗生素,腹内脏器损伤的感染发生率为30%,一旦合并有结肠损伤,感染率可达70%,但是,如果术前即开始预防性使用抗生素,感染率可降低到11%。如果广谱抗生素覆盖了厌氧菌,感染率可从27%降低到10%以下。所以,手术之前即选择覆盖厌氧菌在内的广谱抗生素静脉运用很重要,使用预防性抗生素的持续时间应保证在术前到术后的24小时内,超过24小时以后继续使用,并不能降低感染的发生率。

(四)手术处理原则

随着现代创伤外科理论技术的进步、重症水平的提高,对于结肠损伤手术的处理原则也做出了重大调整:①对于简单轻症、生命体征平稳、全身状况良好的患者,积极进行早期彻底手术,而对于复杂重症患者,可以遵循损伤控制外科的理念,选择损伤控制性的分次手术。②控制活动性出血和腹腔的进行性污染是手术的初期目标,减轻手术创伤、降低术后感染并发症和死亡率是手术的基本原则,恢复结肠的连续性是结肠损伤手术的最终目的。③手术中需要全面系统地探查辨别,除了明确结肠本身损伤的严重性,还要明确供应血液的系膜损伤情况及周围组织的创伤程度,这对于判明创伤原因、决定治疗策略和判断预后等具有重要的意义。④决定采取修补缝合或切除吻合的一期手术或者造口转流的二期手术,要根据结肠损伤的严重性和患者的危险因素而定,医师根据自己的经验和救治条件,尽量选择一期手术方式。⑤术中要预想到术后并发症发生的可能,清除失活或失能的结肠及周围组织,干净彻底地冲洗污染的腹腔并充分引流,做好预防和治疗并发症的措施,如腹腔持续灌洗管和结肠腔内减压管的预置。⑥对于重症创伤患者,要为术后早期肠内营养支持治疗创造条件,可以在术中行胃或者空肠造瘘,置入营养管。

(五)手术方法

根据医院条件和患者情况,可以选择腹部正中切口的剖腹手术或者腹腔镜下实施手术。复杂的创伤需要开腹,而简单的刀刺伤或医源性的结肠损伤,在腹腔镜下基本就能完成手术。

1. 腹腔探查

任何腹部创伤的探查手术,都要想到结肠损伤的可能性。进入腹腔后首先迅速吸除血液和肠内容物,边吸引边设法控制威胁生命的大出血(纱布填压或用手控制出血部位),根据受伤的原因、受伤的类型和腹内积液的颜色性质等,初步判断空腔脏器穿孔的部位;然后暴露出穿孔部位,用肠钳控制住穿孔肠道的远端和近端,阻止肠内容物继续外溢;在出血和肠瘘都得以控制的前提下,用清水冲洗干净腹腔,从上到下依顺序进行消化道的探查,到结肠的时候,从盲肠开始,依次进行升、横、降及乙状结肠的检查。当发现后腹膜有血肿或穿刺伤等,要打开侧腹膜,检查十二指肠、升结肠、降结肠的腹膜后间隙部分有无损伤,以免遗漏。在结肠损伤的部位明确后,一定要仔细探查损伤的范围和程度,尤其是受到了高能量的损伤、腹膜后及系膜内有出血或血肿的时候,格外小心结肠系膜及其邻近区域的供应血管损伤。很多情况下,在手术中认为结肠的血运正常,但是术后却发生迟发性的结肠缺血坏死。探查完成后,明确了损伤的部位、范围和程度,以及系膜血管的损伤情况等,可对结肠损伤进行分级评估,以便选择合适的处理措施。

2. 结肠手术处理方式

结肠手术分为损伤结肠的手术和粪便转流(造口)手术。如果没有造口或施行了永久性造口而不考虑还纳,称为一期手术;如果施行了考虑二次还纳的造口,称为二期手术。损伤控制技术中采用的分次手术,不属于分期手术的含义,注意区别这些概念。除了前面讲到的PATI<15、结肠穿刺伤和简单的切线伤或切割伤、轻度的腹腔污染、无低血压的患者适宜选择一期手术外,即使伴有一些高危因素(毁损性结肠伤、重度的腹腔污染、腹内多器官损伤、轻中度休克、超过8小时的延迟手术等)也可以选择一期手术方式(无造口条件下的修补缝合或切除吻合),甚至在运用损伤控制技术的二次手术中也可以施行一期吻合、无造口手术。过去把受伤后6~8小时作为一期手术的指征之一,而现在只是作为一个高危因素。虽然很多文献都积极主张一期手术,但是,具有以下情况之一,还是要考虑选择安全稳妥的造口手术:①遭受了复杂而严重的创伤、血液循环不稳定持续时间较久、难以纠正的休克、大量输血。②受伤后时间较长,肠壁重度水肿,或者出现了感染性腹膜炎。③合并严重的内科慢性疾病、高龄、全身状况很差。④怀疑吻合口漏的可能性大。⑤救治条件限制,医师的经验不足,缺乏处理复杂问题的能力。造口的方法可以选择损伤肠段的直接造口(双口或单口),或者将损伤的部位修补或吻合后行近端结肠或回肠的预防性造口(双腔或单腔),前者主要用于横结肠或乙状结肠比较游离部位的损伤,后者主要用于升结肠、降结肠等比较固定部位的损伤。

(1)缝合修补手术:局部缝合修补简单易行,适用于刀刺伤、低速暴力所致的顿挫伤、破口不大(<50%的环周破口)、肠系膜血管没有损伤的患者,将局部清洗干净后,结肠破口边缘适当修剪,见到活动性渗血,然后做双层间断缝合即可。

(2)切除吻合手术:当存在以下情况的时候,要考虑肠切除。①结肠损伤破口大而修补缝合困难(>50%的环周破口,沿纵轴裂口>2 cm);②结肠系膜缘损伤可能有血液循环障碍;③结肠伤口组织受到高能量的创伤,周围组织有震荡挫伤;④结肠及其系膜和周围邻近组织的毁损性损伤;⑤支配结肠的血管及其周围组织发生损伤,结肠血液循环障碍;⑥估计可能发生结肠血液循环障碍,如在某些情况下,结肠血管因暴力震荡、牵拉或扭转等,虽然连续性完整,但内膜已经受损,术后发生血栓,发生迟发型缺血及静脉回流障碍,需要把损伤血管所支配结肠的整个肠段切除(如发生右结肠动脉损伤,需要切除整个右半结肠)。切除结肠的时候,不要像做结肠癌根治手术一样从血管根部离断,而是紧贴结肠离断系膜,把失活坏死组织清理干净即可,注意保留好吻合端的边缘血管弓,吻合前能够看到断端有活动性渗血。可以选择手工吻合,也可以用吻合器吻合。保证吻合口松弛无张力,关闭系膜孔的时候不要缝合损伤供应血管支,以免发生吻合口缺血。

(3)预防性造口:当结肠局部修补或切除吻合后,患者存在高危险因素,怀疑发生吻合口漏的可能性大,可以在近端做预防性转流造口手术。常选择乙状结肠、横结肠或回肠等。

(4)肠段切除后,远端封闭、近端造口(Hartmann 手术)或者两侧端均造口:适宜于结肠内容物多,患者存在高危险因素,而且患者情况又不稳定,为了减少手术时间和创伤,尽快结束手术,可以选择该术式。

(5)损伤肠管的外置:若患者情况较差,为减少手术时间和创伤,将有破损的肠管置于腹腔外,破损处作为造瘘口或者因为结肠修补缝合或吻合不可靠,可能出现吻合口瘘,将肠袢置于腹外观察 6~14 天,若成功就回纳于腹内,若失败则切开改为外置造瘘。这种手术的术后护理麻烦,外置修补容易裂开,有效性也不可靠,所以现在较少采用。

(6)实施损伤控制性技术中的结肠处理:需要采用损伤控制性技术的患者往往创伤严重、病情非常危急,所以要遵循简单有效的原则,在最短的时间内迅速控制住结肠破裂处即可。简单清理腹腔内的血液和肠内容物,适度游离,将破损的结肠远端和近端用直线切割闭合器离断(没有条件的时候可以用粗线结扎),移出毁损的肠段。

(六)预防吻合口漏、腹腔感染等并发症的措施

因为结肠外伤者往往伤情复杂而多变,而且多数术前不能进行良好的肠道准备,肠内充满了内容物,所以一期手术后的吻合口漏及由此引起的并发症和死亡率仍然比较高。复杂性结肠损伤患者,腹腔污染也比较重,全身情况比较差,术后感染相关的并发症为 10%~30%。所以,必须在术中考虑周全,做好防范措施,以免术后被动。根据有学者的经验,可以采取如下方法,在患者情况允许的前提下,灵活选择。当然,这些方法的循证医学证据还需要深入研究。

1.结肠灌洗

如果患者肠内容多,可以在术中从肛门内置入,或者从结肠破口处置入冲洗管,大量的生理盐水将结肠的宿便清洗干净,然后再缝合修补或吻合。

2.结肠全程减压

因为造成吻合口漏的主要原因是结肠内容物多、术后肠胀气、结肠腔内压力高。当对修补缝合或吻合的地方不满意,担心术后出现吻合口漏的时候,可以在术中从肛门插入一根质软的、全程有侧孔的硅胶管(24# 内径以上)直达盲肠部位,甚至进入回肠内 15 cm 左右,术后 5~10 天拔除。

3.腹腔内冲洗管放置

腹腔污染严重、或术后出现吻合口漏时,腹腔感染和脓肿的发生率很高。术中要用大量的水进行彻底清洗,充分引流。除了在所有的间隙、低凹处、吻合口旁放置多根引流管外,还可以在术中预置腹腔持续冲洗套装、吻合口旁的双套管负压冲洗系统。可以在术后立即或等出血停止稳定以后进行腹腔的持续冲洗。当发现吻合口漏的时候,经双套管持续冲洗,95% 的吻合口漏可自行愈合。

(唐 亮)

第四节 直肠内脱垂

直肠内脱垂(internal rectal prolapse,IRP)是出口梗阻型便秘的最常见临床类型,31%～40%排便异常患者排的便造影检查可发现直肠内脱垂。直肠内脱垂指直肠黏膜层或全层套叠入远端直肠腔或肛管内而未脱出肛门的一种疾病。直肠内脱垂又称不完全直肠脱垂、隐性直肠脱垂。由于直肠黏膜松弛脱垂,特别是全层脱垂,可导致直肠容量适应性下降、排便困难、大便失禁和直肠孤立性溃疡等。其最早由 Tuttle 提出,由于多发生于直肠远端,也称为远端直肠内套叠。虽然国内外文献对该疾病有不同的名称,但所表达的意思相同。

一、病因与发病机制

(一)直肠内脱垂与直肠外脱垂的关系

直肠脱垂可分为直肠外脱垂和直肠内脱垂。顾名思义,脱垂的直肠如果超出了肛缘即直肠外脱垂,简称为直肠脱垂。影像学及临床观察结果等均表明直肠内脱垂和直肠外脱垂的变化相似,手术中所见盆腔组织器官变化基本相似。因此,多数学者认为两者是同一疾病的不同阶段,直肠外脱垂是直肠内脱垂进一步发展的结果。

但对此表示异议的研究者认为,排便造影检查发现20%以上的健康志愿者也存在不同程度的直肠内脱垂表现,却很少发展为直肠外脱垂。

(二)直肠内脱垂的病因和可能机制

试图用一个公认的理论来解释直肠内脱垂的发生机制是困难的,因为目前关于直肠内脱垂的分类缺乏国际标准,不同系列的研究缺乏可比性。中医认为直肠脱垂多因小儿元气不实、老人脏器衰退、妇女生育过多,肾虚失摄、中气下陷等导致大肠虚脱所致。从解剖学的角度看,小儿骶尾弯曲度较正常浅,直肠呈垂直状,当腹内压增高时直肠失去骶骨的支持,易于脱垂。某些成年人直肠前陷窝处的腹膜较正常低,当腹内压增高时,肠袢直接压在直肠前壁将其向下推,易导致直肠脱垂。老年人肌肉松弛、女性生育过多和分娩时会阴撕裂、幼儿发育不全均可致肛提肌及盆底筋膜发育不全、萎缩,不能支持直肠于正常位置。综合目前的研究,引起直肠脱垂的可能机制有如下几方面。

1.滑动性疝学说

Moschcowitz认为直肠脱垂的解剖基础是盆底的缺陷。冗长的乙状结肠堆积压迫在盆底缺损处的深囊内,使得直肠与乙状结肠的交界处形成锐角。患者长期过度用力排便,导致直肠盆腔陷窝腹膜的滑动性疝,在腹腔内脏的压迫下,盆腔陷窝的腹膜皱襞逐渐下垂,将覆盖于腹膜部分的直肠前壁压于直肠壶腹内,最后经肛门脱出。根据这一理论,可以通过修补 Douglas 陷窝纠正盆底的滑动性疝从而达到治疗目的。然而,术后较高的复发率证明这一理论并不是直肠内脱垂的主要因素。

2.肠套叠学说

最早由 Hunter 提出,认为全层直肠内脱垂实际上是套叠的顶端。这一理论后来被 Broden 和 Snellman 通过 X 线造影证实。正常时直肠上端固定于骶骨岬附近,由于慢性咳嗽、便秘等引起腹内压增加,使此固定点受伤,就易在乙状结肠与直肠交界处发生肠套叠,在腹内压增加等因素的持续作用下,套入直肠内的肠管逐渐增加。由于肠套叠及套叠复位的交替进行,致直肠侧韧带、肛提肌受伤,肠套叠逐渐加重,最后经肛门脱出。肛管直肠测压的研究支持这一理论,但临床患者的排便造影研究并不支持。

3.盆底松弛学说

一些研究者认为直肠缺乏周围的固定组织,如侧韧带松弛、系膜较游离,以及盆底、肛管周围肌肉的松弛是主要原因。正常状况下压迫于直肠前壁的小肠会迫使直肠向远端移位从而形成脱垂。

4.妊娠和分娩的因素

一些学者认为妊娠期胎体对盆腔压迫、血流不畅、直肠黏膜慢性瘀血减弱了肠管黏膜的张力,使之松弛下垂。直肠内脱垂80%以上发生于经产妇,也是对这一理论的支持。脱垂多从前壁黏膜开始,因直肠前壁承受了来自直肠子宫陷窝的压力,此处腹膜反折与肛门的距离为8～9cm。局部组织软弱松弛失去支持固定作用,使黏膜与肌层分离,是发生此病的解剖学基础。前壁黏膜脱垂进一步发展,将牵拉直肠上段侧壁和后壁黏膜,使之相继下垂,形成全环黏膜内脱垂。病情继续发展,久之则形成直肠全层内脱垂。分娩造成的损伤也可导致直肠内脱垂,相关因素有大体重婴儿、第二产程的延长、产钳的应用,尤其多胎,产后缺乏恢复性锻炼,易导致子宫移位。大多数初产妇的分娩损伤可很快恢复,但多次分娩者因反复损伤,则不易恢复。

5.慢性便秘的作用

便秘是引起直肠黏膜内脱垂的重要因素,且互为因果。便秘患者粪便干结,排出困难。干结的粪便对直肠产生持续的扩张作用,直肠黏膜因松弛而延长,随之用力排便时导致直肠黏膜下垂。下垂堆积的直肠黏膜阻塞于直肠上方,导致排便不尽感,引起患者更加用力排便,于是形成恶性循环。

二、临床表现

(一)性别与年龄

直肠内脱垂多见于女性,国内外文献报道的女性发病率占70%以上。成人的发病率高峰在50岁左右。

(二)临床表现

由于直肠黏膜松弛脱垂造成直肠或肛管的部分阻塞现象,直肠内脱垂的症状以排便梗阻感、肛门坠胀、排便次数增多、排便不尽感为最突出,其他常见症状有黏液血便、腹痛、腹泻及相应的排尿障碍等。少数患者可能出现腰骶部的疼痛和里急后重。严重时可能出现部分性大便失禁等。部分性大便失禁往往与括约肌松弛、阴部神经牵拉损伤有关。但这些症状似乎并无特征性。Dvorkin等对做过排便造影检查的896例患者进行分组:单纯直肠内脱垂、单纯直肠前突和两者兼有。对这三组患者的症状进行统计学分析发现:肛门坠胀、肛门直肠疼痛的特异性最高。

在8%～27%的患者中,直肠内脱垂只是盆底功能障碍综合征的其中之一,患者往往可能同时伴有不同程度的子宫、膀胱脱垂及盆底松弛。盆腔手术史、产伤、腹内压增高、年龄增加和慢性便秘都可以成为这一类盆底松弛性疾病的诱因。有研究发现这类盆底脱垂的患者存在盆底肌肉的去神经支配改变。类似的现象也表现在Marfans综合征患者,因为盆底支持组织的松弛,发生盆底器官脱垂和尿失禁。有报道,手术治疗直肠内脱垂的患者伴有较高比率的尿失禁(58%)和生殖器官脱垂(24%)。

三、分类

有学者依据排便造影对直肠内脱垂的分类进行了详细的描述。直肠内脱垂分为套入部和鞘部。按照套入部累及的直肠壁的层次,分为直肠黏膜脱垂和直肠全层脱垂;按照累及的范围,分为直肠前壁脱垂和全环脱垂;按照鞘部的不同,分为直肠内直肠脱垂和肛管内直肠脱垂,肛管内脱垂一般为全层脱垂。

通过排便造影和临床观察,发现直肠内脱垂多发生在直肠下段,也可发生在直肠的上段和中段,直肠全层内脱垂多发生在直肠的下段。

四、诊断

根据典型的症状、体征,结合排便造影等辅助检查结果,直肠内脱垂的诊断并不难。但在直肠内脱垂的诊断过程中,必须值得注意的问题是临床或影像学诊断的直肠内脱垂是否能够解释患者的临床症状,是否是引发出口梗阻型便秘系列症状的主要因素。特别是伴随有其他类型的出口梗阻型便秘时,区分主次就显得非常重要,这与治疗方法的选择和预后密切相关。

(一)临床症状

典型的临床症状是便意频繁、肛门坠胀、有排便不尽感,有时伴有排便费力、费时。多数无血便,除非伴有孤立性直肠溃疡。但包括直肠肿瘤在内的许多疾病都可能出现上述表现,因此直肠内脱垂的诊断必须排除直肠肿瘤、炎症等其他常见器质性疾病。

(二)肛门直肠指诊和肛门镜检查

指诊时可触及直肠壶腹部黏膜折叠堆积、柔软光滑、上下移动,内脱垂的部分与肠壁之间可有环形沟。也有学者报道直肠指诊只能发现括约肌松弛和直肠黏膜堆积,部分患者可触及宫颈状物或直肠外的后倒子宫。典型的病例是在直肠指诊时让患者做排便动作,可触及套叠环。肛门镜检查一般采用膝胸位,内脱垂的黏膜往往已经还纳到上方,因此肛门镜的主要价值在于了解直肠黏膜是否存在炎症或孤立性溃疡及痔疮。

(三)结肠镜及钡灌肠

检查的主要目的是排除大肠肿瘤、炎症等其他器质性疾病。但肠镜退镜至直肠中下段时,适当抽出肠腔内气体后,可以很容易地看到内脱垂的黏膜环呈套叠状,这提示存在直肠内脱垂。肠镜下判断孤立性直肠溃疡必须非常慎重,应反复多次活检排除肿瘤后才能确定,而且应该定期随访,切不可将早期直肠癌性溃疡当作直肠内脱垂所引起的孤立性溃疡。

(四)排粪造影

排粪造影是诊断直肠内脱垂的主要手段,而且可以明确内脱垂的类型是直肠黏膜脱垂还是全层脱垂;明确内脱垂的部位是高位、中位还是低位;并可显示黏膜脱垂的深度。排粪造影的典型表现是直肠壁向远侧肠腔脱垂,肠腔变细,近侧直肠进入远端的直肠和肛管,而鞘部呈杯口状。并常伴有盆底下降、直肠前突和耻骨直肠肌痉挛等。根据典型的临床症状和排便造影而无器质性疾病,其诊断不难。直肠内脱垂的排便造影有以下几种影像学改变。

(1)直肠前壁脱垂:肛管上方直肠前壁出现折叠,使该部呈窝陷状,而直肠肛管结合部后缘光滑延续。

(2)直肠全环内脱垂:排便过程中肛缘上方6~8 cm的直肠前后壁出现折叠,并逐渐向肛管下降,最后直肠下段变平而形成杯口状的鞘部,上方直肠缩窄形成锥状的套入部。

(3)肛管内直肠脱垂:直肠套入的头部进入肛管而又未脱出肛缘。

(五)盆腔多重造影

传统的排粪造影检查不能区别直肠黏膜脱垂和直肠全层内脱垂,也不能明确是否存在盆底疝等疾病。为此,有学者设计了盆腔造影结合排粪造影的二重造影检查方法,即先腹腔穿刺注入含碘的造影剂,待其引流入直肠陷窝后再按常规方法行排粪造影检查。如果直肠陷窝位置正常,说明病变未累及肌层,为直肠内黏膜脱垂。如果盆底腹膜反折最低处(正常为直肠生殖陷窝低点)下降并进入套叠鞘部,则说明病变已累及腹膜层,为全层脱垂,从而可以明确地区分直肠黏膜脱垂或直肠全层内脱垂。

(六)肌电图检查

肌电图是通过记录神经肌肉的生物电活动,从电生理角度来判断神经肌肉的功能变化,对判断括约肌、肛提肌的神经电活动情况有重要参考价值。

五、治疗

直肠内脱垂的治疗包括手术治疗和非手术治疗。研究表明,直肠内脱垂的发生、发展与长期用力排便导致盆底形态学的改变有关。因此,除手术治疗外,非手术治疗也相当重要,很多患者经过非手术治疗可以改善临床症状。

(一)非手术治疗

1.建立良好的排便习惯

让患者了解直肠内脱垂发生、发展的原因,认识到过度用力排便会加重直肠内脱垂和盆底肌肉神经的损伤。因此,在排便困难时,应避免过度用力,避免排便时间过久。

2.提肛锻炼

直肠内脱垂多伴有盆底肌肉松弛,盆底下降,甚至阴部神经的牵拉损伤。坚持定期提肛锻炼,以增强盆底肌肉及肛门括约肌的力量,从而减轻症状。特别是在胸膝位下进行提肛锻炼效果更好。

3.调节饮食

提倡多食富含纤维素的水果、蔬菜等,多饮水,每天 2 000 mL 以上;必要时每晚可口服芝麻香油20～30 mL,使粪便软化易于排出。

4.药物治疗

针对直肠内脱垂并无特效药物,但从中医的角度来讲,直肠内脱垂属于中气下陷,宜补中益气、升举固脱,可采用补中益气汤或提肛散加减等。临床上应根据患者的症状个体化选择用药。

(二)手术治疗

迄今为止,文献报道的针对直肠脱垂的手术方法接近百种,手术的目的是控制脱垂、防止大便失禁、改善便秘或排便障碍。手术往往通过切除冗长的肠管和(或)将直肠固定在骶骨岬而达到目的。按照常规的路径,直肠内脱垂的手术方式可分为经腹和经肛门手术两大类。但是,目前评价何种手术方法治疗直肠内脱垂效果较好是困难的,因为缺乏大宗的临床对照研究结果。临床上应根据患者的临床表现,结合术者的经验个体化选择手术方案。

1.直肠黏膜下和直肠周围硬化剂注射疗法

(1)手术适应证:直肠黏膜脱垂和直肠内脱垂,不合并或合并小的直肠前突、轻度的会阴下降。

(2)手术方法:患者取胸膝位,该体位利于操作,使脱垂的黏膜和套叠的直肠复位,以便于将其固定于正常的解剖位置。黏膜下注射经肛门镜,直肠周围注射采用直肠指诊引导。肛周严格消毒后,经肛旁3 cm进针,进针6 cm至肠壁外后注射。硬化剂采用5%鱼肝油酸钠,用量8～10 mL。一般2周注射一次,4次为1个疗程。

(3)手术机制:是通过药物的致炎作用和异物的刺激,使直肠黏膜与肌层之间、直肠与周围组织之间产生纤维化而粘连固定直肠黏膜和直肠,以防止直肠黏膜或直肠的脱垂。

(4)手术疗效:有医院报道了85例直肠内脱垂行注射疗法的结果,大多数患者临床症状明显改善。国外有学者报道了162例直肠前壁黏膜脱垂行硬化剂注射治疗的结果,有效率为51%。硬化剂注射疗法治疗后不满意的原因是会阴下降和合并直肠前突。

(5)并发症:如果肛周皮肤消毒不严格,可发生肛周脓肿。

2.直肠黏膜套扎法

(1)手术适应证:直肠中段或直肠下段黏膜内脱垂。

(2)手术方法:患者采用折刀位或左侧卧位。局部浸润麻醉。充分扩肛,使肛管容纳4个手指以上。在齿状线上方进行套扎,先用组织钳钳夹齿状线上方1 cm左右的直肠松弛的黏膜,用已套上胶圈的两把止血钳的其中一把夹住被组织钳钳夹的黏膜根部,然后用另一把止血钳将胶圈套至黏膜的根部,为防止胶圈的滑脱,可在套扎前在黏膜的根部剪一小口。使胶圈套在切口处。

3.直肠黏膜间断缝扎加高位注射术

(1)手术适应证:直肠远端黏膜脱垂和全环黏膜脱垂及直肠全层内脱垂。

(2)体位:取左侧卧位。

(3)钳夹折叠缝合直肠远端松弛的黏膜:先以组织钳夹持齿状线上方3 cm处的直肠前壁黏膜,提拉组织钳,随后以大弯血管钳夹持松弛多余的直肠前壁黏膜底部,稍向外拉,以2-0铬制肠线在其上方缝合两针,两针的距离约0.5 cm,使局部的黏膜固定于肌层。以7号丝线在大弯血管钳下方贯穿黏膜,然后边松血管钳边结扎。将第一次缝合的组织稍向外拉,再用组织钳在其上方3 cm处夹持松弛下垂的黏膜,再以大弯血管钳在其底部夹持,要夹住全部的黏膜,但不能夹住肌层。继以2-0可吸收缝线在上方结扎2针,再如第一次的方法用丝线结扎黏膜。

(4)硬化剂注射:距肛门缘约8 cm,在其相同高度的左右两侧以5号针头向黏膜下层注入1∶1的消痔灵液5～8 mL,要求药液均匀浸润,然后,再将消痔灵原液注射于被结扎的黏膜部分。2分钟后,用血管钳将被结扎的两处黏膜组织挤压成坏死的薄片。至此,对直肠前壁黏膜内脱垂的手术完毕。如果属于直肠全周黏膜脱垂,则在直肠后壁黏膜内再进行一次缝扎。

(5)直肠周围注射法:药物以低浓度大剂量为宜,用左手食指在直肠做引导,将穿刺针达左右骨盆直肠间隙,边退针边注药,呈扇形分布。然后穿刺针沿直肠后壁进针4 cm左右,达直肠后间隙,注入药物。每个部位注入药物总量10～15 mL。

手术的要点在于消除直肠黏膜的松弛过剩,恢复肠壁解剖结构。本手术方法中的间断缝扎,能使下垂多余的黏膜因结扎而坏死脱落,消除其病理改变。另外肠线的贯穿缝合,能使被保留的黏膜与肌层粘连,有效地巩固远期疗效,同时也有效地防止了当坏死组织脱落时容易引起的大出血。间断缝扎可以直达直肠子宫(膀胱)陷窝的底部,加固了局部的支持结构。经临床观察,凡直肠黏膜脱垂多起于直肠的中、下瓣,尤以下瓣为多,下瓣的位置正好距离肛缘8 cm左右。在其两侧壁注射硬化剂,能使两侧的黏膜与肌层粘连,局部纤维化,与间断缝扎产生协同作用,加强固定,增强疗效。

本手术具有方法简单、容易掌握、创伤小、疗效佳、设计符合解剖生理学要求等优点。有报道32例,经3个月至1年的随访,疗效优者16例(50%),良者8例(25%),中等者5例(15.6%),差者3例(9.4%),总有效率90.6%。

4.改良Delorme's手术

Delorme's手术是第一个报道用于治疗直肠外脱垂的一种手术方法。

(1)手术适应证:直肠远端黏膜脱垂、直肠远端和中位内脱垂。特别适用于长型内脱垂(4～6 cm)。

(2)手术方法:①术前准备同结肠手术,最好采取行结肠镜检查的肠道准备方法。②两叶肛门镜(带有冷光源)牵开肛门,在齿线上1.5 cm处四周黏膜下注射1:20万单位的去甲肾上腺素生理盐水,总量为50～80 mL,使松弛的黏膜隆起。③环形切开直肠黏膜:用电刀在齿线上1～1.5 cm处环形切开黏膜层。④游离直肠黏膜管:组织钳夹住远端黏膜边缘,一边向下牵拉一边用组织剪在黏膜下层做锐性分离,显露直肠壁的肌层。环形分离一周,一直分离到指诊发现直肠黏膜过度松弛的情况消失,无脱垂存在,整个直肠黏膜呈平滑状态时为止。一般游离下的黏膜长度为5～15 cm。黏膜管游离的长度主要依据术前排便造影所显示的直肠内脱垂的总深度而定。注意切勿分离过长,避免黏膜吻合时张力过大。⑤直肠环肌的垂直折叠缝合:Delorme's手术要求将分离后的黏膜下肌层做横向折叠缝合,一般用4号丝线缝合4～6针。如果将黏膜下肌层做垂直折叠缝合,一方面可以加强盆底的功能,另一方面可以减少肌层出血,同时关闭无效腔。⑥吻合直肠黏膜:切断黏膜行黏膜端吻合前须再用硫柳汞消毒创面,用0号铬制肠线做吻合,首先上、下、左、右各缝合4针,再在每两针间间断缝合,针距为0.3 cm左右。⑦吻合完毕后用油纱条包裹肛管,置入肛管内,可起到压迫止血的作用。⑧术后处理:术后3～5天进普食后常规应用缓泻剂以防止大便干燥。患者正常排便后即可停用缓泻剂。

(3)手术注意事项:①Delorme's手术强调剥离黏膜为5～15 cm,有时手术操作困难,黏膜容易被撕破。对重度脱垂者剥离15 cm,一般剥离到黏膜松弛消失为止,如果过多黏膜剥离可导致吻合处张力过大发生缺血坏死、近端黏膜缩回等严重并发症。②Delorme's手术强调折叠直肠肌层,在剥离黏膜长度<15 cm时,可以不做肌层折叠缝合。这样可简化手术步骤,术中行黏膜吻合前彻底止血,加上术后粘连,同样起到肌层折叠的作用。肌层折叠还有导致折叠处狭窄的可能。③若合并直肠前突,在吻合直肠黏膜前,用4号丝线间断缝合两侧的肛提肌,加强直肠阴道隔。④本手术严重的并发症为局部感染,因而术前肠道准备尤为重要,术中严格无菌操作,彻底止血,防止吻合口张力过大。

(唐 亮)

第五节 直肠外脱垂

一、发病率和病因

直肠外脱垂是指肛管、直肠、甚至乙状结肠下段向外翻出,脱垂于肛门之外。直肠全层脱出,因括约肌收缩,直肠壁静脉回流受阻,如果不及时回纳,可发生坏死、出血,甚至破裂。

(一)发病率

各种年龄均有发病,小儿1~3岁高发,与性别无关,多为直肠黏膜脱垂,5岁内常常自愈。男性20~40岁高发,女性50~70岁多见,多次妊娠妇女及重体力劳动者多发,临床并不常见。

(二)病因

直肠脱垂与多种病因有关。

1.解剖因素

年老衰弱,幼儿发育不全者,盆底组织软弱,不能支持直肠于正常位置;小儿骶骨弯曲度小、过直;手术外伤损伤肛管直肠周围的肌肉或神经。

2.腹压增高

发病多与长期腹泻、习惯性便秘、排尿困难、多次分娩等因素相关,腹内压增高,促使直肠向外推出。

3.其他

内痔或直肠息肉经常脱出,向下牵拉直肠黏膜,造成直肠黏膜脱垂。目前,多数学者赞同直肠脱垂的肠套叠学说。该学说认为正常时直肠上端固定于骶骨岬附近,由于慢性咳嗽、便秘、腹泻、重体力劳动等引起腹内压增高,使此固定点作用减弱,就易在直肠、乙状结肠交界处发生肠套叠,在腹内压增强因素的持续作用下,套入直肠内的肠管逐渐增加,由于肠套叠及套叠复位的交替进行,直肠侧韧带、肛提肌受损,肠套叠逐渐加重,直肠组织松弛,最后经肛门脱出。

二、病理学

脱垂的黏膜常形成环状,色紫红,有光泽,表面有散在出血点。脱出时期长,黏膜增厚,呈紫色,可伴糜烂。如脱出较长,由于括约肌收缩,静脉回流受阻,黏膜红肿及糜烂。如在脱出后长时间未能回复,肛门括约肌受刺激收缩持续加强,肠壁可因血循不良发生坏死、出血及破裂等。

三、临床表现

排便时直肠由肛门脱出,便后自行回缩到肛门内,以后逐渐发展到必须用手托回,伴有排便不尽和下坠感。严重时不仅大便时脱出,在咳嗽、喷嚏、走路等腹压增高的情况下,均可脱出。随着脱垂加重,病史延长,引起不同程度的肛门失禁。常有大量黏液污染衣裤,引起肛周瘙痒。当脱出的直肠被嵌顿时,局部水肿呈暗紫色,甚至出现坏死。

检查时令患者蹲位用力,使直肠脱出。不完全性脱垂仅黏膜脱出,可见圆形、红色、表面光滑的肿物,黏膜皱襞呈"放射状"。指诊只是两层折叠黏膜。完全性脱垂为全层肠壁翻出,黏膜呈同心环状皱襞,肿物有层层折叠,如倒"宝塔状"。

四、诊断和鉴别诊断

根据病史,让患者下蹲位模拟排便,多可做出诊断。内脱垂常需排便造影协助诊断。黏膜脱垂和全层脱垂的鉴别方法有扪诊法和双合指诊法。扪诊法是用手掌压住脱垂直肠的顶端,稍加压做复位动作,嘱患者咳嗽,有冲击感者为直肠全层脱垂,否则为黏膜脱垂。双合指诊法是用食指插入脱垂直肠腔,拇指在肠腔外做对指,摸到坚韧弹性肠壁者为全层脱垂,否则为黏膜脱垂,同时注意检查脱垂直肠前壁有无疝组织。与环形内痔鉴别较容易,除病史不同外,环形内痔脱垂呈梅花状,痔块之间出现凹陷的正常黏膜,括约肌收缩有力,而直肠脱垂则脱出物呈宝塔样或球形,括约肌松弛无力。此外,肛门手术后黏膜外翻易与之混淆,但该病一般有痔、肛瘘等手术史,脱出黏膜为片状或环状,可有明显的充血、水肿和分泌物增多,用手不能回纳,色鲜红。

五、治疗

(一)注射疗法

直肠黏膜下注射硬化剂以治疗部分脱垂患者,按前后左右四点注射至直肠黏膜下,每点注药1~2 mL。注射到直肠周围可治疗完全性脱垂,原理是造成无菌炎症,使直肠固定。常用药物有5%甘油溶液等。

(二)手术疗法

1.脱垂黏膜切除

对部分性黏膜脱垂患者,将脱出黏膜做切除缝合。

2.肛门环缩术

麻醉下在肛门前后各切一小口,用血管钳在皮下绕肛门潜行分离,使两切口相通,置入金属线(或涤纶带)结成环状,使肛门容一指通过,以制止直肠脱垂。

3.直肠悬吊固定术

重度的直肠完全性脱垂患者,通过经腹手术,游离直肠,用两条阔筋膜(腹直肌前鞘、纺绸、尼龙布等)将直肠悬吊固定在骶骨胛筋膜上,抬高盆底,切除过长的乙状结肠。常用术式包括以下几种。

(1)Ripstein手术:经腹切开直肠两侧腹膜,将直肠后壁游离到尾骨尖,提高直肠。用宽5 cm的Teflon网悬带围绕上部直肠,并固定于骶骨隆凸下的骶前筋膜和骨膜,将悬带边缘缝于直肠前壁及其侧壁,不修补盆底。最后缝合直肠两侧腹膜切口及腹壁各层。该手术要点是提高盆腔陷凹,手术简单,不需切除肠管,复发率及病死率均较低。但仍有一定的并发症,如粪性梗阻、骶前出血、狭窄、粘连性小肠梗阻、感染和悬带滑脱等并发症。

(2)Ivalon海绵植入术:此术由Well医师首创,故又称Well手术,也称直肠后方悬吊固定术。方法:经腹游离直肠至肛门直肠环的后壁,有时切断直肠侧韧带上半,用不吸收缝线将半圆形Ivalon海绵薄片缝合在骶骨凹内,将直肠向上拉,并放于Ivalon薄片前面,或仅与游离的直肠缝合包绕,不与骶骨缝合,避免骶前出血。将Ivalon海绵与直肠侧壁缝合,直肠前壁保持开放2~3 cm宽间隙,避免肠腔狭窄。最后以盆腔腹膜遮盖海绵片和直肠。本法优点在于直肠与骶骨的固定使直肠变硬,防止肠套叠形成,病死率及复发率均较低。若有感染,海绵片成为异物,将形成瘘管。本术式最主要的并发症是由植入海绵薄片引起的盆腔化脓。

(3)直肠骶岬悬吊术:早期,Orr医师用两条大腿阔筋膜将直肠固定在骶岬上。肠壁折叠的凹陷必须是向下,缝针不得上,每条宽约2 cm,长约10 cm。直肠适当游离后,将阔筋膜带的一端缝于抬高后的直肠前外侧壁,另一端缝合固定骶岬上,达到悬吊目的。近年来主张用尼龙或丝绸带或由腹直肌前鞘取下两条筋膜代替阔筋膜,效果良好。

(4)直肠前壁折叠术:有学者根据成人完全性直肠脱垂的发病机制,提出直肠前壁折叠术。方法:经腹游离以提高直肠。将乙状结肠下段向上提起,在直肠上端和乙状结肠下端前壁自上而下或自下而上做数层横形折叠缝合,每层用丝线间断缝合5~6针。每折叠一层可缩短直肠前壁2~3 cm,每两层折叠相隔2 cm,肠壁折叠长度一透过肠腔,只能穿过浆肌层。由于折叠直肠前壁,使直肠缩短、变硬,并与骶部固定(有时将直肠侧壁缝合固定于骶前筋膜),既解决了直肠本身病变,也加固了乙、直肠交界处的固定点,符合治疗肠套叠的观点。有一定的复发率(约10%),主要并发症包括排尿时下腹痛、残余尿、腹腔脓肿、伤口感染。

(5)Nigro手术:Nigro认为,由于耻骨直肠肌失去收缩作用,不能将直肠拉向前方,则盆底缺损处加大,"肛直角"消失,直肠呈垂直位,以致直肠脱出,因此他主张重建直肠吊带。Nigro用Teflon带与下端直肠的后方及侧位固定,并将直肠拉向前方,最后将Teflon带缝合于耻骨上,建立"肛直角"。手术后直肠指诊可触及此吊带,但此吊带无收缩作用。此手术胜于骶骨固定的优点是盆腔固定较好,且由于间接支持了膀胱,尚可改善膀胱功能。此手术难度较大,主要并发症为出血及感染,需较有经验的医师进行。

4.脱垂肠管切除术

(1)Altemeir手术:经会阴部切除直肠乙状结肠。Altemeir主张经会阴部一期切除脱垂肠管。此手术特别适用于老年人不宜经腹手术者,脱垂时间长、不能复位或肠管发生坏死者。优点是从会阴部进入,可看清解剖变异,便于修补;麻醉不需过深;同时修补滑动性疝,并切除冗长的肠管;不需移植人造织品,减少感染机会;病死率及复发率低。但本法仍有一定的并发症,如会阴部及盆腔脓肿,直肠狭窄等。

(2)Goldberg手术(经腹切除乙状结肠、固定术):由于经会阴部将脱垂肠管切除有一定的并发症,Goldberg主张经腹部游离直肠后,提高直肠,将直肠侧壁与骶骨骨膜固定,同时切除冗长的乙状结肠,效果良好。并发症主要包括肠梗阻、吻合口瘘、伤口裂开、骶前出血、急性胰腺炎等。

(唐 亮)

第六节 结直肠息肉

一、概述

肠息肉是指一类从黏膜表面突出到肠腔内的隆起状病变。肠息肉是一类疾病的总称。全国大肠癌病理专业会议参考了国外对大肠息肉的分类,结合我国病理学家的实践经验,按照病理性质的不同分为:①腺瘤性息肉:包括管状、绒毛状及管状绒毛状腺瘤。②炎性息肉:黏膜炎性增生、血吸虫卵性及良性淋巴样息肉。③错构瘤性息肉:幼年性息肉及色素沉着息肉综合征(Peutz-Jeghers综合征,P-J综合征)。④其他:化生性息肉及黏膜肥大赘生物。不同性质的息肉,其预后和处理亦不相同。息肉在形态上可分为有蒂、无蒂、广基、扁平状等。在数目上又有单发与多发两类(图5-1)。息肉病是指息肉数目在100枚以上(仅P-J综合征除外),反之,则称散发性息肉。本节仅限于讨论单发的各种息肉。

二、病因

结直肠息肉的病因及发病机制目前仍不清楚。研究证明,影响腺瘤性息肉与结直肠癌发病的危险因素基本一致。目前初步证实腺瘤的发生是多个基因改变的复杂过程,而环境因素改变致基因表达异常或突变基因在环境因素作用下表达形成腺瘤;而增生性息肉或炎性息肉则与感染和损伤相关。有研究已经证实,息肉与CD44基因mRNA的表达明显相关。散发性结直肠肿瘤中,结直肠息肉和癌组织APC基因突变率无显著差异,而在正常结直肠黏膜、炎性息肉和增生性息肉中均无突变。

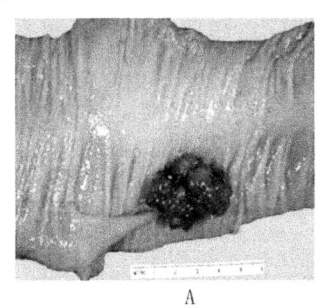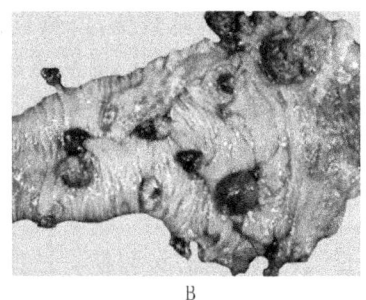

图5-1 单发与多发肠息肉
A.结肠单发息肉;B.结肠多发息肉

三、发病

结直肠息肉的发生率各国不同,总的肠镜检出率为10%左右。其发病率随年龄的增长而增加,30岁以上结直肠息肉开始增多,60~80岁的发病率最高,尤以腺瘤增加显著,女性略低于男性。以腺瘤性息肉为多见,约占70%,其次是增生性息肉和炎性息肉,错构瘤性息肉主要见于幼年性息肉和P-J综合征(Peutz-Jeghers息肉)。我国肠息肉发病率较低,成人多为腺瘤性息肉,好发于乙状结肠、直肠,占全结直肠息肉的70%~80%。大小一般为0.5~2.0 cm。

四、组织学分类

(一)腺瘤性息肉

腺瘤是息肉中最常见的一种组织学类型。腺瘤在病理切片中除可见管状腺体结构外,还常伴乳头状成分,即绒毛状成分,根据组织学中两种不同结构成分所占比例决定腺瘤的性质。Appel提出管状腺瘤中绒毛状成分应<5%,当绒毛状成分达5%~50%时属混合性腺瘤,>50%者则属绒毛状腺瘤。Shinya则认为管状腺瘤中绒毛状成分应<25%,在25%~75%者属混合性腺瘤,>75%者属绒毛状腺瘤。鉴于标准不同,各家报道腺瘤中各种腺瘤的比例可有较大差异,且无可比性。为此,我国第一次大肠癌病理会议上建议统一标准为:绒毛状成分<20%者属管状腺瘤,>80%者为绒毛状腺瘤,介于20%~80%者则属混合腺瘤。

1.管状腺瘤

管状腺瘤是最常见的组织学类型,占腺瘤的60%~80%,发病率随年龄增加而增加,在小于20岁的年轻人中极少存在。多为带蒂型(占85%),亚蒂、无蒂少见。常多发,小于0.5 cm的小腺瘤多由正常的黏膜覆盖,多数管状腺瘤为1.0~2.0 cm大小,少数大于3 cm,腺瘤的恶变与其大小直接相关。常有蒂,呈球状或梨状,表面光滑,可有浅沟或分叶现象,色泽发红或正常,质地软。活检组织学检查管状腺瘤由密集的增生的腺体构成,腺体大小、形态不一致,常见有分枝和发芽(图5-2)。多数管状腺瘤仅表现为轻度不典型增生。然而,可以有高达20%的表现为重度非典型增生、原位癌或浸润性癌,仅5%管状腺瘤是恶性的。

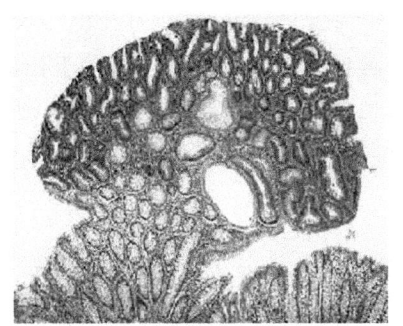

图 5-2 管状腺瘤

2.绒毛状腺瘤

绒毛状腺瘤较少见,又称乳头状腺瘤,这是一种癌变倾向极大的腺瘤,一般癌变率为40%,故被认为是一种癌前病变,其发病率仅为管状腺瘤的1/10,好发于直肠和乙状结肠,临床所见绝大多数为广基型,呈绒毛状或粗颗粒状隆起,伴有宽广的基底,有时可侵占肠周径的大部分,其表面可覆盖一层黏液,质地较管状腺瘤软(图5-3)。在少数病例中绒毛状腺瘤可以有蒂,活动度极大。体积大,一般直径大于3.0 cm,可达10~20 cm。活组织检查见绒毛结构占据腺瘤的80%以上。

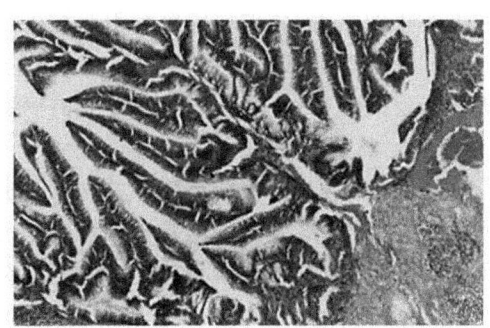

图 5-3 绒毛状腺瘤

3.绒毛状管状腺瘤

这类息肉兼有管状腺瘤和绒毛状腺瘤两种组织学特点(图5-4)。即有分支状的腺体,同时也有像手指一样突起的长长的腺体。绒毛状管状腺瘤是10~20 mm息肉中最常见的一种。其恶变率介于管状腺瘤与绒毛状腺瘤之间。

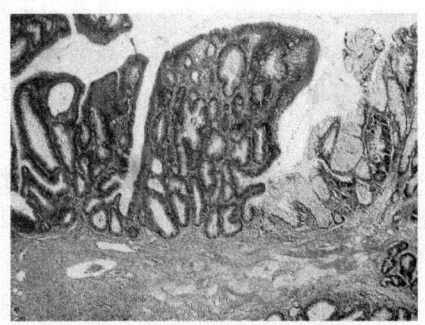

图 5-4 绒毛状管状腺瘤

(二)炎性息肉

炎性息肉是由对炎症反应的再生上皮组成。可以继发于任何一种炎症反应,但是最常见的原因是溃疡性结肠炎。炎性息肉也可以继发于感染性疾病,如阿米巴性结肠炎、慢性血吸虫病或细菌性痢疾。炎性息肉没有恶变倾向,但是,对溃疡性结肠炎患者,可以有某些部位的异型性改变或恶性变同时存在。

1. 假息肉病

假息肉病主要发生于慢性溃疡性结肠炎或克罗恩病,由于慢性炎症刺激,形成多发性肉芽肿。在其形成的早期,如炎症能获控制,肉芽肿有可能随之消失。但如慢性炎症不能得到有效的控制,而呈持久的慢性刺激,肉芽肿就有恶变的可能。癌变率与病程长短往往呈正相关。病程超过30年时癌变率为13%~15%。慢性溃疡性结肠炎具有极高的癌变率,是公认的癌前病变之一。因此,对这些假息肉病应慎重处理。

2. 炎性息肉

炎性息肉指单发的非特异性炎症所引起的息肉,组织结构与上述相同,但不会癌变。往往炎症消退后,息肉可自行消逝。

3. 血吸虫性息肉

在慢性血吸虫病时,大肠黏膜下常有血吸虫卵沉着,其周围伴纤维组织增生,或形成虫卵结节。当虫卵多时,固有膜内亦可有虫卵沉着,并破坏腺管和引起增生。一般血吸虫卵结节体积不大,呈小球状或条索状,并常呈簇状分布,外观中央呈橘黄色,周围呈灰白色。在长期慢性、反复感染的病例中,这类息肉可进一步发展成炎性肉芽肿,具有很大的癌变倾向,也是一种癌前病变。

4. 良性淋巴样息肉

直肠具有丰富的淋巴组织,在肠道炎症时,直肠黏膜下的淋巴滤泡即可增生并形成息肉而突入肠腔。因此,所谓息肉实质上是增生的、高度活跃的淋巴样组织。细胞分化成熟,其上覆盖有正常的直肠黏膜上皮,是一种良性病变,应与恶性淋巴瘤区分。因为本病不会恶变,无须做肠断切除。

(三)错构瘤性息肉

幼年性息肉是一种错构瘤,属大肠黏膜上皮的错构瘤,又称先天性息肉,主要发生于儿童,以10岁以下多见,尤以5岁左右为最多。息肉好发于直肠和乙状结肠,多数发生在距肛缘5 cm以内的直肠内。

息肉多呈圆球形或椭圆形,鲜红、粉红或暗红色,表面光滑,如激发感染可呈现粗糙颗粒状或分叶状。其大小平均1 cm左右,多数有蒂。组织学上息肉蒂为正常结直肠黏膜,当形成息肉时,结直肠黏膜上皮即转为慢性肉芽组织,由大量结缔组织、血管组织、单核细胞和嗜酸性粒细胞浸润,其中还有许多黏液腺增生和黏液囊肿。因此,在组织学上这不是肿瘤,也不属肿瘤性质,而是正常组织的异常组合,故称为错构瘤。

关于错构瘤形成的机制尚不清楚。有人认为其发生与黏膜慢性炎症、腺管阻塞、黏液滞留相关,故又有滞留性息肉之名。肠道错构瘤有恶变可能。为进行组织学检查和去除症状,应当切除。多数可以经内镜切除,需特别小心将其富含血管的蒂处理好。在直肠下端或从肛门脱垂出的病变可以经肛门切除。切除后复发非常少见。

(四)增生性息肉

增生性息肉是在结肠和直肠内发现的最常见的非肿瘤性息肉,常常是多发的,多无蒂,直径多小于5 mm；大于10 mm的增生性息肉非常罕见。在无症状患者的结肠镜检查中，可以发现增生性息肉约占10%。这些病变一般可以保持大小不变和无症状。然而，由于它们从外表上与肿瘤性息肉不能区分，因此常常将其切除并活检。

组织学方面，增生性息肉表现为黏膜隐窝拉长的正常乳头状的表现。没有细胞异型表现。隐窝基底可见有丝分裂，表现为正常的成熟过程。其发生机制尚不清楚，可能与正常细胞在成熟过程中未脱落有关，未脱落的细胞演变成了一大的增生区。对这些病变不需要特殊的治疗。仅仅有增生性息肉存在也不需要进行结肠镜随访。

五、临床表现

大多数息肉并无任何自觉症状，常在纤维结肠镜检查或X线钡剂灌肠造影时无意发现。大肠息肉约半数无临床症状，仅当发生并发症时才被发现，其表现为①肠道刺激症状，腹泻或排便次数增多，继发感染者可出现黏液脓血便。②便血可因部位及出血量而表现不一，高位者粪便中混有血，直肠下段者粪便表面附有血，出血量多者为鲜血或血凝块。③肠梗阻及肠套叠，以盲肠息肉多见。④位于直肠内较大的有蒂息肉可随排便脱出肛门外，甚至需反复手法帮助回纳。偶尔，蒂细长的息肉可发生蒂部扭转，坏死而自行脱落。

炎性息肉主要表现为原发疾病如溃疡性结肠炎、肠结核、克罗恩病及血吸虫病等的症状，炎性息肉乃原发疾病的表现之一。

六、诊断

发生在直肠中下段的息肉，直肠指检可以触及，发生在乙状结肠镜能达到的范围内者，也易确诊，但国内已较少开展这种简便、经济的乙状结肠镜检查方法，这可能与当前社会的医患关系紧张、恐漏诊引起纠纷有关。位于乙状结肠以上的息肉需做钡剂灌肠气钡双重对比造影或纤维结肠镜检查确认。结直肠息肉明确诊断并无困难，重要的是应意识到结直肠腺瘤呈多发性者及与癌肿并存者并不少见，临床检查时切勿在某一段结肠或直肠内发现病变后，而忽视全面的结肠检查。

结直肠腺瘤性息肉被认为是结直肠癌的癌前病变，但并非所有腺瘤都会癌变。一般认为腺瘤的大小对癌变的可能性具有很大影响。<1.0 cm的腺瘤未见有发生浸润性癌者，>1.0 cm者癌变的机会增大，1~2 cm腺瘤的癌变率在10%左右，>2 cm腺瘤的癌变率可高达50%。息肉数目越多，越密布，癌变率越高。有文献认为，多发性息肉患者体内可能存在基因突变，因此，即使息肉切除仍易癌变。统计表明，息肉数目少于3枚，癌变率为12%~29%；等于或超过3枚，癌变率增至66.7%。腺瘤中绒毛状成分的多少对确定癌变的可能性是另一个重要因素。绒毛状腺瘤的癌变率明显高于管状腺瘤，绒毛状管状腺瘤（混合腺瘤）的恶变率则居于两者之间。另一个因素是腺瘤的形态，广基腺瘤的癌变率比有蒂腺瘤高，而且广基腺瘤发展为浸润型癌的机会也比有蒂腺瘤高，因为有蒂腺瘤癌变罕有侵入其蒂部者。

七、治疗

肠镜下息肉电切术安全、有效、简单，已经基本取代了传统的开腹手术。其中高频电息肉切除术是最成熟也是最普及的肠镜治疗方法，还可以选择行内镜下黏膜切除术或内镜下黏膜剥离术。腺瘤肠镜下治疗的关键是保证治疗的彻底性。对于广基或巨大息肉，有条件的单位可以用双镜联合(内镜与腹腔镜)行息肉切除,以保证彻底切除并减少并发症。术后应行全瘤病理检查并特别注意观察标本边缘有无癌组织浸润。对腺瘤癌变的处理应根据癌变浸润深度和腺瘤部位来决定,凡符合下列情况者应追加外科根治性切除术:①腺瘤基底部发生癌变已浸润至黏膜下层者。②癌细胞分化不成熟包括低分化与未分化癌。③癌细胞已浸润淋巴管、血管、神经周围或血管内发现癌栓。④切缘有癌组织。

如息肉位于腹膜反折下直肠内时(距肛缘6～8 cm,直肠指检可触及范围内),可经肛门直视下予以局部切除。对位于黏膜内的局灶性癌或原位癌,局部切除已经足够。黏膜下癌则在局部切除后可加做术后辅助性放疗,对已经浸润至肌层的病例,则应追加根治性经腹直肠切除术。对位于腹膜反折以上直肠或结肠内的广基腺瘤癌变,因为不涉及切除肛门和永久性结肠造口的问题,多以经腹病变肠段切除为首选。现在有条件的医院对距肛缘16 cm以内的适合局部切除的肿瘤可采用经肛内镜显微手术(TEM)。

八、随访

由于腺瘤性息肉具有复发和恶变的潜能,息肉切除术后必须进行结肠镜随访。腺瘤性息肉术后的复发往往与腺瘤的数目、大小、病理类型及不典型增生程度相关。息肉数目大于3个、直径≥10 mm、绒毛状结构、重度不典型增生是息肉复发和癌变的高危因素。对已经进行了结肠镜下腺瘤切除的患者进行随访时要遵循个体化的原则。息肉进行内镜下切除后,在3～6个月内要进行结肠镜随访检查,以确保切除干净。残留的息肉应当全部切除,同时再随访3～6个月。在经过2～3次随访后,仍没有切除干净的患者,多数应行手术切除。在完全切除后,多数患者应在1年后重复结肠镜检查。随访中没有发现异常的患者可以自此之后每5年检查一次。

(唐 亮)

第七节 结 肠 癌

结肠癌为我国常见的恶性肿瘤之一,据全球肿瘤流行病统计数据资料显示,我国结直肠癌发病253 427例,位于肺癌、胃癌、肝癌和乳腺癌之后,居第5位;死亡139 416例,位于肺癌、肝癌、胃癌和食管癌之后,居第5位。从世界肿瘤流行病学调查中可以看出,澳大利亚、新西兰、欧洲和北美的结直肠癌发病率最高,而西非、中非和中南亚发病率最低。我国结直肠癌以50～70岁年龄段的发病率最高,50岁以下及80岁以上发病率较低,中位发病年龄在45～50岁,男性发病率明显高于女性。近年来的统计资料表明,在胃癌、食管癌发病率下降的同时,大肠癌的发病率却在不断增高,其中尤以结肠癌增加更为明显。近年来我国结肠癌的总发病率已超过直肠癌,改变了长期以来大肠癌中以直肠癌为主的格局。目前我国结直肠癌的好发部位依次为直肠、乙状结肠、升结肠、降结肠和横结肠。

一、病因

对于结肠癌的病因目前尚未完全明确。近年来多采用队列及配对调查方法对饮食、生活习惯及体格素质等因素与结肠癌的发病关系进行分析,同时也注意到环境影响、遗传、结肠腺瘤、慢性炎症等癌前状态及免疫功能缺陷因素的影响。

(一)饮食及环境因素

其在北美、西欧和澳大利亚的发病率相对高,在非洲和亚洲相对低。根据这个发现提出了Burkitts假说:不同人群中的饮食差异、特定的纤维素和脂肪摄入导致了世界各地不同区域的结直肠癌的发病率的差异。

1.脂肪和红色肉类

饮食中肉类及脂肪含量高时,刺激肠道大量分泌胆汁,导致肠道中胆汁酸和胆固醇的含量增加,而高浓度的胆汁酸具有促癌作用。其促癌机制为①促进肠黏膜细胞、癌细胞增生;②致DNA损伤及干扰DNA代谢;③抑制肠黏膜固有层的淋巴细胞增生,减弱免疫功能等。同时,在胆汁酸增高情况下摄入的高蛋白,会被肠道细菌降解产生致癌性的氨基酸产物。在试验性结肠癌或临床结直肠癌患者中,其粪便中胆汁酸和胆固醇代谢产物的含量均明显高于对照组或正常人。进食高脂饮食国家的人群的结直肠癌发病率要高于进食低脂饮食国家的人群。而同时目前多项研究指出红色肉类的摄入与结直肠癌存在相关。红色肉类富含铁元素,这是一种促氧化剂。食物中的铁会增加肠道内的自由基产物,而这些自由基会导致肠黏膜的慢性损伤或增加致癌物。红色肉类的摄入以剂量响应模式刺激N-亚硝基化合物的产物。因为许多N-亚硝基化合物的产物是公认的致癌物,所以这是红色肉类与结直肠癌相关的潜在机制。经过明火烹调或加热完毕的肉类会产生杂环胺和多环芳烃等产物,这些产物在动物试验中是存在致癌性的。已有多篇Meta分析指出红色肉类的摄入与结直肠癌的发生存在关系。

2.膳食纤维

饮食中另外一个重要的因素是纤维素的含量。饮食中膳食纤维的含量也是结直肠癌发病的重要因素,高膳食纤维可降低结直肠癌发病机制的可能原因是其可吸收水分,增加粪便体积,稀释粪便中致癌物的浓度,纤维还可以加快肠道传输,便于其排出。但是目前关于膳食纤维对预防结肠癌的发生仍存在很多争论,两项美国的大宗队列研究发现,并没有证据证实膳食纤维能减少结肠癌的发生。有的学者指出全谷物纤维可能对结直肠癌有预防作用,虽然,纤维摄入本身可能没有预防作用,但可能与许多其他健康的生活方式及其他健康饮食的成分有关(比如大量蔬菜,低脂肪和低肉类)。与观察试验相比,随机研究缺少试验结果显示这可能是其中的原因,然而干预试验可能因试验周期太短而无法显示其效果。

3.肠道菌群

随着微生态学的发展,肠道菌群与结直肠癌的发病关系得到了越来越多的重视。健康人体肠道内的细菌有成百上千种,这些寄生在人体肠道中的微生物在维持健康方面有重要作用,如营养、能量代谢、免疫功能等。研究表明,结直肠癌患者的肠道菌群出现失调状态,粪便检查表现为厌氧菌与需氧菌的比值明显下降。另外,与健康人的肠道标本相比,具核梭杆菌在结直肠癌患者肠道中的比值很高。肠道菌群失调致结直肠癌发生的可能机制为肠道菌群通过慢性炎症刺激促进结直肠癌发病;肠道菌群通过酶与代谢产物致癌。同时,该学者还提出,益生菌能改善肠道菌群结构,影响肠道代谢,降低诱发结直肠癌的风险。

4.其他

患者对照研究表明,叶酸和维生素D均可降低大肠癌发病的相对危险度。长期叶酸缺乏可导致胃肠道细胞核变形,甚至发生癌前病变。国内有学者通过试验发现,叶酸缺乏可能与结直肠癌的发生有关,其可能的机制是叶酸可导致肠黏膜上皮细胞的DNA甲基化状态发生改变。另外,葱、蒜类食品对机体的保护作用越来越受到人们的关注,试验证实大蒜油能减少甲基胆蒽引发的大肠黏膜损伤,临床流行病研究也证实喜于进食蒜类食品者的大肠癌发病率相对较低。与此相反,进食腌制食品可以造成大肠癌发生的相对危险度增高,从高至低增高危险度的分别是直肠癌、左半结肠癌、右半结肠癌。有学者认为腌制食品的致癌作用与食品腌制中产生的亚硝酸类化合物有关,而高盐摄入只是一种伴随状态。油煎和烘烤食品也可以增加大肠癌的发生风险,蛋白质在高温下产生的甲基芳香胺可能是导致大肠癌的重要物质。

(二)个体因素

由流行病学研究得到的大肠癌易患因素中,可以归因于个体因素的原因十分复杂,可能需涉及个人体态、生活嗜好、体力活动、既往手术等多个方面。

肥胖似乎会增加男性和绝经期女性的结肠癌风险。在肥胖人群中,结直肠癌风险增加了两倍,其中一项机制是许多肥胖患者存在胰岛素抵抗。胰岛素抵抗会导致外周高血糖,并使胰岛素样生长因子活性增加。高 IGH-1 水平与细胞增生有关,并增加结肠肿瘤的风险。

相关资料显示吸烟与结直肠腺瘤的关系存在正相关,吸烟者腺瘤的风险是非吸烟者的 2~3 倍,而流行病学研究显示烟草与结直肠癌风险存在联系,吸烟者所吸入的烟雾中富含肼类烃合物和苯并芘,这两者均可引起大肠癌的发生,特别是在动物试验中已可复制相关模型。

另外,对照分析结果表明,体力活动较大者罹患大肠癌的可能性较小。研究认为中等强度的职业体力活动有助于防止结肠癌的发生,体力活动影响结直肠癌发生风险的生物机制并不清楚,增加体育锻炼会导致胰岛素敏感性和 IGF 水平的改变,而且胰岛素和 IGF 潜在参与到结直肠的致癌过程中。其他可能的机制包括体力活动对前列腺素合成的影响,对抗肿瘤免疫防御的影响和减少活动相关的身体中的脂肪。这些机制通常可能是多因素的。

目前国内外很多学者在研究胆囊切除术与结直肠癌的关系,但目前仍存在争论。胆囊切除术后,在粪便中可以检测到胆酸盐的数量在增加,其可能在结肠致癌过程中起作用,但发生胆石症相关的饮食和生活方式因素与结直肠癌风险的关系极易混淆。前期的胆囊切除术并不是腺瘤形成的危险因素。其与结直肠癌的联系也是不确定的,但可能与近端结肠癌更相关。

随着患心脑血管疾病患者的增多,服用阿司匹林与结直肠癌之间的关系也逐渐被人们所关注。研究证据显示使用阿司匹林或其他非甾体抗炎药对所有分期的结直肠致癌过程(异常隐窝灶,腺瘤,癌症和结直肠癌的死亡)都有保护作用。非甾体抗炎药的抗肿瘤机制并不完全清楚,但可以确定的是花生四烯酸依赖和花生四烯酸非依赖途径均有所涉及。因为化疗预防药物需要在普通人群中广泛应用以最终减少肿瘤的风险,应用阿司匹林或非甾体抗炎药进行化学预防的风险可能会超过其益处。正常服用阿司匹林或非甾体抗炎药的患者可能会发生严重的胃肠道并发症。此外,COX-2抑制剂存在潜在的心脏毒性,因此将其用于化学预防是不受支持的。有很多学者评估了用非甾体抗炎药或 COX-2 抑制剂预防结直肠癌的成本效益,发现这些成分的化学预防作用无法有效地节省成本。

原发性免疫功能缺陷患者的恶性肿瘤发病率约为普通人群的 1 000 倍。脏器移植患者因长期使用免疫抑制剂,其恶性肿瘤发病率也较高。将癌细胞植入健康人体一般较难生长和发展,如果机体免疫功能低下或长期使用免疫抑制剂(如硫唑嘌呤、泼尼松,或在脏器移植后施行脾切除术、胸腺切除术,或投入抗淋巴血清等以增加免疫抑制治疗效果)使体内的免疫监视功能受到破坏,则恶性肿瘤发生的机会大为增加。根据美国移植处的资料,脏器移植后恶性肿瘤的发病率为 5%~6%,大于同龄普通人群的 100 倍,术后生存时间越长,恶性肿瘤发生率越高,每年递增

5%,9年后可达44%。

(三)癌前病变

结直肠腺瘤与结直肠癌之间的关系较为密切,欧美大肠癌高发地区的大肠腺癌的发病率也较高。日本宫城县50岁以上的尸检标本中,有26.8%可见到大肠腺瘤;而大肠癌高发区的夏威夷,50岁以上的日本移民尸检中,有63.3%可发现大肠腺瘤。与大肠癌有关的两种腺瘤是绒毛状腺瘤和管状腺瘤。Rhoad观察到有腺瘤的大肠黏膜上,其每平方厘米发生癌的机会要比正常黏膜高100倍。典型的绒毛状腺瘤基底广,表面呈绒毛状、有显著恶变倾向,40%~50%浸润癌孕育于其中。管状腺瘤与结肠癌的发病年龄、性别及好发部位相同。从病理组织学上也观察到管状腺瘤有不同程度的非典型性增生,随着管状腺瘤的增大,细胞非典型性增生及浸润性癌的发生率也迅速增高。腺瘤直径<1 cm时,非典型细胞占细胞总数的3%,若直径超过2 cm,非典型细胞占28%。Ando用分子生物学方法研究大肠癌的发生与腺瘤的关系:正常黏膜及伴轻度非典型增生的腺瘤无 C-K-ras2 基因密码子12突变;伴中度非典型性增生的腺瘤突变占8.1%;伴重度非典型增生的腺瘤突变占83.3%;原发性大肠癌突变占26%;转移癌突变占23.1%,伴重度非典型性增生的腺瘤的 C-K-ras2 基因12密码子突变率明显高于原发癌及转移癌,这提示大肠癌可能并非由重度非典型增生的腺瘤发展而来。尽管如此,一般认为腺瘤恶变与其病理类型、不典型增生程度、位置、数目及大小有关。

大肠的慢性炎症也是导致大肠癌的重要因素,其主要包括炎症肠病、血吸虫性结肠炎。长期罹患炎性肠病的患者其结直肠癌的风险更高,如UC存在巨大的癌症风险;对于长期患病,病变广泛的患者来说,全结肠切除术是最有效的预防结直肠癌风险的方式。其他一些手段包括内镜监测异常的病变或使用一些化学预防药物。内镜检查通常适用于全结肠炎病史超过10年并且不希望切除全结肠的患者。有证据显示给予UC患者化学预防的方式去预防结直肠癌是可能的。5-ASA产物可能会减低UC患者发生恶变的比率。其他的一些药物包括叶酸、钙,以及合并原发性硬化性胆管炎患者给予熊去氧胆酸也有良好的效果。CD与结直肠癌的进展存在联系的观点是有争议的。一些研究显示,结直肠癌进展的风险在罹患广泛CD的患者中是增加的,其增加的风险似乎与UC相似。然而,最近的一些基于人群的研究却显示其作用要更弱。在血吸虫病流行区,血吸虫感染与大肠癌有明显相关性。据浙江嘉兴市第一医院报道,在314例大肠癌患者中,有96.1%的合并血吸虫病,在3 678例晚期血吸虫患者中,发现大肠血吸虫性肉芽肿有241例,占6.6%,其中继发性大肠腺癌者占62.7%。苏州医学院报道的60例血吸虫性大肠炎手术切除标本上,53%有Ⅰ~Ⅱ级间变,7%发生原位癌。大肠癌多数发生于乙状结肠及直肠,即虫卵沉积最多的部位,从病理组织学上尚可观察到从黏膜增生到癌变的渐进过程。

(四)遗传因素

Duke注意到结肠癌有家族性集聚现象,据估计20%~30%大肠癌患者的家族遗传因素起重要的作用,这是一个与遗传有关的病变。在一项最近的包括59项研究的meta分析中,有一个一级亲属罹患结直肠癌的患者,其发生结直肠癌的RR值为2.24,有超过两个一级亲属罹患结直肠癌的患者其RR值为3.97。有学者曾对2例先后发生了3次与6次癌的患者进行了细胞遗传学检查,发现其染色体结构畸变率达36.5%($P<0.01$)、二倍体数较正常人少($P<0.05$)、姐妹染色单体互换率高于正常人($P<0.01$)并伴有免疫功能低下,这说明对高危患者应用细胞遗传学方法进行分析,是研究大肠癌病因学的一种有效手段。

二、发病机制

癌的发生是细胞生长、更新的生理过程的病理扩展,正常的结肠黏膜上皮细胞 5~6 天更新 1 次,新生的细胞在到达黏膜表面时已停止了 DNA 的合成及细胞增生活动。

大多数大肠癌通常发生在良性腺瘤性肿瘤的基础之上。按照 Morson 的观点,大肠癌的发生需经历正常上皮黏膜、异常增生、腺瘤、恶变,直至发生腺癌这样一个漫长的过程,进程长者可达 10 年以上。其发展过程中涉及多种基因的突变和甲基化的发生,癌的发生是原癌基因激活和抑癌基因失活的综合性累积效应。Ras 基因(包括 *Ha-ras*、*KI-ras*、*N-ras* 等)的点突变是伴随恶性病变的重要生物学变化,但与肿瘤的临床生物学行为无明显关系。APC 基因位于 5 号染色体(5q)的长臂上,其被认为是结直肠癌致癌过程的管家基因,*APC* 基因的变异会导致癌症的发生。*APC* 基因的变异发生在 50% 散发的腺瘤和 75% 散发的结直肠癌患者中。*p*53 基因为肿瘤抑癌基因,其缺失或点突变能使该基因失活,其对人类恶性肿瘤的发生可能起决定性作用。Shirasawa 用体外基因扩增技术(polymeras chain reaction,PCR)及变性梯度凝胶电泳方法发现 *p*53 基因在腺瘤型息肉、家族性结肠及结肠癌标本的斑点杂交中均有突变。故 *p*53 基因突变是大肠癌发生、发展中最常见的基因变化之一。大肠癌是研究肿瘤多步发展的一个很好的模型,腺瘤型息肉是癌的前驱形式,癌家族综合征的特点是结肠上有许多息肉,可利用它做连续分析。第 5 号染色体长臂 2 区 1 带(521)上有 2 个基因:*APC*、*MCC*,以及另外一种抑癌基因 *DCC* 的突变或缺失也与腺瘤向腺癌的转变密切相关。

由腺瘤转变为腺癌可能是大肠癌发生的重要途径,但并不能囊括所有大肠癌的发病机制。从正常肠黏膜不经腺瘤阶段直接恶变生成腺癌也是一不容忽视的发病机制。使用微卫星标志物可以证明存在于 HNPCC 患者的 *FCC*(familial colorectal cancer)基因决定着大肠癌的易感性,与 DNA 频繁发生复制误差有关。

三、病理

结肠癌的发病部位以乙状结肠癌为最高,以下依次为右半结肠、横结肠、降结肠。多为单发,但在结肠不同部位同时发生、在不同时期先后发生或合并其他脏器肿瘤者亦非鲜见。

(一)形态学分类

根据全国大肠癌病理研究协会组讨论决定,将大肠癌分为早期癌及进展期癌两大类,结合其大体形态再分为若干不同类型。

1. 早期结肠癌分类

(1)息肉隆起型(Ⅰ型):多为黏膜内癌(M 癌),又可分为有蒂型(Ip)及广基型(Is)。

(2)扁平隆起型(Ⅱa 型):多为黏膜下癌(SMV 癌),形似盘状。

(3)扁平隆起溃疡型(Ⅲ型):也有称为Ⅱb+Ⅱc 型,呈小盘状隆起,中央凹陷为一浅表溃疡,亦属于黏膜下层癌。

2. 进展期结肠癌分类

(1)隆起型:瘤体较大,呈球状、半球状、菜花样或盘状突起,向肠腔内生长,表面易发生溃疡、出血及继发感染,多见于右半结肠。较少累及周围肠壁,肠腔狭窄较少见。临床常见贫血、毒素吸收后的中毒症状及恶病质等。一般生长缓慢,浸润性小,局部淋巴转移也较晚,预后较好。

(2)浸润型:肿瘤沿肠壁周径浸润生长,常见于左半结肠,因含结缔组织较多质较硬,故又称为硬癌。多伴纤维组织反应,引起肠腔狭窄。一般生长较快,易导致急性肠梗阻。淋巴转移较早,恶性度高,预后较差。

(3)溃疡型:50%以上的结肠癌属于溃疡型,可以在肿块型基础上瘤体表面坏死脱落形成溃疡、也可以从开始即表现为溃疡型病变。周围浸润较广,早期侵犯肌层,易发生穿孔、出血等并发症。此型根据溃疡的外形和生长情况又可以分为两类,一类是局限溃疡型,由不规则的溃疡形成,貌似火山口状,边缘隆起外翻,基底为坏死组织,肿瘤向肠壁深层浸润性生长,恶性程度较高;另一类是浸润溃疡型,肿瘤向肠壁深层浸润性发展,与周围组织分界不清,中央坏死,为底大的深在溃疡,边缘黏膜略呈斜坡状抬高,形状与局限性溃疡明显不同。

(二)组织学分类

根据WHO对结肠肿瘤的组织学分类,结肠癌可分为9类:①腺癌;②黏液腺癌;③印戒细胞癌;④鳞癌;⑤腺鳞癌;⑥髓样癌;⑦未分化癌;⑧其他;⑨不能确定类型的癌。

(三)恶性程度

根据Broders分级,将结肠癌分为4级:Ⅰ级指2/3以上的癌细胞分化良好,属高分化,恶性程度低;Ⅱ级指1/2~2/3癌细胞分化良好,属中分化,恶性程度较高;Ⅲ级指癌细胞分化良好者不足1/4,属低分化,恶性程度高;Ⅳ级指未分化癌。细胞学本身的分化程度虽然是肿瘤恶性程度重要标志,但并不完全,组织结构的异型程度、肿瘤组织浸润能力和血管生成能力都在不同的程度上影响着肿瘤的恶性程度。

(四)播散途径

结直肠癌有多种播散、转移方式,主要包括直接浸润、淋巴转移、血行转移及种植转移等4种。

1. 直接浸润

肿瘤可向3个方向上发生局部浸润与扩散:①沿肠管纵向扩散,速度较慢,一般局限于5 cm范围内,很少超过8 cm;②沿肠管水平方向环形浸润,一般浸润肠管周径1/4需6个月,浸润1/2周径需1年,浸润1周约需2年;③肠壁深层浸润,从黏膜向黏膜下、肌层和浆膜层浸润,最后穿透肠壁,侵入邻近组织器官,肠壁深层浸润深度是目前常用结肠癌分期的基础,如Duke或TNM分期。

2. 淋巴转移

淋巴转移是扩散和转移的主要方式,结肠的淋巴引流一般通过4组淋巴结,即结肠上淋巴结、结肠旁淋巴结、中间淋巴结及中央淋巴结。结肠壁存在淋巴管,因此淋巴管浸润与肿瘤肠壁浸润深度有相关性。T_1肿瘤淋巴管浸润率为9%,T_2上升至25%,T_3则达到45%。大多数分期系统都包含了对T分期和淋巴结转移的评价,并且预后与总分期有相关性。结肠淋巴回流与静脉相伴行,最终汇入门静脉流入肝脏。因此结肠癌常出现肝转移。

3. 血行转移

结肠癌通常较少侵入动脉,但侵入静脉却十分常见。结肠的静脉回流分别经上、下静脉汇入门静脉。癌细胞继续经门静脉进入体循环,进而播散至全身,如肺、骨、脑等脏器转移。但在极少数患者中也发现了首先出现肺或骨转移的现象。

4. 种植转移

浆膜阳性的肿瘤有可能会出现腹膜种植,肿瘤细胞通过盆腔腹膜种植到各种器官组织。最常出现种植的有卵巢、网膜、浆膜或腹膜表面,可形成12 mm大小的白色硬质结节,外观酷似粟粒型结核,广泛的腹膜种植常伴有血性腹水。

此外，还有极少数肿瘤通过浸润神经周围间隙或神经鞘，沿着结肠的神经播散。多项试验证实出现神经侵犯的患者预后变差。

四、分期

(一) Dukes 分期

最初的结直肠癌分期是由 Cuthbert Dukes 提出的，后经过不断地修订，该系统将结直肠癌分为 A、B、C、D 4 个阶段。

(1) A 期：癌细胞局限于肠壁内。

(2) B 期：癌细胞浸出肠壁，其中 B1 期肿瘤浸润部分肌层，B2 期肿瘤渗透全层，均无淋巴结转移。

(3) C 期：在 A、B 的基础上淋巴结有转移，其中癌灶邻近淋巴结转移属 C1 期，肠系膜淋巴结或肠系膜血管根部淋巴结转移属 C2 期。

(4) D 期：远处有癌细胞转移。

(二) TNM 分期

目前 TNM 分期是首选的结直肠癌分期标准；TNM 分期系统是由国际抗癌联盟(UICC)首先提出，美国癌症分期和疗效总结联合委员会(AJC)建议在人肠癌分期中使用的。其中 3 个字母分别代表 3 个系统的首字母，即 T 为肿瘤浸润深度，N 为淋巴结受累，M 为远处转移。基于 T、N、M 的组合，能够对给定肿瘤以相应的 Ⅰ 至 Ⅳ 分期。AJCC 第七版 TNM 分期如下。

1.原发肿瘤(T)

(1) T_x：原发肿瘤无法评价。

(2) T_0：无原发肿瘤证据。

(3) T_{is}：原位癌局限于上皮内或侵犯黏膜固有层。

(4) T_1：肿瘤侵犯黏膜下层。

(5) T_2：肿瘤侵犯固有肌层。

(6) T_3：肿瘤穿透固有肌层到达浆膜下层，或侵犯无腹膜覆盖的结直肠旁组织。

(7) T_{4a}：肿瘤穿透腹膜脏层。

(8) T_{4b}：肿瘤直接侵犯或粘连于其他器官或结构。

2.区域淋巴结(N)

(1) N_x：区域淋巴结无法评价。

(2) N_0：无区域淋巴结转移。

(3) N_1：有 1~3 枚区域淋巴结转移。

(4) N_{1a}：有 1 枚区域淋巴结转移。

(5) N_{1b}：有 2~3 枚区域淋巴结转移。

(6) N_{1c}：浆膜下、肠系膜、无腹膜覆盖结肠或直肠周围组织内有肿瘤种植，无区域淋巴结转移。

(7) N_2：有 4 枚以上区域淋巴结转移。

(8) N_{2a}：4~6 枚区域淋巴结转移。

(9) N_{2b}：7 枚及更多区域淋巴结转移。

3.远处转移(M)

(1)M_0:无远处转移。

(2)M_1:有远处转移。

(3)M_{1a}:远处转移局限于单个器官或部位(如肝脏、肺、卵巢和非区域淋巴结)。

(4)M_{1b}:远处转移分布于1个以上的器官或部位或腹膜转移。

Tis包括肿瘤细胞局限于腺体基膜(上皮内)或黏膜固有层(黏膜内),未穿过黏膜肌层到达黏膜下层。T_4的直接侵犯包括穿透浆膜侵犯其他肠段,并得到镜下诊断的证实(如盲肠癌侵犯乙状结肠)。或者位于腹膜后或腹膜下肠管的肿瘤,穿破肠壁固有基层后直接侵犯其他脏器或结构,例如降结肠后壁的肿瘤侵犯左肾或侧腹壁,或者中下段直肠癌侵犯前列腺、精囊腺、宫颈或阴道。肿瘤肉眼上与其他器官或结构粘连则分期为cT_{4b}。但是,若显微镜下粘连处未见肿瘤存在则分期为pT_3。V和L亚分期用于表明是否存在血管和淋巴管浸润,而PN则用以表示神经浸润(可以是部位特异性的)。

五、临床表现

结肠癌多见于中老年人,30~69岁占绝大多数,男性多于女性。早期症状不明显,中晚期患者常见的症状有腹痛、消化道刺激症状、腹部肿块、排便习惯及粪便性状改变、贫血及慢性毒素吸收所致的全身症状,以及肠梗阻、肠穿孔等。

(一)腹痛及消化道刺激症状

多数患者有不同程度的腹痛及腹部不适,腹痛的类型、定位及疼痛强度多有不同,如结肠肝曲癌可表现为右上腹阵发性绞痛,类似慢性胆囊炎。一般认为,右半结肠癌疼痛常反射至脐上部;左半结肠癌疼痛常反射至脐下部。当肿瘤较大出现梗阻时,此时腹痛多为绞痛,并与进食相关,常在餐后出现,多为脐周或中腹部。而当肿瘤穿透肠壁引起局部炎性粘连,或在慢性穿孔之后形成局部脓肿时,疼痛部位即为癌肿所在部位。

(二)排便习惯及粪便性状改变

其为癌肿坏死形成溃疡及继发感染的结果。首先表现为排便次数增加或减少;有时腹泻与便秘交替出现;排便前可有腹部绞痛,便后缓解;有时出现便中带血,血的颜色则与肿瘤的位置相关。特征性的改变还包括粪便变细、形状不规则、稀便。这一变化主要取决于肿瘤位置,右半结肠肿瘤因管腔大、粪便含水量多故出现症状较晚;但左半结肠因管腔狭小、粪便成形早故出现时间较早。

(三)腹部肿块

一般形状不规则、质地较硬、表面呈结节状。横结肠和乙状结肠癌早期有一定的活动度及轻压痛。升、降结肠癌如已穿透肠壁与周围脏器粘连,慢性穿孔形成脓肿或穿破邻近脏器形成内瘘时,肿块多固定不动,边缘不清楚,压痛明显。但要注意的是,有时梗阻近侧的积粪也可表现为腹部肿块。

(四)贫血及慢性毒素吸收症状

癌肿表面坏死形成溃疡可有持续性少量渗血、血与粪便混合的表现,不易引起患者注意,从而导致出现贫血。同时也因毒素吸收及营养不良出现贫血、消瘦、乏力及体重减轻。晚期患者有水肿、肝大、腹水、低蛋白血症、恶病质等现象。如癌肿穿透胃、膀胱形成内瘘也可出现相应的症状。

(五)肠梗阻和肠穿孔

肠梗阻和肠穿孔多为肿瘤中晚期症状,因肠腔内肿块填塞,肠管本身狭窄或肠腔外粘连、压迫所致,多表现为进展缓慢的不完全性肠梗阻。早期梗阻的患者可有慢性腹痛伴腹胀、便秘,仍能进食,但进食后症状较重。经泻药、洗肠、中药等治疗后症状多能缓解。经过较长时间的反复发作之后梗阻渐趋于完全性。当结肠癌发生完全性梗阻时,因回盲瓣阻挡结肠内容物逆流至回肠而形成闭袢性肠梗阻。从盲肠至梗阻部位的结肠可以极度膨胀,肠腔内压不断增高,迅速发展为绞窄性肠梗阻,甚至肠坏死穿孔,引起继发性腹膜炎。位于盲肠、横结肠、乙状结肠的癌肿在肠蠕动剧烈时可导致肠套叠。

六、诊断

(一)疾病史和家族史

(1)结直肠癌发病可能与以下疾病相关:UC、结直肠息肉病、结直肠腺瘤、CD、血吸虫病等,应详细询问患者相关病史。

(2)遗传性结直肠癌发病率约占总体结直肠癌发病率的6%,应详细询问患者相关家族病史:遗传性非息肉病性结直肠癌、家族性腺瘤性息肉病、黑斑息肉综合征、幼年性息肉病等。

(二)体格检查

腹部体征与病程进展关系密切。早期患者无阳性体征;病程较长者腹部可触及肿块,也可有消瘦、贫血、肠梗阻的体征。对于怀疑结肠癌的患者也应常规行肛门指诊,此检查可明确患者是否合并有距肛门8 cm以内的病变,同时可明确有无盆腔种植转移。

(三)实验室检查

血常规检查可了解有无贫血。粪常规检查应注意有无红细胞、脓细胞。结肠癌大便潜血试验多为阳性,大便潜血试验简便易行可作为大规模普查的方法,如消化道癌肿行根治术后,大便潜血试验呈持续阳性反应,应高度怀疑癌肿复发或在消化道其他部位又发生新的癌肿。血清肿瘤标志物测定,结肠癌患者在诊断、治疗前、评价疗效、随访时必须检测癌胚抗原(CEA)和糖链抗原19-9(CA19-9);有肝转移患者建议检测AFP;疑有卵巢转移患者建议检测CA125。目前CEA、CA19-9在术后复发监测和预后判定方面的作用得到较好的认可。

(四)内镜检查

乙状结肠镜及纤维结肠镜是诊断结肠癌的重要方法。乙状结肠镜镜身长30 cm,75%~80%的直肠、乙状结肠癌均能通过乙状结肠镜检查发现。纤维结肠镜检查可观察整个结肠,对诊断钡灌肠不易发现的较小病变甚为重要,可明确肿物大小、距肛缘位置、形态、局部浸润范围。同时结肠镜可以进行病理活检进行确诊。但要注意的是结肠肠管在检查时可能出现皱缩,因此,内镜所见肿物远侧至肛缘的距离可能存在误差,建议结合CT、MRI或钡剂灌肠检查明确病灶部位。

(五)影像学检查

1.结肠钡剂灌肠检查

气钡双重造影检查是诊断结直肠癌的重要手段,可了解全结肠情况。钡灌肠的X线表现与癌肿大体形态有关:肿块型表现为肠壁充盈缺损、黏膜破坏或不规则;溃疡型较小时可见龛影,较大时该处黏膜完整性遭到破坏;浸润性累及部分肠壁一侧缩小、僵硬,如病变浸润肠管全周则呈环形狭窄。但疑有肠梗阻的患者应当谨慎选择。

2.超声检查

超声检查可分为经腹壁超声检查和内镜超声检查(EUS)。经腹部超声检查可了解患者有无肿瘤复发转移,具有方便快捷的优越性。EUS可以清晰显示肠壁黏膜、黏膜肌层、黏膜下层、固有肌层和浆膜层,有助于对肿瘤浸润深度的判定,其正确率可达到80%。

3.CT与MRI检查

CT检查可以帮助临床医师了解肿瘤的位置,对周围组织、器官有无侵犯,是否合并远处转移,进行术前分期。MRI可以弥补CT的不足,能更易于了解肿瘤对周围脂肪组织的浸润程度。近年来,利用CT或MRI可进行消化道重建成像,其被称为"放射内镜",可以清晰显示肿物的主体状态和向深层的浸润情况。

4.PET/CT检查

不推荐常规使用,但对于病情复杂、常规检查无法明确诊断的患者可作为有效的辅助检查。如果术前检查提示为Ⅲ期以上肿瘤,为了解有无远处转移,推荐使用。

5.排泄性尿路造影检查

不推荐术前常规检查,仅适用于肿瘤较大可能侵犯泌尿系统的患者。

6.病理组织学检查

病理学活组织检查仍为明确占位性病变性质的"金标准",组织病理学检查能对恶性细胞的分化程度、组织结构进行进一步的确认,有助于治疗方案的确定。病理活检诊断为浸润性癌的患者进行规范性结直肠癌治疗。而确定为复发或转移性结直肠癌时,推荐检测肿瘤组织 Ras 基因及其他相关基因状态以指导是否可采取靶向药物治疗。

7.开腹或腹腔镜探查术

当出现下述情况时建议行开腹或腹腔镜探查术:①经过各种诊断手段尚不能明确诊断且高度怀疑结直肠肿瘤;②出现肠梗阻,进行保守治疗无效;③可疑出现肠穿孔;④保守治疗无效的下消化道大出血。

七、筛查

目前有明确证据证明,筛查及切除结直肠腺瘤可预防结直肠腺癌,并且监测早期的肿瘤可降低此病的死亡率。腺瘤和早期肿瘤通常没有症状,而当肿瘤生长到足够大并引起症状时将导致不良预后。因此,对无症状人群的筛查更加重要。在国外和国内的多地已开展了相关工作。

美国癌症协会建议对平均风险的人群从50岁(黑人应在45岁开始)开始进行筛查。筛查建议包括以下几点:①每年1次高灵敏度的粪便潜血试验或粪便免疫试验;②每5年1次乙状结肠镜检查;③每5年1次气钡双重造影检查;④每5年1次CT检查;⑤每10年1次结肠镜检查;⑥粪便DNA测试(没有指定的时间间隔)。

八、治疗

以手术切除癌肿为主的综合治疗法仍是当前治疗结肠癌的主要而有效的方法,化疗、放疗、生物治疗的效果有待于进一步评价,近年来推崇的术前化疗、术前放疗等新辅助治疗增加了晚期大肠癌根治切除的机会,但早期和进展期大肠癌是否值得贻误手术时机去完成术前治疗还亟待商榷。

(一)治疗原则

就结肠癌的临床治疗水平而言,结肠癌的治疗方案各地区或不同等级医院仍难能统一,但以下治疗原则已为多数学者认同,并证实可有效减轻患者痛苦,提高生存率。

(1)对于 T_1 期的结肠癌建议局部切除。而直径>2.5 cm 的绒毛状腺瘤癌变率高,推荐行结肠切除联合区域淋巴结清扫。

(2)肿瘤局限于肠壁且无明显淋巴结转移时,进行标准的结肠癌根治性手术就可达到根治的目的。而当癌肿侵破肠壁浆膜或已伴有区域淋巴结转移时,在施行根治性手术的基础上还要在术中及术后使用辅助治疗,以除去难以避免的微转移灶或脱落的癌细胞。

(3)对晚期结肠癌,如果患者一般情况允许,也需要采取积极的治疗态度。对局部癌肿比较固定、手术切除比较困难,但无远处转移者,应采用新辅助化疗等方法使局部肿瘤降期,争取完成比较彻底的根治手术。对已有远处转移但原发灶尚能切除的患者,应争取尽量切除原发肿瘤。对癌肿局部情况较好,但伴有单发性远处转移灶者,可力争行转移灶的一期或二期切除;伴有多发性转移灶者,应进行综合治疗。

(4)对于确实无法根治性切除的肿瘤,应争取切除主要瘤体进行姑息性手术;对于无法切除的患者为解除或预防梗阻进行短路手术或造瘘手术等减症性手术。

(二)手术治疗

1.手术适应证和禁忌证

(1)适应证:①全身状态和各脏器功能可以耐受手术;②肿瘤局限于肠壁或侵犯周围脏器,但可以整块切除且区域淋巴结能完整清扫;③已有远处转移(如肝转移、卵巢转移、肺转移等),但可以全部切除,酌情同期或分期切除转移灶;④广泛侵袭或远处转移,伴有梗阻、大出血、穿孔等症状者应选择姑息性手术。

(2)禁忌证:①全身状态和各脏器功能不能耐受手术和麻醉;②广泛侵袭和远处转移且无法完整切除,但无梗阻、穿孔、大出血等严重并发症。

2.术前准备及术后处理

(1)术前准备。一般性准备,应了解有无出血倾向及药物过敏史,检查及纠正贫血、低蛋白症以保证吻合口愈合;检查并纠正水、电解质及酸碱失衡;全面了解心、肝、肾等重要脏器功能;对合并高血压、心脏病、糖尿病、甲状腺功能亢进等的患者必须使并发症得到控制后再进行手术治疗。

肠道准备一直以来被认为是患者术前准备中必不可少的一部分。机械清肠和口服抗生素能够降低结肠内厌氧菌和需氧菌的浓度,保证术后吻合口一期愈合并降低伤口感染的发生率。但近年对这种观点存在很多争论甚至是全盘否定。近期多篇前瞻性随机试验质疑,与适时静脉使用恰当的抗生素相比,肠道准备无额外的获益。Bucher 等做的一项 Meta 分析对比了 565 例进行机械肠道准备的患者和 579 例未行肠道准备的患者,除一项研究外其他所有的研究均证实了机械肠道准备组有更高的吻合口瘘发生率。在国内外尚未完全一致认同时,仍应重视术前肠道准备。对于无梗阻的患者术前不必禁食,可于术前 2 天起进食流质,同时给予静脉补液,维持水电解质平衡。术前 1 天口服泻药,如聚乙二醇电解质散等。对伴有不全性梗阻或慢性梗阻的患者不宜使用泻药。

(2)术后处理。①胃肠减压:胃肠减压应持续进行,直到术后 2~3 天,患者无腹胀、肠鸣音已恢复、已有肛门排气为止。在应用胃肠减压期间,每天应经静脉补充必要的水、葡萄糖、电解质、维生素,以保持水、电解质平衡,补充血容量。注意各重要脏器功能状态。②饮食:肛门排气后可开始进流质,如无腹胀再改为半流质,一般在两周后可进少渣普通饮食。③抗生素:已有许多临床试验证明,术前预防性使用全身抗生素后,术后没有必要再继续应用抗生素。如确实术中发生肠内容物污染,可在术后极短时间内再应用抗菌药物1~2次,但切忌过长时间应用。在选择抗生素时,应根据细菌流行学情况,抗生谱应覆盖G-杆菌和厌氧菌。④引流管的处理:腹部引流一般留置48~72小时,如渗液量少,非血性、无感染迹象,即可予以拔除。⑤结肠造口的处理:对单腔造瘘应注意造口处肠黏膜的血运情况,有无出血、缺血、坏死、回缩及周围感染等情况。造口周围皮肤用氧化锌软膏保护。术后以低渣饮食为主,防止腹泻,训练患者养成定时排便的习惯。

3.手术方式

结肠癌的手术方式和切除范围应根据癌肿的部位、病变浸润和转移的范围,以及有无肠梗阻等情况而定。就手术方式和手术效果而言,结肠癌手术分为局部切除手术、根治性手术和包括减荷手术、减症手术在内的姑息性手术。如果情况危急可以选择进行紧急性手术。

(1)局部切除手术:对于$T_1N_0M_0$结肠癌,建议局部切除。术前检查提示T_1或局部切除术后病理提示T_1,如果切除完整且具有预后良好的组织学特征(如分化程度良好,无脉管浸润),则无论是广基还是带蒂均不推荐再行根治性手术。如果是带蒂,但具有预后不良的组织学特征,或未完整切除,或标本破碎、切缘无法评价,则推荐行结肠切除术加区域淋巴结清扫。

(2)根治性手术:应将原发性病灶与所属引流淋巴结整块切除。为了减少及防止肿瘤复发,应遵循以下原则:①切缘应保证足够的无瘤侵犯的安全范围,切除肿瘤两侧包括足够的正常肠段。如果肿瘤侵犯周围组织或器官,需要一并切除,同时要保证切缘足够以清除所属区域的淋巴结。切除肿瘤两侧5~10 cm正常肠管已足够,但为了清除可能转移的肠壁上、结肠旁淋巴结,以及清除系膜根部区域淋巴结,结扎主干血管,故实际切除肠段的范围应根据结扎血管后的肠管血运而定。②完全清除区域淋巴结。③避免挤压肿瘤。④防止肠腔内播散。

根治性右半结肠切除术:适用于盲肠、升结肠、结肠肝曲癌。切除范围包括回肠末端10~15 cm、盲肠、升结肠、横结肠肝曲和部分横结肠、有关的肠系膜及其中的淋巴结。在肠系膜根部切断回盲肠动脉、右结肠动脉、结肠中动脉右支或主干,暴露肠系膜上静脉外科干以清扫肠系膜根部淋巴结,然后做回肠与横结肠对端吻合术。根据具体切除肠段情况和离断血管情况,根治性右半结肠切除术也有一些变形。如针对盲肠癌可不切断结肠中血管,并保留肝曲,此术式有学者称为右侧结肠切除术。而在肝曲癌时往往要离断结肠中血管主干,于近脾曲切断肠管,被称为扩大右半结肠切除术。

根治性横结肠切除术:适用于横结肠癌。切除范围包括肝曲、脾曲在内的整个横结肠,系膜及其中淋巴结,胃结肠韧带及其淋巴结。在根部切断结肠中动脉,然后做升结肠与降结肠对端吻合术。

根治性左半结肠切除术:适用于结肠脾曲、降结肠。切除范围包括横结肠左半、降结肠、部分乙状结肠,自根部切断左结肠动脉、乙状结肠动脉。在乙状结肠全部切除时,也可从根部切断肠系膜下支脉,然后做横结肠与直肠对端吻合术。和结肠肝曲癌手术类似,在处理脾曲癌时可离断结肠中血管左支,近肝曲离断血管,实行扩大左半结肠切除术。

根治性乙状结肠切除术:适用于乙状结肠癌。切除范围包括降结肠远端、乙状结肠和乙状结肠直肠曲,自根部离断肠系膜下动、静脉,以更方便清扫肠系膜下血管根部淋巴结。做降结肠直肠吻合,如降结肠张力较大,可游离脾曲以保证吻合口处于无张力状态,防止发生吻合口瘘。

在实际操作中,如肠袢切除不充分,肠系膜保留过多,或未从血管干根部切除等,都会影响手术的疗效。另一方面,当淋巴管被癌细胞栓塞后,随着淋巴流向的改变可出现逆向性转移或累及邻近肠袢的结肠旁淋巴结,因此必须按照根治性手术的要求去操作才能达到根治目的。在升、降结肠切除时,必须在 Toldt 筋膜深面游离结肠系膜才能保证根治性手术的彻底性,但要十分注意后腹壁血管和输尿管以防发生损伤。标本的整块切除、Turnbull 等提出的无触瘤手术、顺行结肠切除、术中局部化疗等手段无疑提高了根治性手术的质量,确保了根治的彻底性。凡结肠癌与周围脏器有炎性粘连、癌性浸润、穿破到其他脏器或肝脏有局限性转移时,只要有可能切除均应与原发病灶一起切除。近年来,结肠癌的同时性或异时性肝转移多采用肝切除手术,这为后人积累了许多经验。患者术后的生存时间与 Dukes C 期的预期生存时间相仿,从而改变了医师长期以来对结肠癌肝转移治疗上的消极态度和预后上的悲观观点。

腹腔镜技术在结直肠手术中的应用已超过 15 年。然而直到多中心前瞻性随机试验 COST 结果的发表开始,它才广泛应用于结直肠癌的治疗。许多研究证实了腹腔镜技术的短期获益,比如肠道功能的快速恢复、住院时间的缩短,以及麻醉用药的减少。同时,英国 CLASICC 和欧洲 COLOR 试验均报道结肠癌腹腔镜和开腹结肠切除的各分期生存率和复发率相当。CLASICC 试验包括生存质量评分,而且再次证明腹腔镜与开腹结肠切除术两者无差异。两项试验均证实存在与腹腔镜结肠切除相关的明显的学习曲线。因此在经验充足的情况下,腹腔镜结肠切除术应用于右侧或左侧的结肠癌是安全的,而且提供了与开腹结肠切除术相似的预后。目前尚无关于横结肠癌腹腔镜切除的数据。最新的机器人手术在结直肠癌手术中也逐渐应用,但需要更多的数据。

(3)姑息性手术:如结肠癌已浸润到盆壁、已有腹膜广泛种植、弥漫性肝或肺转移等,均属晚期已无根治的可能。其中 95% 以上的患者在 3 年内死亡。姑息性手术只能减轻症状、延长生存时间。姑息性手术包括局部切除、短路手术及近端结肠造瘘等,应根据患者的不同情况加以选用。

(4)紧急性手术:结肠癌所致的完全性肠梗阻或肠穿孔等,应在适当准备(补充血容量、纠正脱水、纠正酸中毒及电解质紊乱、胃肠减压)后紧急手术治疗。

梗阻性结肠癌的手术处理:急性结肠梗阻导致梗阻近端肠管膨胀,其内大量排泄物堆积。与之相关的近端肠管菌群过度繁殖及可能存在的血运破坏,是典型的需要切除和近端造瘘的因素。有条件的医院可首先使用内镜下放置自扩张金属支架来处理急性结肠梗阻的患者,这能作为择期手术的桥梁,使可手术的癌症患者的急诊手术转变为择期手术。试验显示支架作为手术的桥梁,有助于减少吻合口瘘的发生率、减少伤口感染率,缩短住院时间。

对于无法放置肠道支架或放置失败的患者应在胃肠减压,补充容量、纠正水电解质紊乱和酸碱平衡失调后,早期进行手术。盲肠癌引起梗阻时,临床上常表现为低位小肠梗阻的征象。虽然发生坏死穿孔的危险性似乎较小,但梗阻趋向完全性且无自行缓解的可能,故应以早期手术为宜。在手术处理上可遵循下列原则:①右侧结肠癌并发急性梗阻时应尽量争取做右半结肠切除一期吻合术。②对右侧结肠癌局部确已无法切除时,可选做末端回肠与横结肠侧侧吻合术-内转流术(短路手术)。③盲肠造口术由于减压效果不佳,目前已基本被废弃。④左侧结肠癌引起的急性梗阻在条件许可时应尽量一期切除肿瘤。切除手术有 3 种选择,一是结肠次全切除,回肠乙状结肠或回肠直肠吻合术;二是左半结肠切除、一期吻合、近端结肠失功性造口术,二期造口关闭;三是左半结肠切除,近远端结肠造口或近端造口,远端关闭,二期吻合。⑤对肿瘤已无法切除的左侧结肠癌可选做短路手术或横结肠造口术。

结肠癌穿孔的处理：结肠癌并发穿孔大多发生在急性梗阻后，少数亦可发生在癌肿穿透肠壁溃破后。不论其发生的机制属哪一种都是极其严重的临床情况。急性梗阻时发生的穿孔大多发生在盲肠，由于肠腔内压力过高导致局部肠壁缺血、坏死而穿孔。此时将有大量粪性肠内容物进入腹腔，产生弥漫性炎性粪性腹膜炎，并迅速出现中毒性休克。此时感染和中毒将成为威胁患者生命的两大因素。癌肿溃破性穿孔时除粪汁污染腹腔外，尚有大量癌细胞的腹腔播散、种植。因此即使闯过感染和中毒关，预后仍然不佳。在处理上，首先强调一旦明确诊断即应急诊手术，同时加强全身支持和抗生素治疗。手术原则为不论哪一类穿孔，都应争取一期切除癌肿。右侧结肠癌引起穿孔者可一期吻合，左侧结肠癌并发穿孔切除后，宜近侧造口。对癌肿溃破而不作切除的患者，结肠造口宜尽量选在肿瘤近端并清除造口远端肠腔内的粪便，以免术后粪便随肠蠕动不断进入腹腔。

4. 转移灶的处理原则

(1) 肝转移：完整切除必须考虑肿瘤的范围和解剖部位。切除后，剩余肝脏必须能够维持足够的功能。不推荐达不到 R0 切除的减瘤手术。无肝外不可切除病灶。新辅助治疗后不可切除的病灶要重新评估其切除的可能性。当所有已知的病灶均可做消融处理时可考虑应用消融技术。全身化疗无效或化疗期间发生肝转移进展者，可酌情选择肝动脉灌注化疗及栓塞化疗但不推荐常规应用。当确定原发灶能够得到根治性切除时，某些患者可考虑多次切除转移灶。

(2) 肺转移：肺转移的外科治疗原则如下。原发灶必须能根治性切除(R0)；有肺外可切除病灶并不妨碍肺转移瘤的切除；完整切除必须考虑肿瘤范围和解剖部位，肺切除后必须能维持足够的肺功能；某些部分患者可考虑分次切除；无论肺转移瘤能否切除，均应考虑化疗；不可手术切除的病灶，可以消融处理(如能完全消融病灶)；必要时，手术联合消融处理；肺外可切除转移病灶，可同期或分期处理；肺外有不可切除病灶的不建议行肺转移病灶；推荐多学科讨论后的综合治疗。

5. 影响吻合口愈合的因素

为使根治性手术获得成功，除加强术前准备、术后处理、控制感染外，吻合口的安全性尚依赖于保持肠管良好的血运、正确的操作技术及吻合口无张力。结肠由垂直进入肠壁的终末血管供应，右侧结肠因有回结肠动脉、右结肠动脉及结肠中动脉的右支相互连接成网，故血运较好。左结肠动脉与结肠中动脉左支因联络线太长，与乙状结肠动脉、痔上动脉间侧支吻合更少，且在行根治性手术时因结扎血管干及清除动脉旁淋巴结进一步破坏了肠壁的血液供应。由于左半结肠血运较差，在采用离断肠系膜下血管的乙状结肠根治术及直肠癌根治术时，尤应妥善保护降结肠的边缘血管弓，必要时可使用有效方法暂时阻断肠系膜下动脉 30 分钟，如降结肠近端无缺血表现，再行血管断离。手术时对颜色苍白变暗、终末血管无搏动的肠管应予以切除，肠管的对系膜缘亦多切除些。操作应轻柔，吻合口缝线的疏密应适度，不宜缝扎过紧。

6. 手术过程中癌细胞扩散途径及预防

在手术操作过程中，癌细胞可经肠壁、肠腔、静脉、淋巴扩散，也可脱落种植于腹膜及吻合口，因此需要采取必要的预防措施，以提高手术效果。

(1) 操作宜轻柔，避免挤压触摸癌肿。先用布带结扎癌肿两端肠管，如技术上可能，在解剖及分离受累肠段之前，先结扎其干根血管，吻合前用抗癌液冲洗肠腔。

(2) 肠管切缘应距癌肿 10 cm，以保证断端无癌细胞残留，避免局部复发及肠壁内扩散。

(3)从探查开始即给予抗癌药静脉滴注,可用氟尿嘧啶 10 mg/kg 体重,以减少经血行扩散。

(4)术中所用的针线用抗癌药液浸泡,减少创面种植。局部以抗癌药或低渗液(无菌水)冲洗以破坏脱落的癌细胞,关闭腹腔前应更换器械手套。

术中严格遵守癌外科原则可显著提高行结肠癌根治术患者 5 年的生存率。

7.术后并发症及其预防和处理

(1)切口裂开及感染:常见于营养不良,贫血及低蛋白血症患者。切口有积血也是导致切口裂开和感染的常见原因,多发生于术后 5~14 天。切口一旦裂开多有粉红色液体渗出或肠管膨出,此时应消除患者的恐惧心理、以无菌纱布垫覆盖伤口防止肠管进一步大量膨出,立即将患者送进手术室在适当麻醉下对腹壁皮肤及外露肠管进行消毒,将肠管送回腹腔以张力缝线全层缝合腹壁。如切口部分裂开可将肠管送回后在腹壁无张力的情况下使两侧对合以宽胶布固定。无论缝合或固定切勿将肠管或网膜夹于两侧切缘内。术后应补充全血或清蛋白,用抗生素有效地控制腹腔感染。

切口感染多与切口被肠内容物污染、脂肪或肌肉集束结扎或电刀应用造成坏死有关。术中妥善保护切口、操作细致轻柔、术前规范预防与应用抗生素是防止感染发生的关键,一旦发生切口感染,应尽早拆除缝线,敞开伤口充分引流。使用碘伏纱条覆盖被感染的创面有助于伤口的愈合。

(2)非吻合口性肠梗阻:可发生于肠切除、肠造口术时对肠系膜关闭不全,小肠进入孔隙形成的内疝。乙状结肠切除过多时膀胱后出现较大的空腔,如小肠坠入与周围粘连则可形成梗阻。因此,术中注意缝合肠系膜空隙以防小肠脱出。一旦确诊应立即手术探查并矫正之。

(3)吻合口瘘:为结肠癌手术的严重并发症。多见于结肠癌合并肠梗阻时术前肠道准备不充分,患者有贫血或低蛋白血症,吻合口血运不良、吻合口张力过大或缝合不够严密等。常发生于术后 4~9 天。如吻合口瘘发生在腹腔内,表现为弥漫性腹膜炎,全身中毒症状十分明显,应立即引流,同时做吻合口近侧结肠造口。如发生在盆腔,则出现明显的直肠刺激症状,引流处有大便排出,但腹痛、发热等症状可不明显。时间较长的可形成盆腔脓肿甚至直肠阴道瘘。处理时应加强局部引流,控制感染,根据破口大小决定是否需要做横结肠造口术。

(4)吻合口绞窄:在结肠癌手术中并不多见,多源于吻合口术后水肿、机体低蛋白性营养不良,一般需 2~3 周多能在水肿消退后自行缓解。吻合手术操作对吻合口绞窄的产生也具有一定的作用。使用断端对合型吻合可有效防止肠壁断端内翻过多,加之水肿造成吻合口绞窄。

(5)结肠造口并发症:由于术中损伤了结肠边缘动脉,腹壁切口太小或拉出肠管及系膜太短,张力太大,均可发生结肠造口坏死。如坏死范围较大,应再次手术切除坏死肠管重新做结肠造口。如腹壁切口太小,或该处感染后瘢痕挛缩都可引起造口绞窄。如绞窄处能通过小指可定期扩张造口,如不能通过小指则需要新造。

(6)假膜性肠炎:多发生于术后 2~5 天。临床表现为剧烈腹泻,排出大量暗绿色浑浊的稀薄液体,有时含坏死的黏膜组织。因肠液及电解质大量丢失,患者很快进入脱水、酸中毒、休克的状态。治疗时首先补充血容量;维持水、电解质平衡,纠正酸中毒;停止原来使用的抗生素并改用对难辨梭状芽孢杆菌、金黄色葡萄球菌有效的抗生素,如万古霉素和甲硝唑等;严重时可插肛管注入正常人粪便混悬液以恢复肠道内的菌群比例。

8.手术死亡率

近年来因对结肠癌的认识不断提高,术前的准备比较充分,手术操作的改进及术后管理的加强,手术死亡率已大为下降。在肿瘤专科医院其死亡率为1.7%～1.8%。在综合性医院因患者病情较复杂(如有并发症的紧急手术较多,合并心脑血管疾病、高血压、糖尿病等),患者对手术的耐受能力低下,手术死亡率可高达7%。

(三)化疗

作为结肠癌综合性治疗的一部分,化疗亦常被采用,这能提高根治术后患者的生存率。化疗应根据患者肿瘤的原发部位、病理学分期、分子指标及术后恢复状况来决定。推荐术后8周内开始化疗。辅助化疗的原则如下。

1. Ⅰ期($T_{1-2}N_0M_0$)或者有化疗禁忌的患者

不推荐辅助化疗。

2. Ⅱ期结直肠癌的辅助化疗

Ⅱ期结直肠癌患者,应当确认有无以下高危因素:组织学分化差(Ⅲ或Ⅳ级)、T_4、血管淋巴管浸润、术前肠梗阻或肠穿孔、标本检出淋巴结不足(<12枚)。

(1)Ⅱ期结直肠癌,无高危因素者,建议随访观察,或者单药氟尿嘧啶类药物化疗。

(2)Ⅱ期结直肠癌,有高危因素者,建议辅助化疗。化疗方案推荐选用氟尿嘧啶/LV、卡培他滨、氟尿嘧啶/LV/奥沙利铂或CapeOx方案。

(3)建议有条件者检测组织标本MMR或微卫星不稳定性(microsatellite instability,MSI),如为错配修复缺陷(dMMR)或微卫星不稳定性(MSI-H),不推荐氟尿嘧啶类药物的单药辅助化疗。

3. Ⅲ期结直肠癌的辅助化疗

Ⅲ期结肠癌患者,推荐辅助化疗。化疗方案推荐选用氟尿嘧啶/CF、卡培他滨、FOLFOX或FLOX(奥沙利铂+氟尿嘧啶+醛氢叶酸)或CapeOx方案。

氟尿嘧啶:是结直肠癌中应用最广,疗效较为可靠的国际公认药物,但单剂治疗的反应率仅为10%～20%,有效时间持续<1年,对生存率并无影响。大量资料显示肿瘤细胞如果暴露在大剂量高浓度氟尿嘧啶中或长时间持续暴露在氟尿嘧啶中,氟尿嘧啶的抗癌活性会明显提高,这些资料支持延长肿瘤细胞暴露于氟尿嘧啶中的给药方法是合理的。但持续静脉滴注的方法仅在欧洲被广泛接受,美国则由于静脉推注较之更为方便和花费较低而未被接受,此外,持续静脉滴注还有需留置中央静脉导管,从而产生相关的并发症等缺点。目前国内采用经外周静脉留置导管便携式化疗泵的方法,避免了住院、卧床静脉滴注和留置中心静脉导管及由此引起的并发症。

亚叶酸钙(leucovorin,LV):具有使氟尿嘧啶增效的作用,其作为生物化学调节剂的作用越来越为人们所重视。通过对一项包括9个临床试验、1 400例患者的综合分析,表明氟尿嘧啶/LV联合治疗的反应率为23%,明显较单用氟尿嘧啶(反应率11%)高,但两者的中位生存期并无差异。当用于辅助治疗时,氟尿嘧啶/LV联合治疗可明显提高术后5年生存率。故氟尿嘧啶/LV联合治疗被国际第一个公认作为结直肠癌术后辅助化疗的标准方案和进展期结直肠癌的一线化疗方案。

具体应用时有许多方案,最广泛的为美国的Mayo Clinic方案和欧洲的DeGramont方案。①Mayo Clinic方案:LV 20 mg/(m^2·d)静脉推注,氟尿嘧啶425 mg/(m^2·d)静脉推注,每天1次,每4周连用5天为1个疗程。可以将5天药量溶解于240 mL的5%葡萄糖溶液或生理盐水中,然后灌注在250 mL化疗泵中,以2 mL/h的速度自动滴注。②De-Gramont方案:LV

200 mg/(m^2·d)静脉滴注2小时,氟尿嘧啶400 mg/(m^2·d)静脉推注,然后氟尿嘧啶600 mg/(m^2·d)静脉滴注24小时,每2周连续给药2,作为1个周期,2个周期为1个疗程。也可以灌注于250 mL化疗泵中,以5 mL/h的速度自动滴注,但应调整药物剂量,LV应按20 mg/(m^2·d)给予,因为如果按200 mg/(m^2·d)会引起严重的口腔溃疡,氟尿嘧啶的总剂量也应由原方案中的1 000 mg/(m^2·d)改为750 mg/(m^2·d),以避免发生严重的毒副作用。

卡培他滨商品名为希罗达,是新一代的氟尿嘧啶前体(氟尿嘧啶氨基甲酸酯),口服后可以被迅速吸收,在肝脏内被代谢成5′脱氧-5-氟胞苷(5′-DFCR)和5′脱氧-5-氟尿苷(5′-DFUR)两种没有细胞毒性的中间代谢产物,它们进入肿瘤细胞后,通过胸腺嘧啶磷酸化酶(TP)的作用,迅速转化成氟尿嘧啶,而正常细胞缺乏TP酶,不会产生氟尿嘧啶,因此具有选择性产生和发挥作用的特点。此外,卡培他滨还具有模拟持续滴注的作用,疗效高、耐受性好,使用方便,其单药疗效可以与氟尿嘧啶媲美。卡培他滨的给药方案:①卡培他滨2 000 mg,每天2次,服用14天停7天为1个疗程;②卡培他滨1 250 mg/(m^2·d),分2次口服,相当于1 000 mg,每天2次,连服4周,为1个疗程。目前美国FDA已经批准卡培他滨作为Ⅲ期结肠癌术后辅助化疗的标准方案之一。

第3个被国际批准的是MOSAIC的FOLFOX方案,即奥沙利铂+氟尿嘧啶/LV,采用De-Gramont的两周方案。两周为1个周期,两周期为1个疗程,术后应用6个疗程。鉴于卡培他滨已被证明不但疗效不比氟尿嘧啶/LV差,而且更具毒副作用轻、使用方便等优点,故也可用XELOX方案。

化疗注意事项:治疗期间加强营养,配合用升血小板及白细胞的药物加用激素,如泼尼松以动员处于静止状态的癌细胞(G0期细胞)进入细胞增殖周期,增强抗癌药的杀伤能力。配合免疫治疗(免疫球蛋白、左旋咪唑等)刺激免疫可提高患者的抵抗力及耐受力。用药期间定期检查血常规、肝功能,如消化道反应明显应暂停给药。

(四)靶向性药物

在过去的几年中,对于转移性结肠癌患者的治疗可以采用针对特定的肿瘤蛋白的单克隆抗体。这些抗体也能用于辅助治疗。已有多处中心进行了表皮生长因子受体抗体(西妥昔单抗)和血管内皮生长因子抗体(贝伐珠单抗)的研究,并取得了阳性结果。尤其是对于晚期结直肠肿瘤患者,靶向治疗正发挥着重要的作用。多项Ⅱ、Ⅲ期临床试验结果表明,针对EGFR通路的抗EGFR单克隆抗体和针对VEGF通路的贝伐单抗为代表的两类靶向药物应用于晚期结直肠癌患者,可以延长无进展生存期和总生存期。应用前应监测相关基因表达及突变情况,如*KRAs*、*EGFR*、*BRAF*等。

(五)放疗

当前,辅助放疗在结肠癌治疗中的确切作用仍不确定。目前尚无数据支持把辅助放疗确定为一个公认的结肠癌治疗辅助疗法。放疗仅限于以下情况:局部肿瘤外侵固定无法手术;术中局部肿瘤外侵明显,手术无法切净;晚期结肠癌骨转移或其他部位转移时的姑息止痛治疗;术中发现肿瘤无法切除或切净时,可考虑术中局部照射配合术后放疗;除晚期结肠癌姑息止痛治疗外,结肠癌的放疗应基于氟尿嘧啶之上的同步放化疗。结肠癌辅助放疗的潜在风险,特别是辐射损伤周围器官(如小肠)的风险很大。对存在局部复发高风险的结肠癌患者,根治术后可采用个性化的治疗方案。

(六)生物治疗

所谓生物治疗包括免疫治疗和基因治疗两部分。基因治疗是指用正常或野生型基因矫正或置换致病基因的一种治疗手段,达到基因置换、修正或修饰、失活的目的。基因治疗是目前肿瘤治疗中最为理想的方式,但将其应用于临床尚待许多问题的解决。

免疫治疗是用细胞免疫或体液免疫的方法消灭癌细胞,监护癌肿复发,从理论上讲也是治疗癌症的理想方法。它没有手术切除所带来的破坏性及功能障碍,也不像化疗、放疗对正常细胞的普遍杀伤力,因而是一种相对无损伤性治疗。但实践中免疫疗法的效果是有限的,因机体的抗癌能力只能消灭少量的癌细胞$(1\sim10)\times10^5$,如临床发现直径 1 cm 的癌肿,其癌细胞数大约为 10×10^7,早已超过机体免疫所能控制的范围。因此免疫治疗只能配合手术切除、放疗、化疗以消灭残余的癌细胞。目前多以非特异性免疫佐剂刺激免疫系统,增强患者对自身癌肿的免疫反应。常用的有卡介苗(BCG)、棒状杆菌属、卡介苗的甲醇提取残渣(MER)、levamisole、多核苷酸。也可用被动免疫获得抗血清、免疫活性细胞及单克隆抗体等,如 LAK 细胞、白细胞介素、干扰素,甚至血管生成抑制因子等。

(七)中医中药

目的在于扶正祛邪,配合手术、化疗以增强机体抵抗力。半枝莲、白花蛇舌草、山蘑菇也有抗癌作用。

九、预后

重视结肠癌的高发因素、提高早期结肠癌的诊断率,改善进展期结肠癌的发现时间,拓宽晚期结肠癌的治疗手段,是延长结肠癌患者生存时间的关键。随着诊断水平的提高、治疗手段的拓宽,结肠癌患者生存时间多年徘徊的局面即将改变。结肠癌的预后较食管癌、胃癌等为佳。其生长较缓慢、恶性程度较低、转移发生较晚、且肠管游离度大切除率高。不经治疗的结肠癌,自症状出现后平均生存期为 9.5 个月(4 周到 6 年)。在影响预后的诸多因素中,以癌细胞分化程度及扩散范围最为重要。分化程度较好的腺癌比黏液癌预后好;低分化癌因病程进展快、淋巴转移率高,预后最差。有学者统计:Ⅰ期癌根治切除术后 5 年生存率为 92.5%,10 年生存率为 53.6%;Ⅱ期癌 5 年生存率为 61.7%,10 年生存率为 31.7%;Ⅲ期癌 5 年生存率为 33.3%,10 年生存率为 29.2%。影响预后的其他因素包括患者年龄、癌肿部位、单发或多发、治疗方式及患者的免疫功能等。

十、预防

(一)改变饮食习惯

减少食物中肉类及脂肪含量高的食物的摄取,食物不宜过于精细,要多吃蔬菜、水果及含粗纤维、维生素 A、维生素 C 的食物。同时保持规则排便习惯,忌烟及减少环境污染也有助于大肠癌的预防。

(二)早期处理结肠腺瘤

Gilbertsen 对 45 岁以上无症状的人群,每年做 5 次乙状结肠镜检查并切除所发现的腺瘤,25 年中共检查 18 158 人,结果低位大肠癌的发病率比预期的减少了 85%。Lee 报道美国结肠镜发病率上升,但直肠癌的发病率在近 25 年中下降了 26%,这与广泛开展乙状结肠镜检查及积极治疗有关疾病密切相关。

(三)加强对结肠癌高发人群的定期检查

对结肠癌高发人群定期检查有助于降低结肠癌的发病率和死亡率。2%~7.8%的大肠癌患者为同时或异时性多发源大肠癌,常见于消化道的其他部位及泌尿生殖系统,可同时发生也可以先后发生。近年来随着手术死亡率的下降及术后生存期的延长异时性多发源大肠癌的发生率亦随之增加。结肠癌术后在剩余结肠上发生癌的机会较正常人群增加3倍。Pok报道一组2 157例大肠癌患者,其中生存期超过5年的约1/3的患者,其继发结肠或结肠以外的恶性肿瘤的次数为4～5次(为1例患者先后施行手术的两位外科医师都已故去而他还健在)。因此不能忽视大肠癌患者的术后定期随访工作。

(四)积极治疗血吸虫病

在血吸虫病流行的地区约10.8%的大肠癌合并血吸虫病,因此积极防治血吸虫病是预防大肠癌的有效措施。

(唐 亮)

第八节 直 肠 癌

一、临床表现

早期直肠癌仅限于黏膜层常无明显症状,仅有间歇性少量便血和大便习惯改变。肿瘤进展后出现破溃继发感染,可产生直肠刺激症状,表现为大便次数增多,里急后重或排便不尽感;肿瘤破溃感染后可有出血及黏液排出。便血为直肠癌最常见的症状,80%以上的直肠癌有便血。癌引起肠腔狭窄可致腹胀、腹痛、排粪困难甚至肠梗阻,如癌累及肛管括约肌,则有疼痛。男性直肠癌可侵犯尿道、前列腺和膀胱,女性直肠癌可侵犯阴道后壁,并出现相应症状。病程晚期,肿瘤可侵犯骶神经导致会阴部疼痛。癌转移至肝脏和腹膜时,可出现黄疸、腹水等。

二、诊断

直肠癌早期症状不明显,最初多为无痛性便血、黏液血便或大便次数增多,不易引起重视,常被误诊为"痔疮"或"痢疾"使病情延误。因此对存在上述表现者,应认真做下列检查。

(一)直肠指诊

直肠指诊目前仍是诊断直肠癌最基本、最重要和最简单的方法。直肠癌好发于直肠中、下段,约80%的直肠癌可经直肠指诊发现。在直肠癌被误诊者中,约80%未行直肠指诊。

(二)实验室检查

1.粪隐血试验

此方法简便易行,且由于80%～90%的直肠癌有便血,故此试验可作为直肠癌普查初筛的常规检查。但阴性结果亦不能完全排除肿瘤。

2.血清癌胚抗原(CEA)检测

CEA检测特异性较差,有一定的假阳性和假阴性,不适合普查和早期诊断,但对估计预后、检查疗效及预防复发有一定帮助。对CEA升高的直肠癌患者,术后应随访CEA水平,如下降表示手术效果好,如不降或反升则有复发或转移的可能。化疗后如CEA下降,表示对化疗敏感,反之则无效。对术前CEA不升高者,术后监测CEA意义不大。

(三)内镜检查和影像学检查

1.直肠镜、乙状结肠镜检查

对所有指诊怀疑直肠癌者均应做内镜检查,在内镜直视下协助诊断并取活检做出病理诊断。取活检时需考虑不同部位的肿瘤细胞分化存在差异,要多做活检,以便明确诊断。

2.钡剂灌肠、纤维结肠镜检查

该检查适用于直肠上段或乙状结肠与直肠交界处癌的检查,可排除结肠部同时有多发性原发癌或息肉。

3.CT检查

CT检查可明确肿瘤大小、肠壁内外及周围淋巴结受累情况,对直肠癌分期有重要意义。但其难以发现直肠黏膜表面异常或直径<1 cm的病灶,因此不能作为早期诊断的方法。当肿瘤向肠壁外生长侵及周围组织使肠壁外侧轮廓模糊时,CT有助于作出诊断。直肠癌在CT图像上表现为腔内肿块,肠壁局限性或环形增厚超过2 cm,病变区CT值为40~60 Hu,病变区弥漫性钙化或坏死导致病变中央密度降低,直肠周围组织结构模糊、增厚或密度增加。CT对晚期和复发性直肠癌的评估意义较大,可以直接观察到肿瘤侵犯邻近组织。尤在Miles手术后不能做内镜和直肠腔内超声者,手术后3个月可做盆腔CT扫描作为基础,便于以后随访时对照用。随访时复查CT,与术后3个月的摄片比较,若发现有组织影增大,中央出现低密度区或弥漫性钙化,则可能有复发。诊断不能明确时,可在CT引导下做细针吸取细胞学诊断。但CT对判断淋巴结转移准确性较差。

4.直肠腔内超声检查

直肠腔内超声检查是探测直肠癌外侵和直肠壁浸润的一种新的诊断方法,可用于直肠癌的术前分期。腔内超声能准确地诊断出肿瘤侵犯的部位及大小。在正常人直肠内超声图像上可见到同心圆排列的直肠壁各层结构。由内向外分别是黏膜、黏膜肌层、黏膜下层、肌层和浆膜或直肠周围脂肪。而肿瘤表现为局部破坏的不规则影像,失去了原直肠周围的正常腔隙结构。近年来,不少国内外文献报道,使用直肠腔内超声检查判断肿瘤侵犯深度对确定直肠癌术前分期较CT摄片更灵敏和精确。但腔内超声对淋巴结的检查只能估计其大小,不能确定分辨其性质。

5.MRI检查

MRI检查对盆腔肿块有较高的敏感性,能根据解剖学改变和信号强弱的变化来区别其良、恶性。对直肠癌的外侵,MRI检查较CT更有意义,可用于直肠癌的术前分期。MRI检查尚优于直肠内超声检查,直肠内超声不能探测肿瘤的广度和传感器探头外的淋巴结,对直肠系膜淋巴结的诊断准确率低;而MRI观察范围广,可识别肿瘤浸润深度、直肠系膜累及、淋巴结及肿瘤的位置,对直肠高位病变或狭窄亦可成像。

三、治疗

近年来,随着学者们对直肠盆底结构局部解剖、直肠癌肿瘤生物学的再认识,医疗器械设备的不断发展,外科医师手术技巧和手术方法的改进,以及多学科规范化、个体化综合治疗的广泛应用,直肠癌外科的治疗模式发生了根本性的变化。现代直肠癌外科仍遵循肿瘤根治第一、器官功能保留最大化的治疗原则。直肠癌外科治疗的5年生存率为50%~60%,局部复发率和远处转移的发生率较高。为了更好地提高治疗效果,应强调早期发现、早期诊断、早期治疗,对进展期直肠癌应强调规范化的综合治疗。

直肠癌手术应遵循 Heald 首先提出的全直肠系膜切除术(total mesorectal excision,TME)原则,所谓直肠系膜是一潜在间隙,内含淋巴和脂肪组织,不是真正的肠系膜。直肠癌术后局部复发最可能是由于原发肿瘤远侧的直肠系膜内残留了播散的癌组织。直肠癌外科治疗的 TME 定义为直视下完整锐性切除直肠及直肠系膜,并保证切除标本环周切缘阴性。该法切除了包括盆腔筋膜脏层内的全部直肠系膜,其目的在于整块地切除直肠原发肿瘤及所有的区域性播散。这一手术使术后 5 年局部复发率降为 4%～10%,无瘤 5 年生存率为 80%以上。这是近年来对直肠癌手术的理念革新和技术规范,其被称为直肠癌手术新的"金标准"。

(一)手术治疗

直肠癌的治疗以手术根治切除为主,根治范围包括全部癌灶、两端足够的肠段、周围可能被癌浸润的组织及有关的肠系膜和淋巴结。

1.直肠癌根治,永久性结肠造瘘

(1)腹会阴联合切除术(APR 手术):这一经典的手术方式由 Miles 首次提出,其手术过程和操作至今改变不多。其适用于距肛缘 7 cm 以下的直肠下段癌。手术范围包括乙状结肠及其系膜、直肠、肛管、肛提肌、坐骨肛门窝脂肪和肛周皮肤,一般包括全部乙状结肠及结肠系膜内直肠上、肠系膜下血管及淋巴结与连接直肠的上部分腹膜。此手术缺点是需做永久性人工肛门,给患者带来不便。

(2)盆腔后部切除术(后盆腔清除术):主要适用于女性低位直肠癌,尤其癌位于直肠前壁或侵及直肠前壁的 Dukes B、C 期的低位直肠癌。手术切除范围基本上同腹会阴联合切除,再联合阴道侧后壁、子宫和双侧附件一并切除。

(3)盆腔脏器清除术(全盆腔清除术):适用于直肠前壁癌向膀胱后壁及前列腺或者尿道浸润无法分离者。手术切除范围为腹会阴联合切除连同全膀胱、前列腺及部分后尿道。需做永久性人工肛门及尿路改道术。此手术创伤大、并发症多,术后粪便和尿路双重改道给患者的生活带来很大不便,故临床应用较少。

(4)直肠癌扩大切除术:随着对直肠淋巴结转移规律的深入研究,近来发现直肠癌尤其是位于腹膜返折以下的直肠癌,侧方淋巴结转移发生率较高。故对于癌下缘位于腹膜返折以下的直肠癌,有侧方淋巴结转移的可能性,除了进行上方淋巴结清扫外还应进行侧方清扫,即行扩大根治术。手术清扫范围为腹会阴切口,上方清扫直肠系膜下动脉根部,如同 APR 手术,肛提肌于起始部切断,根部切断直肠下动脉,彻底清除坐骨肛门窝内脂肪淋巴组织,并清除髂内动脉及其主要分支周围的脂肪淋巴组织。对病灶局限固定于骶 2 平面以下、无远处转移的直肠癌,可合并行部分骶、尾骨切除。针对传统腹会阴联合切除术治疗低位直肠癌术后局部复发率较高的缺点,近年来提出了柱状腹会阴联合切除术(CAPR)的手术方法和经肛提肌外腹会阴联合切除术(ELAPE)。

2.保留肛管括约肌的直肠切除术

(1)直肠前切除术(Dixon 手术):适用于肿瘤下缘距肛缘 6 cm 以上的直肠中上段癌。远侧距肿瘤缘 3～5 cm 切断,在腹腔内直肠与乙状结肠做吻合,完全保留肛门括约肌,该术是直肠癌切除术中控制排粪功能最为满意的一种手术。但是直肠下段切除组织和范围有限,根治不彻底,盆腔内吻合困难,术后有一定的并发症,如吻合口瘘、盆腔感染出血、吻合口狭窄和复发等。传统手术行结直肠吻合,现多采用吻合器手术,这是一种新型的外科技术,经过多年的临床实践,效果满意。器械吻合优点为扩大了前切除的适应证,使更低位的直肠癌得以经此手术保留肛门括约肌功能。

吻合器手术过程与前切除大致相同,主要操作步骤为在肿瘤下方3 cm处用旋转头线型闭合器关闭并切断远端直肠,切除肿瘤段直肠、乙状结肠及其系膜淋巴结,近端结肠行荷包缝合并置入钉钻座,经肛门放入端-端吻合器,其锥形头从直肠闭合端中央戳空而出,插入钻座中心杆内,旋紧尾端螺杆使两断端靠紧,击发切割,打钉变成吻合。双吻合器方法较通常吻合器操作更简便、安全,吻合成功率高,对远端直肠可一次切割闭合,避免了低位盆腔内荷包缝合操作的困难和污染盆腔的缺点,尤其适用于低位和超低位直肠吻合术,成为低位直肠癌实行保肛手术的首选术式。

(2)经腹骶联合切除术:因中低位直肠癌经腹手法吻合困难,有学者采用腹骶联合切除术。右侧卧位,首先进腹游离直肠和乙状结肠,缝合腹壁,然后在骶尾部做横切口,切除尾骨,暴露直肠,将乙状结肠、直肠和肿瘤由骶部切口牵出,切除吻合后送入盆腔。该手术暴露好,吻合安全可靠,但手术费时,并发症多。

(3)经腹肛切除吻合术(Parks手术):适用于低位直肠肿瘤,肛提肌上方残留直肠太短而无法进行低位吻合者,腹部手术与前切除术相同,在肛提肌上约0.5 cm处将直肠横断,在齿状线上1 cm处将黏膜环形切除,将近端结肠拉至肛缘,将结肠断端与肛管黏膜做吻合。为防止吻合口瘘,可做一临时性横结肠造口。

(4)直肠经腹、肛管拉出切除术(改良Bacon手术):手术的适应证和操作与Parks手术基本相同。在剥离直肠黏膜和切除直肠肿瘤后,经肛门拉出近端结肠6~7 cm,将直肠残端与结肠浆肌层缝合固定。拉出肠段,在术后12~14天于齿线平面切断,并将其断段与齿状线做一圈缝合,该术式现已较少应用。

(5)Maunsell-Weir手术:经腹低位切除直肠和部分乙状结肠,将肛管、直肠外翻,近端结肠经肛门拖出,在肛外做结肠直肠吻合后退回盆腔。手术优点为保留了正常的排便反射及肛管括约肌功能;缺点为手术困难,根治性差,易出现吻合口瘘、狭窄及复发。

(6)Turnbull-Curait手术:即将Maunsell-Weir手术分成二期手术。将肛管、直肠残端拉出外翻,中央置一胶管,使外翻肛管、直肠与结肠浆膜愈合,2周后切除外突的直肠和结肠,将结肠端与直肠黏膜缝合,推回肛门。手术比较安全,肛门功能较好,但可发生肠坏死。

(7)经括约肌间手术:分为内括约肌部分切除和内括约肌全切除。适用于T1和部分T2期低位直肠癌。腹部操作:远端超过盆底肌裂孔沿内外括约肌间隙游离,保证远端切缘阴性前提下行乙状结肠/直肠-肛管手法吻合,可做一临时性保护性造口。该术式肿瘤根治性和肛门功能评估还有待大样本资料长期随访。

(8)经前会阴平面超低位前切除术(APPEAR):英国的Williams等首先应用,适用于常规需要行APR手术或全直肠切除手术而不能保肛的良恶性疾病。该技术是先通过腹部游离直肠中上段,再经前会阴平面(男性在直肠和尿道之间,女性在直肠和阴道之间)途径到达所谓"无人区",游离下段直肠,切除标本后通过吻合器或手工缝合的方法保留肛管括约肌。"无人区"所含的直肠位于盆底肌肉组织中,其上界为肛提肌的上沿,下界为肛门外括约肌的上缘(在肛管直肠连接处为耻骨直肠肌),在此处加行保护性回肠造口。

3.治愈性局部切除术

在对直肠癌病理学和生物学特性的深入研究中,人们发现早期直肠癌淋巴转移率<10%,在早期患者中行局部扩大切除可获得治愈性的效果。但仍需按临床和病理学特点严格选择手术患

者。此手术适用于:年老、体弱及合并严重器质性疾病不能耐受根治手术的患者,病灶限于黏膜层,位于直肠中下端直肠病灶,分化好或中等,直径<3 cm,活动度好,与肌层无粘连、肠壁外无侵犯及无淋巴结转移的直肠癌。

(1)经肛门局部切除:经肛门局部切除术包括传统的经肛门局部切除术和经肛门内镜微创手术(TEM),适合于距齿状线5 cm以下的病灶,根据切除深度分为黏膜下切除及全层盘状切除。经肛门黏膜下切除术适用于病灶尚未侵及直肠肌层者,切缘距癌1 cm以上。经肛门全层盘状切除术适用于溃疡性肿瘤,将肠壁全层切除,切缘2 cm以上。对于超过T_2的直肠癌不适于行局部切除术,因为随着分期的增加,淋巴结转移率增高,行局部切除术后的局部复发率也会增高。

(2)经括约肌局部切除:适合于齿状线上5~12 cm的Dukes A或B期肿瘤。术中需仔细切开括约肌每一层肌肉组织,切除肿瘤后用不吸收缝线逐层缝合切断的括约肌,为防止切口感染可做临时性肠造口。

(3)经骶骨部切除:适用于距齿状线5 cm以上中上位直肠癌。在骶尾关节处做横切口,切除尾骨及部分骶骨,以获得对高位直肠肿瘤的暴露。

4.腹腔镜直肠切除术

美国的COST研究、欧洲的COLOR研究及英国的CLASSIC研究奠定了腹腔镜手术在结肠癌手术治疗中的地位。目前腹腔镜直肠癌手术在国内外也已广泛开展,近年来3D腹腔镜手术、机器人辅助腹腔镜直肠手术也逐步在临床推广应用。其手术方法有以下几种:①腹腔镜辅助的腹会阴联合切除。腹腔镜下游离降结肠与乙状结肠,腹腔镜下分离结肠系膜血管,离断降结肠。会阴部做切口,直视下分离直肠下端与腹腔会合,拖出直肠及病灶,降结肠近端自左下腹拉出造口。②腹腔镜辅助直肠切除及通过吻合器吻合术。经腹腔镜分离左半结肠,离断结肠,经左下腹切口将直肠拉出,结扎血管,常规法切除病变肠段,在近端结肠做荷包放入吻合器钉钻座,放入腹腔,重建气腹,自肛门伸入管状吻合器,做降结肠直肠吻合。腹腔镜手术优点是手术切口小,疼痛轻,术后恢复快,缺点为需要一定时段的学习曲线,手术器械的依赖性强。

5.其他手术

(1)经腹直肠切除、永久性结肠造瘘术(Hartmann手术):适用于直肠癌经腹切除后因全身和局部条件不宜做吻合者。手术操作基本与Dixon术相同,只是远端予以缝闭,近端自腹壁引出造瘘。

(2)结肠造瘘术:目的是减压和排粪。适用于伴急性肠梗阻及肿瘤无法切除者。分为临时性和永久性两类。造口方式可为端式造口和袢式造口。造口部位多选在乙状结肠或横结肠。

(二)转移和复发患者的治疗

1.局部复发直肠癌(LRRC)的治疗

直肠癌局部复发是指直肠癌根治术后原发肿瘤部位或者术野范围内出现与原发疾病病理相同的肿瘤。常见的复发部位有吻合口、盆腔器官、会阴部、骨性骨盆、淋巴结等,患者可出现肠梗阻、腹痛、便血、会阴部坠胀、包块、会阴部窦道不愈等临床症状。有时临床症状多不典型,与肿瘤复发部位密切相关,也较常被患者忽视。统计资料显示,60%~80% LRRC患者在肿瘤根治术后2年内复发,50%的复发患者肿瘤局限于盆腔内。最新统计数据表明,进展期中低位直肠癌局部复发率为6%~10%。虽然所占的百分比不高,但绝对数值还是不小。若不经治疗,LRRC患者的中位生存期<8个月。虽然放/化疗能部分改善LRRC患者的生活质量,但LRRC预后仍

极差,中位生存期仅为4~13个月,许多患者常在痛苦和绝望中等待死神的来临,这是结直肠外科领域的诊治难题。多学科协作模式下的LRRC手术是目前唯一有机会根治直肠癌复发的治疗手段。对符合手术指征的患者而言,LRRC不再是绝症,是有希望治愈的,应该摒弃姑息疗法的传统思想,采取多学科积极治疗。

2.肝转移的治疗

对于直肠癌切除术后肝转移手术的指征,以往受限于转移性肝癌数目、大小、分布的可切除性标准已经被摒弃,取而代之以新的标准:所有的肝脏转移灶均R_0切除后,尚能够保留足够的残余肝(约30%正常肝脏或50%硬化肝脏);没有无法切除的肝外转移灶。对同期肝转移的处理多主张分期行肝转移灶切除。理由:①同期的切口暴露困难;②除发现转移灶外,可能还有隐藏着的微小结节而术前未做仔细检查;③原发灶生物学特性不明,不能选择手术类型;④分期切除比同期切除预后好。故尽可能原发灶切除后4~6个月再行肝转移灶根治术。但随着微创外科技术和综合治疗手段的进步,现在有越来越多的医师逐步接受了原发灶和肝转移灶的同步切除手术。转移性肝癌切除术后有10%~20%的患者可在肝内再次复发,近来多主张再次手术以提高生存率。目前认为手术治疗直肠癌肝转移是唯一能治愈的手段,但切除率仅为10%~15%。对许多不能切除的患者可通过全身化疗(可联合分子靶向药物)、肝动脉化疗等多种治疗手段来获得肿瘤降期,以获得更多的根治性切除机会,有效率为50%~70%。

(三)男性直肠癌术后性功能障碍的处理

1.发生机制

男性阴茎勃起由副交感神经控制,起于骶2~4的内脏传入纤维,自骶孔发出盆内脏神经沿盆腔与腹下神经汇合而形成盆丛;而射精则由交感神经控制,其于胸12至腰1,沿主动脉下降,形成上腹下丛和分出腹下神经。盆丛位于直肠壶腹的外前侧,紧贴盆侧壁。在一般的经腹会阴切除手术不易损伤盆丛,但在Miles术会阴操作时,勃起神经可能随Waldayer筋膜的撕裂而在其骶根部断裂;副交感神经纤维更可在前列腺周围丛处损伤,如在直肠癌浸润直肠前列腺筋膜而行广泛切除时。交感神经损伤则多发生在其骶岬水平和直肠周围近腹膜处。Miles术后性功能障碍的发生率可高达20%,在扩大根治术后尤为多见,偶见于直肠前侧切除术后。

2.预防和治疗

关键在于术中保护自主神经,打开后腹膜后,在腹主动脉近分叉处的前方游离并保护交感神经,随后行淋巴结清扫。直视神经束的行径,在直肠侧后方切开其深筋膜,认清腹下神经丛及其膀胱支和直肠支,保护其膀胱支,在骶前切断直肠及其直肠支神经。如癌已浸润直肠周围脂肪和直肠前列腺筋膜,行扩大根治术就很难保护前列腺周围丛副交感神经。在彻底清除癌和淋巴结病灶的条件下,自主神经的完整保护就成为次要地位。自主神经损伤引起的性功能障碍很难恢复,如应患者要求,可试行膨胀的阴茎假体植入术。

(四)放疗

1.直肠癌术前放疗

直肠癌术前放疗又称新辅助放疗,常结合氟尿嘧啶为基础的同期化疗,适用于距肛缘10 cm内$T_{3~4}N_x$或$T_xN_{(+)}$的进展期中低位直肠癌,其目的是:①使肿瘤缩小,提高手术切除率;②减少淋巴结转移;③减少远处转移;④减少局部复发机会。多采用体外照射,放疗后手术时间随剂量不同而异。长程放化疗:45~50 Gy/25~28 Fx,放疗同期联合氟尿嘧啶类药物,放疗结束后6~10周接受手术;短程放疗:25 Gy/5 Fx,放疗结束后1周接受手术。目前认为术前放疗比术后放疗更有效,术前放疗的局部复发率明显低于术后放疗。

2.直肠癌术后放疗

术后放疗可减少局部复发率,提高生存率。适用于手术切除不彻底,Dukes B、C 期患者或任何一期的直肠中、下段癌。常用剂量为 45～55 周 45 Gy/(20～25)次。

3.直肠癌术前、术后放疗及放疗-手术-放疗

其被称为"三明治"式治疗,此法可提高疗效。可于术前 1 次照射 5 Gy,然后手术,手术后再放疗 45 Gy/5 周。有报道称此法治疗的 5 年生存率为 78%,明显高于单纯手术者的 35%。

4.术中放疗

近年来有报道采用术中直视下放疗,这样可提高肿瘤组织的照射剂量并减少正常组织的不必要照射。应 1 次照射 10～20 Gy,适用于肿瘤过大而无法切除或局部复发患者,效果很好。

5.不能手术直肠癌的放疗

对晚期直肠癌不能手术者,部分患者在接受一定剂量的放疗后可以增加手术切除的机会,大多可以达到缓解症状或镇痛的效果。

(五)化疗

主要用于手术切除后预防复发或转移及治疗未切除尽的残留癌。在结、直肠癌的化疗领域中,最常用的化疗药物氟尿嘧啶(5-FU)目前仍占主导地位。

用药方案有下列几种。①每周给药 1 次方案:每次 5-FU 500～750 mg,缓慢静脉注射,每周 1 次。②负荷剂量方案:5-FU 每天 12 mg/kg,连用 5 天,以后隔天半量给药,直至出现毒性反应或 11 次后每周 15 mg/kg 维持,其有效率为 33%。辅助化疗的时间,有学者认为以 5-FU 为主的化疗药物,在术前术中就开始使用,即使癌肿早期,术前很可能已有远处转移灶存在,在术中其可消灭手术中逸出的癌细胞,术后化疗持续 0.5～2.0 年。

5-FU 可单独给药(氟嘧啶甲氨酸酯剂卡培他滨口服化疗)也可联合化疗,目的在于增加疗效,减少化疗药物的毒性和耐药性。目前有 5-FU 和丝裂霉素(MMC)或 5-FU 和顺铂(DDP)/奥沙利铂或 5-FU 和伊立替康联合等方法。部分患者联合分子靶向药物贝伐单抗或西妥昔单抗可进一步提高疗效。

(唐 亮)

第九节 肛 裂

肛裂是齿状线下肛管皮肤层裂伤后形成的纵向缺血性溃疡,呈梭形或椭圆形,常引起剧烈疼痛,反复发作,难以自愈。肛裂绝大多数是在肛管后正中线上。

肛裂分急性和慢性两种。急性肛裂病史短,裂口创面新鲜,色红,基底浅平,无瘢痕形成。慢性肛裂病史长,裂口色苍白,基底深,底部肉芽组织增生、裂口上端常见肥大肛乳头,下端皮肤水肿增生形成"前哨痔"。此三者被称为肛裂"三联征"。慢性肛裂用非手术治疗很难痊愈。

一、病因

肛裂的发生可能与肛管的特殊解剖有关,肛管外括约肌在肛门后方形成肛尾韧带,该韧带的

血供及伸缩性差。肛管向后、向下形成肛管直肠角,排便时肛管后侧所承受压力较大,在后正中位处易受损伤。慢性便秘患者,因大便干硬,排便时用力过猛,容易损伤肛管皮肤。如此反复损伤会使局部裂伤深及皮肤全层,形成一慢性溃疡。此外,齿状线附近的慢性感染,如肛窦炎等向下发展形成皮下脓肿,脓肿破溃后即形成慢性溃疡。

近来研究发现,肛裂的形成与内括约肌痉挛有关。内括约肌痉挛导致肛管压力增高,引起肛管在后壁本身血供差的基础上缺血症状加重。

二、症状与诊断

肛裂常见于中、青年人,常见症状为疼痛、便秘和便血,疼痛是肛裂的主要症状。排便时肛管扩张、干硬的粪块直接刺激肛裂溃疡面的神经末梢,以及排便后肛管括约肌的长时间痉挛,导致患者排便时和排便后肛门的剧烈疼痛,患者因肛门疼痛而不愿大便,久而久之引起便秘并使便秘加重,便秘后更为干硬的粪块通过肛管,使肛裂进一步加重,如此形成恶性循环。出血也是肛裂的常见症状,色鲜红,但出血量不多,仅见于粪便表面或在便纸上发现,很少发生大出血。

根据上述典型症状,结合体检发现肛管后正中位上的肛裂溃疡创面或肛裂"三联征",即可明确诊断。若侧方有肛裂或多处裂口,应考虑克罗恩病、溃疡性结肠炎、结核病、白血病、AIDS 或梅毒的可能。如溃疡创面经适当的治疗后难以愈合,则有必要行活检以排除恶性肿瘤。

三、治疗

对肛裂的治疗原则是软化、通畅大便,制止疼痛,解除括约肌痉挛,促进溃疡创面愈合。具体需根据急、慢性肛裂来选择不同的治疗方案。浅表的急性肛裂可采用非手术治疗,多能治愈;慢性肛裂者多需手术治疗。

(一)非手术治疗

1.坐浴、照射

急性肛裂患者可通过软化大便,保持大便通畅,局部用浓度为 1∶5 000 高锰酸钾温水坐浴,或局部红外线、微波照射进行治疗。肛裂创面可用 20% 的硝酸银烧灼以利于肉芽组织生长。疼痛甚者,局部涂以镇痛油膏。

2.药物治疗

期望通过药物缓解内括约肌痉挛,改善局部血供,达到肛裂溃疡愈合的目的。由此诞生了几类有"化学性内括约肌切开术"作用的药物。

(1)一氧化氮供体:其代表药物为硝酸甘油膏(GTN),局部应用可降低肛管压力,使肛管的血管扩张。主要不良反应是头痛。耐受性和依从性差是影响疗效的重要因素。

(2)钙通道阻滞剂:通过限制细胞的钙离子内流降低心肌和平滑肌的收缩力,从而降低肛门内括约肌张力。常用的有硝苯地平和地尔硫䓬。硝苯地平局部应用与肛门内括约肌侧切术相比,治愈率分别为 93% 和 100%。但口服钙通道阻滞剂治愈率低,且会出现较多的不良反应。

(3)肉毒杆菌毒素(BT):其注射治疗肛裂的主要机制是阻断神经和肛门内括约肌的联系,缓解内括约肌痉挛,降低肛管压力。有研究将其与硝酸甘油膏、地尔硫䓬软膏进行治疗比较,三者的治愈率相近,应用肉毒杆菌毒素的复发较多。主要不良反应是暂时性的肛门失禁。

慢性肛裂的药物治疗大部分学者认为应首选 GTN,GTN 治疗失败时采用 BT 注射疗法。

(二)手术治疗

1. 肛管扩张术

该手术适用于急、慢性肛裂不伴有肛乳头肥大或"前哨痔"者。局麻下进行,要求扩肛逐步伸入 4~6 指,以解除括约肌痉挛。优点是操作简便,不需特殊器械,疗效快,术后只需每天坐浴即可。但此法可并发出血、肛周脓肿、痔脱垂及短时间大便失禁,并且复发率较高。

2. 肛裂切除术

切除肛裂及周围瘢痕组织,使之形成一新鲜创面而自愈。全部切除"前哨痔"、肛裂和肛乳头肥大,并切断部分内括约肌。目前此法仍常采用,优点是病变全部切除,引流畅,便于创面从基底愈合;缺点是创面大,伤口愈合缓慢。

3. 内括约肌切断术

基于慢性肛裂患者内括约肌张力过高的学说,内括约肌发生痉挛及收缩是造成肛裂疼痛的主要原因,故可用括约肌切断术治疗肛裂。自 Eisenhammer 提出侧位内括约肌切断术以来,该手术已成为慢性肛裂的首选手术方法。但术者必须有熟练技术,掌握内括约肌切断的程度,否则可能造成肛门失禁的不良反应。方法有下列两种。

(1)侧位开放式内括约肌切断术:在肛管一侧距肛缘 1.0~1.5 cm 做约 1 cm 的横切口,确定括约肌间沟后用弯血管钳由切口伸到括约肌间沟,显露内括约肌后,直视下用电刀切断内括约肌,并切取一小段肌肉送活检,两断端严密止血。可一并切除肥大肛乳头和"前哨痔"。此法优点为直视下手术,切断肌肉完全,止血彻底,并能进行活组织检查。

(2)侧位皮下内括约肌切断术:摸到括约肌间沟,用小尖刀刺入内、外括约肌之间,由外向内将内括约肌切断。此法优点是避免开放性伤口,痛苦少,伤口小,愈合快;缺点是肌肉切断不够完全,有时易并发出血。

上述各术式有各自的特点,两者在治愈率和失禁率方面无明显差异。术者应根据患者病情及自身情况酌情选用。

(唐 亮)

第十节 肛周脓肿

一、肛周脓肿的概述

(一)概念

肛门直肠周围脓肿是肛窦、腺体细菌感染而引发的肛管直肠周围间隙化脓性炎症,简称肛周脓肿。本病是肛肠外科的一种常见病,多发病。任何年龄均可发病,但多见于 20~40 岁的青壮年,婴幼儿也时有发生,男性比女性发病率高,春秋季多发。其临床特点为多发病急骤、疼痛剧烈伴寒战高热,溃破后大多形成肛瘘。

本病的发展过程较为迅速,如延误治疗可使病情加重,并使病情复杂化。因此,应早期进行一次性根治手术,防止进一步感染,造成局部感染加重,破溃后形成肛瘘,甚至全身感染加重,形成败血症,严重的形成感染性休克。

（二）病因病机

现代医学认为肛门直肠周围有许多结缔组织容易因感染而形成化脓性急性炎症，这种化脓性炎症即肛周脓肿。99%的肛门直肠周围脓肿的发生与肛门腺体感染化脓有关，感染多顺肛腺管沿肛腺及其分支直接蔓延或经淋巴向外周扩散而致。另外，许多疾病如肛裂、直肠炎、直肠狭窄、克隆氏病、内外痔、肛门直肠损伤等，都能引起脓肿。此外，还有营养不良、贫血、糖尿病、结核、痢疾等使身体处于免疫机能低下状态，抵抗力低下也是致病诱因。肛管直肠周围脓肿的发病过程是感染物质首先进入肛窦产生肛窦炎症反应，肛窦炎继续沿肛窦炎-肛腺管-肛管直肠周围炎-肌间脓肿（又称中央间隙脓肿，肛管直肠周围多间隙脓肿的途径进行播散、扩大，最终形成各种脓肿。

（三）分类

肛门直肠脓肿根据位置可以分为4种类型：肛周的脓肿、坐骨直肠间的脓肿、括约肌间的脓肿、肛提肌上的脓肿。

因此，肛门直肠周围有7个易发生脓肿的结缔组织间隙，间隙内充满含有丰富小血管和小淋巴管的疏松结缔组织和脂肪，这7个间隙分别是深部的左、右直肠盆骨间隙，均位于肛提肌上方；浅部的左、右坐骨肛门间隙和皮下间隙，均位于肛提肌下方；以及位于直肠黏膜与肌层之间的黏膜小间隙。黏膜下间隙脓肿形成时脓液可向上、向下或环绕直肠蔓延；其他各间隙之间也有结缔组织通道，当一个间隙形成的脓肿处理不及时，可因脓液增多、压力增大，扩散到其他的间隙，因此脓肿诊断一经确立，应按急症进行手术。

二、肛周脓肿的临床表现

（一）病史

患者多喜食醇酒厚味，既往有或无肛门部肿块突起，用药或自然消退史。

（二）症状

1.肛周脓肿

肛周脓肿常发生于肛管皮下或肛周皮下间隙内。局部呈剧烈持续性跳痛，但全身症状常较轻微。肛门旁皮肤可见一网形或卵形隆起，红肿，触痛明显。若已化脓，可有波动感。有时肛门检查能发现脓肿从肛隐窝排除或位于慢性肛裂上。

2.坐骨直肠间隙脓肿

本病常发生于坐骨直肠间隙内，是肛门直肠周围肿胀中最常见的一种类型。初起时，肛门部坠胀不适合，患者局部疼痛较轻，继而出现发热、寒战、脉速、倦怠、食欲缺乏等全身症状；局部症状也很快加重，肛门部灼痛或跳痛，行走或排便时加剧，有时可有排尿困难。局部观察，患者肛旁皮肤隆起，高于对侧，触之发硬，压痛明显。直肠指诊时，发现肛门括约肌紧张，患者肛管饱满，压痛明显，坐骨直肠间隙穿刺时，有脓液吸出，当脓液穿入皮下组织时，有波动感。

3.括约肌间脓肿

本病常发生在直肠黏膜下层括约肌间隙内，有人也叫黏膜下脓肿，但脓肿不在黏膜下，有的全身症状较显著，发热、倦怠、食欲缺乏等症状明显。直肠下部有坠胀感及疼痛，行走及排便时加重，并有排便困难。

4.肛提肌上脓肿

肛提肌上脓肿位于骨盆直肠间隙内，主要症状：急骤，发热、寒战明显，腰骶部酸痛，便意频繁。因部位较深,局部外观无明显变化,严重时会阴部红肿。

5.肛门后深部脓肿

肛门后深部脓肿位于直肠后间隙内,全身症状显著,有周身不适,发热、头疼、倦怠、食欲缺乏等症状。腰骶部酸痛,排便时肛门部有明显坠痛。因部位较深,外观肛门局部无变化,肛门与尾骨之间,可有深压痛。

三、肛周脓肿的诊断与鉴别诊断

(一)诊断要点

肛门直肠周围脓肿在诊断上应明确两点:一是脓肿与括约肌的关系,二是有无内口及内口至脓腔的通道。

本病的临床特征:一是肛门直肠处疼痛、坠胀,局部红肿热痛,或破溃流脓,或有脓自肛门流出;二是有与肛门局部症状相应的全身症状,如全身不适、恶寒、发热或寒热交作,食欲欠佳,大便秘结,小便短赤等,但一般单纯、低位脓肿局部症状较重。因此,根据其临床特征,做出正确的诊断并不困难,但是需要注意的是,深部脓肿局部外观常无明显变化,这时直肠指诊是重要的检查手段。此外,一切辅助检查,常可提供有力的佐证,如血常规检查,可见白细胞计数及中性粒细胞比例明显增高;肛门直肠内超生检查,可发现肛门直肠周围组织内有局限的液性暗区,而且这种技术还可决定近2/3患者脓肿与括约肌间的关系,对于多数脓肿找内口有帮助。

(二)鉴别诊断

本病在诊断过程中应注意与以下疾病相鉴别。

1.肛门周围皮肤感染

肛门周围毛囊炎和疖肿等皮肤感染范围局限,顶端有脓栓,容易识别。肛周皮下脓肿局部疼痛虽然明显,但与肛门直肠无关,与肛窦无病理联系,一般无坠胀感,对排便影响不大。臀部疖肿病灶多限于皮下,且一般距肛门较远,破溃后不形成肛瘘。肛旁皮脂腺囊肿感染也可见于肛旁红肿热痛,但追问病史一般在感染前局部即有肿物,呈圆形,表面光滑,肿块中央有堵塞的粗大毛孔形成的小黑点,本病肛内无原发内口,故肛内无压痛点,溃后也不形成肛瘘。

2.骶前囊肿和囊性畸胎瘤感染

成人骶前囊肿和隐匿性骶前囊肿感染也常误诊为肛管后脓肿。详细询问病史一般能发现某些骶前肿物的迹象。较小的畸胎瘤症状与直肠后脓肿早期相似,但指诊盲肠后肿块光滑、分叶,无明显压痛,有囊性感;X线检查时将盲肠推向前方或一侧可见骶骨与直肠之间的组织增厚和肿瘤,内有不定型的散布不均的钙化阴影和尾骨移位。

3.肛周结核性脓肿

少数骶髂关节结核、耻骨坐骨支结核可以出现在肛周,一旦发生混合感染就容易与肛周脓肿混淆。结核性脓肿属"寒性脓肿",初现时没有明确的炎症,病程长,病史清楚,有全身症状、骨质变化,炎症与肛门直肠无病理联系。

4.肛门会阴部急性坏死性筋膜炎

本病为肛门或会阴部、阴囊部由于细菌感染而使肛门部周围组织大面积坏死,有形成瘘管者;本病病变范围广,发病急,常蔓延至皮下组织及筋膜,向前侵及阴囊部,但肛门内无内口。

5.化脓性汗腺脓肿

本病多在肛门与臀部皮下,脓肿较浅而病变范围广,病变区皮肤变硬,急性炎症与慢性瘘管并存,脓液黏稠,呈白粉粥样,有臭味。肛管直肠内无内口。

6.克罗恩病

克罗恩病发生肛周脓肿占肛周脓肿的20%左右,肛门常有不典型的肛裂与瘘管。局部肿胀、发红,多自溃,但无明显疼痛及全身症状。

四、肛周脓肿的治疗

(一)治疗原则

肛周脓肿的治疗在于早期切开引流,这是控制感染的关键。近年来又主张一次性切开术,但应掌握手术适应证。手术时应注意切口的部位、方向和长度等,并保持引流通畅。

(二)非手术治疗

1.辨证论治

(1)火毒蕴结证。

证候:肛门周围突然肿痛,持续加剧,伴有恶寒、发热、便秘、溲黄。肛周红肿,触痛明显,质硬,表面灼热,舌红苔薄黄,脉数。多见于脓肿早期。

治法:清热解毒,消肿止痛。

方药:仙方活命饮加减。

(2)热毒炽盛证。

证候:肛门肿痛剧烈,可持续数天,痛如鸡啄,夜寐不安,伴有恶寒发热,口干便秘,小便困难,肛周红肿,按之有波动感或穿刺抽脓,舌红苔黄,脉弦紧。多见于脓肿中期。

治法:清热解毒,透脓托毒。

方药:透脓散加减。

(3)阴虚邪恋证。

证候:肛门肿痛、灼热,表皮色红,溃后难敛,伴有午后潮热,心烦口干,夜间盗汗,舌红少苔,脉细数。多见于脓肿晚期。

治法:养阴清热,祛湿解毒。

方药:青蒿鳖甲汤合三妙丸加减。

(4)正虚邪伏证。

证候:素体虚弱,疮形平塌,皮色紫暗不鲜,按之不热,触之痛轻,脓成缓慢,或溃后久不收口,脓水清稀;纳食不香,腹胀便溏,舌质淡,苔薄白或白厚,脉沉细。

治法:益气补血,托毒敛疮。

方药:托里消毒散加减。

(5)湿痰凝结证。

证候:结块散漫绵软无头,不红不肿,肛门酸胀不适;日久暗红,微热成脓,溃后脓水稀薄如败絮淋漓不尽,疮面灰白潜行不敛;伴有潮热盗汗,形体消瘦,痰中带血;舌红苔少或厚白,脉细数或滑数。

治法:燥湿化痰消肿。

方药:二陈汤合百合固金汤加减。

2.中成药治疗

常用的有犀黄丸、一清胶囊等。

3.西药治疗

根据不同的致病菌株选用敏感的抗生素进行抗感染治疗,可选用磺胺类、青霉素、链霉素、四环素、庆大霉素、卡那霉素等治疗,并适当补充维生素 C 等增强抵抗力。如果结核性脓肿还应配合抗结核药治疗。

4.其他治疗方法

(1)熏洗法:该法选苦参汤,煎水 1 500～2 000 mL,先熏后洗。

(2)外敷法:本病初期,可用金黄散或黄连膏外敷患处,每天一次。属虚证者,以冲和膏外敷。溃脓后期,用提脓丹或九一丹外敷,化腐提脓,祛腐生肌,敛创收口。

(3)微波疗法:该法局部用圆形辐射器,间隔 10 cm;输出功率为浅层用 40～60 W,深层用 70～90 W,每天一次,每次 10 分钟。适用于早期脓肿切开排脓后的创面。

(三)手术治疗

本病脓成则应尽早切开引流,引流要通畅,不留无效腔。对发生在肛提肌以下的低位脓肿如已找到可靠的内口,应争取一次性手术处理,以防形成肛瘘。对发生在肛提肌以上的脓肿,如尚未找到可靠的内口,宜先切开排脓,待形成肛瘘后再行二次手术。

1.手术方法

(1)低位脓肿单纯切开引流术:具体如下。

适应证:肛周皮下间隙脓肿,肛管浅间隙脓肿,坐骨直肠间隙脓肿,低位马蹄形脓肿。

禁忌证:血液病者,凝血障碍者。

术前准备:①器械,手术刀或手术剪 1 把,中弯钳 2～4 把,10 mL 注射器上 7 号针头 1 具;②药物与材料,1%普鲁卡因或利多卡因 10～20 mL,灭菌干棉球,无菌纱布块,胶布适量,引流油纱条 1 条。

麻醉:骶管麻醉或腰部麻醉或长效局麻。

体位:取截石位或侧卧位。

手术步骤:①肛周常规消毒,麻醉生效后,于肛缘 1.5 cm 以外脓肿波动处做放射状切口,即见脓液流出。修剪皮瓣使成梭形;②以示指伸入脓腔,分离纤维隔,使引流通畅。清除脓腔内坏死组织,用过氧化氢溶液及生理盐水反复冲洗脓腔后,填引流纱条包扎。

术后处理:合理应用适宜抗生素,配合清热解毒、活血化瘀的中药坐浴。术后前几天,用祛腐生肌的纱条换药,以脱去坏死组织,当肉芽组织生新之际,改用生肌散纱条换药,促进肉芽组织的生长。

术中注意:放射状切口只切至皮下层,勿深入肌层,以免切断括约肌。

(2)Ⅰ期切扩引流术:具体如下。

适应证:同低位脓肿单纯切开引流术。

禁忌证:直肠周围间隙脓肿未成者;伴有痢疾者;或腹泻患者;伴有恶性肿瘤者;伴有严重肺结核、高血压、糖尿病、心脑血管疾病、肝脏疾病、肾脏疾病或血液病的患者;临产期孕妇。

术前准备:同低位脓肿切开引流术,加球头软探针及槽探针。

麻醉方法与手术体位:同低位脓肿切开引流术。

手术步骤:①麻醉满意后,常规消毒铺巾。放射状切开皮瓣,方法同切开引流术;②以球头探针自切口伸入,在示指于肛内引导下,查得内口位置并引出肛外;③沿探针切开内、外口间皮肤及皮下组织。清除坏死腐烂组织,修剪皮瓣使引流通畅,结扎出血点,填引流纱条包扎。

术后处理:同低位脓肿切开引流术。

术中注意:探查内口时要认真仔细,不可求速或盲目制造假口,以免复发。

(3)直肠黏膜下间隙脓肿切开引流术:具体如下。

适应证:患者诉肛内剧痛,指诊触及齿线上直肠黏膜明显隆起,并有波动感者。

禁忌证:同低位脓肿Ⅰ期切扩引流术。

术前准备:同上,免备麻药,加备生理盐水适量。

麻醉方法与手术体位:无须麻醉。侧卧位。

手术步骤:①将肛镜轻轻纳入肛内,在黏膜突起处以针管穿刺抽吸见脓者,即脓肿部位;②固定好肛门镜,拔出针头,改用手术刀纵向切开黏膜,放出脓液。用针管吸生理盐水冲洗脓腔。填痔疮栓及引流油纱条,退出肛镜,纱布敷盖肛门,包扎。

术后处理:同低位脓肿切开引流术。

术中注意:①穿刺吸脓时针尖勿刺入过深;②切开黏膜引流时勿切得过深;③手术刀纵向切开脓肿黏膜要充分,不要遗留袋状窝致引流不畅。

(4)肛周脓肿切开挂线术:具体如下。

适应证:坐骨直肠窝脓肿,肌间脓肿,骨盆直肠间隙脓肿及脓腔通过肛管直肠环者。

禁忌证:同低位脓肿Ⅰ期切扩引流术。

术前准备:①器械。软质圆头探针1支,肛镜1个,注射器2副,手术刀1把,弯止血钳2把,4号、7号、10号丝线数根,橡皮筋1根。②药物与材料。络合碘棉球、酒精棉球、无菌纱布、胶布、九华膏、1%利多卡因或普鲁卡因,必要时亚甲蓝1支。③术前清洁灌肠。苯巴比妥0.1 g于术前30分钟肌内注射。

麻醉:骶管阻滞麻醉或连续硬膜外麻醉。

体位:侧卧位或截石位。

手术步骤:①络合碘肛周常规消毒3遍,铺无菌孔巾,待麻醉生效肛门松弛后消毒肛内。②在脓肿最高处做一放射状切口,止血钳分开脓腔放出脓液。③一手示指伸入肛内引导,一手持探针从切口处轻轻探入,自内口穿出。切忌操作粗暴造成假内口。④将探针头引出内口后折弯,拉出肛外。在探针尾部系一丝线,丝线下端拴一橡皮筋,然后将探针自肛内完全拉出,使橡皮筋经瘘管从内口引出,另一端留在外口外面。⑤将内、外口之间表面皮肤及皮下组织切开,拉紧橡皮筋。⑥紧贴挂线组织,用止血钳夹住橡皮筋,拉紧,于止血钳下方用粗丝线将拉紧的橡皮筋结扎两次,剪除多余部分。注意橡皮筋末端要留1~2 cm以防滑脱。⑦充分扩创外面切口,以利引流。⑧九华膏纱条压迫创口,无菌纱布敷盖,酒精棉球皮肤脱碘后宽胶布固定。

术后处理:随橡皮筋松紧,适度紧线。余同低位脓肿切开引流术。

术中注意:①正确寻找内口是手术成败的关键。挂线前可先注射亚甲蓝染色,减少盲目乱探,造成人工假道形成的危险。②术后创口的处理与疗效密切相关。创口需底小口大,引流通畅,防止假性愈合。③对于高位脓肿,术中不仅要切开内、外口之间的皮肤,还须切开高位脓肿的低位部分,对高位部分挂线。④挂线力度不宜太紧,以10天左右脱落为宜。

2.疗效判断

(1)痊愈:治疗后症状、体征消失,伤口完全愈合。

(2)显效:症状、体征消失,伤口基本愈合。

(3)有效:症状、体征改善,伤口愈合欠佳。

(4)无效:症状、体征无改变,伤口不愈。

3.预防与调护

(1)忌食辛辣、油炙煎炒、肥腻、酒等刺激性食物,防止便秘和腹泻。

(2)注意肛门清洁卫生,锻炼身体,增强抗病能力。

(3)积极预防和治疗痢疾、肠炎、肛裂、肛窦炎、肛腺炎、肛乳头炎、直肠炎、内痔、外痔等肛门直肠疾病,防止感染形成脓肿。

(4)肛门会阴部损伤应及时处理。

(5)如肛门部位有坠胀、灼热刺痛、分泌物等症状,应早期治疗。

(6)患病后应注意卧床休息,减少活动,积极配合治疗。

4.总结

对于肛周脓肿治疗采取一次性根治的方法,可以避免二次手术的痛苦,只是需要医师更加细致及丰富经验。术前及术中超声技术的应用使定位准确减少盲目探查及遗漏潜在脓腔。对于脓腔范围大、位置深的部分患者我科采用脓肿切开引流术,待炎症局限或形成瘘管后再行手术治疗,这样可以最大程度较少肛周组织的损伤。

肛周脓肿为肛肠科急症,是肛腺受细菌感染后在肛门周围软组织引起的化脓性疾病。这一理论已经被世人广泛认同。这些脓肿通常发生在肛门直肠周围的各个间隙,尤其多间隙肛周脓肿,一直是外科领域难治性疾病之一,也是目前研究的热点之一,病情急且复杂,成脓后往往需要手术方能根治,如果失治或误治往往形成复杂性肛瘘。手术仍是首选的治疗方法,并提倡一次性根治,以免形成肛瘘。现代医学认为这种非特异性肛周脓肿和肛瘘是一个疾病发展的两个阶段。据统计,肛周脓肿自溃或切开引流后遗肛瘘发生率为97%,单纯切开引流术后肛瘘形成或脓肿再发需再次手术者占42%~65%。对于全身状况欠佳、不能耐受一期切开或切开挂线术的患者,可以考虑先行单纯切开引流术后长期带瘘生存;对于感染内口不明确者,宜先行单纯切开引流术,待3~6个月后择期行肛瘘手术亦不失为明智之举。因肛周脓肿绝大多数为肛腺感染蔓延所致的瘘管性脓肿,故手术的原则是充分引流,正确处理内口,即彻底清除原发感染的肛窦、肛腺及瘘管是手术的关键。同时手术应权衡括约肌切断的程度、术后治愈和功能损伤程度。如何减少创伤、减轻术后疼痛,促进功能恢复,将现代外科学微创理念与传统中医学治疗方法有机结合,将是未来研究发展的方向。

(唐 亮)

第十一节 肛周湿疹

一、概述

肛周湿疹是专指发生于肛门周围皮肤的一种变态反应性皮肤病,是湿疹的一种类型。病变多局限于肛门口及其周围皮肤,但也有累及臀部、会阴及阴囊等处,临床上具有多形性皮损、明显渗出倾向、反复发作、病程不定、经久不愈及易复发等特点。湿疹是根据皮损的临床特点和形态学特征来命名的疾病,它包含了一群疾病。许多有湿疹样表现的疾病,一旦查明原因,即按独立的疾病进行处理,例如接触性皮炎。

二、病因病理

本病病因较为复杂,多由于外因与内因相互作用所致,其他影响因素亦较多,常常难以追寻和去除。

(一)内因

1. 体质与遗传

患者具有过敏体质是本病的主要因素,个体素质及健康状况可以导致其对生活和工作环境中的许多物质过敏,有些患者改变环境,经过锻炼,体质增强后,再接受以往刺激因子,可不再发生湿疹,说明湿疹的发生与体质有密切关系。本病与遗传也有一定关系,遗传性过敏体质者对致病因子有较高的敏感性。

2. 精神因素与自主神经功能紊乱

精神紧张、失眠、焦虑压抑、过度劳累等,常可诱发湿疹,或使症状加重。

3. 消化系统功能障碍

胃肠功能紊乱可造成黏膜的分泌物吸收功能失常,使异性蛋白或变应原进入体内而发生湿疹。

4. 内分泌紊乱

女性内分泌紊乱,月经不调,糖尿病等也易并发湿疹。

(二)外因

外因包括各种物理和化学因素,例如创伤、摩擦、人造纤维、局部环境的湿热或干燥、尘螨、食物中的鱼虾蟹等。在肛肠专科疾病中,痔、直肠脱垂、肛瘘、肛管上皮缺损、肛门失禁等疾病的分泌物刺激肛门周围皮肤也可引起湿疹。

(三)发病机制

肛周湿疹的发病机制复杂,多认为是在内因和外因的作用下引起的一种迟发型变态反应,有些往往无明确的变应原,说明患者反应性的改变,常涉及多方面的因素,有些还不清楚,有待进一步研究。

(四)病理

病变部位多局限于肛门周围皮肤,少数可累及会阴部。根据湿疹发病的不同阶段,可见红斑、丘疹、水疱、脓疱、渗出、糜烂、结痂、脱屑等多形性皮损,常呈对称性分布。

三、临床表现

按发病过程和表现可分为急性湿疹、亚急性湿疹和慢性湿疹。各型湿疹的主要特点有显著瘙痒、不同程度的红斑、水疱、苔藓样变、脱屑。

(一)急性湿疹

急性湿疹起病迅速,初起在红斑的基础上出现小丘疹、丘疱疹、小水疱并可融合成片,在皮损的周边出现散在的丘疹、水疱,边界不清,在肛门周围呈对称性分布。病程一般为1~2周,愈后容易复发。

(二)亚急性湿疹

亚急性湿疹皮损以小丘疹、鳞屑、结痂为主,糜烂、渗出明显减轻。

(三)慢性湿疹

慢性湿疹可由急性、亚急性湿疹反复发作迁延而来,也可以一开始即为慢性。表现为皮肤粗糙、浸润肥厚、苔藓样变、抓痕、色素沉着,皮损边缘较清楚。

(四)肛周症状

1.肛门瘙痒

肛门瘙痒是肛门湿疹的最主要表现,呈阵发性奇痒,严重者可影响睡眠。

2.肛门潮湿、溢液

水疱和脓疱破裂后,浆液或脓液流出,可引起肛门潮湿不适,甚者导致肛门皮肤磨损或糜烂。

3.肛门疼痛

若肛周皮肤继发感染发炎,可产生肛门疼痛和排便时疼痛。

四、诊断

根据病史,皮疹呈对称性分布,呈红斑、丘疹、丘疱疹、水疱等多形损害,易于渗出,瘙痒剧烈,易复发及慢性期皮肤肥厚、苔藓样变等特征易于诊断。

五、鉴别诊断

肛周湿疹主要与肛周接触性皮炎进行鉴别。肛周接触性皮炎的病因以外因为主,病因明确,而肛周湿疹以内因为主,病因不明;接触性皮炎的疹型多较单一,边界清楚,而湿疹皮疹多形性边界欠清,常对称分布;接触性皮炎的病程具有自限性,而湿疹病程较长,反复发作,容易转为慢性。

六、治疗

肛周湿疹的治疗大多以对症治疗为主,主要有如下几个方面。

(一)一般治疗

1.寻找病因

尽可能对患者的工作环境、饮食习惯、嗜好及思想情绪等方面进入深入的了解,寻找潜在的病因,并对全身情况进行全面检查,了解有无慢性病灶、内脏器官疾病及肛门直肠疾病。

2.避免刺激

避免各种可能致病的外界刺激,如过度的搔抓、洗拭,潮湿,积汗,皮毛制品,刺激性的食物等。

(二)外用疗法

(1)急性期红斑、糜烂、渗出以1:20醋酸铝液湿敷,每天2～3次,如渗液过多可持续湿敷。

(2)亚急性期可选用油剂、霜剂、糊剂,如氧化锌糖皮质激素霜。

(3)慢性湿疹选用软膏剂、糊剂或加焦油制剂,小范围慢性湿疹可应用糖皮质激素软膏。

(三)内服治疗

(1)抗过敏:常选用组胺类药物以止痒,必要时可两种药物配合或交替使用,或配服镇静药。因湿疹多在夜间瘙痒剧烈,服药时间可在晚餐后或睡前;急性或亚急性泛发性湿疹时,可予5%溴化钙、10%葡萄糖酸钙或10%硫代硫酸钠溶液静脉注射,每天一次,每次10 mL,10次为1个疗程。

(2)抗生素的应用:当合并广泛感染者则应配合应用有效的抗生素治疗。

(3)慎用激素:糖皮质激素虽对消炎、止痒及减少渗出的作用较快,此药口服和注射一般不宜使用,停用后很快复发,长期应用易引起较多不良反应。老年患者滥用糖皮质激素后,易发展成继发性红皮病。

(4)此外,B族维生素、维生素C及调节神经功能的药物亦有帮助。

(四)注射治疗

有人配制蓝罗液(由亚甲蓝、甲磺酸罗哌卡因、2%利多卡因注射液、生理盐水、地塞米松注射液配合成混合液)在肛周湿疹皮损内呈扇形皮下注射,疗效可靠。

七、预防

(1)参加体育锻炼,增强体质,避免过度疲劳和精神过度紧张。

(2)避免刺激性食物,如鱼、虾、咖啡等,不抽烟、饮酒。

(3)肛门最佳清洁剂是水,冷水冲洗后再用烘干器干燥,对肛门湿疹的预防和治疗颇有益处。勿用热水或肥皂水清洗,不乱用止痒药物。

(4)治愈后应避免各种外界不良刺激,以免复发。

(王家和)

第十二节 肛 瘘

一、病因及病理

除外先天性、肿瘤及外伤等,直肠肛管感染是肛瘘的主要病因。感染有特异性感染,如结核、克罗恩病、放线菌病及性病等;非特异性感染则多由肛腺隐窝炎症所致。

解剖学显示有两类肛腺起自直肠窦下部,一类是黏膜下层的单纯腺体结构,另一类是穿入肌层的腺体分支管,也称肌内肛腺,其数目在6~8个,该肛腺主要导管多向外下方穿入内括约肌,Lockhart Mummery认为这些腺体提供的肠道细菌是引起直肠周围脓肿的途径。肛管感染是沿内、外括约肌行走的肛管纵肌向直肠肛管周围组织蔓延的。肛腺的数目、深度和形态变异很大,半数的肛管可见肛腺管,其中33%穿入内括约肌,10%的导管壁有黏液生成细胞,导管的开口位于肛管的后方,这也就是肛瘘多发于后位的原因。位于肌层内的肛腺和具有黏液分泌功能者一旦发生感染尤易形成肛瘘。Seow-Choen分析肛瘘管道肉芽组织的细菌学调查,发现大肠埃希菌、肠球菌和脆弱类杆菌是主要的需氧菌和厌氧菌。Goliger认为肛腺隐窝感染学说并不能完全阐明肛瘘的发病过程,因为肛瘘肉芽组织中细菌量不多,毒力也不大。

总之,肛腺与肛瘘之间的关系至今仍未完全明确,但从肛管、直肠周围脓肿的两种不同类型来看,一类是肛腺与肛瘘有关的原发性急性肛腺肌间瘘管性脓肿,另一类是肛腺与肛瘘无关的急性非肛腺瘘管性脓肿。前一类肛管直肠周围脓肿经破溃或切开引流后,脓腔缩小,形成迂曲的管道,外口缩小,成为肛瘘。肛瘘有内口、外口、瘘管及支管。内口是引起肛瘘的感染入口,多在肛窦内或附近,肛管后部中线两侧多见。有学者称肛隐窝炎为肛瘘的伴发症或前驱病。肛隐窝炎好发于肛管后正中,这是因为该部位有较多且明显的隐窝,形似漏斗,易受粪便的刺激,肠腔内病原体可渗透到隐窝底部肛腺开口处,导致腺管水肿、阻塞而使炎症扩散。

肛瘘的主要瘘管是原发内、外口之间的瘘管,管道有弯有直,可浅可深,大多数瘘管行走在内、外括约肌之间,有的经过外括约肌进入坐骨肛门窝内,少数有分支。如主要瘘管引流不畅,可引发周围脓肿,破溃后形成小瘘管。外口是肛管直肠脓肿破溃或切开引流部位,在肛周皮肤上,大多靠近肛门。由于细菌不断通过内口进入瘘管,瘘管迂曲引流不充分,管壁由肉芽和纤维组织构成,故难以自行愈合。一般单纯性肛瘘只有一个内口和一个外口,这种类型最为多见,若外口暂时封闭,引流不畅,可继发脓肿,脓肿可向其他部位破溃形成另一外口。如此反复发作,可使病变范围扩大形成多个外口,这种肛瘘称为复杂性肛瘘。

肛瘘的发病及其发展:内口是感染的入口,已被公认,瘘管久治不愈是由于不断有感染来自内口,因此手术时正确寻找内口、切开或切除内口同时保护肛门括约肌功能是治愈肛瘘的关键。

二、分类

肛瘘的分类方法很多,常用的有 Goodsall 分类法、Milligan 分类法、Goligher 分类法、Steltzner 分类法和 Parks 分类法等。目前临床上最常用的是 Parks 分类法,该分类法对指导手术很有帮助。

Parks 分类法共分成括约肌间瘘(再分成单纯性、高位盲管、高位直肠瘘口和无会阴瘘口等几种)、经括约肌瘘(在高位或低位穿入外括约肌,又分成非复杂性和高位盲管两种)、括约肌上瘘和括约肌外瘘 4 种。

(一)括约肌间瘘

括约肌间瘘多为低位肛瘘,最常见,占 70% 左右,为肛管周围脓肿的结果。瘘管穿过内括约肌间在内、外括约肌间下行,开口于肛缘皮肤。

(二)经括约肌瘘

经括约肌瘘可分高、低位的肛瘘,占 25% 左右,多为坐骨肛门窝脓肿的结果。瘘管穿过内括约肌和外括约肌深、浅部之间,外口有一个或数个,并有分支相互沟通,外口距肛缘较近。

(三)括约肌上瘘

括约肌上瘘为高位肛瘘,较少见。瘘管向上穿过肛提肌,然后向下经坐骨肛门窝穿出皮肤。因瘘管常累及肛管直肠环,故手术需分期进行。

(四)括约肌外瘘

括约肌外瘘最少见,为骨盆直肠脓肿合并坐骨直肠脓肿的后果。瘘管穿过肛提肌而直接与直肠相通。这类肛瘘常见于克罗恩病或由外伤所致。

三、临床表现和诊断

肛瘘常有肛周脓肿自行破溃或切开引流的病史,此后伤口经久不愈,成为肛瘘的外口。主要症状为溢脓,脓液多少与瘘管长短及病程长短有关,有时瘘口暂时封闭,脓液积聚,可出现局部肿痛伴发热,以后封闭的瘘口破溃,又排出脓液。如此反复发作可形成多个瘘管互相沟通。少数患者可由外口排出粪便和气体。肛门皮肤因脓液刺激常感瘙痒、变色和增厚,甚或并发慢性湿疹。

外口常在肛周皮肤表面,凹陷或隆起,挤压有脓液流出,浅部的瘘管可在皮下摸到硬的条索,由外口通向肛门。高位肛瘘位置较深,不易摸到瘘管,且外口常有多个。如肛门左、右侧均有外口,应考虑为"马蹄形"肛瘘,这是一种特殊类型的肛瘘,瘘管围绕括约肌,由一侧坐骨肛门窝通向对侧,或呈半环形,如蹄铁状,在齿状线附近有一个内口,外口数目较多,位于肛门左右两侧。

诊断时需明确瘘管的走向,尽可能找到瘘管内口,方法有以下几种。

(一)直肠指诊

可初步了解内口位置、有无分支及其类型,指诊时可摸到内口似硬结,有压痛,按压后见脓液排出。

(二)肛镜检查

仔细检查齿状线上下,注意肛窦有无充血、凹陷或排脓,对可疑存在的内口可用探针探查以明确诊断。

(三)探针检查

可用探针探查瘘管的行径、方向和深浅。探针应细而软,从外口插入后沿管道轻轻探入,不可用力,以免探针穿破瘘管壁引起感染或假道。

(四)注入亚甲蓝染料

把5%亚甲蓝溶液自瘘管外口注入瘘管内,观察事先放入肛管直肠内白纱布上的染色部位以判断内口位置。对于复杂肛瘘患者有一定帮助。

(五)瘘管造影术

向瘘管内注入30%~40%的碘甘油或复方泛影葡胺,X线摄片可显示瘘管的部位、走向及分布。目前由于准确率不高,存在假阳性可能,故临床应用较少。

(六)Goodsall规律

在肛门中间画一横线,若肛瘘外口在横线前方,瘘管常呈直型,呈放射状分布;若外口在横线后方,瘘管常呈弯型,内口多在肛管后正中肛隐窝处。

(七)经肛门腔内超声检查

对确定肛瘘分类及内口位置有一定作用,但准确率较MRI略低。另外,腔内超声可用于判断肛门括约肌完整性和寻找较小的括约肌间脓肿。

(八)MRI检查

MRI检查可能是目前诊断肛瘘最为理想的手段之一,可在术前明确肛瘘类型,排除复发性肛瘘可能存在的其他原因。对复杂性肛瘘、马蹄形肛瘘和手术处理困难的患者,MRI检查有其优势且准确率高,临床正确使用MRI检查尚可提高手术成功率,并有效监测复杂性肛瘘的治疗效果。

四、治疗

肛瘘形成后不能自愈,需采用手术治疗。对有些复杂性或复发的肛瘘,如明确合并有结核、克罗恩病、放线菌病及性病时,需积极治疗合并的疾病,否则仅用手术不易治愈。手术方法是将瘘管切开,必要时将瘘管周围瘢痕组织同时切除,敞开创面以利于愈合。同时必须确定内口,并完全切除之,以防复发。根据瘘管深浅、曲直度及其与肛管括约肌的关系选用肛瘘切开、切除术或挂线疗法等治疗。非手术治疗包括热水坐浴,应用抗菌药物及局部理疗,但只适用于脓肿初期及术前准备时。

(一)肛瘘切开术

该手术适用于低位肛瘘。手术时充分敞开瘘管,利用肉芽生长使创口愈合。手术中先要确定内口位置,用探针检查或由外口注入亚甲蓝,也可在探针引导下边切开瘘管边逐步探查直至找到内口为止。弄清瘘管与肛管直肠环的关系,如探针在环下方进入,可全部切开瘘管而不引起肛门失禁。如探针在环上方进入直肠(如括约肌上瘘或括约肌外瘘),则不可将瘘管全部切开,应用挂线疗法或分期手术。第一期将环下瘘管切开,环上瘘管用挂线扎紧;第二期等大部分外部伤口愈合后,肛管直肠环已粘连固定,此时再沿挂线处切开肛管直肠环。术中应切除边缘组织及瘘管壁上的腐烂肉芽,使伤口呈底小口大的V字形,以便创口由深向浅愈合。

(二)肛瘘切除术

肛瘘切除术适用于瘘管壁较硬的低位肛瘘。术中先确定内口,明确瘘管与肛管直肠环的关系,用组织钳夹住外口的皮肤,从外向内将瘘管壁及周围瘢痕组织一同切除;创面完全敞开或部分缝合,止血后填入碘仿纱条或凡士林纱布。

(三)挂线疗法

该方法适用于高位肛瘘或老年人有肛门手术史及肛管括约肌功能不良者,以及瘘管走向与括约肌关系不明确的患者。

挂线疗法有两个目的:①松结扎以供引流之用,或用以刺激瘘管壁周围产生炎症并发生纤维化,或标记瘘管。②紧紧结扎挂线以缓慢切割管壁,使被结扎的括约肌发生血运障碍,逐渐受压并坏死,并使基底创面逐渐愈合。

此法的优点是肛管括约肌虽被切割,但不会收缩过多而改变位置,一般不会引起肛门失禁,术后2周左右被扎组织自行断裂。

该方法成功的要点:①要准确找到内口;②伤口必须从基底部开始,使肛管内部伤口先行愈合,防止表面皮肤过早粘连封闭。应用挂线疗法治疗复杂或高位肛瘘疗效满意,仅少数患者出现肛门失禁,复发率低。

(四)瘘管切除一期缝合术

该术式适用于单纯性或复杂性低位肛瘘。术前需做肠道准备,术后控制排便5~7天,手术前、后使用抗菌药物。手术要点:①瘘管全部切除,留下新鲜创面;②皮肤及皮下脂肪不宜切除过多,便于伤口缝合;③伤口要缝合对齐,不留无效腔;④术中严格无菌操作,防止污染。

(五)视频辅助治疗肛瘘

视频辅助治疗肛瘘(VAAFT)是Meinero等提出的一种既可用于诊断,又可用于治疗复杂或高位肛瘘的新的微创手术方式,通过肛瘘镜直观地找到内口,在视频下准确处理内口,然后由内向外清除瘘管。通过对136例经VAAFT治疗的肛瘘患者随访,术中内口发现率达82.6%,术后一年治愈率达87.1%,未发现并发症。目前国内对该技术应用还较少,远期疗效还需进一步观察。但VAAFT对肛瘘外科治疗器械的改进有一定的价值,有望为肛瘘的微创治疗开辟一条新的途径。

(王家和)

第十三节 痔

一、内痔

根据内痔发生的部位分原发性内痔(母痔)和继发性内痔(子痔)。母痔有三个,位于齿状线上方的右前、右后、左正中。这与血管的分支有关,直肠上动脉的终末支主要分布在右前、右后、左正中的肛柱内。与该动脉伴行的静脉首先在齿状线上方形成右前、右后、左正中三个主要的痔内静脉丛,然后汇集成右前、右后、左正中三支较粗的静脉,再汇集成直肠上静脉,注入肠系膜下静脉。由于直肠上静脉无静脉瓣,在直肠压力增高等因素的影响下,痔内静脉丛容易淤血、扩张、迂曲成为原发性内痔。继发性内痔有1~4个,由左正中及右后支静脉再分支扩张而成,故子痔常与左正中及右后的母痔相连(图5-5)。而右前支静脉常无分支,多无子痔。母痔和子痔的位置并不恒定,有的也有变异,有的孤立,有的数个连在一起。若母痔和子痔都脱出肛门,呈梅花瓣状,称环状痔。如内痔脱垂水肿不能回纳,称嵌顿性内痔。嵌顿性内痔发生血液循环障碍,出现坏死,疼痛加剧,称绞窄性内痔。

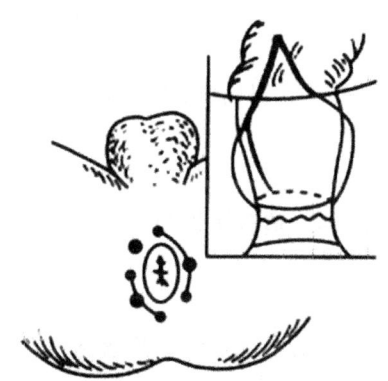

图 5-5 三个母痔的位置
(小图为直肠上动脉的分支与母痔的关系)

(一)分期

内痔分4期。

1.一期

排便时出血,血在大便表面,鲜血;或有滴血及喷射状出血,出血量较多。痔块不脱出肛门外。内镜检查,在齿状线上可见淡红色的结节状隆起,有的还可见出血。

2.二期

间歇性排便带血、滴血或喷血,出血量较一期减少。但排便时痔块脱出肛门外,便后痔能自行还纳。

3.三期

排便时出血量减少,但便时内痔常脱出肛门外,或劳累、行走过久,以及咳嗽或负重等腹内压增高时,痔亦脱出肛门外。脱出后痔不能自行还纳,需用手托回或卧床休息,腹内压减低后方可自行还纳。

4.四期

内痔长期脱出在肛门外,不能还纳,或还纳后又立即脱出。

内痔发展到三、四期时,多数已成为混合痔,因脱出的痔块较大,常累及到内、外痔静脉丛,因此,混合痔常是由内痔逐步加重形成。

(二)临床表现

1.便血

便血多见于一期、二期内痔,三、四期内痔出血较少,其特点:无痛性、间歇性便少量鲜血,便血数月后可自行停止,但会反复出现。血多在大便表面,有时为便时滴血,出血严重者可呈喷射状,如长期反复便血,可出现贫血。便血多因粪便擦破了痔表面上的黏膜,或排便时用力过猛引起扩张的内痔血管破裂出血,或因痔反复脱出肛门外,痔表面黏膜因摩擦、炎症、糜烂出血。便血常由大便干结、饮酒或吃刺激性食物以及疲劳引起。

2.内痔脱垂

内痔脱垂见于内痔后三期。多先有便血,后有脱垂,并越到晚期脱垂越严重,因晚期痔体积增大,逐渐与肌层分离,排便时易被推出肛门外。轻者便后可自行还纳,重者需用手推回,严重者在咳嗽、体力劳动等腹压增加时也能脱出肛门外。甚至有的内痔(四期)脱出肛门后不能还纳,严重影响患者的生活及劳动。有的内痔出血不明显,而脱垂是其主要症状。

3.疼痛

单纯内痔无疼痛。但有肛门下坠感。只有当内痔脱出嵌顿、水肿、血栓形成、感染、坏死时才有不同程度的疼痛。

4.肛门瘙痒、潮湿

晚期内痔,由于痔块反复脱垂,肛门括约肌松弛,分泌物常流出刺激肛周皮肤,出现潮湿及瘙痒,有的还出现肛周湿疹。

(三)诊断

内痔主要根据其临床表现及检查结果来诊断。检查应按照视诊、直肠指检和肛门镜检查的顺序仔细进行。

1.肛门视诊

用两手拇指将肛门向两侧牵开,三、四期内痔多能清楚地看到,二期痔有时亦能看到。痔有脱垂者,在蹲位或嘱患者排便后使痔保持脱垂状态下立即观察,可清楚地看到痔核的大小、形态、部位和数目。痔黏膜有无破溃、出血,特别对诊断环状痔有意义。

2.直肠指检

如内痔无血栓形成或纤维化,不易扪出。但对排除直肠其他病变十分重要,尤其要除外直肠癌、息肉和直肠黏膜下肿块等病变。

3.肛门镜检查

进行肛门镜检查时,先观察直肠腔内有无血迹、黏液,黏膜有无充血、水肿、溃疡及肿块,排除直肠内其他病变,再观察齿状线上方的痔块,痔块向肛门镜内突出,呈暗红色结节,并注意其大小、数天、部位及其黏膜有无糜烂等。

(四)鉴别诊断

内痔的诊断并不困难,关键是在诊断内痔时应注意与直肠癌等严重疾病进行鉴别,避免对肛管直肠其他疾病的漏、误诊。与痔鉴别的主要疾病有以下几种。

1.直肠癌

临床上将直肠癌误诊为痔者并不少见,其误诊原因是仅凭便血等症状来诊断,忽视了直肠癌、溃疡性结肠炎等疾病也多有便血,而未行直肠指检或内镜检查。直肠癌为高低不平的实质性肿块,表面有溃疡、组织脆、易出血,指套有血迹。肿瘤较大时,肠腔有狭窄,并且肿块较固定。尤其注意三、四期内痔与直肠远端癌的鉴别,不要看到有痔或环状痔,就满足于痔的诊断、治疗,直到病情加重才行直肠指检或内镜检查,这种沉痛的教训并非少见,应予以高度重视。

2.直肠息肉

息肉如有糜烂可以并发出血,有蒂息肉可脱出肛门外,有时误诊为痔脱垂。但息肉呈淡红色、可活动、圆形或分叶状,触之呈实质感。

3.直肠脱垂

有时将直肠脱垂误诊为环状痔。直肠脱垂呈环形,黏膜表面平滑,肛管括约肌松弛。环状痔脱垂黏膜呈梅花瓣状,括约肌不松弛。

4.肥大肛乳头

肥大肛乳头呈乳头状或三角形突起,有的有蒂,可脱出肛门外。肛门镜见肥大肛乳头位于齿状线部位,呈灰白色、质硬,有触痛,无出血。

(五)治疗

痔不会转变为其他恶性病变,偶有出血或脱垂,只需注意饮食,多吃蔬菜、多喝水,使大便松软、通畅,即可缓解。故目前对痔的治疗观点如下。①无症状的痔无须治疗,一切治疗的目的是消除症状,而不是消除痔体。故痔有出血、脱垂、嵌顿或血栓形成时才需治疗。一切没有症状的痔只需注意饮食,保持大便通畅,注意肛门清洁,防止并发出血、脱垂等的发生即可,无须特殊治疗。②痔的治疗是消除症状,而不是根除痔本身,通过对痔周围组织的纤维化,以达到固定肛垫于直肠肌壁的目的,防止痔出血、脱垂。③严格掌握手术适应证,当保守治疗失败或三、四期内痔已失去其保留的意义,而且不再有可逆性时,选择手术切除是必要的,但轻易地将痔切除或大范围地切除是不可取的。同时痔有出血、脱垂,眼看着患者受痛苦,这也是不符合医学伦理的。

根据以上观点,内痔的治疗应根据每个患者的病情,医师的经验等,选择不同的治疗方法。

1.一般治疗

对伴有便秘的患者,应用缓泻药软化大便,每晚或便后用 1∶5 000 高锰酸钾液坐浴,然后向直肠内塞入痔疮栓。如痔核脱出,用手轻轻推回。对嵌顿性痔,用 50% 硫酸镁湿敷后,轻柔地将其复位,待炎症消退后再进一步治疗。

2.痔注射疗法

内痔注射疗法自 19 世纪起一直沿用至今。目前用作内痔注射疗法的药物较多,常用的有 5% 苯酚植物油,5% 鱼肝油酸钠,5% 盐酸奎宁尿素水溶液,以及消痔宁等。注射疗法的作用机制是将硬化剂注入痔块周围,造成局部无菌性炎症,导致痔黏膜下组织纤维化,小血管闭塞,使下移的肛垫回缩固定于肌面上。而注射疗法绝不是使血管栓塞。在这些硬化剂中,目前国内外最常用的是 5% 苯酚植物油。该药有以下优点:①用量小,总剂量 10~15 mL,一般无不良反应;如用其他注射剂量大的药物,容易引起局部黏膜的坏死及溃疡;②容易吸收,局部反应小,因植物油容易吸收;如用矿物油配制则不易吸收,并且可致不良后果;③苯酚本身有灭菌作用,用于易被污染的肛门部位是有益的;④注射后局部产生的瘢痕很小。

(1)适应证:①无感染、糜烂等并发症的内痔都可以注射;②一期内痔,尤其适用于主诉便血无脱垂者,对控制出血的效果明显,且有很高的两年治愈率;③二期、三期内痔,注射后可防止或减轻脱垂;④痔手术后复发,再度出血或脱垂者;⑤年老体弱、高血压、心脏病、肝、肾功能不全者亦可注射,但应谨慎进行。

(2)禁忌证:任何外痔及内痔有血栓、感染或糜烂者。

(3)方法:注射前排空大小便,取侧卧位或截石位。行直肠指检后插入肛门镜,仔细检查肛管后暴露内痔。用氯己定消毒。将针尖刺入齿状线上内痔根部黏膜0.5 cm(图5-6A),刺入后针尖能左右移动,即证明在黏膜下层;针尖不能移动,说明针刺入过深,已达肌层,应将针拔出少许,抽吸无回血,即可注射。针尖不应刺入痔中心的静脉丛内,以防硬化剂注入血管内,引起急性痔栓塞。注射5%苯酚植物油的量应根据黏膜的松弛程度和痔的大小来定。一般每个痔注入3～5 mL,如黏膜很松弛可达5 mL。每次注射1～3个母痔。药液注入黏膜下层后,可见粉红色的黏膜隆起,并可见黏膜血管纹理(图5-6B)。如药液注入过浅,隆起黏膜呈白色,以后黏膜易坏死形成溃疡。若注射过深,达肠壁肌层,可出现疼痛。若注入齿状线以下,患者立即感到疼痛。并且前正中线部位不宜注射,因易损伤前列腺、尿道或阴道。因此注射的部位和深浅关系到疗效的好坏、患者的痛苦及并发症,应加注意。

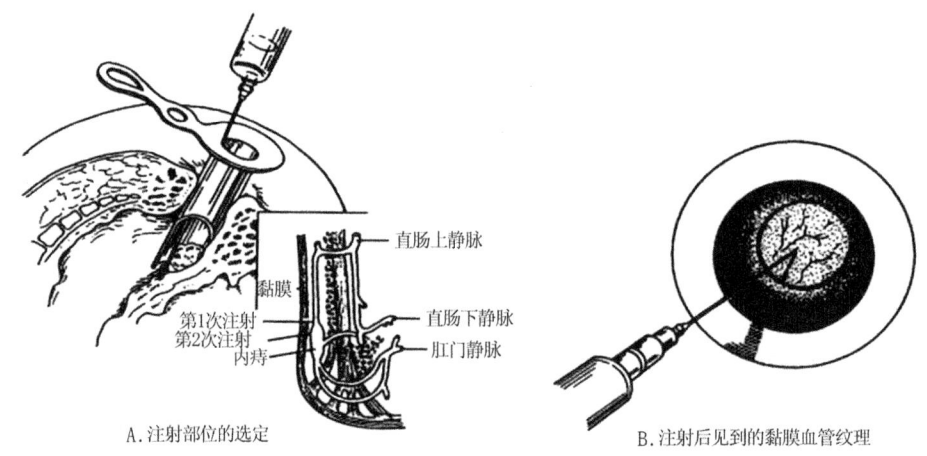

图5-6 内痔注射疗法

(4)注意事项:①注射结束,拔针后观察穿刺点有无出血,如有出血,用无菌干棉球压迫片刻止血。肛门镜拔除后,括约肌收缩,多能止血及防止药液自针孔流出。②拔除肛门镜前,直肠内置入1枚外涂痔疮膏的痔疮栓,有利于局部的消炎、止痛。③每隔5～7天注射1次,每次注射内痔不超过3个,1～3次为1个疗程,第2次注射部位较第1次稍低。④注射药量要适当,注射过少疗效差,足量注射疗效好,过量注射易致局部黏膜坏死。注射针头用9号长的穿刺针,针太粗易致出血,过细药液不易注入。⑤注射中或注射后都不应有疼痛,如注射中出现疼痛多是因注入过深或注射到齿状线以下等原因引起,术后疼痛多是感染造成。⑥注射后24小时不排便,以防止痔脱垂及出血、感染。若有脱垂,应立即还纳,以免发生痔静脉栓塞。⑦第2次注射前应先行直肠指检,如痔已硬化,表明痔已固定,则不需要再次注射。或在肛门镜下用钝针头拨动痔表面黏膜,如仍松弛,可再注射。⑧注射后应休息30分钟,患者无不适后才可离开,以防虚脱等反应。

(5)并发症:一般内痔注射发生的并发症少,尤其是5%苯酚植物油注射发生的并发症很少。常见的并发症有以下几种。①出血:多是黏膜破溃后出血,且出血量多较大。主要是注射药浓度过高,过于集中,痔上血管被腐蚀后发生大出血。应在直视下缝扎止血。②局部坏死:如用消痔宁或奎宁等注射,浓度过高,用量过大、深浅不当引起。坏死后形成溃疡,有的可发生出血,多经抗感染等对症治疗1个月左右才能愈合。③直肠狭窄:多因注射无计划、无目的、在同一平面上注射痔过多,或注入药物过多、过浓,大片坏死,巨大溃疡愈合后形成狭窄,可用手指或气囊扩张狭窄,或手术成形等治疗。

(6)疗效:内痔注射疗法操作简单,多在门诊完成,见效快。尤其对一期内痔出血的止血作用好。有学者报道用5%苯酚植物油注射一期、二期内痔,其治愈率达75%。但多数学者认为对二期、三期内痔注射后疗效欠佳,2年内复发率较高。

3.枯痔钉疗法

将枯痔钉插入痔中心部位产生创伤、异物反应,使痔静脉闭塞,间质纤维组织增生收缩、固定于肌肉表面,从而达到治愈痔。在异物反应期间,枯痔钉插入创道有引流作用,一般不会发生感染。枯痔钉有含砒与不含砒两类,目前多用不含砒的二黄枯痔钉(黄檗、大黄制成),避免了砒的毒性反应。

(1)适应证与禁忌证:枯痔钉疗法适用于二期、三期内痔,但内痔如有糜烂、溃疡等感染时,以及外痔禁用枯痔钉疗法。

(2)方法:取左侧卧位,不用麻醉,先让患者下蹲屏气或用吸肛器等使痔充分暴露于肛门外。术者用左手固定脱出之痔,消毒。用右手捏住枯痔钉后段,将钉与肛管平行或呈15°斜插入。用力刺破黏膜后,再左右旋转插入,深约为1 cm,以不超过痔的直径为宜(图5-7)。黏膜外剩余部分剪除,仅使钉外露0.1 cm起固定、引流作用。插钉间距0.2~0.4 cm,齿状线以上0.2 cm,插钉数量根据痔的大小来定,一般每个痔插钉4~6根,两排枯痔钉应错位呈三角形。先插出血的痔,再插左侧的痔,最后插右侧的痔,一次插钉1~3个内痔。插完毕将痔送回肛门内,包扎。

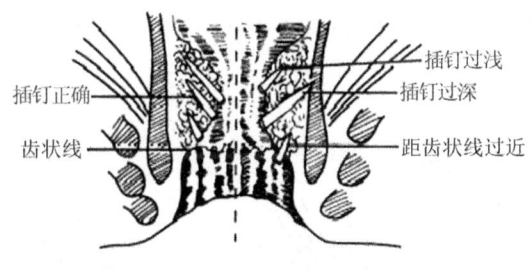

图5-7 枯痔钉插入内痔深度

(3)术后处理:术后控制排便1天,以免枯痔钉脱落、痔脱出、出血。第2天开始口服液状石蜡等软化大便,避免用力排便。若痔脱出应立即送回,防止嵌顿。并注意大便性状,若出血过多,应行缝扎止血。便后及每晚应用1∶5 000高锰酸钾溶液坐浴,向直肠内塞入痔疮栓。1周内避免重体力劳动,如用含砒枯痔钉,应注意查肝、肾功能。

枯痔钉插入后12~24小时溶化,2周左右愈合。该法近期疗效好,1年复发率约20%,无肛门狭窄、失禁等并发症。由于复发率高等因素影响,近年来应用逐渐减少。

4.胶圈套扎疗法

通过器械将小胶圈套扎在内痔的根部,利用胶圈的弹性回缩力阻断内痔的血运,使痔缺血、坏死、脱落,创面逐渐愈合。该法适用于各期内痔,主要用于二期、三期内痔。痔有感染等并发症时禁用。套扎器有吸入套扎器和拉入套扎器两种,前者常套扎痔块较少,疗效欠佳,以及易发生机械故障等,现应用渐减少。后一种套扎器圈套痔块的大小容易调节,故疗效较好。现以拉入套扎器为例说明套扎器的结构及使用方法。

(1)套扎器的组成:套扎器用不锈钢制成,全长为20 cm,分三部分。①套扎器前端为套扎圈环,直径为1 cm,有内、外两圈,内圈套入外圈,外圈能前后移动。②杆部:为一长为20 cm带柄的金属杆,分外、内两杆。外杆与外圈相连接,按压柄部时,可使外圈向前移动,将内圈上的小胶圈推出,套住痔块根部。内杆与内圈相连接,不活动。③扩胶圈圆锥体,为将小胶圈装入内圈之用(图5-8)。

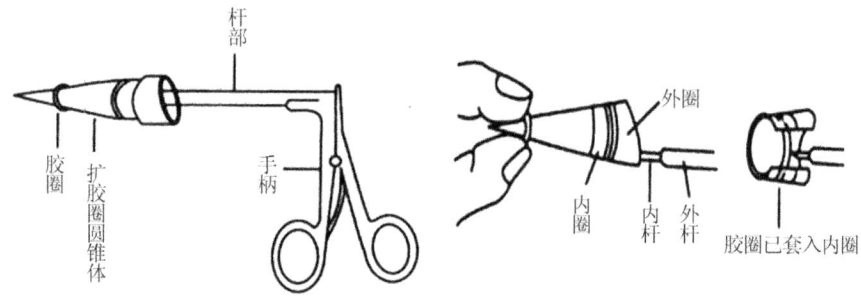

图5-8 拉入套扎器

(2)方法:套扎前排尽大便,患者取膝胸位或侧卧位。插入肛门镜,显露需套扎的内痔,局部消毒后,助手固定肛门镜,术者左手持套扎器,右手持痔钳(或弯麦粒钳),从套扎器内伸入肛门内,钳夹痔块,将其拉入套扎器圈内,扣动手柄将两个胶圈推出,套扎于痔块根部,然后松开痔钳,并与套扎器一并取出,最后取出肛门镜(图5-9)。一般一次可套扎1~3个内痔。如无套扎器也可用两把血管钳替代。先将胶圈套在两把血管钳的前端部,然后用1把血管钳夹住痔根部,另1把血管钳挑起胶圈越过痔,套在痔的根部(图5-10)。痔的下端如套在齿状线处,应将其皮肤剪开,防止疼痛。

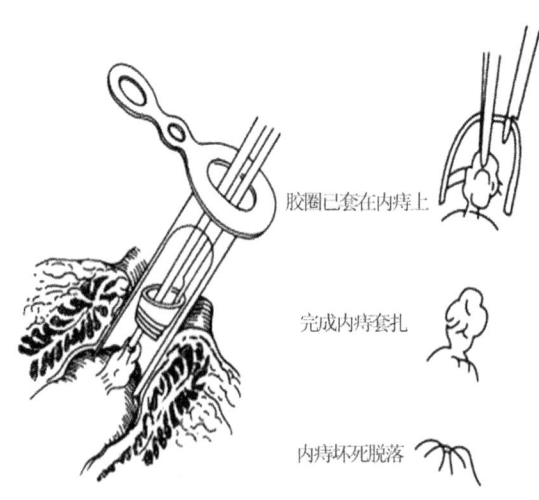

图5-9 拉入套扎器套扎内痔

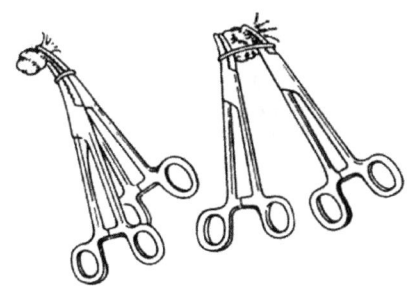

图 5-10　内痔血管钳套扎法

(3)注意事项：①钳夹痔块时如果患者感到疼痛，应重新往上夹，防止胶圈套在皮肤上，术后疼痛。②每个痔同时套两个胶圈，防止断离，使套扎失败。胶圈用浸泡消毒，防止高压消毒失去弹性。③套扎后如感疼痛不适，若是套扎到皮肤引起，应局部麻醉后V字形剪开痔下缘的皮肤。④每次套扎不超过3个痔。如为环状痔，第1次套扎后症状还明显者，可在3周后再行第2次套扎。

(4)术后处理：①术后控制排便1天，以防痔脱垂、水肿；若便后有脱垂应立即还纳。②便后或睡前用1∶5 000高锰酸钾溶液坐浴，并用痔疮栓塞肛。③对年老体弱者，可适当服用甲硝唑及环丙沙星等预防感染。④2天后适当应用缓泻剂以防便秘。

(5)并发症：一般患者行套扎术后第1次大便时，可能带少许血或肛门有下坠不适及疼痛感者，用坐浴或止痛药等对症治疗，这不属于并发症。常见的并发症有以下几种。①迟发性出血：一般发生在套扎后7~10天，痔块脱落后发生出血。其发生率约为1%，多需应用巴曲酶等止血药治疗，必要时行缝扎止血。如胶圈未脱落的出血，多因胶圈失去弹力或套扎过松，此时可行硬化剂注射，或行切除。②疼痛：剧烈疼痛应除外肛周感染，如无感染多系橡皮圈套扎到皮肤上，应在局部麻醉下切开被套扎的皮肤。如有感染应立即抗感染治疗，以防坏疽等严重并发症发生。③胶圈滑脱：常因胶圈本身的问题或组织张力过大引起，可使用缓泻剂，避免大便过于干结，大便时使胶圈移位，或在术中行结扎后，在痔内注入硬化剂防止滑脱。④血栓形成：内痔结扎后，在相应部位发生血栓性外痔的发生率为2%~3%。发生后应给予坐浴或切开取血栓。

(6)疗效：该法操作简单，疗效较好，患者痛苦小。一般报道治愈率为76%~90%，症状改善者为10%~25%，无效为1%~10%，并且多为四期内痔。但套扎疗法愈合时间长，需3周左右。并且感染也偶有发生，应加警惕。

5.红外线凝固疗法

接近痔的正常黏膜处，围绕痔做3~5次脉冲照射。每次脉冲可产生直径为3 mm，深为3 mm区域的组织坏死，使痔周围黏膜下产生纤维化，从而达到使痔缩小固定于肌肉表面的目的，使痔治愈。

(1)适应证：红外线凝固疗法适用于一期、二期内痔。

(2)方法：患者侧卧位或折刀位，可在靠近齿状线处黏膜下注射少量麻药，以防照射时疼痛。用肛门镜显露痔块，根据痔的大小，在靠近痔块正常黏膜处环形照射3~5次脉冲，每次脉冲1~1.5秒(图5-11)。不能直接照射痔的中部，每次可照射1~3个母痔，如需要2周后可再用该法治疗。照射后组织凝固变白，以后数天内成黑色的焦痂，最后焦痂脱落，留下轻微皱缩的粉红色瘢痕。

(3)疗效：该方法操作简单，无疼痛，疗效较好。对一期、二期内痔与胶圈及注射疗法相比较疗效相似。但对三期内痔的疗效差。

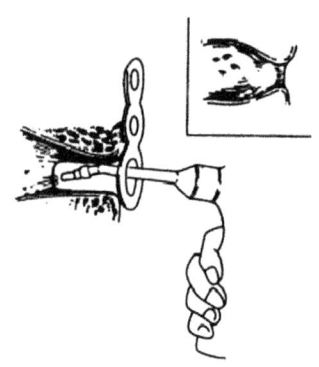

图 5-11　红外线凝固疗法治疗内痔

上图示 1 个痔需照射 4 个点

6.双极透热疗法

该方法通过热效应使局部组织破坏,形成溃疡,纤维组织增生愈合,使痔缩小、固定,达到治愈目的。该仪器的痔探头是通过双极电流来使血管团发生凝固、电流经过探头顶端两个临近电极之间的组织通过,使组织凝固、发白。由于电流通过的路径较短,即使多次应用,其穿透的深度仍较有限。

(1)适应证:双极透热疗法适用于一期、二期、三期无并发症的内痔。

(2)方法:左侧卧位或折刀位。不用麻醉。用绝缘肛门镜暴露痔块。将探头紧密接触齿状线 1 cm 以上的痔块,打开开关,直到局部组织发白。此时局部组织凝固的深度已达到 3 mm。一次可治疗 1~3 个内痔。

(3)疗效:该法容易操作,治疗时间短、无疼痛、疗效较好,一次治愈率可达 78%,并对三期内痔亦有较好的疗效。

7.肛管扩张术

Lord 报道了应用肛管扩张术治疗内痔。认为痔的发生是由于肛管内压增高所致,因此扩张肛管降低肛管压力,可以解除痔的症状,达到治愈目的。

(1)适应证:该法适用于肛管静息压>13.3 kPa,或疼痛剧烈的绞窄性内痔。禁用于老年人及常有腹泻者。

(2)方法:取截石位或折刀位。用腰麻或骶管麻醉。具体操作方法见肛裂的肛管扩张术。扩张后 2 周复查,如症状未消失,可用扩肛器再次扩肛。并发症有肛管皮肤撕裂、出血、黏膜下血肿及暂时性肛门失禁。

(3)疗效:扩肛后症状改善或无症状者,一般报道为 75% 左右;无效者为 5%~20%,故有的患者需改用手术等治疗。长期随访复发率较高。

8.手术治疗

手术治疗适用于三期、四期内痔,尤其适用于外痔较大的混合痔。

(1)外剥内扎术:外剥内扎术适用于混合痔。即外痔剥离,内痔结扎。手术步骤如下。①折刀位或截石位,骶管麻醉或局部麻醉。②消毒、扩张肛管后,用拉钩轻轻拉开肛管,探查痔的数目、大小和部位。③用组织钳夹住外痔向外牵拉,暴露内痔(图 5-12A)。在外痔基底部两侧皮肤做 V 形切口,剪开皮肤时,防止剪破痔静脉丛。在括约肌表面钝性分离外痔静脉丛至齿状线稍上方。并剪开内痔两侧少许黏膜,显露内痔基底部。④用弯血管钳夹住内痔基底部,用 7 号不吸收线结扎(图 5-12B),再用 4 号不吸收线缝扎一道,剪除痔块。⑤用 3-0 号可吸收线缝合切开的黏膜直至齿状线处,皮肤切口不缝合,以利引流。

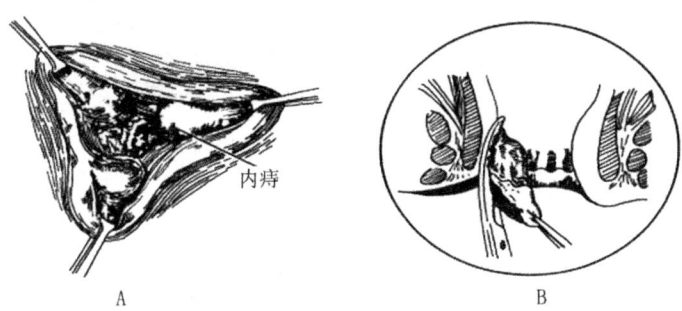

图 5-12　混合痔外剥内扎术
A.用组织钳夹住外痔向外牵拉,暴露内痔;B.外痔已剥离,在内痔根部上血管钳准备结扎

用同样的方法切除其他 1~2 个母痔,一次手术切除不超过 3 个。并且在切除的两痔之间必须留有 1 cm 以上的正常黏膜和皮肤,避免发生肛门狭窄。创面敷以凡士林纱布包扎。

(2)急性嵌顿性内痔的手术治疗:内痔,尤其是环状内痔脱出嵌顿(称急性痔病),由于有广泛的血栓形成及水肿,患者十分痛苦。以往认为手术会导致炎症扩散,其治愈时间长,有的还发生感染,故不敢手术切除,而行保守治疗。近年来认为嵌顿性痔的急性水肿是静脉和淋巴回流障碍所致,而并非炎症引起,即使痔有浅表溃疡形成,但炎症多在痔表面,不在深层组织,并不影响手术。并且肛周组织对细菌感染有较强的抵抗力,应行急症手术切除,但仅限于某 1~3 个嵌顿有血栓形成的痔,而不适宜做痔环形切除等范围较大的手术。术后水肿明显减轻或消失,疼痛缓解。但脱垂之痔如有明显感染或坏死,仍应保守治疗。

(3)痔环形切除术:痔环形切除术适用于环状痔及内痔伴有直肠黏膜脱垂者。术前排尽大便。手术步骤:①取折刀位或截石位;腰麻或骶管麻醉。②消毒、铺单后,扩肛至 4 指,探查痔的数目、大小及部位。③选一与肛管直径相同的软木塞塞入肛管内,然后向外拉 2~3 cm,使痔全部脱出,并附着于软木塞上。用一排大头钉将痔块环形固定在软木塞上,针距 1 cm。在齿状线上缘 0.5 cm 处环形切开黏膜(图 5-13)。在括约肌表面剥离切除所有扩张的痔静脉团。④在 12 点处纵行剪开黏膜,将直肠黏膜与齿状线皮肤缝合 1 针,用同样方法在 3、6、9 点处各缝 1 针。⑤在痔块上方从 12 点处向 3 点方向做环形切口,切除黏膜及痔块。用 3-0 号可吸收线边切边间断缝合,逐步完成环状痔的切除与缝合(图 5-14A、B)。肛管内置一小块凡士林纱布包扎。

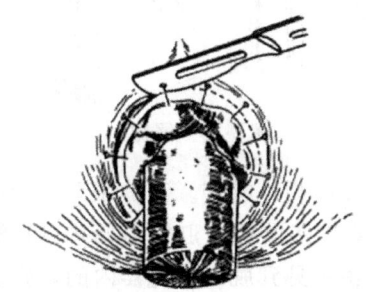

图 5-13　在齿状线上方 0.5 cm 环形切开黏膜

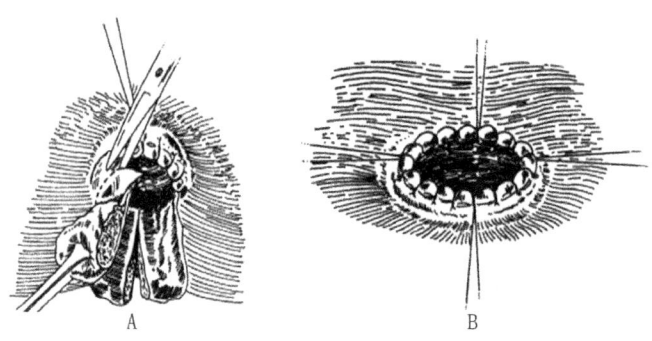

图 5-14 痔环形切除术

A.在痔块上方环形切断黏膜,边切边缝;B.痔切除后外观

切口愈合后,应做直肠指检,如有狭窄,应定期扩肛。痔行环形切除,容易发生肛管狭窄,故在切除中尽量多保留皮肤。由于该手术容易发生并发症,并且操作相对复杂,故近年来施行该手术的逐渐减少,而应用吻合器行环状痔切除术的增多。

(4)吻合器行痔环形切除术:该手术适用于三、四期环状脱垂性内痔。意大利的 Longo 医师首先应用吻合器行痔环形切除术(procedure for prolapse and hemorrhoids,PPH)以来,在世界许多国家也开展了此手术,我国已行 PPH 手术上千例。

该手术的原理:用圆形吻合器(图 5-15)经肛门环形切除直肠下端黏膜 4 cm 的同时,并将黏膜对端吻合,不切除痔及肛管内的组织。由于直肠下端黏膜(距齿状线 2~3 cm)被切除了 4 cm,对端吻合后将下段脱垂的内痔组织向上提到肛管内,并且痔的血液循环也受到一定程度的阻断,痔缩小,以及术后炎症的影响,纤维组织增生,痔不易脱出肛门外。并且此手术未累及到齿状线及皮肤,故术后疼痛极轻,术后气、便的分辨能力不受影响,并发症少,手术时间和住院时间均短。但器械昂贵。

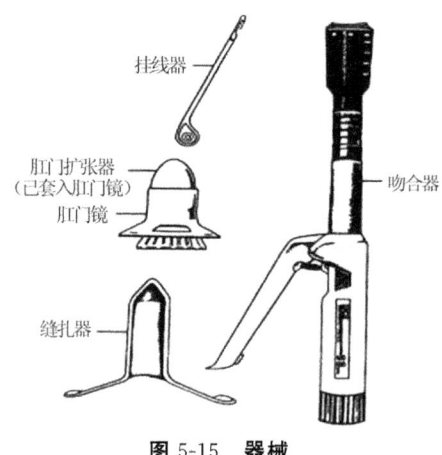

图 5-15 器械

方法:截石位或折刀位。腰麻或硬膜外麻醉。①扩张肛管,使内痔脱出,用 3 把组织钳夹住 3 个母痔,然后将外套肛门镜的肛管扩张器插入肛管直肠内,肛管扩张完毕后,取除扩张器。将缝扎器从肛门镜插入直肠,经肛门镜可见到脱入缝扎器内的黏膜。距齿状线 5 cm 用 7 号不吸收线缝合黏膜层一周,方法是边缝合边转动缝扎器(图 5-16),一圈缝好后,退除缝扎器。②将吻合器旋开到最大限度后从肛门镜插入,其头端伸入到环形缝线的上端,收紧环形缝合线打结。结不

可打得过紧,以防捆绑于中心杆上,影响向下滑动。结扎后的线不能剪断,用持线器通过吻合器侧孔将线尾引出肛门外打结或用钳夹住(图5-17),整个吻合器头伸入到肛管及直肠内。适当牵引结扎线使脱垂的黏膜进入套管内,拧紧吻合器,打开保险,击发完成切割、吻合(图5-18)。并继续保持吻合器呈关闭状态20秒,有压迫止血的作用。③将吻合器松开,同时取出吻合器及肛门镜。然后用小S形拉钩或肛门镜暴露检查吻合口,如有出血行缝扎止血。

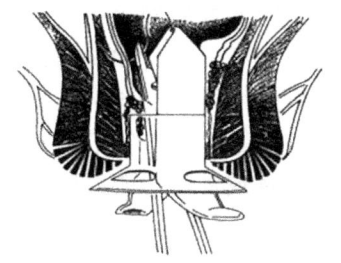

图5-16 荷包缝合

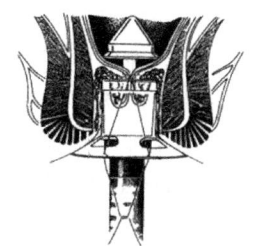

图5-17 拉紧打结线,准备吻合

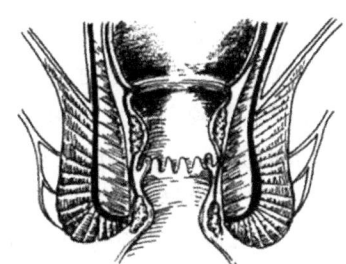

图5-18 吻合口

手术注意事项:①缝合黏膜时,只能缝到黏膜下层,太深容易损伤括约肌及阴道,术后发生直肠阴道瘘,该并发症虽然较少,但已有报道;②环形缝合应距齿线5 cm,黏膜松弛明显时可作两道对称性的环形缝合,两环形缝合线应靠近;环形缝合的针距为0.5 cm,针距过大容易发生吻合口裂开;③取出吻合器应检查切除的黏膜是否完整、光滑;④拔除吻合器及肛门镜后,一定要检查吻合口是否光滑、完整、有无出血;如有出血或怀疑吻合欠佳时,应加强缝合,避免吻合口出血及漏等并发症的发生。

9.痔手术的并发症

痔行手术切除疗效较好,术后症状解除或明显好转者可达93%。但手术并发症亦不容忽视。常见的有十余种,如出血、尿潴留、疼痛、便秘、粪便嵌塞、切口感染、肛门皮垂、直肠黏膜脱垂、肛门狭窄、肛裂、假性息肉、表皮囊肿、肛瘘、肛门瘙痒、肛门失禁、痔复发。避免这些并发症除了精心操作外,还应严格掌握手术适应证及围术期处理,在这些并发症中最常见、较严重的如下。

(1)出血:有早期及晚期出血。前者是因结扎不紧,脱落出血。后者发生在术后7~10天,多因感染出血。由于肛管括约肌的作用,血液多反流入肠腔,而不易流出肛门外,故出血不容易及时发现。但出现下列征象者,应考虑到出血的可能:有阵发性腹痛、肠鸣音增强及腹胀;肛门下坠、便意感加重;患者出现头昏、心悸、恶心、出冷汗等虚脱症状。凡出现以上情况,应在止痛情况下行直肠指检,必要时行内镜检查,以便及时诊断和处理。如有出血除了全身应用巴曲酶或酚磺乙胺等止血药外,抗生素也应适当应用,但关键的是局部止血。如出血量较大,应在腰麻或局部麻醉下缝扎止血。出血量较小,如渗血等用气囊导尿管,或30号肛管,外裹凡士林纱布,两端用丝线扎紧,外面再涂麻醉软膏,塞入肛门内压迫止血,一般均能达到止血目的。

(2)尿潴留:尿潴留是痔手术后最常见的并发症。有学者报道了痔手术后的尿潴留达20%。疼痛及输液量过多是尿潴留的主要原因。因为疼痛、尿道括约肌不能充分地松弛,引起尿潴留。因此手术不缝合肛管皮肤,肛管内不塞入大块凡士林纱布用以压迫止血,可以减轻疼痛,同时适当应用止痛药,对预防尿潴留是重要的。并且在手术前及术后12小时限制水摄入量,造成短暂的轻微失水状态,使之在麻醉消失前,膀胱不会膨胀,待麻醉消失后,膀胱收缩功能恢复后再排尿,不会造成尿潴留。由于腰麻等对排尿功能有一定影响,故最好用局部麻醉。并且术后患者应尽早起床活动,第1次排尿时到厕所可引起条件反射,对防止尿潴留有一定作用。

(3)便秘:痔手术后患者恐惧排便,以及术后卧床,肠功能紊乱或局部功能失调,如伴有结肠功能低下,则可出现便秘。故术后第2天,患者仍未排便者,可给予缓泻药软化大便,促进排便。如术后第4天仍未排便,可用温盐水灌肠。

(4)肛门狭窄:肛门狭窄多见于环状痔行环形切除术后,或一次切除痔过多,切除两痔间留的皮肤、黏膜过少,或痔切除后纤维组织增生、瘢痕形成过大等引起。痔手术后的肛门狭窄常见的有以下三种。①肛缘处狭窄:多见于环状痔行环形切除时,切除肛管皮肤较多,或在行单个痔切除时,切除痔过多,同时切除的皮肤、黏膜范围较广,切口瘢痕收缩造成肛缘狭窄。检查时示指不能通过,瘢痕处有裂伤,多是由排便造成的撕裂。②齿状线处狭窄:多见于闭合式痔切除术后,即痔切除后皮肤黏膜完全缝合。外观肛门皮肤无异常,但直肠指检,齿状线处不能通过一示指。③齿状线上狭窄:多由于内痔蒂部结扎过宽,或切除痔的个数过多,结扎范围过于广泛引起。肛门狭窄应先行扩肛治疗,每天1~2次,多数患者有效,若无效者应行肛门成形术。

二、外痔

(一)静脉曲张性外痔

静脉曲张性外痔也称单纯性外痔,由齿状线以下的外痔静脉丛扩张、迂曲形成。行走过久肛门可有下坠或异物感,有时有瘙痒。但无疼痛等其他症状。检查见肛周皮下有圆形或椭圆形的柔软突出物。静脉曲张性外痔给予内痔的一般治疗即可,无须手术等治疗。

(二)血栓性外痔

血栓性外痔常见于便秘,排便用力过猛,咳嗽,过度疲劳,或局部静脉炎症,使肛缘静脉破裂,但也有无原因的自发性破裂。血液在肛缘皮下形成圆形或卵圆形血块。患者有突感肛门疼痛史,并出现一肿块,行走不便。疼痛在48小时内最剧烈,严重者坐卧不安。数天后疼痛渐减轻,5天后肿块变软,逐渐消散,疼痛缓解。

1.检查

早期在肛缘皮下可见暗红色结节,多为0.5~2 cm大小。触之质地硬,边界清楚,压痛明显。血栓性外痔皮肤可自行破裂排出血块,伤口可自愈,但有的则形成脓肿或肛瘘。

2.治疗

发病1~3天,若疼痛剧烈,肿块无变软、缩小,则应行手术治疗。反之若肿块缩小,疼痛轻微,则不需手术治疗。

3.手术方法

左侧卧位。局部麻醉后消毒,以血栓为中心,做一放射状切口,用血管钳将血栓完整地取出,有时有多个血栓,应逐个取出,不能遗留血栓,以免术后疼痛、肿胀不能缓解。取尽血栓后,剪除切口边缘皮肤少许,以利引流,并可防止愈合后形成皮垂外痔。伤口内置凡士林纱布引流,包扎。

(三) 结缔组织外痔

结缔组织外痔也称皮垂性外痔,痔内无静脉扩张。常由慢性炎症刺激引起,多是血栓性外痔及肛门手术后的后遗症。患者有时有肛门异物、下坠感,或瘙痒,如有炎症时则感疼痛。常有粪便擦不尽污染内裤。皮垂性外痔如伴有炎症反复发作,可行手术切除。但一般情况下无须手术治疗,保持肛门部清洁,以免肛周瘙痒及感染。

三、混合痔

(一) 概述

混合痔是指齿线上直肠黏膜下的血管性衬垫病理性扩张或增生,与齿线下曲张的痔下静脉丛在同一方位的相互贯通融合,括约肌间沟消失,使内痔部分和外痔部分形成一整体的隆起性组织。多发于截石位 3 点、7 点、11 点处,且以 11 点处最为多见。在诊断混合痔时,应注明内痔的分期和外痔的分类。

(二) 临床表现

用力排便或负重等致腹压增加时,肛缘可见扩大隆起的静脉曲张性外痔,内痔部分较大者,常可脱出肛门外(图 5-19、图 5-20)。

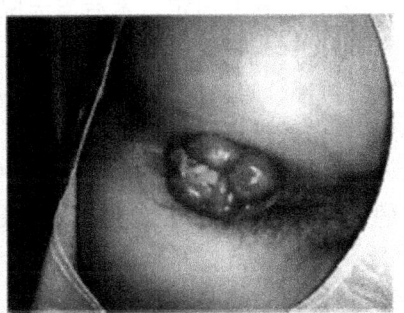

图 5-19 混合痔伴肛乳头肥大

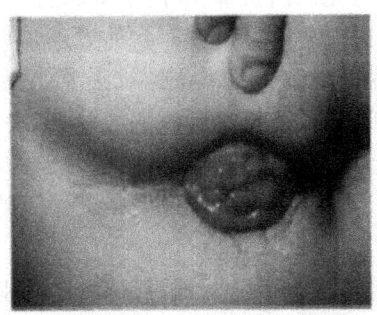

图 5-20 静脉曲张型混合痔

(三) 诊断

直肠指诊可触及柔软、表面光滑、无压痛的隆起组织;混合痔部位括约肌间沟消失;肛镜检查内痔与外痔连成一体,无明显分界。

(四)鉴别诊断

鉴别诊断参照内、外痔的相关部分。

(五)治疗

1.非手术治疗

非手术治疗参照内、外痔的相关部分。

2.手术治疗

(1)电容场电钳治疗:取左侧卧位,常规消毒铺巾,腰部麻醉或局部麻醉。消毒肛管,扩肛,用组织钳夹住痔核并提起,然后用电钳夹紧痔核根部,其下垫好纱布,踩下脚控开关,3秒后仪器将自动报警,如果痔核较大,可在同一痔核不同平面反复钳夹直至满意为止。松开脚控开关,取下治疗电钳,痔核的基底部出现一2~3 mm宽的白色干结组织,距该干结组织1~2 mm处将痔核切除。对单个或界面清楚的混合痔,若以内痔为主,外痔部分较小者可内外部分一次钳夹;相反若以外痔为主,外痔基底部较广泛者,可先将外痔基底部皮肤呈V形切开,稍加钝性分离,然后钳夹内、外痔部分一次治疗。如遇过大痔组织,也可先行外痔部分钳夹,后进行内痔钳夹。

(2)外痔剥离,内痔结扎术:麻醉后,肛门部常规消毒,铺治疗巾,消毒肛管直肠,充分扩肛,使内痔全部暴露,在外痔部分,先做"V"形切口,注意保留肛管皮瓣,用组织钳提起"V"字形皮瓣,将皮瓣下方的外痔静脉丛剥离至齿线上0.2 cm处,然后用止血钳夹住内痔部分基底部,用丝线圆针做"8"字形贯穿缝扎,距缝扎线0.5 cm剪去痔的远端,修剪皮肤边缘至整齐,并使引流通畅,检查创面无出血,肛管内放入油纱条,外盖敷料并固定。术后当天限制大便,以后每次便后中药煎汤或温水坐浴,常规换药至愈。

外痔剥离时要选好切口,照顾外痔部分的整体关系,手术中注意保留适当的黏膜和皮肤,以防术后肛门直肠狭窄。术后处理参见内痔贯穿结扎法。

(3)环状混合痔分段结扎术:麻醉后,肛门部常规消毒,铺治疗巾,消毒肛管直肠,充分扩肛,使内痔全部暴露,首先根据痔核的多少、大小及与齿线、肛管、肛缘的关系,决定痔核分段以及保留肛管皮桥、黏膜桥的部位和数量。一般保留3~4条肛管皮桥、黏膜桥。每条肛管皮桥的宽度≥0.5 cm,黏膜桥的宽度≥0.2 cm。肛管皮桥与黏膜桥应尽可能保留在痔核自然凹陷处,并呈较远距离均匀地分布。使痔核下端分离及结扎顶点的连线均呈齿形。由于保留了肛管皮桥、黏膜桥,进行了齿状分离结扎,这对避免肛门狭窄、肛门松弛、黏膜外翻后遗症有重要的作用。手术时,先将设计的一个痔核,在相应的外痔部分做放射状的梭形切口(肛管内切口应平行于肛管)。若外痔部分为静脉曲张,可做潜行剥离,尽量减少对正常肛管皮肤的损伤。分离至齿线上0.5 cm,用一把弯钳将内痔基底部夹住,用丝线将内痔结扎,剪去结扎后的大部分痔组织。同法处理其他痔核。然后修理创口皮缘,并可将切口适当向肛外延长,以利引流,术中如有血管出血,予以结扎。对于肛管较紧缩的患者可在后正中切开内括约肌下缘。检查无出血,创面及肛门内放入油纱条,外盖敷料并固定。

(4)结扎注射后位扩肛术:麻醉后常规铺巾,消毒肛管、扩肛显露痔核,设计痔核分组,从肛管后位自齿线向对应肛缘做切口,于肛管内侧将内括约肌做部分切断以此向后位肛缘做斜坡样切口,将切口肛管内侧黏膜缘缝合固定。于痔核的内痔部分与直肠黏膜交界处至痔核外侧皮肤剪切缘,用10号丝线做"8"字缝合结扎。使结扎平面平行于肛管。同法处理其他各组痔核。一般为3~5组。每两组间曲张的外痔部分,可将其皮肤分离切开一并结扎。结扎后,肛管可能过一指半。于痔核内注入坏死剂,在肛管内放置排气引流管(图5-21),加盖敷料,手术完毕。

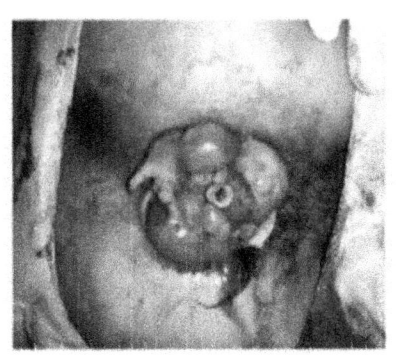

图 5-21 混合痔结扎术后

(5)特殊痔病的治疗处理。①急性嵌顿痔:在内痔无绞窄坏死的情况下可考虑手术治疗,可使用外剥内扎手术、PPH手术、痔结扎手术。手术注意结扎前行血栓摘除及皮肤的保留,防止过度损伤。②妊娠期痔手术:孕后20～30周为安定期,痔病发作时可考虑手术。但麻醉和抗生素应用对胎儿有影响,须注意。③高龄患者原则上非手术治疗,病情需要、条件许可时可选择适宜的手术,应以微创手术为主。

(王家和)

第六章 泌尿外科疾病

第一节 肾脏损伤

一、病因与分类

(一)闭合性损伤

造成肾脏闭合性损伤的外力因素可以是直接外力,也可以是间接外力。直接外力引起的闭合性损伤往往是钝性外力直接撞击腹部、腰部或背部造成的肾实质损伤。由交通事故、体育活动撞击或暴力冲突等产生的外力挤压肾脏,并导致肾脏与脊柱、肋骨相撞引起肾实质损伤或裂伤。

间接外力引起的闭合性损伤主要是指身体剧烈运动或体位变化导致的肾实质损伤。机动车突然减速、高处坠落等可以诱发瞬间的肾脏过度活动,进而导致肾实质裂伤、肾血管内膜撕脱或肾盂输尿管连接部断裂等。由于轻微外力引起肾损伤的患者往往提示其肾脏可能存在某种先天性或病理性改变如肾盂输尿管连接部狭窄导致的肾积水、肾肿瘤等。

(二)开放性损伤

开放性肾脏损伤主要以刀刺伤、枪击伤多见。刀刺伤引起的肾损伤往往为肾脏贯通伤,严重时可以同时穿透肾实质、集合系统及肾血管。此外,肾损伤的程度与刀具或匕首的长短、粗细、刺入部位和深度密切相关。枪击伤引起的肾脏贯通伤通常伴有延迟性出血、尿外渗、感染及脓肿形成等表现。这是由于子弹穿过肾脏可产生放射性或爆炸性能量,其气流冲击作用使软组织呈洞状损坏,其组织破坏程度与发射子弹的速度相关,并易出现延迟性组织坏死。

(三)医源性损伤

医源性损伤是指在疾病诊断或治疗过程中发生的肾损伤。如体外冲击波碎石、肾盂输尿管镜、经皮肾镜以及腹腔镜检查或治疗时造成的损伤。常见的医源性肾损伤是肾血管损伤引起的大量出血、肾实质损伤引起的肾周血肿、肾裂伤以及肾脏集合系统损伤引起的尿外渗等。

(四)自发性肾破裂

自发性肾破裂是指在无明显外伤情况下突然发生的肾实质、集合系统或肾血管的损伤,临床较罕见。自发性肾破裂的发生往往由肾脏本身病变所致,如巨大肾错构瘤或肾癌、肾动脉瘤、肾积水以及肾囊肿等疾病引起。

二、发病机制

肾损伤的发生机制和肾损伤的分类密切相关。

对于闭合性肾损伤的患者来讲,直接外力和间接外力引起损伤的机制也有所不同。直接外力引起的闭合性肾损伤是由于肾脏局部承受的压力突然增加导致肾脏移位并撞击邻近骨骼,或肾被膜破裂而产生。间接外力引起的闭合性肾损伤主要是由于肾脏随呼吸正常活动的范围突然加大导致肾脏过度活动而产生。

显而易见,开放性肾损伤的发生就是肾脏直接受到外界创伤的结果。一般认为贯通性肾损伤约80%同时合并多处脏器的损伤。肾损伤的发生机制也与是否发生泌尿系以外的脏器损伤相关,腹部贯通伤涉及肾脏的占6%~17%。文献报道贯通性肾损伤合并胸腔或腹腔脏器损伤的比例高达85%~95%。而贯通性肾损伤的发生与体表受伤的部位相关。当刀刺进入部位在腋前线或腋后线时,肾损伤同时合并其他脏器损伤的仅占12%。

肾蒂血管损伤的发生主要见于开放性肾损伤的患者,但是也有20%左右闭合性肾损伤的患者可以表现为肾血管损伤。国内外的文献报道显示在肾蒂血管损伤的患者中,肾动脉、肾静脉均损伤者占47%,肾静脉损伤者占34%,而肾动脉损伤者仅占19%。

三、诊断

在肾损伤的诊断中最主要的一项内容就是创伤或外伤史的了解,同时配合全面的体格检查和各种辅助检查对患者进行全面的评估,获得明确的诊断。

(一)创伤史

创伤史的了解应该首先考虑患者的受伤程度和病情的危急状况,尽可能在较短的时间内了解外伤或创伤现场的情况,有无体表创伤的发生,体表创伤的部位,深度和利器的种类。无论损伤是来自钝器直接暴力或刀刺贯通伤,根据体表解剖特点,如果受伤部位是从后背、侧腰部、上腹部或下胸部,均可能导致肾损伤。贯通伤的利器或子弹类型等也是询问并记录的重要内容,这不仅可评估损伤程度,也有助于考虑对失去血供组织清创术的范围。如因机动车交通事故所致,需了解机动车车速、伤者是司机、乘客或是行人。高处坠落伤应了解坠落高度及坠落现场地面情况。无论是机动车或高处坠落突然减速致伤,虽然未出现血尿也不能忽略有肾损伤的可能,必须进一步检查以明确有无肾损伤和是否需要外科治疗。

(二)临床表现

患者受到各种创伤后的临床表现非常复杂,同时临床表现会随时发生变化,因此在了解创伤史的同时应该掌握其临床表现的特征,做到不延误治疗时机的目的。

1.休克

患者受到各种创伤后发生的休克分为创伤性休克和失血性休克。创伤性休克是由于创伤后腹腔神经丛受到创伤引起的强烈刺激,导致血管张力下降和心排血量下降出现暂时性血压下降所致,一般情况下经输液治疗后可以获得恢复。而失血性休克是因为肾损伤伴随的大量出血和血容量的减少导致血压下降,需要及时输血补充患者的血容量,并同时采用各种方法止血,迅速达到救治目的。

2.血尿

尽管血尿被认为是肾损伤最常见,也是最重要的临床表现,但是我们不能忽略的是有5%~10%肾损伤的患者可以暂时没有血尿的表现。出现肉眼血尿通常预示患者有较严重的肾损伤,但是血尿的严重程度并不完全和损伤机制及肾损伤的程度相关。某些重度肾损伤如肾血管断裂、肾盂输尿管连接部破裂、输尿管断裂或血块阻塞输尿管,可能表现为镜下血尿,甚至无血尿。

而在受到创伤前明确有肾脏疾病的患者如肾肿瘤、肾血管畸形、肾囊肿等,有时较轻的创伤也会出现不同程度的血尿。

3.疼痛

疼痛往往是患者受到外伤之后的第一个症状。一般情况下,疼痛部位和程度与受创伤的部位和程度是一致的。疼痛症状可以由肾被膜下出血导致的张力增加引起,表现为腹部或伤侧腰部的剧烈胀痛等疼痛症状。输尿管血块梗阻引起的疼痛常表现为钝痛。血块在输尿管内移动可导致痉挛,出现肾绞痛症状。肾损伤后出现的肾周血肿和尿外渗通常伴随明显的进行性的局部胀痛,在部分患者可以触及腰部或侧腹部肿块。

如果肾损伤引起的出血仅局限于腹膜后,疼痛症状以腰肌紧张、僵直以及较剧烈的疼痛为主。如果腹膜后血肿或尿液刺激腹膜或后腹膜破裂,血肿进入腹膜腔就会出现明显的腹痛和腹膜刺激征。同时合并腹腔脏器损伤的患者也会表现为明显的腹膜刺激征,但是应该注意的是出现腹膜刺激征并非一定有腹腔脏器损伤。在我国一项250例肾损伤中有腰痛症状者占96%,有腹膜刺激者占30%,而合并有腹腔脏器损伤者仅占8.8%。

4.多脏器损伤

肾损伤合并其他脏器损伤的发生率和创伤部位与创伤程度有关。与肾损伤同时出现的合并伤主要涉及与肾相邻的脏器如肝、脾、胰腺、胸腔、腔静脉、主动脉、胃肠道、骨骼及神经系统等。有合并伤的肾损伤患者其临床表现更为复杂。合并腹腔内脏器损伤者主要表现为急腹症及腹胀等症状。合并胸腔脏器损伤者多表现为呼吸循环系统症状。合并大血管损伤的患者可以表现为失血性休克,合并不同部位骨折及神经系统损伤的患者也会出现相应的临床表现。国内近期多篇报道肾损伤合并其他脏器损伤占14%~41%,而国外报道明显高于国内,闭合性损伤合并其他脏器损伤者44%~100%。贯通性肾损伤合并腹腔胸腔脏器损伤者80%~95%,其中枪伤全部合并其他脏器损伤。

(三)体格检查

对所有创伤患者首先应该积极监测各项生命体征的变化。定时监测患者的血压、脉搏、呼吸及意识等。如果患者的收缩压<12.0 kPa(90 mmHg)应该考虑有发生休克的可能。在进行全面体格检查时,注意观察创伤的部位和创伤程度。如果受伤部位在下胸部、上腹部、腰部并伴随有血尿等症状时,应考虑有肾损伤的可能。腰部或腹部触及肿块表明有严重肾损伤和腹膜后出血的可能。对于体表或体内有利器残留的患者,应该观察利器扎入体内的深度,是否伴随有出血或尿液样体液的流出,以及利器是否随呼吸移动等特征。

因肾损伤同时合并腹部脏器损伤发生率高达80%,临床检查时要除外是否合并腹部脏器损伤。对于已经明确有腹部脏器损伤的患者,应该注意有无同时发生肾损伤的可能。

(四)尿液检查与分析

对于疑有肾损伤的患者应尽早获取尿液标本进行检测,判断有无血尿的发生。血尿的判断分为肉眼血尿和镜下血尿两种,出现肉眼血尿的患者同时还应该通过血尿的状况,如有无血块等初步判断出血量的多少及是否需要留置尿管进行膀胱冲洗等。尿液标本收取过程中应该特别注意收集伤后第一次尿液进行检测,因为有些伤者在受伤后第一次排尿为血尿,而之后的几次排尿由于输尿管血块堵塞的原因出现暂时性血尿消失的现象。

(五)影像学检查

影像学检查包括腹部平片、静脉尿路造影、计算机断层扫描(CT)、肾动脉造影、超声检查、磁共振成像(MRI)及逆行造影等各种类型检查手段。

1.B超

由于B超检查的普及以及快捷方便的特点,对于怀疑有肾损伤,尤其是闭合性损伤的患者应该尽早进行B超检查。必要时可以反复进行B超检查进行动态对比,目的就是对肾损伤获得早期诊断。由于方便可靠的特点,在肾损伤的影像学检查中B超检查被认为是首选检查手段。

B超检查可以判断肾脏体积或大小的变化,有无严重肾实质损伤的存在,肾血管的血流是否正常等,同时也能够对肾脏有无积水,肿瘤占位等病变作出判断。对造影剂过敏、不能接受X线检查的患者(如妊娠妇女)及有群体伤者时可以作为一种筛查性手段。

2.腹部平片与静脉尿路造影

腹部平片应包括双肾区、双侧输尿管及膀胱区。在获得腹部平片后应该首先观察骨骼系统有无异常、伤侧膈肌是否增高等泌尿系统之外的变化,及时判断有无多脏器损伤的可能。对于开放性肾损伤的患者,通过腹部平片还可以了解体内有无金属利器,断裂刀具及子弹或碎弹片的残留。

静脉尿路造影通常采用大剂量造影剂快速静脉推入后连续观察的手段。当静脉尿路造影显示患肾不显影表明功能严重受损,可能为肾损伤严重或肾动脉栓塞,而肾动脉栓塞的可能性约占50%。

3.CT

CT对肾周血肿及尿外渗范围的判断能力均优于静脉尿路造影。采用增强扫描可观察肾实质缺损部位、程度,辨别有无肾动脉或分支的损伤和栓塞。采用螺旋CT可更清晰地显示复杂肾损伤的生理解剖学图像。CT应包括全腹及盆腔,必要时口服对比剂或灌肠以排除胃肠道的破裂,达到了解腹膜内脏器有无合并伤的目的,为重度肾损伤患者是否能采用非手术治疗提供更多信息,避免过多开放手术导致肾切除的风险,尤其是孤立肾及双肾损伤患者。

CT平扫对创伤部位、深度、肾血管损伤,有无尿外渗及肾功能的判断效果差,常需增强扫描补充。临床经验认为无论是闭合性还是贯通性损伤常常以CT作为首选,减少过多地搬动患者,并能为医师对病情判断提供更快更有价值的信息。

四、分级

肾损伤的分级在肾损伤的诊断与治疗中意义重大,对肾损伤严重程度的正确评估是制订合理的进一步检查和处理措施的基础。而根据肾损伤的分级判断患者能否进行进一步检查,选择何种治疗手段,最大限度地达到救治患者及保护患肾的目的。

最初肾损伤按其损伤机制进行分类,即分为闭合性损伤及贯通性损伤,其中包括医源性损伤及自发性肾破裂等。

为了临床诊治的方便,有学者提出肾损伤只分轻度和重度。轻度损伤为肾挫伤、被膜下少量血肿、肾浅表裂伤。重度损伤为肾深层实质裂伤、裂伤深达髓质及集合系统、肾血管肾蒂损伤、肾破碎、肾周大量血肿。并认为轻度损伤占70%,破碎肾和肾蒂损伤占10%~15%。也有学者将肾损伤分为轻度、中度、重度。轻度为肾挫伤和小裂伤占70%;中度为较大裂伤,约占20%;重度为破碎伤及肾蒂损伤,约占10%。

然而,这些分级及分类方法只是根据肾脏本身的损伤程度限定的,并不完全反映伤者的整体状况。创伤患者的特点和整体状况密切相关,如肾损伤常常同时合并多脏器的损伤。然而,目前关注更多的问题是对肾损伤的评估应该建立在对患者全身状况正确评估的基础上,尤其是合并多脏器损伤的患者,在进一步的临床检查和治疗过程中常常需要多个科室医师的密切配合。因此,不论何种肾损伤的分级方法都不能替代对患者全身状况的评估。

五、肾脏损伤的治疗

在肾损伤的临床治疗中,如何选择手术时机和手术方法一直都是泌尿外科医师关注的问题。在决定治疗方式之前,更重要的一点就是需要判断患者是否具有手术适应证。而手术适应证的判断主要是根据患者的创伤史、损伤的种类与程度、送入急诊室后的临床表现及全面检查的结果决定。

(一)急诊救治

实际上,对送入急诊室的创伤患者来讲,临床治疗和检查是同步进行的。通过对血压、脉搏、呼吸及体温等生命体征的监测,需要立即决定患者是否需要输血、输液或复苏处理。在询问创伤史的同时,完成各项常规检查。根据创伤的分类即闭合性或开放性损伤,初步判断患者是单纯肾损伤还是多脏器损伤。对于仅怀疑为单纯肾损伤的患者,应该根据患者有无血尿,以及血尿常规检查和B超等辅助检查的结果决定患者进一步的治疗计划。如果是多脏器损伤需要与相关科室的医师取得联系,共同决定下一步临床检查的内容和救治方案。

(二)保守治疗

肾脏闭合性损伤的患者90%以上可以通过保守治疗获得治疗效果。近年来随着影像技术的进展与普及,尤其是CT检查,对闭合性肾损伤患者肾脏损伤的程度能够获得明确的判断,手术探查发生率明显下降。手术探查往往会出现难以控制的出血而导致患肾切除,因此,需要严格把握手术探查的适应证。一般认为接受保守治疗的患者应该具备以下条件:①各项生命体征平稳。②闭合性损伤。③影像学检查结果显示肾损伤分期为Ⅰ、Ⅱ期的轻度损伤。④无多脏器损伤的发生。

在保守治疗期间应密切观察各项生命体征是否平稳,采取输液,必要时输血补充血容量和维持水电解质平衡等支持疗法,并给以抗生素预防感染。注意血尿的轻重腹部肿块扩展及血红蛋白、血细胞比容的改变。患者尿量减少,要注意患者有无休克或伤后休克期过长发生急性肾衰可能。患者有先天性畸形或伤前有病理性肾病如先天性孤立肾,对侧肾有病理性肾功能丧失而发生肾血管栓塞,尿路血块梗阻等均可导致尿量减少或无尿。必要时进行影像学检查或复查,随时对肾损伤是否出现进展或并发症进行临床判断和救治。在观察期间病情有恶化趋势时应及时处理或手术探查。

接受保守治疗的患者需要绝对卧床2周以上,直到尿液变清,并限制活动至镜下血尿消失。因伤后损伤组织脆弱或局部血肿,尿外渗易发生感染,因此往往在伤后1~3周内因活动不当常可导致继发出血。

(三)介入治疗

随着血管外科介入治疗的发展,越来越多的肾损伤患者可以通过介入治疗获得明确的效果。当肾损伤合并出血但血流动力学平稳,由于其他损伤不适宜开腹探查或延迟性再出血,术后肾动静脉瘘及肾动脉分支损伤,均可采用选择性动脉插管技术,在动脉造影的同时栓塞出血的肾动脉。由于介入治疗失败后还存在外科治疗的可能,因此对暂时不具备外科治疗适应证,同时存在出血风险的患者可以考虑进行血管造影及介入治疗。目前介入治疗可以达到超选择性血管栓塞的效果,对止血及保护肾功能都具有临床意义。介入治疗尤其适用于对侧肾缺如,或对侧肾功能不全的肾损伤患者。肾损伤患者介入治疗后需要卧床休养和观察,在此期间一旦病情发生变化需要外科治疗时应该积极准备下一步外科治疗的实施。

(四)外科治疗

对于肾损伤患者,在决定外科治疗时应该考虑的几个问题是该患者是否需要手术治疗,手术治疗的目的是外科探查还是目标明确的肾修补术。在外科治疗之前一定要明确对侧肾脏的状况,同时要告知患者及其家属伤侧肾脏有切除的可能。因为不论是手术探查还是肾修补术,手术前都很难判断伤侧肾脏的具体情况,必要时术者需要术中和向患者家属交代病情,决定手术方式。

1.外科探查

外科探查主要见于下列几种状况。

(1)难以控制的出血:由于肾外伤导致大量的持续性显性出血或全身支持疗法不能矫正休克状态的患者,应立即手术止血挽救生命。可以在手术中进行静脉尿路造影了解双肾功能。

(2)腹部多脏器损伤:腹部脏器损伤是手术适应证。肾损伤往往伴有腹部多脏器损伤。腹部多脏器损伤采用CT、超声波等综合诊断后可以进行手术,同时探查肾脏损伤状况。

(3)大量尿外渗:尿外渗是由于肾损伤导致肾脏集合系统包括肾盂、输尿管连接部损伤断裂所致。少量的尿外渗大部分可以自然愈合,大量的尿外渗可形成尿性囊肿,若继发感染后导致脓肿及肾出血。肾损伤后出现大量尿外渗的患者,应该积极进行手术探查尽早修补集合系统的损伤。

2.外科探查原则

(1)外科探查前或打开腹膜后血肿前未作影像学检查者应手术中行大剂量静脉尿路造影,了解肾损伤严重程度及对侧肾功能。对侧肾脏有病理性改变及先天缺如者应尽力保留伤肾。对侧肾功能正常者原则上也需尽力保留,不能轻易切除伤肾。

(2)在打开后腹膜清除肾周血肿暴露肾脏前必须控制肾脏的血液循环,以避免出现难以控制的出血而导致生命危险及患肾切除。

(3)探查时肾血管控制温缺血时间不应超过60分钟,如超时需用无菌冰降温并给予肌苷以保护肾功能的恢复。

(4)暴露整个肾脏并仔细检查肾实质、肾盂、输尿管及肾血管,并评估损伤程度,注意有无失去活力组织及尿外渗。

(5)需彻底清创,尤其是因枪伤所致的肾损伤。清除因子弹爆炸效应出现的组织缺血坏死,可减少术后感染、出血及高血压等并发症。

(6)腹膜后留置导管引流。因肾损伤常累及集合系统,术后尿外渗及渗血可经引流管导出,避免术后尿性囊肿及感染等并发症。

3. 外科探查手术入路

(1)急性肾创伤的手术探查最好采取经腹途径,以便探查腹腔脏器和肠管。通常取剑突下至耻骨的腹正中切口,此入路能在打开肾周筋膜清理血肿前较易游离并控制双肾的动脉及静脉。

(2)迅速进入腹腔,在出血不严重时探查腹腔脏器并可修补。在探查肾脏之前,如有必要,应先对大血管、肝脏、脾脏、胰腺和肠管创伤进行探查及处理。当出血证实主要来自肾脏应尽快暴露肾血管及肾脏控制出血。

(3)由于腹膜后有大量血肿使正常解剖关系破坏变形,需仔细辨别标志。可提起小肠暴露后腹膜,在肠系膜下动脉、主动脉前壁向下剪开后腹膜。血肿过大难以辨认主动脉时可以肠系膜静脉作为标志,祛除血肿找到主动脉前壁向下剪开后腹膜。

(4)从左肾静脉与下腔静脉连接处提起左肾静脉较易暴露双侧肾动脉和腹主动脉。游离双肾的动脉静脉,注意约25%患者双侧有多个肾动脉而15%患者有多个肾静脉。多个肾静脉者约80%发生在右侧肾脏。

(5)将游离的肾脏血管分别用橡皮带提起或用无损伤血管钳夹住。确保肾血管已得到控制后,提起伤肾侧结肠,剪开侧腹膜并打开肾周筋膜清理肾周血肿并完全暴露肾脏,观察肾脏损伤程度及范围。也可分别从升结肠或降结肠外侧腹膜处剪开上至肝区或脾区,将结肠推向中线,暴露肾脏血管。

4. 肾修补缝合术和肾部分切除术

当肾裂伤比较限局时可行肾脏修补缝合术控制出血。在肾上极或下极有严重裂伤也可采用肾部分切除术。在控制肾血管及暴露肾脏之后,剥离肾包膜并尽可能保留肾包膜,锐性清除破碎及无活力组织。肾创伤断面有撕裂肾盏或肾盂及较大血管可用蚊式钳夹住并以4-0可吸收铬制线间断缝扎关闭破碎集合系统及止血。再以2-0铬制缝线通过肾包膜贯穿褥式缝合裂开肾实质,以游离的包膜遮盖肾裂伤处,避免术后出血。结扎缝线时应松紧适度,于裂伤及缝线处置垫备好的脂肪或可吸收的吸收性明胶治疗,避免结扎缝线用力过度,撕裂肾实质。包膜短缺也可用带蒂网膜或邻近裂伤处腹膜遮盖创面并缝合止血。网膜中间切开勿损伤主要血管。将其网膜片由外侧裹向前方,可用1-0可吸收肠线绑扎数道避免大网膜滑脱。开放肾循环观察无出血后,冲洗伤口并腹膜后留置引流管一根,缝合伤口。大网膜包裹伤肾,取材方便,能增加伤肾血供,可促进其恢复。

肾脏损伤后的修复技术可影响损伤的愈合。过多的缝合肾实质可能导致局部压迫性坏死,破坏肾实质的结构。因此尽可能缝合肾包膜而少缝肾实质。包膜不够时可用腹膜或大网膜移植皮片或特殊结构网套(聚乙醇酸网)包绕肾脏。应用该网套60天可完全吸收。肾被膜重建完整而用肠线缝合3个月仍有肠线残留且伴炎性反应。因此采用合成缝线较铬制肠线更佳。

5. 肾切除术

术中发生难以控制的出血,肾蒂损伤,集合系统断裂无法修复与吻合,或肾栓塞时间过长,功能难以恢复时,在对侧肾功能良好的情况下可考虑肾切除术。以肾蒂钳双重钳夹肾蒂,剪断肾血管,用10号丝线双重结扎及缝扎肾蒂血管,钳夹及剪断上段输尿管,以7号丝线结扎输尿管远端。切除伤肾后清除血肿并冲洗肾窝,如止血充分可不置引流管。如放置引流可于术后1～3天祛除。

6. 肾切除术的适应证

肾创伤修补术受很多因素影响。体温低、凝血功能差的病情不稳定患者,如果对侧肾脏功能良好则不应冒险进行肾修补术。如前所述,24小时内有计划的紧急处理(包扎伤口、控制出血和纠正代谢和凝血异常)为治疗提供了选择机会。对于广泛肾创伤,如行肾修补术危及患者生命时,应立即采取完整肾切除术。Nash和同伴回顾由于肾创伤行肾切除术的病例时发现,77%的肾切除是因为肾实质、血管创伤和严重的复合伤,其余的23%是在肾修补术中因血流动力学不稳定而被迫施行肾切除术。

7.肾损伤外科治疗术后观察要点

(1)注意观察生命体征,包括血压、脉搏、体温、尿量、尿颜色、伤口出血、血红蛋白、血细胞比容等变化,必要时可用止血药物。

(2)保持卧床2周以上,直到尿液变清。

(3)引流管无血性液体或尿外渗等分泌物排出可于术后5~10天去除。

(4)采用抗感染治疗一个月。

(5)定期检测肾功能及影像学检查。

(6)观察可能发生的并发症如延迟性出血、局部血肿、尿性囊肿、脓肿形成及高血压等,必要时应用超声及CT检查。根据不同情况选用穿刺引流,选择性肾动脉栓塞或再次手术肾切除等方法治疗。

(五)医源性损伤的救治

在医源性损伤的救治过程中,及时明确诊断非常重要。由于医源性损伤主要是由于各种腔镜操作不当引起,因此规范化的腔镜操作是预防医源性损伤的唯一途径。一旦发生医源性损伤,应该及时进行治疗,以免延误最佳治疗时机。

1.肾血管损伤引起的大量出血

腔镜操作引起肾血管或腔静脉损伤并继发的大量出血往往来势迅猛,突然之间腔镜的视野全部被出血掩盖。这时就需要迅速判断可能的出血部位。经过迅速地腔内处理仍然达不到止血效果时应该及时改开放手术,在清晰的视野下完成损伤血管的修复手术。

腹腔镜操作引起肾静脉或腔静脉损伤的另一个特点是由于气腹的高压状态,即使发生了损伤也有可能无明显的出血。当解除或降低气腹压力后,才能表现出明显的出血。对于这类状况最好的处理也是及时发现出血,可以在降低气腹压力后再次观察,或及时观察引流管的引流液,一旦确认有活动性出血应该积极处理。

2.肾周血肿、肾裂伤或尿外渗

腔镜操作引起的肾周血肿、肾裂伤或尿外渗一般通过手术中的缝合处理都能够达到救治的目的,但是需要引起重视的是手术后应该按照肾外伤的处理原则观察引流液的状况、必要的卧床休息和追加的抗感染治疗。

六、肾脏损伤的并发症

(一)尿外渗和尿性囊肿

国外报道闭合性肾损伤尿外渗发生率为2%~18%,而贯通伤为11%~26%。未处理的尿外渗一般伤后2~5天可在腹膜后脂肪组织蓄积,随着尿液蓄积增多,周围组织纤维化反应,形成纤维包膜或囊壁而成尿性囊肿。尿性囊肿可在伤后数周内形成,也可在数年后形成,尿外渗或尿性囊肿的出现表明肾的集合系统损伤,也可能因血块、输尿管壁及周围血肿压迫导致尿液引流不畅而外渗。

持久的尿外渗可以导致尿囊肿、肾周感染和肾功能受损。这些患者应早期给予全身抗生素治疗,同时严密观察病情。在多数情况下,尿外渗会自然消退。如果尿外渗持续存在,那么置入输尿管支架常常可以解决问题。尿性囊肿可采用在超声或CT引导下的穿刺引流,将22号穿刺针,经腰部皮肤进入囊腔,抽取液体标本做常规检查、培养,用扩张器逐个扩张通道致使F12～F16导管等进入囊内,排空渗出的尿液。长期引流尿液不能减少或消失,应考虑损伤严重或远端输尿管有狭窄或梗阻因素。尿性囊肿长期刺激和梗阻可使肾周组织纤维化,影响肾脏功能,当肾已失去功能,破坏严重,在对侧肾功能良好情况下可考虑肾切除术。

(二)延迟性出血

迟发的肾脏出血在创伤后数周内都有可能发生,但通常不会超过3周。最基本的处理方法为绝对卧床和补液。迟发性出血的处理应该根据患者全身状况,出血严重程度及影像学检查结果而定,大量出血危及生命应急诊手术。如果表现为持续性的出血,可以进行血管造影确定出血部位后栓塞相应的血管。

(三)肾周脓肿

肾创伤后肾周脓肿极少发生,但持续性的尿外渗和尿囊肿是其典型的前兆。肾周脓肿可有急性及慢性表现两种。急性表现可在伤后5～7天出现高热、腰背疼痛、叩击痛,甚至腹胀、肠梗阻症状。慢性特点仅表现为低烧、盗汗、食欲下降、体重下降,出现感染迹象时应特别注意有可能发生继发性出血。其诊断主要根据超声与CT检查。

早期可以经皮穿刺引流,必要时切开引流。应注意肾周脓肿往往是多房性,当引流不畅时,应手术将其间隔破坏,保证引流通畅,或切除已破坏的肾脏。根据感染细菌类型及敏感性选用相应抗生素控制感染。

(四)肾性高血压

创伤后早期发生高血压很少有报道,多数患者出现肾损伤后高血压,一般在伤后一年内。然而临床发现有早在伤后一天内就有高血压表现,也有在20年后才出现高血压。创伤后发生肾性高血压的机制:①肾血管外伤直接导致血管狭窄或阻塞。②尿外渗迫肾实质。③创伤后发生的肾动静脉瘘。在以上因素的作用下,肾素-血管紧张素系统由于部分肾缺血而受到刺激,进而引起高血压。

(吕兴福)

第二节 肾 结 石

尿路结石是泌尿系统的常见疾病之一。随着我国经济的发展和饮食结构的改变,我国尿路结石的发病率呈逐年上升的趋势。近20年来,微创技术的发展使得尿路结石的治疗发生了革命性的进步。尿路结石按部位可分为上尿路(肾和输尿管)结石和下尿路(膀胱和尿道)结石。其中上尿路结石约占80%。肾结石是尿路结石中最常见的疾病,本节重点介绍肾结石。

一、肾结石的种类

肾结石由基质和晶体组成,晶体占97%,基质只占3%。由于结石的主要成分为晶体,通常按照结石的晶体成分将肾结石主要分为含钙结石、感染性结石、尿酸结石和胱氨酸结石4大类。不同成分的结石的物理性质、影像学表现不同。结石可以由单一成分组成,也可以包含几种成分。

二、肾结石的病因

肾结石的形成原因非常复杂。包括4个层面的因素:外界环境、个体因素、泌尿系统因素以及尿液的成石因素。外界环境包括自然环境和社会环境,流行病学中提到的气候和地理位置属于自然环境,而社会经济水平和饮食文化属于社会环境。个体因素包括种族和遗传因素、饮食习惯、代谢性疾病和药物等。泌尿系统因素包括肾损伤、泌尿系统梗阻、感染、异物等。上述因素最终都导致尿液中各种成分过饱和、抑制因素的降低、滞留因素和促进因素的增加等机制,导致肾结石的形成。

与肾结石形成有关的各种代谢性因素包括尿pH异常、高钙血症、高钙尿症、高草酸尿症、高尿酸尿症、胱氨酸尿症、低枸橼酸尿症等。其中常见的代谢异常疾病有甲状旁腺功能亢进症、远端肾小管性酸中毒、痛风、长期卧床、结节病、皮质醇增多或肾上腺功能不全、甲状腺功能亢进症或低下、急性肾小管坏死恢复期、多发性骨髓瘤、小肠切除、Crohn病、乳-碱综合征等。

药物引起的肾结石占所有结石的1%左右。药物诱发结石形成的原因有两类。一类为能够诱发结石形成的药物,包括钙补充剂、维生素D、维生素C(每天超过4g)、乙酰唑胺(利尿剂)等,这些药物在代谢的过程中导致了其他成分结石的形成。另一类为溶解度低的药物,在尿液浓缩时析出形成结石,药物本身就是结石的成分,包括磺胺类药物、氨苯蝶啶、茚地那韦(抗病毒药物)等。

尿路梗阻、感染和异物是诱发肾结石的主要局部因素,而梗阻、感染和结石等因素可以相互促进。各种解剖异常导致的尿路梗阻是肾结石形成的重要原因,临床上容易引起肾结石的梗阻性疾病包括机械性梗阻和非机械性梗阻两大类。其中机械性梗阻原因包括肾小管扩张(髓质海绵肾)、肾盏盏颈狭窄(包括肾盏憩室、肾盏扩张)、肾盂输尿管连接部狭窄、马蹄肾及肾旋转不良、重复肾盂输尿管畸形、输尿管狭窄(包括炎症性、肿瘤、外压性因素)、输尿管口膨出等。非机械性梗阻原因包括神经源性膀胱、膀胱输尿管反流和先天性巨输尿管等。反复发作的泌尿系统感染、肾盂肾炎是导致感染性肾结石的常见原因。

了解结石的成分和病因,对于肾结石的治疗和预防有重要的指导意义。

三、症状

肾结石的临床表现多样。常见症状是腰痛和血尿,部分患者可以排出结石,此外还可以出现发热、无尿、肾积水、肾功能不全等表现。不少患者没有任何症状,只在体检时偶然发现。应当注意,无症状并不意味着患者的肾功能正常。

(一)疼痛

40%~50%的肾结石患者有腰痛症状,发生的原因是结石造成肾盂梗阻。通常表现为腰部的酸胀、钝痛。如肾结石移动造成肾盂输尿管连接部或输尿管急性梗阻,肾盂内压力突然增高,可造成肾绞痛。肾绞痛是上尿路结石的典型症状,表现为突然发作的脊肋角和腰部的刀割样疼痛,常伴有放射痛,受累部位为同侧下腹部、腹股沟、股内侧,男性可放射到睾丸和阴茎头,女性患者放射至阴唇。发作时,患者表情痛苦、坐卧不宁、辗转反侧、排尿困难、尿量减少,可以出现面色苍白、出冷汗、恶心、呕吐、低热等症状,甚至脉搏细速、血压下降。肾绞痛发作持续数分钟或数小时,经对症治疗可缓解,也可以自行缓解,缓解后可以毫无症状。肾绞痛可呈间歇性发作。部分患者疼痛呈持续性,伴阵发性加重。

(二)血尿

血尿是肾结石的另一常见临床表现,常常在腰痛后发生。血尿产生的原因是结石移动或患者剧烈运动导致结石对集合系统的损伤。约80%患者可出现血尿,但大多数患者只表现为镜下血尿,其中只有10%左右的患者表现为全程肉眼血尿。部分患者可以只出现无痛性全程肉眼血尿,需要与泌尿系统肿瘤等其他疾病进行鉴别诊断。

(三)排石

患者尿中排除结石时,可以确诊尿路结石诊断。应收集排出的结石并进行成分分析,以发现可能的代谢因素,利于结石的治疗和预防。排石常在肾绞痛发作后出现,也可以不伴有任何痛苦。

(四)发热

肾绞痛时可能伴或不伴低热。由于结石、梗阻和感染可互相促进,肾结石造成梗阻可继发或加重感染,出现腰痛伴高热、寒战。部分患者可表现为间断发热。感染严重时可造成败血症。出现发热症状时,需要引起高度重视,及早进行抗感染、引流尿液处理,以预防全身严重感染的发生。

(五)无尿和急性肾功能不全

双侧肾结石、功能性或解剖性孤立肾结石阻塞造成尿路急性完全性梗阻,可以出现无尿和急性肾后性肾功能不全的表现,如水肿、恶心、呕吐、食欲缺乏等。出现上述情况,需紧急处理,引流尿液。无尿患者可以伴或不伴腰痛。

(六)肾积水和慢性肾功能不全

单侧肾结石造成的慢性梗阻常不引起症状,长期慢性梗阻的结果可能造成患侧肾积水、肾实质萎缩。孤立肾或双侧病变严重时可发展为尿毒症,出现贫血、水肿等相应临床表现。

四、体征

肾结石造成肾绞痛、钝痛时,临床表现为"症状重、体征轻"。典型的体征是患侧肾区叩击痛。脊肋角和腹部压痛可不明显,一般不伴腹部肌紧张。肾结石慢性梗阻引起巨大肾积水时,可出现腹部包块。

五、肾结石的诊断原则

(一)诊断依据

病史、症状、体征、影像学检查和实验室检查。

(二)通过诊断需要明确

是否存在结石,结石的位置、数目、大小、形态、可能的成分,肾脏功能,是否合并肾积水,是否合并尿路畸形,是否合并尿路感染,可能的病因及既往治疗等情况。这些因素都在肾结石的治疗和预防方法选择中起重要作用。

(三)鉴别诊断

肾结石应当与泌尿系统结核、各种可能出现肾脏钙化灶的疾病、各种引起上尿路梗阻的疾病相鉴别。

六、病史

对于所有怀疑尿路结石诊断者,都应当全面采集病史,包括家族史、个人史和既往结石症状的发作和治疗等。25%的肾结石患者存在结石家族史。了解患者的居住和工作环境、饮食习惯、水摄入量,以及是否存在痛风、甲状旁腺功能亢进、远端肾小管性酸中毒、长期卧床、结节病、维生素 D 中毒、皮质醇增多或肾上腺功能不全、甲状腺功能亢进或低下、急性肾小管坏死恢复期、多发性骨髓瘤等各种代谢性疾病。既往结石发作情况、排石情况、治疗方法及结局、结石成分分析结果等。

七、影像学检查

明确肾结石的主要影像学检查为 B 超、泌尿系统平片(plain film of kidneys ureters and bladder,KUB)及静脉尿路造影(intravenous urog-raphy,IVU)和腹部 CT。通过影像学检查不但要明确是否存在肾结石,还需明确肾结石的位置、数目、大小、形态、可能的成分,是否合并肾积水,是否合并尿路畸形等情况。当然,诊断肾结石的同时,还应当明确尿路其他部位是否存在结石。磁共振、逆行造影、顺行造影和放射性核素检查在肾结石及其相关诊断中也有一定的作用。

(一)B 超

由于 B 超简便、快捷、经济、无创,对肾结石的诊断准确性较高,是《CUA 尿路结石诊疗指南》推荐的检查项目。B 超可以发现 2 mm 以上的肾结石,包括透 X 线的尿酸结石。B 超还可以了解是否存在肾积水。肾结石的 B 超表现为肾脏集合系统中的强回声光团伴声影,伴或不伴肾盂肾盏扩张(图 6-1)。肾结核的钙化在 B 超上的部位在肾实质,同时可能发现肾实质的破坏和空洞。但 B 超检查的不足之处是对于输尿管结石的诊断存在盲区,对肾功能的判断不够精确,对肾脏的钙化和结石的鉴别存在一定困难。

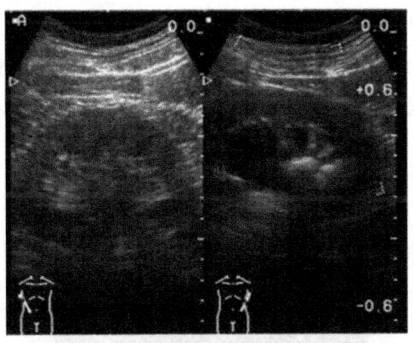

图 6-1 肾结石伴肾盂肾盏积水

(二)泌尿系统平片

KUB 是《CUA 尿路结石诊疗指南》推荐的常规检查方法。摄片前需要排空肠道,摄片范围包括全泌尿系统,从 11 胸椎至耻骨联合。90%左右的肾结石不透 X 线,在 KUB 平片上可显示出致密影。KUB 平片可初步判断肾结石是否存在,以及肾结石的位置、数目、形态和大小,并且初步地提示结石的化学性质(图 6-2)。在 KUB 平片上,不同成分的结石显影程度从高到低依次为草酸钙、磷酸钙和磷酸镁铵、胱氨酸、含钙尿酸盐结石。纯尿酸结石和黄嘌呤结石能够透过

X线,在KUB平片上不显影,称为透X线结石或阴性结石。胱氨酸结石的密度低,在KUB平片上的显影比较浅淡。应当注意,KUB片上致密影的病因有多种,初诊时不能只根据KUB平片确诊肾结石,更不能只凭KUB就进行体外碎石、手术等治疗。需要结合B超、静脉尿路造影或CT等与肾结核钙化、肿瘤钙化、腹腔淋巴结钙化、胆囊结石等其他致密影相鉴别。KUB可用于肾结石治疗后的复查。

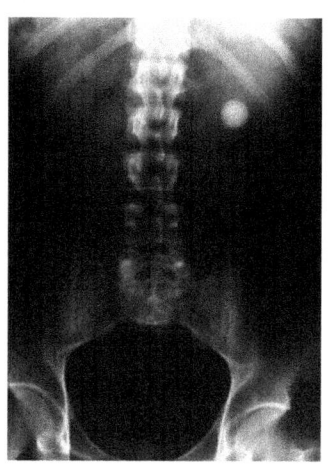

图 6-2 左肾结石

(三)静脉尿路造影

静脉尿路造影又称静脉肾盂造影。IVU是《CUA尿路结石诊疗指南》推荐的检查方法。在非肾绞痛发作期,KUB/IVU是诊断尿路结石的"金标准"。IVU应与KUB平片联合进行(图6-3),通常在注射造影剂后10分钟和20分钟摄片。通过IVU可了解肾盂肾盏的解剖结构,确定结石在集合系统的位置,还可以了解分侧肾功能,确定肾积水程度,并与其他KUB平片上可疑的致密影相鉴别。KUB平片上不显影的尿酸结石在IVU片上表现为充盈缺损。如一侧肾脏功能受损严重而不显影时,延迟至30分钟以上拍片常可以达到肾脏显影的目的,也可应用大剂量造影剂进行造影。应当注意,肾绞痛发作时,急性尿路梗阻可能会导致患侧尿路不显影或显影不良,对分肾功能的判断带来困难,应尽量避免在肾绞痛发作时行IVU。

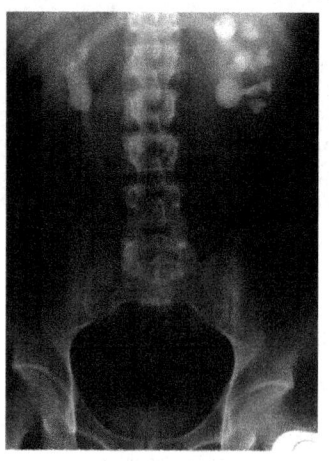

图 6-3 IVU

在使用造影剂时,应当注意以下问题。①使用前应进行造影剂过敏试验,对于有过敏史或可能存在造影剂过敏风险时,可在检查前应用糖皮质激素和(或)抗组胺药物,并且避免使用离子型造影剂。②静脉使用造影剂可能导致肾脏灌注减低和肾小管损害。使用造影剂 3 天内血清肌酐增高超过 44 μmol/L,如无其他合理解释,则考虑出现造影剂损害。危险因素包括血清肌酐异常、脱水、超过 70 岁、糖尿病、充血性心力衰竭、应用非甾体抗炎药或氨基糖苷类药物(应停药 24 小时以上)等。应当避免在 48 小时内重复使用造影剂。③糖尿病患者如服用二甲双胍,造影剂可能会加重其乳酸酸中毒。应在造影后停服二甲双胍 48 小时,如肾功能异常,还应在造影前停服 48 小时;如怀疑出现乳酸酸中毒,应检测血 pH、肌酐和乳酸。④未控制病情的甲状腺功能亢进者,禁用含碘造影剂。

(四)逆行造影

通过膀胱镜进行输尿管逆行插管进行造影,为有创检查,不作为肾结石的常规检查手段。在 IVU 尿路不显影或显影不良,或对造影剂过敏、不能明确 KUB 片上致密影的性质又无条件行 CT 检查时,可行逆行造影。逆行造影可以清晰直观地显示上尿路,判定是否同时存在肾盂输尿管连接部狭窄等解剖因素。传统的逆行插管双曝光已很少应用。

(五)顺行造影

已行肾穿刺造瘘者,可通过造瘘管顺行造影了解集合系统的解剖及与结石的关系。

(六)CT

CT 是《CUA 尿路结石诊疗指南》可选检查方法。CT 在尿路结石诊断中的应用越来越普及。螺旋 CT 平扫(图 6-4)对肾结石的诊断准确、迅速,其准确率在 95% 以上,高于 KUB 和 IVU,能够检出其他影像学检查中可能遗漏的小结石。而且不需要肠道准备、不必使用造影剂、不受呼吸的影响。CT 片上结石的不同的 CT 值可以反映结石的成分、硬度及脆性,可以为体外碎石等治疗方法的选择提供参考。增强 CT 能够显示肾脏积水的程度、观察肾实质的血供和造影剂的排泄情况、测算肾实质的体积,从而反映肾脏的形态和功能。CT 还能明确肾脏的解剖、结石的空间分布和周围器官的解剖关系,指导经皮肾镜等治疗。此外,CT 还可以发现其他腹腔内的病变。CT 增强及三维重建可以进行 CT 尿路显像(图 6-5),可以代替 IVU。由于 CT 的诸多优势,有逐步代替 KUB/IVU 成为尿路结石的首选检查方法的趋势。

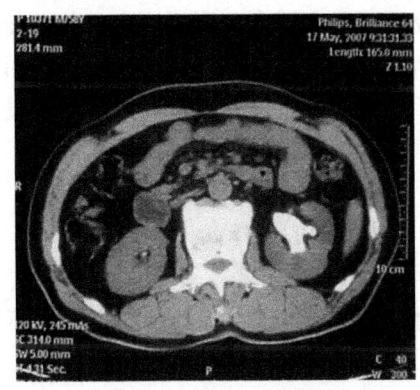

图 6-4 螺旋 CT 平扫

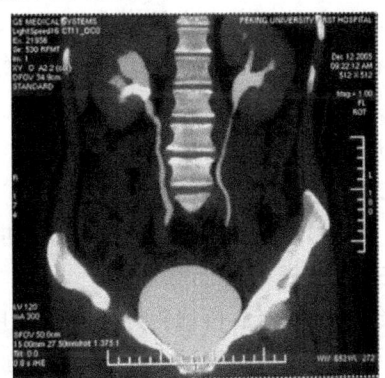

图 6-5 CT 尿路显像

(七)磁共振(MR)

MR 对尿路结石的诊断不敏感,结石在 MR 的 T_1、T_2 加权像上都表现为低信号。但磁共振水成像(MR urography,MRU)能够了解上尿路梗阻的形态(图 6-6),而且不需要造影剂即可获得与静脉尿路造影同样的效果,不受肾功能改变的影响。适用于对造影剂过敏者、肾功能受损者、未控制的甲亢患者,以及儿童和妊娠妇女等。

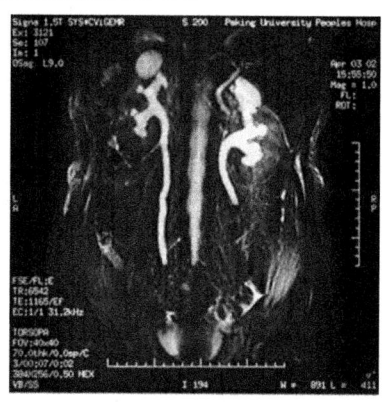

图 6-6 左肾结石

(八)放射性核素检查

肾图和肾动态显像可以评价肾功能,并不受肾功能异常的影响,在肾功能异常时可以进行该检查。肾动态显像可以了解肾脏血流灌注状况、测定分肾肾小球滤过率以及判断是否存在尿路梗阻以及梗阻性质等信息,因此对手术方案的选择以及手术疗效的评价具有一定价值。此外,甲状旁腺 ^{99m}Tc-MIBI(^{99}锝-甲氧异丁基异腈)显像是甲状旁腺功能亢进的定位诊断的最佳检查方法。

八、实验室检查

通过实验室检查可以辅助结石的诊断、了解患者的肾功能、是否合并感染、是否合并代谢性疾病等。

(一)尿常规

尿常规可以提供多种信息,在肾结石诊断中具有非常重要的意义。全部结石患者都应行尿常规检测。肾结石患者在绞痛发生后和运动后常出现镜下血尿。尿白细胞增多和亚硝酸盐阳性表明结石合并细菌感染。尿 pH 与某些结石有关,如尿酸和胱氨酸在酸性尿中容易产生,用碱化尿液的方法进行溶石治疗时需要监测尿 pH;感染性结石患者的尿液呈碱性;如晨尿 pH 过高超过 5.8,应怀疑远端肾小管酸中毒的可能。尿中出现各种成分的结晶有助于结石的诊断。

(二)尿培养及细菌敏感药物试验

尿 WBC 增多者,应行此项检查,以指导临床进行敏感抗生素的选择。

(三)血常规

肾绞痛时可伴血白细胞计数短时轻度增高。结石合并感染或发热时,血白细胞计数可明显增高。结石导致肾功能不全时,可有贫血表现。

(四)血生化检查

血清肌酐、尿素氮和肾小球滤过率反映总肾功能。肾功能不全时可出现高血钾或二氧化碳结合力降低。远端肾小管酸中毒时,可出现低钾血症和血氯增高。甲状旁腺功能亢进时骨溶解增加,可导致血碱性磷酸酶增高。

(五) 尿液代谢因素的检测

24 小时尿的尿量、钙、磷、镁、钠、钾、氯、草酸、枸橼酸、磷酸、尿酸、尿素、胱氨酸等。标本最好留两次。标本中加入适量盐酸可以预防尿液储存过程中析出草酸钙和磷酸钙沉淀,避免维生素 C 氧化成草酸,并预防尿液中细菌生长而改变尿液某些成分。在酸化尿液中尿酸和胱氨酸发生沉淀,如需检测其中的尿酸和胱氨酸,则必须加碱使其尿酸盐沉淀溶解。添加了叠氮化钠的尿液可以进行尿酸盐分析;由于尿液存放一段时间后其 pH 可能发生改变,检测尿 pH 时需要收集新鲜晨尿。

(六) 血液代谢因素的有关检查

包括血钙、磷、钾、氯、尿酸、清蛋白等。测定血钙可以发现甲状旁腺功能亢进或其他导致高钙血症的原因,测定清蛋白可以矫正结合钙对血钙浓度的影响。如血钙浓度≥2.60 mmoL/L,应怀疑甲状旁腺功能亢进的可能,可以重复测定血钙并测定甲状旁腺激素(parathyroid hormone,PTH)水平。尿酸结石患者血尿酸可能增高。肾小管酸中毒可以表现为低钾血症、高氯性酸中毒。

(七) 尿酸化试验

早餐后服用氯化铵 0.1 g/kg 体重,饮水 150 mL,上午九点开始每小时收集尿液测定 pH 并饮水150 mL,共进行 5 次。如尿 pH≤5.4 则不存在肾小管酸中毒。

(八) 结石成分分析

自发排出的结石、手术取石和体外碎石排出的结石应进行结石成分分析,以明确结石的性质,为溶石治疗和预防结石复发提供重要依据,还有助于缩小结石代谢异常的诊断范围。结石成分分析方法包括物理方法和化学方法两类。物理分析法比化学分析法精确,常用的物理分析法是 X 线晶体学和红外光谱法。红外光谱法既可分析各种有机成分和无机成分,又可分析晶体和非晶体成分,所需标本仅为 1 mg。化学分析法的主要缺点是所需标本量较多,而且分析结果不很精确,但该法简单价廉,可以基本满足临床需要。

九、肾结石的治疗原则

(1)肾结石治疗的总体原则:解除痛苦、解除梗阻、保护肾功能、有效祛除结石、治疗病因、预防复发。

(2)保护肾功能是结石治疗的中心。

(3)具体的治疗方法需要个体化,根据患者的具体情况选择适宜的治疗方法。

(4)影响肾结石治疗的因素多样,包括患者的具体病情和医疗条件两大类。其中患者的病情包括结石的位置、数目、大小、形态、可能的成分、发作的急缓、肾脏功能,是否合并肾积水,是否合并尿路畸形,是否合并尿路感染,可能的病因,患者的身体状况,以及既往治疗等情况,都影响结石治疗具体方法的选择。此外,医疗因素包括医师所掌握的治疗结石的技术和医院的医疗条件、仪器设备,也影响了结石的治疗方法的选择。

(5)肾结石的治疗主要包括以下内容:严重梗阻的紧急处理、肾绞痛的处理、合理有效祛除结石、病因治疗等方面。

十、严重梗阻的紧急处理

结石引起的梗阻,如果造成肾积脓、肾功能不全、无尿等严重情况,危及患者生命,需要紧急处理。

梗阻合并感染可造成肾积脓、高热、甚至感染中毒性休克。体外冲击波碎石后输尿管"石街"形成时,容易造成急性梗阻感染。患者具有明显的腰部疼痛,体征出现明显肾区叩痛、腰大肌压迫征阳性,血白细胞计数明显增高。如广谱抗生素不能控制感染,需要紧急行超声或CT引导下经皮肾穿刺造瘘,充分引流,同时根据血培养或脓液的细菌培养、药物敏感试验结果,选择敏感抗生素。此时留置输尿管导管或双猪尾管亦有一定效果,但由于脓液黏稠,引流可能不充分,甚至脓液堵塞管腔。如未能留置双猪尾管,或留置双猪尾管3天体温仍得不到有效控制,此时需行肾穿刺造瘘。如引流及时充分,感染通常可以得到控制。待病情稳定后,再处理结石。

孤立肾或双肾肾后性完全梗阻,可造成少尿、无尿、甚至肾功能不全及尿毒症。有时患者并无明显疼痛,以无尿、恶心呕吐等症状就诊,影像学检查发现肾积水,如患者无感染表现,可行留置输尿管双猪尾管引流,如逆行插管失败,行超声引导肾穿刺造瘘。如病变为双侧,通常急诊只需处理肾实质好的一侧即可。如为急性肾后性梗阻,影像学显示肾实质厚度正常,梗阻解除后肾功能可能恢复,不必行急诊血液透析,待肾功能恢复后再处理结石。如为慢性梗阻,影像学显示肾脏萎缩、肾实质结构紊乱,则肾功能是否能恢复及恢复的程度,需要持续引流观察,而且,在这种情况下,通常需要行双侧肾脏引流。如充分持续引流肾功能不恢复,则按照慢性肾功能不全处理。应当注意,在急性肾后性梗阻解除后,可出现多尿期,一般持续2~4天,尿量可能每天超过4 000 mL,需要注意维持水电解质平衡。

十一、肾绞痛的治疗

肾绞痛是泌尿外科的常见急症,需紧急处理。结石导致肾绞痛的原因通常为较小结石移动到肾盂输尿管连接部或进入输尿管所导致的上尿路急性梗阻。肾绞痛治疗前应与其他急腹症相鉴别。肾绞痛的主要治疗方法为药物镇痛、解痉。

肾绞痛急性发作期可以适当限制水的入量,利尿剂的应用和大量饮水可以加重肾绞痛的发作。

肾绞痛的镇痛药物的使用遵循三级镇痛原则。一级镇痛药物为非甾体抗炎药物。常用药物有双氯芬酸钠(扶他林,50 mg,口服)、布洛芬(芬必得,0.3 g,口服)和吲哚美辛栓(100 mg,肛塞)等,具有中等程度的镇痛作用。双氯芬酸钠还能够减轻输尿管水肿,双氯芬酸钠50 mg口服,每天3次,可明显减少肾绞痛的反复发作。但双氯芬酸钠会影响肾功能异常者的肾小球滤过率,但对肾功能正常者不会产生影响。二级药物为非吗啡类中枢镇痛剂,常用药物为曲马罗(50 mg,口服),该药无呼吸抑制作用,无便秘,耐受性和依赖性很低。三级镇痛药物为较强的阿片类受体激动剂,具有较强的镇痛和镇静作用。常用药物有布桂嗪(50~100 mg,肌内注射)、盐酸哌替啶(50 mg,肌内注射)、盐酸吗啡(5 mg,皮下或肌内注射)等。阿片类药物具有眩晕、恶心、便秘、呼吸抑制等不良反应,对于慢性肺通气功能障碍、支气管哮喘患者禁用。该类药物可加重肾绞痛患者的恶心呕吐,在治疗肾绞痛时避免单独使用阿片类药物,一般需要配合硫酸阿托品、氢溴酸山莨菪碱(654-2)等解痉类药物一起使用。

常用解痉药物如下。①M型胆碱受体阻滞剂,常用药物有硫酸阿托品(0.3~0.5 mg,皮下、肌肉或静脉注射)和氢溴酸山莨菪碱(654-2,10 mg,口服、肌内或静脉注射),可以松弛输尿管平滑肌、缓解痉挛。青光眼患者禁用该类药物。②黄体酮(20 mg,肌内注射)可以抑制平滑肌的收缩而缓解痉挛,对止痛和排石有一定的疗效,尤其适用于妊娠妇女肾绞痛者。③钙通道阻滞剂,硝苯地平(10 mg,口服或舌下含化),对缓解肾绞痛有一定的作用。④α受体阻滞剂(坦索罗辛

0.2 mg口服、多沙唑嗪 4 mg 口服等),近期国内外的一些临床报道显示,α受体阻滞剂在缓解输尿管平滑肌痉挛、治疗肾绞痛中具有一定的效果。

此外,针灸也有一定解痉止痛效果,常用穴位有肾俞、京门、三阴交或阿是穴等。

如经上述治疗肾绞痛不缓解,则可进行留置输尿管引流或急诊体外碎石、输尿管镜手术取石等处理。

十二、排石治疗

祛除肾结石的方法包括排石、溶石、体外冲击波碎石(extracorporeal shock-wave lithotripsy, ESWL)、输尿管镜碎石、经皮肾镜取石(percutaneous nephrolithotomy,PCNL)、腹腔镜或开放手术取石等方法。20年来,由于各种微创方法的不断发展和推广,ESWL、输尿管镜碎石、PCNL等技术的应用越来越普及,大多数肾结石可以通过上述微创方法得到有效治疗。传统的开放手术在肾结石的治疗中应用已逐步减少,但对那些需要同时解决解剖异常的结石患者,仍为一种有效治疗。具体采用何种方法治疗肾结石,主要取决于结石的大小、位置、数目、形态、成分。对于某位患者来说,应选择损伤相对更小、并发症发生率更低的治疗方式。此外,还要考虑肾脏功能、是否合并肾积水、是否合并尿路畸形、是否合并尿路感染、可能的病因、患者的身体状况及既往治疗等情况。

(一)排石

(1)排石治疗的适应证:肾结石直径≤6 mm、未导致尿路梗阻或感染、疼痛症状可以得到有效控制。直径≤4 mm 的结石自然排石率为80%,再辅以排石药物,可进一步提高排石率。直径≥7 mm的结石自然排石率很低。

(2)排石治疗的措施:①每天饮水 3 000 mL 以上,保持 24 小时尿量 2 000 mL,且饮水量应24 小时内均匀分配。②服用上述非甾体类药物或α受体阻滞剂、钙通道阻滞剂。③服用利湿通淋的中药,主要药物为车前子,常用成药有排石颗粒、尿石通等;常用的方剂如八正散、三金排石汤和四逆散等。④辅助针灸疗法,常用穴位有肾俞、中脘、京门、三阴交和足三里等。

(3)较小肾盏结石可长期滞留,无临床表现。应严密观察,定期复查。如果结石增大或引起严重症状,或造成肾积水,或肾盏扩张、继发感染时,应行其他外科治疗。

(二)溶石

溶石治疗是通过化学的方法溶解结石或结石碎片,以达到完全清除结石的目的,是一种有效的辅助治疗方式,常作为体外冲击波碎石、经皮肾镜取石、输尿管镜碎石及开放手术取石后的辅助治疗。主要用于尿酸结石和胱氨酸结石的治疗。溶石手段包括口服药物、增加尿量、经肾造瘘管注入药物等。其他结石也可尝试溶石治疗。

1.尿酸结石

(1)碱化尿液:口服枸橼酸氢钾钠 6~10 mmoL,每天 3 次,使尿液 pH 达到 6.5~7.2。尿液pH 过高可能导致感染性结石的发生。

(2)大量饮水,使 24 小时尿量超过 2 500 mL。

(3)口服别嘌醇 300 mg,每天 1 次,减少尿尿酸排出。

(4)减少产生尿酸的食品的摄入,如动物内脏等,每天蛋白质入量限制在 0.8 g/(kg·d)。

(5)经皮溶石可选用三羟甲基氨基甲烷(tris-hydroxymethyl aminomethane,THAM)液。

2.胱氨酸结石

(1)碱化尿液:口服枸橼酸氢钾钠或 $NaHCO_3$,使尿液 pH 维持在 7.0 以上。

(2)大量饮水,使 24 小时尿量超过 3 000 mL,且饮水量在 24 小时内保持均匀分配。

(3)24 小时尿胱氨酸排出高于 3 mmoL 时,可应用硫普罗宁(α-巯基丙酰甘氨酸)或卡托普利。

(4)经皮溶石可选用 0.3mol/L 或 0.6 mol/L 的三羟甲基氨基甲烷液,以及乙酰半胱氨酸。

3.感染性结石

磷酸镁铵和碳酸磷灰石能被 10%的肾溶石酸素(pH 3.5~4)及 Suby 液所溶解。具体的方法是在有效的抗生素治疗的同时,溶石液从一根肾造瘘管流入,从另一根肾造瘘管流出。溶石时间的长短取决于结石的负荷,完全性鹿角形结石往往需要比较长的时间才能被溶解。冲击波碎石后结石的表面积增加,增加了结石和溶石化学液的接触面积,有利于结石的溶解。该疗法的最大优点是不需麻醉即可实施,因此,也可作为某些高危病例或者不宜施行麻醉和手术的病例的治疗选择。口服药物溶石的方案:①短期或长期的抗生素治疗。②酸化尿液,口服氯化铵 1 g,每天 2~3 次,或者甲硫氨酸 500 mg,每天 2~4 次。③对于严重感染者,使用尿酶抑制剂,如乙酰羟肟酸或羟基脲。建议使用乙酰羟肟酸 250 mg,每天 2 次,服用3~4 周。如果患者能耐受,则可将剂量增加到 250 mg,每天 3 次。

(三)有效祛除结石

祛除结石适应证包括结石直径≥7 mm,结石造成尿路梗阻、感染、肾功能损害等。祛除结石的方法包括体外冲击波碎石 ESWL、输尿管镜碎石、经皮肾镜取石 PCNL、手术取石等。CUA 尿路结石诊疗指南对这些方法的选择提出了推荐性意见。下面分别对这些方法进行介绍。

1.体外冲击波碎石(extracorporeal shock-wave lithotripsy,ESWL)

体外冲击波碎石的出现,为肾结石的治疗带来了革命性变化。其原理是将液电、压电、超声或电磁波等能量,会聚到 1 个焦点上,打击结石,实现不开刀治疗肾结石。曾经 ESWL 几乎用于治疗全部肾结石,包括鹿角形肾结石。但随着经验积累,人们发现了 ESWL 的各种并发症,如肾被膜下血肿、肾破裂、肾萎缩、输尿管"石街"形成、肾积脓、大结石的治疗时间长等。20 多年来,随着临床经验的积累和碎石机技术的发展,对 ESWL 的适应证、治疗原则及并发症的认识有了新的改变。第 3 代碎石机与早期碎石机相比,碎石效率提高,更安全,费用降低,而且更灵巧,还实现了多功能化。现代体外碎石机可具备 X 线定位和 B 超定位双重方式。由于 ESWL 具有创伤小、并发症少、可门诊进行等优点。

(1)ESWL 的适应证:直径≥7 mm 的肾结石。对于直径 7~20 mm 大小的各种成分的肾结石,并且不合并肾积水和感染者,ESWL 是一线治疗。对于直径>20 mm 的肾结石,ESWL 虽然也能够成功碎石,但存在治疗次数多时间长、排石问题多等缺点,采用 PCNL 能够更快更有效地碎石。ESWL 可与 PCNL 联合应用于较大肾结石。

(2)ESWL 的禁忌证:妊娠妇女、未纠正的出血性疾病、未控制的尿路感染、结石远端存在尿路梗阻、高危患者,如心力衰竭和严重心律失常、严重肥胖或骨骼畸形、腹主动脉瘤或肾动脉瘤、泌尿系统活动性结核等。

(3)治疗过程和复查:现代碎石机都采用干式碎石方式,患者平卧在碎石机上碎石。对于痛觉敏感或精神紧张者,可给予静脉镇痛药物。儿童患者,可给予全身麻醉。碎石后患者可出现血尿。可给予排石药物进行辅助。应收集尿液中的结石,进行结石成分分析。患者停止排石 2~

3 天复查 KUB,以观察碎石效果,严密观察是否形成输尿管"石街"。残余结石较大者,可再次行 ESWL。残余结石较小者,应进行跟踪随访。

(4)ESWL 治疗次数和治疗时间间隔:ESWL 治疗肾结石一般不超过 3 次(具体情况依据所使用的碎石机而定),如结石较大或硬度较大,应该选择经皮肾镜取石术。ESWL 治疗肾结石的间隔时间目前无确定的标准,公认不能短于 1 周。通过研究肾损伤后修复的时间,现认为两次 ESWL 治疗肾结石的间隔以 10~14 天为宜。

(5)影响 ESWL 效果的因素:碎石效率除了与碎石机的效率有关,还与结石的大小、数目、位置和硬度有关。①结石的大小:结石越大,需要再次治疗的可能性就越大。直径<20 mm 的肾结石应首选 ESWL 治疗;直径>20 mm 的结石和鹿角形结石可采用 PCNL 或联合应用 ESWL。若单用 ESWL 治疗,建议于 ESWL 前插入双 J 管,防止"石街"形成阻塞输尿管。②结石的位置:肾盂结石容易粉碎,肾中盏和肾上盏结石的疗效较下盏结石好。对于下盏漏斗部与肾盂之间的夹角为锐角、漏斗部长度较长和漏斗部较窄者,ESWL 后结石的清除不利。可结合头低脚高位进行体位排石。③结石的成分:磷酸铵镁和二水草酸钙结石容易粉碎,尿酸结石可配合溶石疗法进行 ESWL,一水草酸钙和胱氨酸结石较难粉碎。④解剖异常:马蹄肾、异位肾和移植肾结石等肾脏集合系统的畸形会影响结石碎片的排出,可以采取辅助的排石治疗措施。⑤ESWL 的效果还与操作医师的经验有关:由于通常碎石治疗需要持续 30 分钟左右,患者可以发生体位的变化,所以在碎石过程中,操作者需要经常校正碎石机焦点以对准结石,并且根据监测的碎石效果,调整碎石机的能量输出和打击次数。ESWL 是一项非常专业的技术,需要经过培训的泌尿外科医师进行操作。

(6)ESWL 并发症:ESWL 可能出现肾绞痛、肾被膜下血肿、肾破裂、局部皮肤瘀斑、输尿管"石街"形成、肾积脓、败血症等。长期并发症有肾萎缩。①对于出现肾绞痛的患者,按前述药物治疗方法进行治疗。②局部皮肤瘀斑可以自愈,一般不需处理。③如患者出现较剧烈的腰部胀痛,怀疑肾被膜下血肿、肾破裂时,行 CT 检查明确。确诊者,严密监测腰部症状、体征、血红蛋白和影像学,通常卧床休息 1~2 周,对症治疗好转。对于不能控制的出血,可行选择性肾动脉栓塞。④输尿管"石街"形成、肾积脓、败血症者,应紧急行肾穿刺造瘘,同时应用敏感抗生素,为避免这几种并发症,重点在于预防。尽量不对直径>20 mm 的肾结石行 ESWL 治疗,如需进行 ESWL,事先留置输尿管支架管。对于感染性结石,有发热历史或尿白细胞计数增高者,ESWL 前预防性应用抗生素,并持续到碎石后至少 4 天。

2.经皮肾镜取石

经皮肾镜取石术(percu-taneous nephrolithotomy,PCNL)最开始在欧美一些国家开展。它是通过建立经皮肾操作通道,击碎并取出肾结石。由于可以迅速有效的祛除肾结石,很快得到推广。但是,早期的 PCNL 由于并发症较多、碎石效率低,经历了数年的低谷。随着各种肾镜的改进、激光、超声气压弹道碎石技术的开发,PCNL 得到了更广泛的应用。国外学界提出微创经皮肾镜取石术(minimally invasive percuta-neous nephrolithotomy,MPCNL),以减少手术并发症与肾实质的损伤,但仅用于治疗直径<2 cm 的肾结石、小儿肾结石或需建立第 2 个经皮肾通道的病例。我国学者刚开始采用"经皮肾微造瘘、输尿管镜碎石取石术",随着手术技巧日趋熟练与腔镜设备的改进,提出有中国特点的微创经皮肾镜取石术(Chinese mPCNL),并逐步在全国推广应用,使经皮肾镜取石技术的适应证不断扩大,并应用于大部分 ESWL 和开放手术难以处理的上尿路结石。近年来大宗回顾性临床报道表明此方法较标准 PCNL 更易掌握和开展,成

功率高,并发症较国外技术低。现在,经皮肾镜取石技术在肾结石的治疗中发挥着越来越重要的作用。

(1)PCNL适应证:各种肾结石都可经PCNL治疗,对于直径>2 cm的肾结石和>1.5 cm的肾下盏结石是一线治疗(无论是否伴有肾积水)。还包括ESWL难以击碎的直径<2 cm的肾结石、肾结石合并肾积水者,胱氨酸结石,有症状的肾盏或憩室内结石,蹄铁形肾结石,移植肾合并结石,各种鹿角形肾结石等。

(2)禁忌证。①凝血异常者:未纠正的全身出血性疾病;服用阿司匹林、华法林等抗凝药物者,需停药2周,复查凝血功能正常才可以进行手术。②未控制的感染:合并肾积脓者,先行肾穿刺造瘘,待感染控制后,行Ⅱ期PCNL。③身体状态差,严重心脏疾病和肺功能不全,无法承受手术者。④未控制的糖尿病和高血压者。⑤脊柱严重后凸或侧凸畸形、极度肥胖或不能耐受俯卧位者为相对禁忌证,可以采用仰卧、侧卧或仰卧斜位等体位进行手术。

(3)PCNL技术特点:PCNL技术的核心是建立并维持合理的经皮肾通道。合理的经皮肾通道的基本组成为皮肤-肾皮质-肾乳头-肾盏-肾盂。皮肤穿刺点多选在腋后线,经肾的背外侧少血管区域(Brodel线)进入肾实质,出血的风险较低。至于穿刺肾的上、中、下盏,要便于操作、能最大限度地取出肾结石。

PCNL分为Ⅰ期和Ⅱ期。Ⅰ期PCNL是建立通道后马上进行碎石,适用于各种肾结石;Ⅱ期PCNL是在建立通道5~7天后再行碎石,适用于合并感染、肾后性肾功能不全者需要引流者;Ⅰ期操作出血明显或残余结石者。Ⅰ期的优点是一次操作、患者痛苦小、住院时间短、费用低,结石是否合并肾积水都可进行。缺点是容易出血、视野不清,由于窦道未形成,操作鞘脱出后容易失败。Ⅱ期手术的优点是窦道已经形成,出血少、视野清晰。缺点是患者治疗时间长,对于不积水的肾结石不易建立通道,而且由非手术医师建立的皮肾通道可能不是最佳通道,不利于术者操作。

通道的大小可以F14~F30。一般将F14~F20称为微造瘘mPCNL,F22~F24称为标准通道,F26~F30称为大通道。大多数肾结石可以通过单个通道治疗,对于复杂肾结石可以建立两个或多个通道。

(4)术前准备。①影像学检查:术前需要进行必要的影像学检查,包括KUB/IVP加CT平扫,或KUB加CT增强。术前需要明确肾结石的数目、大小、分布,并对肾脏及周围器官的解剖进行仔细评估,以选择最佳穿刺通道,以避免并发症的发生。②控制感染:尿常规异常、与结石有关的发热者,需要控制感染。治疗前应根据尿培养药敏试验选择敏感的抗生素,即使尿培养阴性,手术当天也应选用广谱抗生素预防感染。③签署患者知情同意书:虽然PCNL是一种微创手术,但它仍然存在一定风险,手术前应将残余结石、出血、周围器官损伤、情况严重时需中转开放手术、甚至需要行肾切除等情况以书面的形式告知患者及其家属。

(5)Ⅰ期PCNL手术步骤如下。①麻醉:连续硬膜外麻醉,或蛛网膜下腔麻醉联合连续硬膜外麻醉,或全麻。②留置输尿管导管:膀胱镜下留置F5~F7输尿管导管。向肾盂内注水造成人工"肾积水",利于经皮肾穿刺,对于不积水的肾结石病例更有作用;注入造影剂使肾盂肾盏显影,指导X线引导穿刺针。指导肾盂输尿管的位置。碎石过程中防止结石碎块进入输尿管。碎石过程中,通过输尿管导管加压注水,利于碎石排出。③体位:多采用俯卧位,但俯卧位不便于施行全麻。也可采用侧卧位、斜侧卧位。④定位:建立经皮肾通道需要B超或X线定位。X线的优点是直观;缺点是有放射性,而且不能观察穿刺是否损伤周围脏器。B超的优点是无辐射、可以实时监测穿刺避免周围脏器损伤、熟练掌握后穿刺成功快;术中还能明确残余结石位置,指导寻找结石,提高结石取净机会;缺点是不够直观,需要经过特殊培训才能掌握。⑤穿刺:穿刺点可选择在12肋下至10肋间腋后线到肩胛线之间的区域,穿刺经后组肾盏入路,方向指向肾盂。对于输尿管上段结石、肾多发性结石及合并输尿管肾盂的接合处UPJ狭窄需同时处理者,可首选经肾后组中盏入路,通常选11肋间腋后线和肩胛下线之间的区域作为穿刺点。穿刺上、下组肾盏时,须注意可能会发生胸膜和肠管的损伤。穿刺成功后,有尿液溢出。将导丝经穿刺针送入肾盂。该导丝在PCNL中具有重要作用,在随后的操作中,必须保持导丝不脱出。撤穿刺针,记住穿刺针的方向和穿刺深度。⑥扩张:用扩张器沿导丝逐级扩张至所需要的管径。扩张器进入的方向要与穿刺针进入的方向一致。扩张器进入的深度不能超过穿刺针进入的深度。否则进入过深容易造成肾盂壁的损伤或穿透对侧肾盂壁,造成出血,而且无法用肾造瘘管压迫止血。扩张器可使用筋膜扩张器、Amplatz扩张器、高压球囊扩张器或金属扩张器扩张,具体使用哪种扩张器及扩张通道的大小,必须根据医师的经验及当时具备的器械条件决定。扩张成功后,将操作鞘置入肾盂。⑦腔内碎石与取石:较小结石可直接取出,较大结石可利用钬激光、气压弹道、超声、液电器械等击碎。碎石过程中需保持操作通道通畅,避免肾盂内压力增高,造成水中毒或菌血症。碎石可用冲洗和钳取方式取出。带吸引功能的超声气压弹道碎石器可在碎石同时吸出结石碎片,使肾内压降低,尤其适用于体积较大的感染性结石患者。根据情况决定是否放置双J管。手术结束时留置肾造瘘管可以压迫穿刺通道、引流肾集合系统、减少术后出血和尿外渗,有利于再次处理残石,而且不会增加患者疼痛的程度和延长住院的时间。有些医师尝试术后不留置造瘘管,对于初学者不适用。⑧术后处理:监测生命体征和引流液颜色,防治水中毒、感染等。术后1天复查KUB,如无残余结石,可于术后1~2天拔除肾造瘘管。如存在残余结石,根据情况进行Ⅱ期PCNL,或多通道PCNL,或联合ESWL,残余尿酸胱氨酸结石可通过造瘘管进行溶石治疗。

(6)常见并发症及其处理如下。①肾实质出血:是Ⅰ期经皮肾镜操作的常见并发症。通常为静脉性出血。术中肾实质出血常可通过操作鞘压迫控制,如术中出血严重,应停止手术,用气囊导管压迫控制,择期行Ⅱ期手术。术后出血可夹闭肾造瘘管,通常出血可得到控制。如出血较多,需要及时输血。动脉性出血较严重,如出血不能得到控制、血红蛋白进行性下降者,可行动脉造影检查,必要时行选择性肾动脉栓塞,若出血凶险难以控制,应及时改开放手术,以便探查止血,必要时切除患肾。②邻近脏器损伤:肋间穿刺可能损伤胸膜、肝、脾,利用超声引导穿刺可以避免。一旦发现患者出现胸痛、呼吸异常、怀疑气胸或液气胸,应立即停止手术,留置肾造瘘管并保持引流通畅,留置胸腔闭式引流。穿刺位点偏下或偏前,可能损伤肠管。重在预防和及时发现,并作出符合外科原则的处理。③集合系统穿孔:操作中器械移动幅度过大、碎石器械损可造成集合系统穿孔,如保持操作通道通畅,小的穿孔可不必处理。如穿孔造成出血、水吸收等应停止手术,放置输尿管支架管及肾造瘘管,充分引流。择期行Ⅱ期手术。④稀释性低钠血症:手术时间过长、高压灌注造成水吸收过多所致。停止手术,急查电解质,予高渗盐水、利尿、吸氧等治疗可缓解。⑤感染和肾周积脓:重在预防,术前控制泌尿系统感染,肾积水明显者予充分引流。手术后保持输尿管导管、肾造瘘管通常非常重要,并予抗生素治疗。

(7)开展PCNL注意事项:PCNL是一项技术要求很高的操作,需要术者具有相当专业的技术和经验,应在有条件的医院施行。开展PCNL前,应利用模拟器械、动物手术等进行模拟训练。开展手术早期宜选择简单病例,如单发肾盂结石合并中度以上肾积水,患者体形中等,无其他伴随疾病。复杂或体积过大的肾结石手术难度较大,应在经验丰富的医师指导下手术。合并肾功能不全者或肾积脓先行经皮肾穿刺造瘘引流,待肾功能改善及感染控制后再Ⅱ期取石。完全鹿角形肾结石可分期多次多通道取石,但手术次数不宜过多(一般单侧取石不超过3次),每次手术时间不宜过长,需视患者耐受程度而定。

3.开放手术或腹腔镜手术取石

近年来,随着体外冲击波碎石和腔内泌尿外科技术的发展,特别是经皮肾镜和输尿管镜碎石取石术的广泛应用,开放性手术在肾结石治疗中的运用已经显著减少。在某些医院,肾结石病例中开放手术仅占1‰~5.4%。但是,开放性手术取石在某些情况下仍具有极其重要的临床应用价值。

(1)适应证:①ESWL、PCNL、URS手术或治疗失败,或上述治疗方式出现并发症须开放手术处理。②骨骼系统异常不能摆ESWL、PCNL、URS体位者。③肾结石合并解剖异常者,如肾盂输尿管连接部狭窄、漏斗部狭窄、肾盏憩室等。这些解剖异常需要在取石同时进行处理。④异位肾、马蹄肾等不易行ESWL、PCNL、URS等手术者。⑤同时需要开放手术治疗其他疾病。⑥无功能肾需行肾切除。⑦小儿巨大肾结石,开放手术简单,只需一次麻醉。

(2)手术方法:包括肾盂切开取石术、肾盂肾实质联合切开取石术、无萎缩性肾实质切开取石术、无功能肾切除术和肾脏部分切除术、肾盂输尿管连接部成形术等。这些手术方式现在基本可以通过腹腔镜手术来完成。一般来说,腹腔镜手术比开放手术出血少、并发症少、住院时间短、恢复快,但手术时间较长。腹腔镜手术需要经过专门培训,还需要完善的设备支持。

(四)特殊情况的治疗

1.鹿角形肾结石

鹿角形肾结石是指充满肾盂和至少1个肾盏的结石。部分性鹿角状结石仅仅填充部分集合系统,而完全性鹿角状结石则填充整个肾集合系统。新发的鹿角形肾结石都应该积极地治疗,患者必须被告知积极治疗的益处与相关的风险。在大多数的情况下,PCNL应作为首选的治疗手段;若肾解剖正常,体积小的鹿角形肾结石可考虑单用ESWL治疗,碎石前应先保证充分的引流;若结石无法通过合理次数的微创技术处理,可考虑采用开放手术。

鹿角形肾结石以单通道的经皮肾取石术有时无法清除所有结石,可以建立第二、第3条微创经皮肾通道,进行多通道碎石取石术。多通道的建立时间,通常在第一通道变为成熟通道的基础上才可以进行,一般在Ⅰ期手术后5~7天。对于操作熟练者如手术顺利,可一期进行多通道穿刺。由于第2、3通道仅需扩张至F14~F18,损伤和出血的危险较小,安全性较高。多通道形成后可加快取石的速度,提高对鹿角形肾结石的清除能力。

完全性鹿角形肾结石可分期多次取石,对巨大的结石可采用多通道取石,但手术的次数不宜过多(一般单侧取石≤3次),每次手术的时间不宜过长。必要时需视患者的耐受程度和医师的经验,联合应用ESWL辅助或PCNL-ESWL-PCNL"三明治疗法"。

若无很好的条件和经验开展PCNL,鹿角形结石可采用开放性手术治疗。可以选择的手术包括扩大的肾盂肾盏切开取石术、无萎缩性肾实质切开取石术、复杂的放射状肾实质切开术和低温下肾脏手术。

2.马蹄肾肾结石

马蹄肾肾结石可采用PCNL,也可采用开放手术取石。马蹄肾的两肾下极多在脊柱前方融合成峡部,输尿管与肾盂高位连接,伴有肾旋转不良,各组肾盏朝向背侧。因肾脏位置较正常低,肾上极更靠后外侧,故穿刺时多从背部经肾上盏或中盏入路。由于输尿管上段在峡部前侧位跨越行走并与肾盂连接,UPJ 处成坡状,肾盏漏斗部狭长,造成术后残石很难自行排出,尤其是肾下盏结石,所以手术中应尽量清除所有结石,必要时进行多通道碎石取石术。如果 UPJ 的高位连接未造成明显的功能性梗阻,一般可不予处理。

马蹄肾结石如需行 ESWL,应根据肾在体表的投影,取俯卧位行 ESWL 治疗即冲击波从前腹进入体内。

3.孤立肾肾结石

孤立肾患者由于代偿性肾增大,肾皮质厚,在 PCNL 手术中,穿刺、扩张时容易出血。可采用微造瘘 mPCNL,建立 F14~F18 皮肾通道,对肾皮质的损伤减少、出血的概率较低。另外,分两期手术较安全。手术的关键在于解除梗阻,改善肾功能,采用合理的通道大小和取石次数。对于难以取净的残石可术后结合 ESWL 治疗。每次治疗后必须监测肾功能的变化,治疗间隔的时间适当延长。

若无很好的条件和经验开展 PCNL,也可采用开放手术取石。

4.移植肾肾结石

移植肾为孤立功能肾,患者长期服用免疫抑制剂,抵抗力低下,合并肾结石时应采取创伤小、效果确切的治疗方法。推荐肾移植伴肾结石的患者采用 ESWL 和 PCNL 治疗。由于移植肾位于髂窝,位置表浅,经皮肾穿刺容易成功。

移植肾及输尿管均处于去神经状态,因此,可以在局麻+静脉镇痛下进行手术。一般来说,患者采用仰卧位。但是,如果合并输尿管狭窄,则采用截石位。

移植肾的输尿管膀胱吻合口多位于膀胱顶侧壁,输尿管逆行插管不易成功。术中可先 B 超定位,穿刺成功后注入造影剂,然后在 X 线定位下穿刺目标肾盏。

手术时间不宜过长,出血明显时应待 II 期手术取石。

5.肾盏憩室结石

肾盏憩室结石可采用 PCNL 或逆行输尿管软镜来处理。后腹腔镜手术也可用于治疗肾盏憩室结石。通常不采用 ESWL 治疗,因为肾集合系统和憩室之间的连接部相对狭窄,即使碎石效果较好,结石仍有可能停留在原处而无法排出。

mPCNL 治疗时,术中经预置的导管逆行注入亚甲蓝帮助寻找狭小的漏斗部开口,取石后将狭窄部切开或扩张,并放置一根 F6 双 J 管,并留置 30 天。

腹侧的肾盏憩室可以经腹腔镜下切除,祛除结石、缝合憩室口。

6.盆腔肾肾结石

对于肾脏位于盆腔的患者,推荐使用 ESWL 治疗。PCNL 的难度大,一般不宜采用,必要时可采取开放手术或腹腔镜手术。

7.髓质海绵肾结石

海绵肾表现为部分肾髓质集合管的囊状扩张,形成的结石一般位于肾乳头的近端,结石细小呈放射状分布。只要结石不引起梗阻,一般不需处理其肾结石。经皮肾取石术难以处理此类结石,而且极易损伤肾乳头,日后形成的瘢痕会造成集合管的梗阻。较大的结石或结石排至肾盂或肾盏引起梗阻时,可采用 ESWL、RIRS 或 PCNL 治疗。口服枸橼酸制剂及维生素 B_6、增加液体的摄入以抑制结石的生长。

8.小儿肾结石

小儿肾结石一般可用 ESWL 治疗,因小儿的代偿能力较强,排石能力较成人强,单纯碎石的指征较成人稍宽。若结石较大而梗阻不严重,应先置双J管后碎石;如碎石效果不佳或结石梗阻严重,则可采取微创经皮肾取石解决。一般情况下不宜双侧同时碎石或经皮取石。

9.过度肥胖的患者

对于过度肥胖的患者,患者皮肤至结石的距离过大,ESWL定位困难,因而不易成功,推荐选用PNL或开放手术。标准经皮肾取石术使用的肾镜太短,不适合这类患者的手术操作,过去曾被认为是手术的禁忌证。但是,微创经皮肾取石术由于使用了长而纤细的内镜,只需在扩张通道时使用加长的工作鞘。

肥胖患者对俯卧位耐受差,易发生通气障碍,体位可采用患侧垫高45°的斜仰卧位,患者相对更易耐受手术。必要时可采取气管插管全麻。

由于皮肾通道较长,留置的肾造瘘管术后容易脱出,可以放置F14～F16的末端开口的气囊导尿管,向外轻轻牵引后皮肤缝线固定。X线透视下注入造影剂,确保气囊位于肾盏内。

(五)结石治疗的注意事项

1.双侧上尿路结石的处理原则

双侧上尿路同时存在结石约占结石患者的15%,传统的治疗方法一般是对两侧结石进行分期手术治疗,随着体外碎石、腔内碎石设备的更新与泌尿外科微创技术的进步,对于部分一般状况较好、结石清除相对容易的上尿路结石患者,可以同期微创手术治疗双侧上尿路结石。

双侧上尿路结石的治疗原则:①双侧输尿管结石,如果总肾功能正常或处于肾功能不全代偿期,血肌酐值<178.0 μmol/L,先处理梗阻严重一侧的结石;如果总肾功能较差,处于氮质血症或尿毒症期,先治疗肾功能较好一侧的结石,条件允许,可同时行对侧经皮肾穿刺造瘘,或同时处理双侧结石。②双侧输尿管结石的客观情况相似,先处理主观症状较重或技术上容易处理的一侧结石。③一侧输尿管结石,另一侧肾结石,先处理输尿管结石,处理过程中建议参考总肾功能、分肾功能与患者一般情况。④双侧肾结石,一般先治疗容易处理且安全的一侧,如果肾功能处于氮质血症或尿毒症期,梗阻严重,建议先行经皮肾穿刺造瘘,待肾功能与患者一般情况改善后再处理结石。⑤孤立肾上尿路结石或双侧上尿路结石致急性梗阻性无尿,只要患者情况许可,应及时外科处理,如不能耐受手术,应积极试行输尿管逆行插管或经皮肾穿刺造瘘术,待患者一般情况好转后再选择适当治疗方法。⑥对于肾功能处于尿毒症期,并有水、电解质和酸碱平衡紊乱的患者,建议先行血液透析,尽快纠正其内环境的紊乱,并同时行输尿管逆行插管或经皮肾穿刺造瘘术,引流肾脏,待病情稳定后再处理结石。

2.合并尿路感染的结石的处理原则

由于结石使尿液淤滞易并发感染,同时结石作为异物促进感染的发生,两者可相互促进,对肾功能造成严重破坏。在未祛除结石之前,感染不易控制,严重者可并发菌血症或脓毒血症,甚至危及生命。

所有结石患者都必须进行菌尿检查,必要时行尿培养。当菌尿试验阳性,或者尿培养提示细菌生长,或者怀疑细菌感染时,在取石之前应该使用抗生素治疗,对于梗阻表现明显、集合系统有感染的结石患者,需进行置入输尿管支架管或经皮肾穿刺造瘘术等处理。

上尿路结石梗阻并发感染,尤其是急性炎症期的患者不宜碎石,否则易发生炎症扩散甚至出现脓毒血症,而此类患者单用抗生素治疗又难以奏效,此时亦不宜行输尿管镜取石。通过经皮肾微穿刺造瘘及时行梗阻以上尿路引流可减轻炎症,使感染易于控制,避免感染及梗阻造成肾功能的进一步损害。经皮肾微穿刺造瘘术的应用扩大了体外冲击波碎石及腔镜取石的适应证,可减少并发症,提高成功率,两者合并应用是上尿路结石梗阻伴感染的理想治疗方法。

结石并发尿路真菌感染是临床治疗的难点,常见于广谱抗生素使用时间过长。出现尿路真菌感染时,应积极应用敏感的抗真菌药物。但是,全身应用抗真菌药物毒副作用大,可能加重肾功能的损害,采用局部灌注抗真菌药治疗上尿路结石并发菌感染是控制真菌感染的好方法。

3.残石碎片的处理

残石碎片常见于 ESWL 术后,也可见于 PCNL、URS 术及复杂性肾结石开放取石术后,最多见于下组肾盏。结石不论大小,经 ESWL 治疗后都有可能形成残石碎片。结石残余物的直径不超过 4 mm,定义为残余碎片,直径≥5 mm 的结石则称为残余结石。

残石碎片可导致血尿、疼痛、感染、输尿管梗阻及肾积水等并发症的发生。无症状的肾脏残余结石增加了结石复发的风险,残石可以为新结石的形成提供核心。感染性结石的患者在进行治疗后,如伴有结石残留,则结石复发的可能性更大。对于无症状、石块不能自行排出的患者,应该依据结石情况进行相应的处理。有症状的患者,应积极解除结石梗阻,妥善处理可能出现的问题;同时应采取必要的治疗措施以消除症状。有残余碎片或残余结石的应定期复查以确定其致病因素,并进行适当预防。

关于"无临床意义的残石碎片"的定义存在很多争论。对伴有残余结石碎片的患者,长期随访研究表明:随着时间延长,残片逐渐增大,结石复发率增加,部分患者需重复进行取石治疗。

对下组肾盏存在结石或碎片且功能丧失的患者,下极肾部分切除术可以作为治疗选择之一。对于上、中组肾盏的结石,可采用输尿管软镜直接碎石。经皮化学溶石主要适用于含有磷酸镁铵、碳酸盐、尿酸及胱氨酸和磷酸氢钙的结石。

对于残余结石直径>20 mm 的患者,可采用 ESWL 或 PCNL 治疗,在行 ESWL 前,推荐置入双 J 管,可以减少结石在输尿管的堆积,避免出现"石街"。

4."石街"的治疗

大量碎石在输尿管与男性尿道内堆积没有及时排出,堆积形成"石街",阻碍尿液排出,以输尿管"石街"为多见。

输尿管"石街"形成的原因:①一次粉碎结石过多。②结石未能粉碎为很小的碎片。③两次碎石间隔时间太短。④输尿管有炎症、息肉、狭窄和结石等梗阻。⑤碎石后患者过早大量活动。⑥ESWL 引起肾功能损害,排出碎石块的动力减弱。⑦ESWL 术后综合治疗关注不够。如果"石街"形成 2 周后不及时处理,肾功能恢复将会受到影响;如果"石街"完全堵塞输尿管,6 周后肾功能将会完全丧失。

在对较大的肾结石进行 ESWL 之前常规放置双 J 管,"石街"的发生率大为降低。无感染的"石街"可继续用 ESWL 治疗,重点打击"石街"的远侧较大的碎石。对于有感染迹象的患者,给予抗生素治疗,并尽早予以充分引流,常采用经皮肾穿刺造瘘术,通常不宜放置输尿管支架管。待感染控制后,行输尿管镜手术,可联合 PCNL。

5.妊娠合并结石的治疗

妊娠合并尿路结石较少见,发病率<0.1%,其中,妊娠中、晚期合并泌尿系统结石较妊娠早期者多见。妊娠合并结石的临床表现主要有腰腹部疼痛、恶心呕吐、膀胱刺激征、肉眼血尿和发热等,与非妊娠期症状相似,且多以肾绞痛就诊。

鉴于 X 线对胎儿的致畸等影响,妊娠合并结石患者禁用放射线检查包括 CT。MRI 检查对肾衰竭患者及胎儿是安全的,特别是结石引起的肾积水,采用磁共振泌尿系统水成像(MRU)能清楚地显示扩张的集合系统,能明确显示梗阻部位。B超对结石的诊断准确率高且对胎儿无损害,可反复应用,为首选的方法。通过B超和尿常规检查结合临床表现诊断泌尿系统结石并不困难。

妊娠合并结石首选保守治疗,禁止行ESWL(无论是否为B超定位)。应根据结石的大小、梗阻的部位、是否存在着感染、有无肾实质损害及临床症状来确定治疗方法。原则上对于结石较小、没有引起严重肾功能损害者,采用综合排石治疗,包括多饮水、适当增加活动量、输液利尿、解痉、止痛和抗感染等措施促进排石。

对于妊娠的结石患者,保持尿流通畅是治疗的主要目的。通过局麻下经皮肾穿刺造瘘术、置入双J管或输尿管支架等方法引流尿液,可协助结石排出或为以后治疗结石争取时间。妊娠期间麻醉和手术的危险很难评估,妊娠前3个月(早期)全麻会导致畸胎的概率增加,但是,一般认为这种机会很小。提倡局麻下留置输尿管支架,建议每2个月更换1次支架管以防结石形成被覆于支架管。肾积水并感染积液者,妊娠22周前在局麻及B超引导下进行经皮肾造瘘术为最佳选择,引流的同时尚可进行细菌培养以指导治疗。与留置输尿管支架管一样,经皮肾穿刺造瘘也可避免在妊娠期进行对妊娠影响较大的碎石和取石治疗。

十三、尿路结石的预防

(一)含钙尿路结石的预防

由于目前对各种预防含钙结石复发的治疗措施仍然存在着一定的争议,而且患者往往需要长期甚至终身接受治疗,因此,充分地认识各种预防措施的利弊是最重要的。对于任何一种预防性措施来说,不仅需要其临床效果确切,还要求它简单易行,而且没有不良反应。否则,患者将难以遵从治疗。

含钙尿路结石患者的预防措施应该从改变生活习惯和调整饮食结构开始,保持合适的体重指数、适当的体力活动、保持营养平衡和增加富含枸橼酸的水果摄入是预防结石复发的重要措施。只有在改变生活习惯和调整饮食结构无效时,再考虑采用药物治疗。

1.增加液体的摄入

增加液体的摄入能增加尿量,从而降低尿路结石成分的过饱和状态,预防结石的复发。推荐每天的液体摄入量在4 L以上,使每天的尿量保持在2.0 L以上。建议尿石症患者在家中自行测量尿的比重,使尿的比重低于1.010为宜,以达到并维持可靠的尿液稀释度。

关于饮水的种类,一般认为以草酸含量少的非奶制品液体为宜。饮用硬水是否会增加含钙结石的形成,目前仍然存在不同的看法。应避免过多饮用咖啡因、红茶、葡萄汁、苹果汁和可口可乐。推荐多喝橙汁、柠檬水。

2.饮食调节

维持饮食营养的综合平衡,强调避免其中某一种营养成分的过度摄入。

(1)饮食钙的含量:饮食钙的含量低于20 mmoL/d(800 mg/d)就会引起体内的负钙平衡。低钙饮食虽然能够降低尿钙的排泄,但是可能会导致骨质疏松和增加尿液草酸的排泄。摄入正常钙质含量的饮食、限制动物蛋白和钠盐的摄入比传统的低钙饮食具有更好的预防结石复发的作用。正常范围或者适当程度的高钙饮食对于预防尿路含钙结石的复发具有临床治疗的价值。但是,饮食含钙以外的补钙对于结石的预防可能不利,因为不加控制的高钙饮食会增加尿液的过饱和水平。通过药物补钙来预防含钙结石的复发仅适用于肠源性高草酸尿症,口服200~400 mg枸橼酸钙在抑制尿液草酸排泄的同时,可以增加尿液枸橼酸的排泄。推荐多食用乳制品(牛奶、干酪、酸乳酪等)、豆腐等食品。成人每天钙的摄入量应为 20~25 mmoL(800~1 000 mg)。推荐吸收性高钙尿症患者摄入低钙饮食,不推荐其他患者摄入限钙饮食。

(2)限制饮食中草酸的摄入:虽然仅有 10%~15% 的尿液草酸来源于饮食,但是,大量摄入富含草酸的食物后,尿液中的草酸排泄量会明显地增加。草酸钙结石患者尤其是高草酸尿症的患者应该避免摄入诸如甘蓝、杏仁、花生、甜菜、欧芹、菠菜、大黄、红茶和可可粉等富含草酸的食物。其中,菠菜中草酸的含量是最高的,草酸钙结石患者更应该注意忌食菠菜。低钙饮食会促进肠道对草酸盐的吸收,增加尿液草酸盐的排泄。补钙对于减少肠道草酸盐的吸收是有利的,但仅适用于肠源性高草酸尿症患者。

(3)限制钠盐的摄入:高钠饮食会增加尿钙的排泄,每天钠的摄入量应少于 2 g。

(4)限制蛋白质的过量摄入:低碳水化合物和高动物蛋白饮食与含钙结石的形成有关。高蛋白质饮食引起尿钙和尿草酸盐排泄增多的同时,使尿的枸橼酸排泄减少,并降低尿的 pH,是诱发尿路含钙结石形成的重要危险因素之一。推荐摄入营养平衡的饮食,保持早、中、晚 3 餐营养的均衡性非常重要。避免过量摄入动物蛋白质,每天的动物蛋白质的摄入量应该限制在 150 g 以内。其中,复发性结石患者每天的蛋白质摄入量不应该超过 80 g。

(5)减轻体重:研究表明,超重是尿路结石形成的至关重要的因素之一。建议尿路结石患者维持适度的体重指数(bodymass index,BMI)。

(6)增加水果和蔬菜的摄入:饮食中水果和蔬菜的摄入可以稀释尿液中的成石危险因子,但并不影响尿钾和尿枸橼酸的浓度。因此,增加水果和蔬菜的摄入可以预防低枸橼酸尿症患者的结石复发。

(7)增加粗粮及纤维素饮食:米麸可以减少尿钙的排泄,降低尿路结石的复发率,但要避免诸如麦麸等富含草酸的纤维素食物。

(8)减少维生素 C 的摄入:维生素 C 经过自然转化后能够生成草酸。服用维生素 C 后尿草酸的排泄会显著增加,形成草酸钙结晶的危险程度也相应增加。尽管目前还没有资料表明大剂量的维生素 C 摄入与草酸钙结石的复发有关,建议复发性草酸钙结石患者避免摄入大剂量的维生素 C。推荐他们每天维生素 C 的摄入不要超过 1.0 g。

(9)限制高嘌呤饮食:伴高尿酸尿症的草酸钙结石患者应避免高嘌呤饮食,推荐每天食物中嘌呤的摄入量少于 500 mg。富含嘌呤的食物有动物的内脏(肝脏及肾脏)、家禽皮、带皮的鲱鱼、沙丁鱼、凤尾鱼等。

3.药物预防性治疗

用于含钙结石预防性治疗的药物虽然种类很多,但是,目前疗效较为肯定的只有碱性枸橼酸盐、噻嗪类利尿剂和别嘌醇。

(1)噻嗪类利尿药:如苯氟噻、三氯噻嗪、氢氯噻嗪和吲达帕胺等,可以降低尿钙正常患者的尿钙水平,降低尿液草酸盐的排泄水平,抑制钙的肠道吸收。另外,噻嗪类药物可以抑制骨质吸收,增加骨细胞的更新,防止伴高钙尿症结石患者发生骨质疏松现象。因此,噻嗪类利尿药的主要作用是减轻高钙尿症,适用于伴高钙尿症的含钙结石患者。常用剂量为氢氯噻嗪 25 mg,或者三氯噻嗪 4 mg/d。

噻嗪类利尿药的主要不良反应是低钾血症和低枸橼酸尿症,与枸橼酸钾一起应用可以减轻不良反应,并且可以增强预防结石复发的作用。部分患者长期应用后可能会出现低血压、疲倦和勃起障碍,应该注意用药后发生低镁血症和低镁尿症的可能性。

(2)正磷酸盐:能够降低 $1,25(OH)_2$-D_3 的合成,主要作用是减少钙的排泄并增加磷酸盐及尿枸橼酸的排泄,可以抑制结石的形成。其中,中性正磷酸盐的效果比酸性正磷酸盐好。

正磷酸盐主要应用于伴有高钙尿症的尿路含钙结石患者,但是,目前还缺乏足够的证据来证明其治疗的有效性。因此,临床上可选择性地应用于某些尿路结石患者,不作为预防性治疗的首选药物。

(3)磷酸纤维素:和磷酸纤维钠可以通过与钙结合形成复合物而抑制肠道对钙的吸收,从而降低尿钙的排泄。主要适用于伴吸收性高钙尿症的结石患者,但临床效果还不肯定。由于用药后可能会出现高草酸尿症和低镁尿症,因此目前不推荐将磷酸纤维素用于预防结石复发的治疗。

(4)碱性枸橼酸盐:能够增加尿枸橼酸的排泄,降低尿液草酸钙、磷酸钙和尿酸盐的过饱和度,提高对结晶聚集和生长的抑制能力,能有效地减少含钙结石的复发。

临床上用于预防含钙结石复发的碱性枸橼酸盐种类包括枸橼酸氢钾钠、枸橼酸钾、枸橼酸钠、枸橼酸钾钠和枸橼酸钾镁等制剂。枸橼酸钾和枸橼酸钠都具有良好的治疗效果,但是,钠盐能够促进尿钙排泄,单纯应用枸橼酸钠盐时,降低尿钙的作用会有所减弱。临床研究也表明枸橼酸钾盐的碱化尿液效果比钠盐好,而且,钾离子不会增加尿钙的排泄。因此,枸橼酸钾预防结石复发的作用比枸橼酸钠强。枸橼酸氢钾钠(友来特)具有便于服用、口感较好等优点,患者依从性较高。

尽管碱性枸橼酸盐最适用于伴低枸橼酸尿症的结石患者,但是,目前认为其适应证可能可以扩大至所有类型的含钙结石患者。常用剂量为枸橼酸氢钾钠(友来特)1~2 g,每天 3 次,枸橼酸钾 1~2 g 或者枸橼酸钾钠 3 g,每天 2~3 次。

碱性枸橼酸盐的主要不良反应是腹泻,患者服用后依从性较差。

(5)别嘌醇:可以减少尿酸盐的产生,降低血清尿酸盐的浓度,减少尿液尿酸盐的排泄。此外,别嘌醇还可以减少尿液草酸盐的排泄。推荐别嘌醇用于预防尿酸结石和伴高尿酸尿症的草酸钙结石患者,用法为 100 mg,每天 3 次,或者 300 mg,每天 1 次。

(6)镁剂:镁通过与草酸盐结合而降低草酸钙的过饱和度,从而抑制含钙尿路结石的形成。补充镁剂在促进尿镁增加的同时,可以增加尿枸橼酸的含量,并提高尿的 pH。因此,镁剂能有效地降低草酸钙结石的复发。适用于伴有低镁尿症或不伴有低镁尿症的草酸钙结石患者。由于含钙结石患者伴低镁尿症者并不多(<4%),因此,除枸橼酸盐以外,目前不推荐将其他的镁盐单独用于预防含钙尿路结石复发的治疗。

(7)葡胺聚糖:可以抑制草酸钙结石的生长,适用于复发性草酸钙结石的治疗,但目前还缺乏关于合成的或半合成的葡胺聚糖应用于预防含钙尿路结石复发的依据。

(8)维生素 B_6:体内草酸代谢过程中的辅酶之一,体内维生素缺乏可以引起草酸的排泄增高。大剂量的维生素 B_6(300~500 mg/d)对于原发性高草酸尿症患者有治疗作用。维生素 B_6 主要用于轻度高草酸尿症和原发性高草酸尿症的患者。

(9)中草药:目前认为对含钙结石具有一定预防作用的中草药包括泽泻、胖大海、金钱草、玉米须及芭蕉芯等。但是,尚缺乏临床疗效观察的报道。

(二)感染结石的预防

(1)推荐低钙、低磷饮食。氢氧化铝或碳酸铝凝胶可与小肠内的磷离子结合形成不溶的磷酸铝,从而降低肠道对磷的吸收和尿磷的排泄量。对于由尿素酶细菌感染导致的磷酸铵镁和碳酸磷灰石结石,应尽可能用手术方法清除结石。

(2)推荐根据药物敏感试验使用抗生素治疗感染。强调抗感染治疗需要足够的用药疗程。在抗生素疗法的起始阶段,抗生素的剂量相对较大(治疗量),通过1～2周的治疗,使尿液达到无菌状态,之后可将药物剂量减半(维持量)并维持3个月。要注意每月做细菌培养,如又发现细菌或患者有尿路感染症状,将药物恢复至治疗量以更好地控制感染。

(3)酸化尿液能够提高磷酸盐的溶解度,可以用氯化铵 1 g,2～3 次/天或蛋氨酸 500 mg,2～3 次/天。严重感染的患者,应该使用尿酶抑制剂。推荐使用乙酰羟肟酸和羟基脲等,建议乙酰羟肟酸的首剂为250 mg,每天2次持续4周,如果患者能耐受,可将剂量增加250 mg,每天3次。

(三)尿酸结石的预防

预防尿酸结石的关键在于增加尿量、提高尿液的 pH 和减少尿酸的形成和排泄3个环节。

1.大量饮水

尿量保持在每天2 000 mL以上。

2.碱化尿液

使尿的 pH 维持在 6.5～6.8 之间,可以给予枸橼酸氢钾钠(友来特)1～2 g,3 次/天,枸橼酸钾 2～3 g 或者枸橼酸钾钠 3～6 g,2～3 次/天,或者 $NaHCO_3$ 1.0 g,3 次/天。

3.减少尿酸的形成

血尿酸或尿尿酸增高者,口服别嘌醇 300 mg/d。叶酸比别嘌醇能够更有效地抑制黄嘌呤氧化酶活性,推荐口服叶酸 5 mg/d。

(四)胱氨酸结石的预防

(1)注意大量饮水以增加胱氨酸的溶解度,保证每天的尿量在 3 000 mL 以上,即饮水量至少要达到150 mL/h。

(2)碱化尿液,使尿的 pH 达到 7.5 以上。可以服枸橼酸氢钾钠(友来特)1～2 g,每天3次。避免进食富含蛋氨酸的食品,如大豆、小麦、鱼、肉、豆类和蘑菇等,低蛋白质饮食可减少胱氨酸的排泄。

(3)限制钠盐的摄入,推荐钠盐的摄入量限制在 2 g/d 以下。

(4)尿液胱氨酸的排泄高于 3 mmol/24 h 时,应用硫普罗宁(α-巯基丙酰甘氨酸)250～2 000 mg/d 或者卡托普利 75～150 mg/d。

(五)其他少见结石的预防

1.药物结石的预防

(1)含钙药物结石的预防:补钙和补充维生素 D 引起的结石与尿钙的排泄增加有关,补充大剂量的维生素 C 可能会促进尿液草酸的排泄。因此,含钙药物结石的预防主要是减少尿钙和尿草酸的排泄,降低尿液钙盐和草酸盐的饱和度。

(2)非含钙药物结石的预防:预防茚地那韦结石的最好方法是充分饮水,每天进水量达到 3 000 mL 以上,可以防止药物晶体的析出。酸化尿液使尿 pH 在 5.5 以下,可能有利于药物晶体的溶解。

(3)氨苯蝶啶、乙酰唑胺、磺胺类药物结石的预防方法是大量饮水以稀释尿液,适当应用碱性药物来提高尿液的 pH,从而增加药物结晶的溶解度。

2.嘌呤结石的预防

嘌呤结石(主要包括 2,8-二羟腺嘌呤结石和黄嘌呤结石)的预防上应该采取低嘌呤饮食;别嘌醇能够抑制黄嘌呤氧化酶,可减少2,8-二羟腺嘌呤的排泄,从而起防止结石发生的作用。理论上说,碱化尿液可以促进2,8-二羟腺嘌呤的溶解。

十四、尿路结石的随访

(一)尿路结石临床治疗后的随访

尿路结石临床治疗的目的是最大限度地祛除结石、控制尿路感染和保护肾功能。因此,无石率、远期并发症的发生情况和肾功能的恢复情况是临床随访复查的主要项目。

1.无石率

定期(1周、1个月、3个月、半年)复查X线照片、B超或者CT扫描,并与术前对比,可以确认各种治疗方法的无石率。尿路结石临床治疗后总的无石率以PNL最高,开放性手术次之,联合治疗再次,而ESWL最低。

2.远期并发症

不同的治疗方法可能出现的并发症种类不一样,其中,PCNL的远期并发症主要是肾功能丧失、肾周积液、复发性尿路感染、集合系统狭窄、输尿管狭窄和结石复发等;联合治疗的远期并发症主要是肾功能丧失、复发性尿路感染、残石生长和结石复发等;单纯ESWL的远期并发症包括肾功能丧失和结石复发等;开放性手术的远期并发症有漏尿、输尿管梗阻、肾萎缩、结石复发和反复发作的尿路感染等。术后注意定期复查有利于尽早发现并发症的存在。

3.肾功能

术后3个月至半年复查排泄性尿路造影,以了解肾功能的恢复情况。

(二)尿路结石预防性治疗后的随访

尿路结石患者大致可以分为不复杂的和相对复杂的两类。第一类包括初发结石而结石已排出的患者,以及轻度的复发性结石患者;第二类包括病情复杂、结石频繁复发、经治疗后肾脏仍有残留结石,或者有明显的诱发结石复发的危险因素存在的患者。其中,第一类患者不需要随访,第二类患者需要随访。

推荐2次重复收集24小时尿液标本做检查的做法,这样可以提高尿液成分异常诊断的准确性。

空腹晨尿(或早上某一时点的尿标本)pH>5.8时,则应怀疑伴有完全性或不完全性肾小管性酸中毒。同样,空腹晨尿或早上某一时点尿标本可以做细菌学检查和胱氨酸测定。测定血清钾浓度的目的主要是为诊断肾小管性酸中毒提供更多的依据。

(吕兴福)

第三节 膀 胱 结 石

膀胱结石是较常见的泌尿系统结石,好发于男性,男女比例约为10:1。膀胱结石的发病率有明显的地区和年龄差异。总的来说,在经济落后地区,膀胱结石以婴幼儿为常见,主要由营养不良所致。随着我国经济的发展,膀胱结石的总发病率已显著下降,多见于50岁以上的老年人。

一、病因

膀胱结石分为原发性和继发性两种。原发性膀胱结石多由营养不良所致,现在除了少数发展中国家及我国一些边远地区外,其他地区该病已少见。继发性膀胱结石主要继发于下尿路梗阻、膀胱异物等。

(一)营养不良

婴幼儿原发性膀胱结石主要发生于贫困饥荒年代,营养缺乏,尤其是动物蛋白摄入不足是其主要原因。只要改善婴幼儿的营养,使新生儿有足够的母乳或牛乳喂养,婴幼儿膀胱结石是可以预防的。

(二)下尿路梗阻

一般情况下,膀胱内的小结石及在过饱和状态下形成的尿盐沉淀常可随尿流排出。但当有下尿路梗阻时,如良性前列腺增生、膀胱颈部梗阻、尿道狭窄、先天畸形、膀胱膨出、憩室、肿瘤等,均可使小结石和尿盐结晶沉积于膀胱而形成结石。

此外,造成尿流不畅的神经性膀胱功能障碍、长期卧床等,都可能诱发膀胱结石的出现。尿液潴留容易并发感染,以细菌团、炎症坏死组织及脓块为核心,可诱发晶体物质在其表面沉积而形成结石。

(三)膀胱异物

医源性的膀胱异物主要有长期留置的导尿管、被遗忘取出的输尿管支架管、不被机体吸收的残留缝线、膀胱悬吊物、由子宫内穿至膀胱的 Lippes 环等,非医源性异物如发夹、蜡块等。膀胱异物可作为结石的核心而使尿盐晶体物质沉积于其周围而形成结石。此外,膀胱异物也容易诱发感染,继而发生结石。

当发生血吸虫病时,其虫卵亦可成为结石的核心而诱发膀胱结石。

(四)尿路感染

继发于尿液潴留及膀胱异物的感染,尤其是分泌尿素酶的细菌感染,由于能分解尿素产生氨,使尿pH升高,使尿磷酸钙、铵和镁盐的沉淀而形成膀胱结石。这种由产生尿素酶的微生物感染所引起、由磷酸镁铵和碳磷灰石组成的结石,又称为感染性结石。

含尿素酶的细菌大多数属于肠杆菌属,其中最常见的是奇异变形杆菌,其次是克雷伯杆菌、假单胞菌属及某些葡萄球菌。少数大肠埃希菌、某些厌氧细菌及支原体也可以产生尿素酶。

(五)代谢性疾病

膀胱结石由人体代谢产物组成,与代谢性疾病有着极其密切的关系,包括胱氨酸尿症、原发性高草酸尿症、特发性高尿钙、原发性甲状旁腺功能亢进症、黄嘌呤尿症、特发性低柠檬酸尿症等。

(六)肠道膀胱扩大术

肠道膀胱扩大术后膀胱结石的发生率为36%～50%,主要是肠道分泌黏液所致。

(七)膀胱外翻-尿道上裂

膀胱外翻-尿道上裂患者在膀胱尿道重建术前因存在解剖及功能方面的异常,易发生膀胱结石。在重建术后,手术引流管、尿路感染、尿液潴留等又增加了结石形成的危险因素。

二、病理

膀胱结石的继发性病理改变主要表现为局部损害、梗阻和感染。由于结石的机械性刺激,膀胱黏膜往往呈慢性炎症改变。继发感染时,可出现滤泡样炎性病变、出血和溃疡,膀胱底部和结石表面均可见脓苔。偶可发生严重的膀胱溃疡,甚至穿破到阴道、直肠,形成尿瘘。晚期可发生膀胱周围炎,使膀胱和周围组织粘连,甚至发生穿孔。

膀胱结石易堵塞于膀胱出口、膀胱颈及后尿道,导致排尿困难。长期持续的下尿路梗阻可使膀胱逼尿肌出现代偿性肥厚,并逐渐形成小梁、小房和憩室,使膀胱壁增厚和肌层纤维组织增生。长期下尿路梗阻还可损害膀胱输尿管的抗反流机制,导致双侧输尿管扩张和肾积水,使肾功能受损,甚至发展为尿毒症。肾盂输尿管扩张积水可继发感染而发生肾盂肾炎及输尿管炎。

当尿路移行上皮长期受到结石、炎症和尿源性致癌物质刺激时,局部上皮组织可发生增生性改变,甚至出现乳头样增生或者鳞状上皮化生,最后发展为鳞状上皮癌。

三、临床表现

膀胱结石的主要症状是排尿疼痛、排尿困难和血尿。疼痛可为耻骨上或会阴部疼痛,由结石刺激膀胱底部黏膜而引起,常伴有尿频和尿急,排尿终末时疼痛加剧。如并发感染,则尿频、尿急更加明显,并可发生血尿和脓尿。排尿过程中结石常堵塞膀胱出口,使排尿突然中断并突发剧痛,疼痛可向阴茎、阴茎头和会阴部放射。排尿中断后,患者须晃动身体或采取蹲位或卧位,移开堵塞的结石才能继续排尿,并可缓解疼痛。

小儿发生结石堵塞,往往疼痛难忍,大声哭喊,大汗淋漓,常用手牵扯阴茎或手抓会阴部,并变换各种体位以减轻痛苦。结石嵌顿于膀胱颈口或后尿道,则出现明显排尿困难,尿流呈滴沥状,严重时发生急性尿潴留。

膀胱壁由于结石的机械性刺激,可出现血尿,并往往表现为终末血尿。尿流中断后再继续排尿亦常伴有血尿。

老年男性膀胱结石多继发于前列腺增生症,可同时伴有前列腺增生症的症状;神经性膀胱功能障碍、尿道狭窄等引起的膀胱结石亦伴有相应的症状。

少数患者,尤其是结石较大、且有下尿路梗阻及残余尿者,可无明显的症状,仅在做B超或X线检查时发现结石。

四、诊断

根据膀胱结石的典型症状,如排尿终末疼痛、排尿突然中断,或小儿排尿时啼哭牵拉阴茎等,可作出膀胱结石的初步诊断。但这些症状绝非膀胱结石所独有,常需辅以B超或X线检查才能确诊,必要时做膀胱镜检查。

体检对膀胱结石的诊断帮助不大,多数病例无明显的阳性体征。结石较大者,经双合诊可扪及结石。婴幼儿直肠指检有时亦可摸到结石。经尿道将金属探条插入膀胱,可探出金属碰击结石的感觉和声音。目前此法已被B超及X线检查取代而很少采用。

实验室检查可发现尿中有红细胞或脓细胞,伴有肾功能损害时可见血肌酐、尿素氮升高。

超声检查简单实用,结石呈强光团并有明显的声影。当患者转动身体时,可见到结石在膀胱内移动。膀胱憩室结石则变动不大。

腹部平片亦是诊断膀胱结石的重要手段,结合B超检查可了解结石大小、位置、形态和数目,还可了解双肾、输尿管有无结石。应注意区分平片上的盆部静脉石、输尿管下段结石、淋巴结钙化影、肿瘤钙化影及粪石。必要时行静脉肾盂造影检查以了解上尿路情况,做膀胱尿道造影以了解膀胱及尿道情况。纯尿酸和胱氨酸结石为透 X 线的阴性结石,用淡的造影剂进行膀胱造影有助于诊断。

尿道膀胱镜检查是诊断膀胱结石最可靠的方法,尤其对于透 X 线的结石。结石在膀胱镜可一目了然,不仅可查清结石的大小、数目及其具体特征,还可明确有无其他病变,如前列腺增生、尿道狭窄、膀胱憩室、炎症改变、异物、癌变、先天性后尿道瓣膜及神经性膀胱功能障碍等。膀胱镜检查后,还可同时进行膀胱结石的碎石治疗。

五、治疗

膀胱结石的治疗应遵循两个原则,一是取出结石,二是去除结石形成的病因。膀胱结石如果来源于肾、输尿管结石,则同时处理;来源于下尿路梗阻或异物等病因时,在清除结石的同时必须去除这些病因。有的病因则需另行处理或取石后继续处理,如感染、代谢紊乱和营养失调等。

一般来说,直径<0.6 cm,表面光滑,无下尿路梗阻的膀胱结石可自行排出体外。绝大多数的膀胱结石均需行外科治疗,方法包括体外冲击波碎石术、内腔镜手术和开放性手术。

(一)体外冲击波碎石术

小儿膀胱结石多为原发性结石,可首选体外冲击波碎石术;成人原发性膀胱结石≤3 cm 者亦可以采用体外冲击波碎石术。膀胱结石进行体外冲击波碎石时多采用俯卧位或蛙式坐位,对阴囊部位应做好防护措施。由于膀胱空间大,结石易移动,碎石时应注意定位。较大的结石碎石前膀胱需放置 Foley 尿管,如需做第 2 次碎石,两次治疗间断时间应>1 周。

(二)腔内治疗

几乎所有类型的膀胱结石都可以采用经尿道手术治疗。在内镜直视下经尿道碎石是目前治疗膀胱结石的主要方法,可以同时处理下尿路梗阻病变,如前列腺增生、尿道狭窄、先天性后尿道瓣膜等,亦可以同时取出膀胱异物。

相对禁忌证:①严重尿道狭窄经扩张仍不能置镜者;②合并膀胱挛缩者,容易造成膀胱损伤和破裂;③伴严重出血倾向者;④泌尿系统急性感染期;⑤严重全身性感染;⑥全身情况差不能耐受手术者;⑦膀胱结石合并多发性憩室应视为机械碎石的禁忌证。

一般采用蛛网膜下腔麻醉、骶管阻滞麻醉或硬膜外麻醉均可,对于较小、单发的结石亦可选择尿道黏膜表面麻醉。小儿患者可采用全身静脉麻醉。手术体位取截石位。

目前常用的经尿道碎石方式包括机械碎石、液电碎石、气压弹道碎石、超声碎石、激光碎石等。

1.经尿道机械碎石术

经尿道机械碎石是用器械经尿道用机械力将结石击碎。常用器械有大力碎石钳(图 6-7)及冲压式碎石钳(图 6-8),适用于 2 cm 左右的膀胱结石。如同时伴有前列腺增生,尤其是中叶增生者,最好先行前列腺切除,再行膀胱碎石,两种手术可同时或分期进行。

机械碎石有盲目碎石和直视碎石两种,盲目碎石现已很少使用,基本上被直视碎石所取代。直视碎石是先插入带内镜的碎石钳,充盈膀胱后,在镜下观察结石的情况并在直视下将碎石钳碎。操作简便,效果满意且安全。

由于膀胱结石常伴有膀胱黏膜的充血水肿,若碎石过程中不慎夹伤黏膜或结石刺破黏膜血管,有可能导致膀胱出血。因此,碎石前必须充盈膀胱,使黏膜皱褶消失,尽量避免夹到黏膜;碎石钳夹住结石后,应稍上抬离开膀胱壁,再用力钳碎结石。术后如无出血,一般无须留置导尿管。如伴有出血或同时做经尿道前列腺切除手术,则需留置导尿管引流,必要时冲洗膀胱。

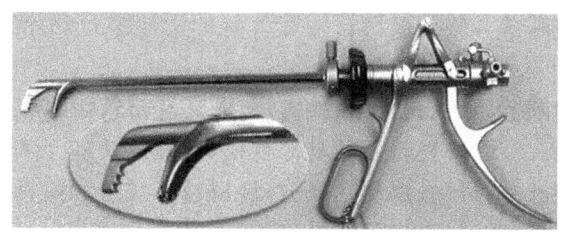

图 6-7　大力碎石钳

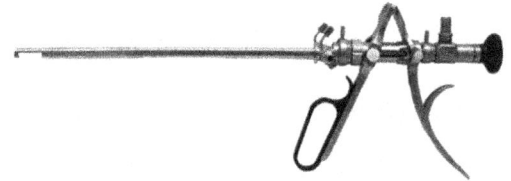

图 6-8　冲压式碎石钳

膀胱穿通伤是较严重的并发症,由碎石钳直接戳穿或钳破膀胱壁所致。此时灌注液外渗,患者下腹部出现包块,有压痛,伴有血尿。如穿通至腹膜外,只需停留导尿管引流膀胱进行保守治疗和观察即可;如出现明显腹胀及大量腹水,说明穿通至腹腔内,需行开放手术修补膀胱。

2.经尿道液电碎石术

液电碎石的原理是通过置入水中的电极瞬间放电,产生电火花,生成热能制造出空化气泡,并进一步诱发形成球形的冲击波来碎石。

液电的碎石效果不如激光和气压弹道,而且其热量的非定向传播往往容易导致周围组织损伤,轰击结石时如果探头与膀胱直接接触可造成膀胱的严重损伤甚至穿孔,目前已很少使用。

3.经尿道超声碎石术

超声碎石是利用超声转换器,将电能转变为声波,声波沿着金属探条传至碎石探头,碎石探头产生高频震动使与其接触的结石碎裂。超声碎石常用内含管腔的碎石探头,其末端接负压泵,能反复抽吸进入膀胱的灌注液,一方面吸出碎石,另一方面使视野清晰并可使超声转换器降温,碎石、抽吸和冷却同时进行。

在膀胱镜直视下,将碎石探头紧触结石,并将结石压向膀胱壁而可进行碎石。注意碎石探头与结石间不能有间隙。探头不可直接接触膀胱壁,以减少其淤血和水肿。负压管道进出端不能接错,否则会使膀胱变成正压,导致膀胱破裂。

超声碎石的特点是简单、安全性高,碎石时术者能利用碎石探头将结石稳住,同时可以边碎边吸出碎石块。但由于超声波碎石的能量小,碎石效率低,操作时间较长。

4.经尿道气压弹道碎石术

气压弹道碎石首先在瑞士研制成功,至今已发展到第3代、同时兼备超声碎石和气压弹道碎石的超声气压弹道碎石清石一体机。

气压弹道碎石的原理是通过压缩的空气驱动金属碎石杆,以一定的频率不断撞击结石而使之破碎。气压弹道能有效击碎各种结石,整个过程不产生热能及有害波,是一种安全、高效的碎石方法。其缺点是碎石杆容易推动结石,结石碎片较大,常取石钳配合使用。膀胱结石用气压弹道碎石时结石在膀胱内易移动,较大的结石需要时间相对比较长,碎石后需要用冲洗器冲洗或用取石钳将结石碎片取出膀胱。

使用超声气压弹道碎石清石一体机可同时进行超声碎石和气压弹道碎石,大大加快碎石和清石的速度,有效缩短手术时间。

5.经尿道激光碎石术

激光碎石是目前治疗膀胱结石的首选方法,目前常用的激光有钕-钇铝石榴石(Nd:YAG)激光、Nd:YAG双频激光(FREDDY 波长 532 nm 和 1 064 nm)和钬-钇铝石榴石(Ho:YAG)激光,使用最多的是钬激光。

钬激光是一种脉冲式近红外线激光,波长为 2 140 nm,组织穿透深度不超过 0.5 mm,对周围组织热损伤极小。有直射及侧射光纤,365 μm 的光纤主要用于半硬式内镜,220 μm 的光纤用于软镜。钬激光能够粉碎各种成分的结石,碎石速度较快,碎石充分,出血极少,其治疗膀胱结石的安全性、有效性和易用性已得到确认,成功率可达100%。同时,钬激光还能治疗引起结石的其他疾病,如前列腺增生、尿道狭窄等。

膀胱镜下激光碎石术只要视野清晰,常不易伤及膀胱黏膜组织,术后无须做任何特殊治疗,嘱患者多饮水冲洗膀胱即可。

(三)开放手术治疗

(1)耻骨上膀胱切开取石术不需特殊设备,简单易行,安全可靠,但随着腔内技术的发展,目前采用开放手术取石已逐渐减少,开放手术取石不应作为膀胱结石的常规治疗方法,仅适用于需要同时处理膀胱内其他病变时使用。

(2)开放手术治疗的相对适应证:①较复杂的儿童膀胱结石。②>4 cm 的大结石。③严重的前列腺增生、尿道狭窄或膀胱颈挛缩者。④膀胱憩室内结石。⑤膀胱内围绕异物形成的大结石。⑥同时合并需开放手术的膀胱肿瘤。⑦经腔内碎石不能击碎的膀胱结石。⑧肾功能严重受损伴输尿管反流者。⑨全身情况差不能耐受长时间手术操作者。

(3)开放手术治疗的相对禁忌证:①合并严重内科疾病者,先行导尿或耻骨上膀胱穿刺造瘘,待内科疾病好转后再行腔内或开放取石手术。②膀胱内感染严重者,先行控制感染,再行手术取石。③全身情况极差,体内重要器官有严重病变,不能耐受手术者。

六、疗效评价和出院标准

(一)疗效标准

1.治愈

无残留结石,症状消失,尿常规检查正常,无泌尿系统感染,切口愈合。

2.好转

无残留结石,症状好转,仍有泌尿系统感染症状,切口未完全愈合。

(二)出院标准

无残留结石,症状消失或好转,无泌尿系统感染,切口愈合。

七、预后评估

继发性膀胱结石治疗的同时,注意原发病的治疗,其预后良好,一般复发机会少。原发性膀胱结石由于病因继续存在,仍有复发的可能。

(吕兴福)

第七章 血管外科疾病

第一节 颈动脉狭窄

颈动脉是血液由心脏通向脑和头颅其他部位的主要血管,颈动脉狭窄多是由于颈动脉的粥样斑块导致的颈动脉管腔的狭窄性病变,甚至可能逐渐发展至完全闭塞性病变。颈动脉狭窄性病变和脑缺血性卒中的关系非常密切。脑卒中目前已经成为继心肌梗死和恶性肿瘤之后的第三大致死性疾病。在缺血性脑卒中患者中,近1/3的发生与颅外颈动脉病变尤其是颈动脉狭窄有关。颈动脉狭窄造成的脑卒中包括以下几方面:一是严重的狭窄造成的直接脑灌注减少;二是颈动脉粥样斑块脱落或斑块破裂形成的微血栓脱落(图7-1)。

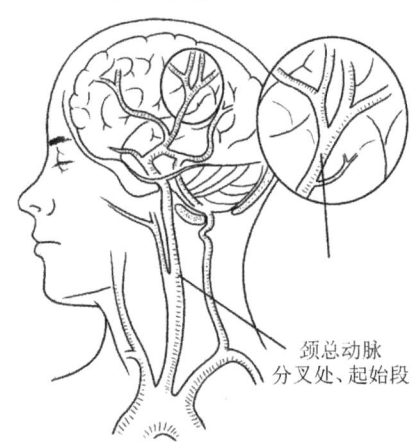

图 7-1 颈动脉狭窄的好发部位

一、解剖和生理

颈动脉与颈静脉、迷走神经一起被包围在颈动脉鞘内,颈动脉分为颈总动脉、颈外动脉和颈内动脉,颈总动脉是主干,颈内动脉和颈外动脉是其发出的分支。左颈总动脉直接起源于主动脉弓,右颈总动脉与右锁骨下动脉共起源于无名动脉。两侧颈总动脉发出后经过胸锁关节后方,沿气管和喉外侧上升,在甲状软骨上缘分出颈内、外动脉。颈内动脉在外后侧继续上行,经颅底颈动脉孔入颅内。颈动脉在颈部的特点为垂直上行,颅外一般没有分支,是目前颈动脉外科治疗中最常涉及的区域。颈外动脉走行于颅内动脉的前内侧,其在颈部发出甲状腺上动脉、舌动脉、面动脉、枕动脉、耳后动脉和咽动脉。颈动脉窦是位于颈内动脉起始处的膨大部分,窦壁有压力感受器,受刺激后可引起反射性心率减慢、血管扩张和血压降低,颈动脉球是颈动脉分叉处后方一椭圆形小体,属化学感受器,是血液中 CO_2 浓度感受器。在颈动脉鞘内,颈动脉位于颈总动脉外侧,迷走神经位于颈总动脉与颈内静脉中间后侧。在颈动脉鞘下缘及深处有副神经、舌下神经、交感神经干通过。

二、病因

(1)主要病因:颈动脉狭窄的病因主要有动脉粥样硬化、大动脉炎及纤维肌性发育不良等,其他病因如外伤、动脉迂曲、先天性动脉闭锁、肿瘤、夹层、动脉炎、放疗后纤维化等较少见。

(2)常见病因:在西方,约90%的颈动脉病变是由动脉粥样硬化所致。在我国,除动脉粥样硬化外,大小动脉炎也是颅外颈动脉狭窄的常见病因。

三、发病机制

动脉狭窄理论和微栓塞理论是目前关于颈动脉斑块诱发脑梗死的发病机制的两种理论观点。

(一)动脉狭窄理论

该理论认为颈动脉硬化狭窄导致了血流动力学改变,颈动脉血流减少,导致大脑相应部位的低灌注。也就是说,由于颈动脉病变导致的机械性狭窄引起脑血流灌注缺乏、脑组织缺血而发生脑卒中,外科干预的目的就是解除机械性梗阻。

(二)微栓塞理论

有学者观察到,一侧颈动脉即使完全梗阻,某些患者也没有引发神经症状。这是由于人的颅颈部血管的侧支循环非常丰富,只要侧支循环建立及时,依靠完善的自我调节机制,某些颈动脉完全闭塞的患者可以长期处于相对稳定的状态。Millikan 报道称来自颈动脉的栓子可以导致短暂性脑缺血发作,当动脉粥样斑块发生溃疡病变时,此处常聚集血小板,形成血栓,血栓脱落可形成脑梗死。斑块下出血引起斑块破裂也可致斑块脱落,导致脑卒中。

目前,关于这两种机制何者更占优势的问题尚存争议,但多数认为斑块狭窄度、斑块形态学特征均与脑缺血症状密切相关,两者共同作用诱发神经症状,而狭窄度与症状间关系可能更为密切。

临床上一般通过测定颈动脉狭窄度和斑块形态学两个指标对脑卒中的风险进行评价。狭窄度是目前制定颈动脉狭窄外科干预的主要依据,因其为评价斑块危险程度的最主要指标。国际上常用的测定方法有两种,即北美有症状颈动脉内膜切除术试验协作组(North American Symptomatic Carotid Endarterectomy Trial Collaborators,NASCET)标准为$(B-A)/B\times100\%$;欧洲颈动脉外科试验协作组(European Carotid Surgery Trial Collaborators Group,ECST)标准为$(C-A)/C\times100\%$,式中 A 为狭窄处残留管腔内径或彩色血流宽度,B 为狭窄远端正常动脉管腔内径或彩色血流宽度,C 为狭窄处原血管内径。推荐采用 NASCET 标准:轻度(0%~29%)、中度(30%~69%)、重度(70%~99%)。

斑块形态学：斑块溃疡和斑块下出血是颈动脉斑块两个重要的形态学特征。低回声斑块易诱发脑梗死症状，有溃疡的斑块也属危险病变，斑块的钙化程度也是反映局部斑块稳定性的一个标志。

四、临床表现

部分轻至中度颈动脉狭窄患者可无临床症状。对于临床出现与狭窄相关的症状者，称为"症状性颈动脉狭窄"，临床表现主要与血管狭窄导致的脑缺血相关。

(1) 颈动脉狭窄引起脑部缺血：可表现为单眼失明或黑矇、单侧肢体或偏侧肢体无力、麻木、语言障碍、偏盲、霍纳综合征等。

(2) 临床最为常见的体征是颈动脉区域的血管杂音。

(3) 一般认为，根据症状持续时间把颈动脉狭窄引出的脑缺血分成4种类型。①短暂脑缺血发作：只突然发生了局灶神经功能障碍，症状持续时间<24小时，不遗留神经系统症状；②可逆性神经功能缺损：类似卒中的神经功能障碍较轻，往往在3周内完全恢复；③进展性卒中：卒中症状逐渐发展、恶化；④完全性卒中：突然出现卒中症状，快速进展恶化，之后症状持续存在，症状时轻时重。前两型均为可逆性，经积极及时的治疗预后较好；后两型则为不可逆性脑梗死，预后较差。

五、辅助检查

(一) 多普勒超声检查

多普勒超声检查是目前首选的无创性颈动脉检查手段，不仅可显示颈动脉的解剖图像，进行斑块形态学检查，如区分斑块内出血和斑块溃疡，而且还可显示动脉血流量、流速、血流方向及动脉内血栓等。诊断颈动脉狭窄程度的准确性在95%以上，是重要的筛查手段和干预后随诊评估手段。

(二) 经颅多普勒超声检查

经颅多普勒超声检查是另一项无创检查手段。可以检测颅内外动脉的病变，观察血流动力学改变，临床符合率在90%以上。

(三) 磁共振血管造影

磁共振血管造影（magnetic resonance angiography，MRA）是一种无创性的血管成像技术，能清晰地显示颈动脉及其分支的三维形态和结构，并且能够重建颅内动脉影像，对诊断确定方案极有帮助。MRA的突出缺点是缓慢或复杂的血流常会造成信号缺失，夸大狭窄度。

(四) CT血管造影

CT血管造影（computer tomography angiography，CTA）是经血管注射对比剂，当循环血中或靶血管内对比剂浓度达到最高峰期间进行容积扫描，然后再行处理，获得数字化的立体影像。CTA已广泛应用于诊断颈动脉狭窄，可以作为术前诊断和制订治疗方案的重要依据，在某种程度上已有取代血管造影的趋势。

(五) 数字减影血管造影

尽管无创伤性影像学检查手段越来越广泛地应用于颈动脉病变的诊断，但数字减影血管造影（digital subtraction angiography，DSA）仍被认为是诊断颈动脉狭窄的金标准。颈动脉狭窄的DSA检查应包括主动脉弓造影、双侧颈动脉选择性正侧位造影、颅内段颈动脉选择性正侧位造影。DSA可以详细评价病变的部位、范围、程度以及侧支形成情况（图7-2）。

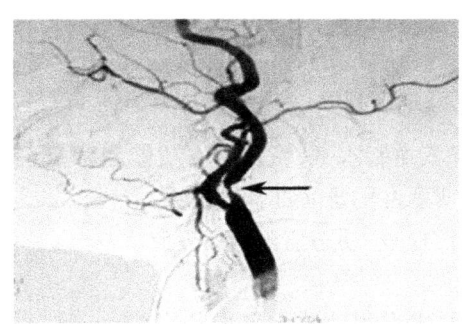

图 7-2 颈内动脉狭窄

六、诊断要点

(一)颈动脉狭窄的高危因素和高危人群

年龄＞60岁的男性,有长期吸烟史、肥胖、高血压、糖尿病、高血脂和高同型胱氨酸血症等多种心脑血管疾病的危险因素也是颈动脉硬化狭窄的高危因素。动脉硬化是一种全身性疾病,缺血性脑卒中(特别是短暂性脑缺血发作)患者、肢体动脉硬化闭塞患者、冠心病患者及体检时发现颈动脉血管杂音的患者均是颈动脉硬化狭窄的高危人群。

(二)颈动脉狭窄的影像学诊断

影像学检查是明确颈动脉狭窄诊断的重要依据,通常情况下,多普勒超声是最好的筛选手段,而CTA则可以用于诊断和治疗策略的选择。通常颈动脉狭窄的影像学诊断包括多普勒超声检查、经颅多普勒超声检查、MRA、CTA、DSA等。

(三)颈动脉狭窄患者的临床评价

动脉粥样硬化所致的颈动脉狭窄患者临床评价包括以下内容:①危险因素的评价;②心脏检查;③周围血管检查;④脑功能评价要有专职神经内科医师参与,应包括系统的神经系统体检和颅脑影像学检查。神经系统体检包括意识状态、脑神经、运动、感觉和协调性试验等方面。颈动脉狭窄程度分级方法通常参照NASCET或ECST标准:轻度(0～29%)、中度(30%～69%)、重度(70%～99%)。颅脑影像学检查包括颅脑CT和MRI。

七、治疗

目前对于经颈动脉狭窄的治疗方法在于改善脑供血、纠正和缓解脑缺血的症状;预防短暂性脑缺血发作和缺血性脑卒中的发生。大致包括非手术治疗、手术治疗和介入治疗。

(一)非手术治疗

非手术治疗是基本的治疗方法,主要采用药物治疗预防控制动脉硬化高危因素,降低缺血性脑血管疾病的发生率。很好地控制现患的疾病,如高血压、糖尿病、高脂血症及冠心病等。非手术治疗包括以下几方面。

(1)减轻体重。

(2)戒烟。

(3)限制酒精摄入。

(4)抗血小板凝聚治疗:大型临床试验证实,抗血小板聚集药物可以显著降低脑缺血性疾病的发生率,临床上常用的药物为阿司匹林、氯吡格雷、西洛他唑等。

(5)改善脑缺血的症状。

(6)抗凝血治疗:低分子量肝素用于预防短暂性脑缺血发作和缺血性脑卒中的研究已有报道。

(7)他汀类药物:可起到降低血脂水平、恢复内皮功能和稳定斑块的作用。对无禁忌证患者应给予他汀类药物,无脂质代谢紊乱的患者亦能获得益处。

(8)应常规给予定期的超声检查,动态监测病情变化。

(二)手术治疗

颈动脉狭窄标准的手术方式为颈动脉内膜切除术(carotid endarterectomy,CEA),已经被多数临床研究证明是治疗颈动脉狭窄安全、有效的手段,可以有效地预防和降低脑卒中的发生。动脉粥样硬化斑块通常仅局限于颈动脉分叉近端和远端数厘米处,这是适宜手术的部位,为颈动脉内膜提供了可能。手术治疗的目的是预防脑卒中的发生,其次是预防和减缓短暂性脑缺血的发作。

欧美关于CEA的临床试验结果证实:①CEA治疗对有症状的颈动脉狭窄疗效优于内科药物治疗。颈动脉狭窄度为70%~99%的患者行CEA,可明显获益;②狭窄度为0~29%的患者3年内发生脑卒中的可能性很小,CEA的危险性远远超过获益,不宜行CEA;③狭窄度为30%~69%的患者初步认为不宜行CEA,但有待进一步验证。

1.CEA的适应证

(1)绝对指征:6个月内一次或多次短暂性脑缺血发作,且颈动脉狭窄度≥70%;6个月内一次或多次轻度非致残性脑卒中发作,症状和体征持续超过24小时且颈动脉狭窄度≥70%。

(2)相对指征:无症状性颈动脉狭窄度≥70%;有症状性狭窄度50%~69%;无症状性颈动脉狭窄度<70%,但血管造影或其他检查提示狭窄病变处于不稳定状态。

2.手术方法

全身麻醉和局部麻醉后,做胸锁乳突肌前缘切口。游离动脉后,颈动脉窦用1%利多卡因浸润封闭以防颈动脉窦反射,注意避免损伤舌下神经、迷走神经、面神经下颌缘支,全身肝素化后,分别阻断颈内动脉、颈外动脉和颈总动脉。纵行切开颈总动脉和颈内动脉,颈内动脉远端切开超过狭窄平面,测颈动脉残端反流压≤4.0 kPa(30 mmHg),应放置颈动脉转流管,剥离并切除内膜斑块,颈内动脉远端切断的内膜可间断固定3~4针,以防术后出现夹层产生内膜活瓣影响血流,用肝素盐水(12 500 U肝素:500 mL生理盐水)冲洗内腔后,颈动脉偏细者采用颈动脉人工血管补片,术后沙袋压迫切口1小时协助止血,8小时后开始抗凝血治疗。术后控制血压在术前水平范围内的10%左右。使用甘露醇、地塞米松减轻脑水肿。

3.手术的并发症

脑卒中、死亡、脑神经损伤、伤口血肿感染、术后高血压、术后高灌注综合征等,心肌梗死、低血压的发生率很低。

(三)介入治疗

颈动脉狭窄血管成形和支架植入术(carotid angioplasty and stenting,CAS)的成功率在80%~90%,使用脑保护装置实施颈动脉血管支架成形术需要经验丰富的术者、良好的器械设备和正确适当的患者选择。

1.适应证

(1)充血性心力衰竭和(或)各种已知的严重左心功能不全。

(2)6周内需行开胸心脏手术。

(3)近期的心肌梗死史(4周以内)。

(4)不稳定型心绞痛。

(5)对侧颈动脉阻塞。

(6)继发于肌纤维发育不良的颈动脉狭窄。

(7)特殊情况:①对侧的喉返神经麻痹;②颈部放疗史和颈部根治术后;③CEA术后再狭窄;④外科手术难以显露的病变,颈动脉分叉位置高/锁骨平面以下的颈动脉狭窄;⑤严重的肺部疾病;⑥年龄>80岁;⑦患者拒绝行CEA术或颈动脉经皮腔内血管成形术。

2.操作方法

术前3~5天给予抗血小板准备,术中常规监护,视病情采用局部麻醉和全身麻醉,一般情况下均采用局部麻醉,右股动脉穿刺成功后植入8F鞘,全身肝素化后行主动脉弓上造影及颈动脉锁骨下或椎动脉造影,评估造影结果,确认所要进行治疗的血管是患者症状的血管,撤出造影管,将导引管放入患侧颈总动脉,在路线图(Roadmap)下将过滤伞通过狭窄处到达远端正常血管,至少距离正常血管处4 cm;释放保护伞后,在过滤伞微导丝的同一轨道上将所选定的支架跨过狭窄部位,透视下将支架安放在选定部分;如支架扩张不满意,可选取合适球囊行后扩张,使支架能充分扩张到和狭窄远端正常需要血管直径接近(大致即可,因支架术后还有自膨功能),回收保护伞。术后常规给予低分子量肝素钠0.4 mL肌内注射,每12小时一次,疗程3天。同时口服氯吡格雷及阿司匹林抗血小板治疗。术后3个月任选一种抗血小板治疗至少6个月,严密随访。还有经肱动脉和经颈动脉途径实施CAS的方法。

3.介入治疗并发症

穿刺部位血肿、假性动脉瘤、急性脑梗死、过度灌注性损伤、动脉夹层、血管痉挛、心动过缓、高血压或低血压等。

(孔德华)

第二节 下肢浅静脉曲张

下肢浅静脉曲张是指隐静脉、浅静脉伸长、迂曲呈曲张状态,浅静脉内压力升高,管壁相对薄弱,在静脉压作用下可以扩张,瓣窦处的扩张导致原有的静脉瓣膜无紧密闭合,发生瓣膜功能相对不全,产生血液倒流(图7-3)。

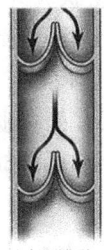
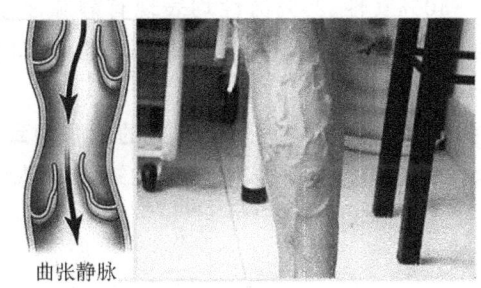

正常静脉　曲张静脉

图7-3　下肢浅静脉曲张

该病在持久站立工作、体力活动强度高、久坐者多见。单纯性下肢浅静脉曲张指病变仅局限于下肢浅静脉者,其病变范围包括大隐静脉、小隐静脉及其分支,绝大多数患者都发生在大隐静脉,临床诊断为大隐静脉曲张。

一、解剖和生理

(一)大隐静脉系统

大隐静脉自足背静脉弓的内侧开始直向上行,经内踝前方沿胫骨缘而抵达股骨内侧髁后部,向上外行,在腹股沟韧带下穿过卵圆窝注入股静脉。在大隐静脉进入股静脉之前的 5~7 cm 一段中接纳许多属支,它们分别有以下几种。①旋髂浅静脉:接受腹壁下外侧和大腿外侧近端皮肤的血液;②腹壁浅静脉:接受腹壁下内侧皮肤的血液;③阴部浅静脉:引流男性阴囊与阴茎部血液及女性大阴唇血液;④股外侧浅静脉:位于大隐静脉的外侧;⑤股内侧浅静脉:位于大隐静脉的内侧。

(二)小隐静脉系统

小隐静脉系统起自足背静脉弓的外侧,在跟腱和外踝后缘之间上行,在小腿下 1/3 段,位于深筋膜的浅面处受皮肤和浅筋膜覆盖;在小腿中 1/3 段,在腓肠肌腱覆盖下进入筋膜下组织;在上 1/3 段,穿过深筋膜,进入腘窝注入腘静脉。上段小隐静脉处于较深位置,受筋膜支持,一般无明显曲张静脉。

(三)交通静脉支

交通静脉在下肢静脉曲张中占有重要地位,这是因为交通静脉破坏必然导致浅静脉曲张。下肢浅、深静脉之间和大、小隐静脉之间都有许多交通支相互沟通。大腿部浅、深静脉之间的交通支主要位于缝匠肌下、内收肌管和膝部 3 处。小腿部以内踝交通静脉和外踝交通静脉最为重要,内踝交通静脉有 3 支,引流小腿下 1/3 内侧面的静脉血;外踝交通静脉引流小腿下 1/3 外侧面的静脉血。它们的瓣膜功能不全,往往与大、小隐静脉曲张的发生和静脉淤滞性溃疡的形成有密切关系。大、小隐静脉之间最重要的一个交通支位于膝部附近。

二、病因与发病机制

(一)病因

单纯性下肢浅静脉曲张多由于浅静脉第一对瓣膜(隐股静脉瓣膜)关闭不全导致的浅静脉血流反流增加下肢静脉的压力而引起。另一重要原因是先天性的静脉壁薄弱。患者常合并周身或局限性的静脉壁缺陷,在静脉压力增加的情况下,便产生静脉的扩张、迂曲。最后,长期站立、肥胖和腹腔压力等因素可增加静脉压力,均会增加静脉曲张发生发展的可能。

据统计,我国 25%~40%女性、20%男性均表现有静脉曲张症状。外科医师、护士、教师等需长时间站立的职业均是高危职业。此外,静脉曲张与遗传、口服避孕药及妊娠也有关联。

1.静脉壁薄弱和静脉瓣膜缺陷

静脉壁相对薄弱,在静脉压作用下扩张,瓣窦处的扩张导致原有的静脉瓣膜不能紧密闭合,发生瓣膜功能相对不全,血液倒流。瓣膜发育不良或缺失,不能发挥有效防止倒流的作用,导致发病。

2.静脉内压持久升高

静脉血本身由于重力作用,对瓣膜产生一定的压力,正常情况下对其不会造成损害,但当脉内压力持续升高,瓣膜会承受过大的压力,逐渐松弛、脱垂,使之关闭不全。多见于重体力劳动、长期站立工作、妊娠、慢性咳嗽、长期便秘者等。

3.年龄、性别

由于肢体静脉压仅在身高达最高时才达最高压力,青春期前身体正在发育,故静脉口径较小,可防止静脉扩张,所以尽管30岁前有患严重静脉曲张,大多数随年龄增长,静脉壁和瓣膜逐渐失去张力,症状加剧。

(二)发病机制

(1)正常情况下,下肢静脉回流是依靠心脏搏动而产生的舒缩力量,在深筋膜内包围深静脉的肌肉产生泵的作用,以及呼吸运动时胸腔内负压吸引三方面的协同作用。静脉瓣膜起着血液回流中单向限制作用。若有瓣膜缺陷,则单向限制作用就会丧失,引起血液倒流对下一级静脉瓣膜产生额外冲击,久之就会导致下级静脉瓣膜的逐级破坏。静脉瓣膜的破坏使倒流,对血液对静脉壁产生巨大的压力,可引起静脉相对薄弱的部分膨胀。重体力劳动、长期站立、妊娠、慢性咳嗽、长期便秘等可使静脉内压力增高,进一步加剧了血液对瓣膜的冲击力和静脉壁的压力,导致静脉曲张。长期的静脉曲张,血液淤滞,最终产生淤血性皮炎、色素沉着和慢性硬结型蜂窝织炎或形成溃疡。

(2)静脉曲张的病理变化主要发生在静脉壁的中层。在初期,中层的弹力组织和肌组织都增厚,这种变化可视为静脉压力增大所引起的代偿性反应。晚期,肌组织和弹力组织都萎缩、消失,并为纤维组织所替代,静脉壁变薄并失去弹性而扩张,静脉瓣也发生硬化、萎缩,病变静脉周围组织的微循环由于静脉压的增高而发生障碍,引起营养不良,导致纤维细胞的增生。病变部位的皮下组织弥漫性纤维变性伴水肿,水肿液内含大量蛋白质,蛋白质又可引起纤维组织增生。静脉淤滞使淋巴管回流受阻,淋巴液中含有大量的蛋白质又加重了组织纤维化。如此恶性循环的结果是局部组织缺氧,抗损伤能力降低,而容易发生感染和溃疡。

三、病理生理

下肢静脉曲张的血流动力学改变主要表现为主干静脉和毛细血管压力增高。浅静脉扩张主要由前者引起,而毛细血管压力升高造成皮肤微循环障碍,引起毛细血管扩张,毛细血管周围炎及通透性增加,纤维蛋白原、红细胞等渗入组织间隙及毛细血管内形成微血栓。由于纤溶活性降低,渗出的纤维蛋白积聚、沉积于毛细血管周围,造成局部代谢障碍,导致皮肤色素沉着、纤维化、皮下脂质硬化甚至皮肤萎缩,最后形成静脉性溃疡。由于血清蛋白渗出和毛细血管周围纤维组织沉积,引起再吸收障碍,淋巴超负荷,导致下肢水肿。小腿下内侧区域的深静脉血柱重力最大,肌泵收缩时该区域所承受的反向压力也最高,因此,静脉性溃疡常特征性地出现在该区。

四、临床表现

下肢前静脉曲张以大隐静脉曲张多见,单独的小隐静脉曲张较少见;以左下肢多见,但双侧下肢可先后发病,主要临床表现为以下几种。①初起可无明显症状,有些患者常感患肢酸感、沉重、胀痛、易疲劳、乏力,休息后可缓解。②患肢小腿浅静脉渐现隆起、扩张、变曲,有时可迂曲成团或囊状,尤以站立时明显,抬高腿后消失。③病程长者,小腿下端、踝部的皮肤有营养的变化,皮肤变薄、色素沉着、瘙痒、湿疹。部分患者可有淤血性皮炎特点:皮肤萎缩、干燥、脱屑、渗液、湿疹样皮炎和溃疡。④出血:由于外伤或曲张静脉或小静脉自发性破裂,引起急性出血。⑤血栓性浅静脉炎:下肢曲张的静脉出现红肿、硬块、灼热、压痛,沿曲张的静脉可触及硬结节或条索状物。⑥肿胀：在踝部、足背可出现轻微的水肿，严重者小腿下段亦可有轻度水肿。⑦继发感染：由于患者抵抗力减弱，容易发生继发感染。常见的有血栓性浅静脉炎、丹毒、急性蜂窝织炎、象皮肿等。

五、CEAP 分级

(1)0 级：无可见或触及的静脉疾病体征。
(2)1 级：有毛细血管扩张、网状静脉、踝部潮红。
(3)2 级：有静脉曲张。
(4)3 级：有水肿，但无静脉疾病引起的皮肤改变，如色素沉着、湿疹和皮肤硬化等。
(5)4 级：有静脉疾病引起的皮肤改变。
(6)5 级：有静脉疾病引起的皮肤改变和已愈合的溃疡。
(7)6 级：有静脉疾病引起的皮肤改变和正发作的溃疡。

六、体格检查

(一)一般情况
应注意患者的发育、营养状况、体质强弱等。

(二)肢体检查
1.皮肤颜色及温度
有无皮肤变色、色素沉着、皮肤散在的红色皮疹、红肿热痛，伴有瘙痒、渗出及溃疡。
2.皮肤营养变化
下肢静脉曲张早期，肢体皮肤无明显营养障碍，随着病情加重，主要表现足靴区皮肤变薄、干燥、脱屑，色素沉着、渗出、淤血性皮炎等。
3.浅静脉曲张
患肢浅静脉扩张、隆起、弯曲，甚至迂曲成团块状或成蚯蚓状，站立时更为明显，并伴有小腿肿胀。
4.血栓性浅静脉炎
曲张静脉处呈红肿、硬结节和索状肿物，压痛，局部皮肤温度增高。
5.下肢溃疡
下肢静脉曲张的晚期，常伴有淤血性皮炎，瘙痒，由于患者搔抓或外伤，皮肤破损和继发感染，可致经久不愈的溃疡。溃疡多发生在内踝附近，继发感染。

(三)下肢静脉功能试验
(1)深静脉通畅试验：阳性者不适合行大隐静脉剥脱手术。
(2)大隐静脉瓣膜功能试验。
(3)交通静脉瓣膜功能试验。

七、辅助检查

根据临床表现，选用超声多普勒检查或彩色超声多普勒检查、容积曲线、下肢静脉压测定和静脉造影等辅助检查，以更准确地判断病变性质。
(1)化验室检查。

(2) X 线检查。
(3) 无创伤性检查。
(4) 超声多普勒检查：简单方便，为临床首选。
(5) 彩色超声多普勒检查。
(6) CT 静脉血管成像检查：适用于复杂性静脉病变。
(7) 血管造影。

八、诊断与鉴别诊断

(一) 诊断

下肢浅静脉曲张具有明显的形态特征，通过一般体格检查即可明确诊断。站立后，下肢浅静脉突起，即提示静脉曲张的可能。若要进一步全面了解病情，则需进一步进行详细体格检查，了解静脉瓣膜功能及深静脉通畅情况，必要时需进行静脉超声或造影检查。如下肢有足靴区溃疡、重度皮炎等，需要注意交通静脉是否受累。

单纯性下肢静脉曲张诊断并不难，根据临床实践总结诊断标准如下。

(1) 有长期站立及能够导致腹压增高的病史（妊娠及盆腔肿瘤史、慢性支气管炎、习惯性便秘等），多有下肢静脉曲张的家族病史。

(2) 患者下肢静脉明显迂曲扩张，站立时更为明显；常伴有血栓性浅静脉炎，晚期可发生足靴区皮肤色素沉着、纤维化、溃疡等。

(3) 深静脉通畅试验：大隐静脉瓣膜功能不全，可能有交通支静脉瓣膜功能不全。

(4) 超声多普勒检查或静脉造影：示大隐静脉瓣膜功能不全，大隐静脉迂曲扩张，或同时伴有深静脉瓣膜功能不全。

(5) 有色素沉着、溃疡、血栓性浅静脉炎、出血、渗液等并发症。

(二) 鉴别诊断

1. 下肢静脉血栓形成

患者有突发性下肢粗肿、肿胀病史。在深静脉血栓形成后期出现下肢浅静脉曲张，以小腿分支静脉及小静脉曲张为主。患肢肿胀明显，伴有肢体沉重、胀痛不适，活动、站立后加重，卧床休息后不能完全缓解，胫前、足踝部呈凹陷性水肿，皮肤营养障碍较明显。多普勒超声检查提示深静脉血液回流不畅，同时存在血液倒流。下肢静脉造影显示深静脉管壁毛糙，静脉管腔呈不规则狭窄，部分静脉显示扩张。交通支静脉功能不全和浅静脉曲张。

2. 布加综合征

布加综合征是指肝静脉和（或）肝段下腔静脉部分或完全阻塞，导致静脉血液回流障碍引起的脏器组织淤血受损的临床症状。主要临床表现为脾大，大量而顽固性腹水，食管静脉曲张常合并出血，胸腔壁静脉曲张，双下肢水肿及静脉曲张，皮肤色素沉着、溃疡等。B 超检查显示肝体积和尾状叶增大，肝脏形态失常，肝静脉狭窄和闭塞。临床中根据患者的病史，仔细进行体格检查及 B 超检查，必要时进行腔静脉插管造影，以明确诊断。

3. 静脉畸形骨肥大综合征

其特征是肢体增粗、增长，浅静脉异常粗大并曲张，皮肤血管瘤三联征，下肢静脉造影可以发现深部静脉畸形呈部分缺失，分支紊乱，浅静脉曲张等。临床中根据患者的病史及其特征，较易鉴别。

4.原发性下肢深静脉瓣膜功能不全

原发性下肢深静脉瓣膜功能不全症状相对较重,超声或下肢静脉造影,观测到下肢深静脉瓣膜不全的特殊现象。

5.下肢深静脉血栓形成后综合征

下肢深静脉血栓形成后综合征有深静脉血栓形成病史,浅静脉扩张伴有肢体明显肿胀。

九、治疗

下肢浅静脉曲张绝大多数是大隐静脉曲张(少数为小隐静脉曲张或大、小隐静脉曲张),临床上极为常见,主要表现为下肢尤其在小腿,浅静脉隆起、扩张弯曲甚至迂曲成团、酸胀、乏力,久站后出现足部水肿,晚期小腿和踝部皮肤常有褐色色素沉着和湿疹。如时间过长或治疗不当均可导致下肢水肿,局部组织缺氧,引起皮肤角化、脱屑,轻微外伤可导致愈合不良,迁延为经久不愈的慢性溃疡,俗称"老烂腿"。20%以上的下肢静脉性疾病合并下肢溃疡形成。

由于下肢静脉曲张是一种常见病,医师也会由于认识水平的不同提出不同的治疗方案。

选择下肢浅静脉曲张的正确治疗方法应该结合不同的病因、发病机制、临床表现和患者的全身情况以及治疗要求,不同的诊断,其治疗方法是不同的。明确诊断后,采取相应正确的治疗方法,可以减少误诊误治。

(一)治疗原则

下肢静脉曲张的治疗原则:①促进下肢血液回流,消除淤血状态;②清热抗感染,控制肢体感染;③保护患肢,防止外伤。

(二)治疗方法

1.非手术治疗

姑息治疗仅能改善症状,适用于妊娠期发病,鉴于分娩后症状有可能消失。早期临床表现轻微、高龄、手术耐受力极差或全身情况差者,应适当卧床休息,间断抬高患肢和避免长期久站、久坐。医用弹力袜(循序减压袜)具有良好的弹性和约束力,可以减少活动时因肌肉收缩产生的浅静脉高压,使静脉曲张处于萎瘪状态,配合适当地增加静脉壁弹性、减少渗出。但合并下肢动脉硬化闭塞症的患者慎用弹力袜,并且弹力袜应白天穿,夜晚脱去并采用下肢稍抬高的体位睡眠。

2.单纯硬化剂治疗

(1)硬化剂注射和压迫法:利用硬化剂注入排空的静脉曲张后引起的炎症反应使之闭塞。也可以作为手术的辅助治疗,处理残留的曲张静脉。硬化剂注入后,局部用纱布卷压迫,自足踝至注射处近侧穿弹力袜或缠绕弹力绷带,立即开始主动活动。大腿部维持压迫1周,小腿部维持6周左右,应避免硬化剂渗漏造成组织炎症、坏死后进入深静脉并发血栓形成。

(2)局部硬化剂注射:即所谓的"打针""注射疗法""液体刀"等,是一种非针对病因的治疗手段,复发率高,并发症较多(如硬化剂过敏,损伤周围神经而引起肢体顽固性疼痛,硬化剂漏入皮下导致皮肤及皮下脂肪坏死而形成难愈性溃疡,甚至造成深静脉血栓形成),仅作为手术后局部轻度复发患者的辅助治疗。目前国内血管外科学者在适当的患者治疗中,推广使用国产新型泡沫硬化剂,疗效有待观察。

3.手术治疗

下肢静脉曲张若不及时治疗,至晚期可并发血栓性浅静脉炎、血管破裂出血、淤血性皮炎、小腿溃疡等。因此,应及时手术治疗,避免并发症的发生。临床上常用的手术方式有以下几种。

(1)大隐静脉高位结扎剥脱术+激光或电凝腔内成形术：该手术是下肢静脉曲张性疾病最常用的根治方式。手术关键在于高位结扎大隐静脉或小隐静脉主干，全部剥出大、小隐静脉主干，全部结扎大隐静脉高位属支，结扎深浅静脉交通支。若伴有小腿溃疡，应在以上手术的基础上结扎交通支，并于溃疡周围经皮环形缝扎。术后应捆绑弹性绷带，否则仍有复发的可能。优点：小切口，美观，效果好，不复发。

(2)高位结扎剥脱术和经皮缝扎术：适用于大隐静脉瓣膜和交通支瓣膜功能不全所引起的静脉曲张、小腿溃疡等。优点：小切口，美观，效果好，不易复发。缺点：经皮缝扎处疼痛明显，影响术后活动。

(3)下肢静脉曲张点式戳口抽剥术：适用于单纯大、小隐静脉曲张，术后复发的静脉曲张等患者。特点：伤口小而美观，并发症少，术后伤口愈合快。

(4)创面植皮术：并发大面积溃疡，难以自行愈合者，患肢血液循环改善，患部炎症控制，创面干净，肉芽新鲜，可施行邮票状或点状植皮术。促进创面愈合，缩短疗程。注意：一定掌握植皮时机，重视术前和术后处理，术中取透亮的薄皮片，植皮可获得成功。

(5)股浅静脉瓣膜环缩术：又称股浅静脉瓣膜带戒术。适用于股浅静脉瓣膜结构、形态正常，静脉管径扩大造成瓣膜关闭功能不全者。手术操作简单，损伤小，并发症少。

4.腔内治疗

大隐静脉高位结扎+剥脱术+(腹腔镜下)穿通静脉离断术，适用于穿通支瓣膜功能不全患者，单纯高位结扎和剥脱术后仍有下肢顽固性溃疡者。

(1)静脉腔内治疗：是近年来发展起来的大隐静脉曲张的微创治疗方法，是利用激光能量在静脉腔内产生血液气泡，以其独特的方式将热能传递给血管壁，血管壁纤维化收缩、关闭，皮肤却保持完整无损。手术在局部麻醉下进行，创伤很小，仅有微小的皮肤穿刺点，恢复快，住院时间短，仅适宜部分患者。但有神经损伤、皮肤损伤、浅静脉闭合不全、深静脉血栓、静脉炎等并发症。

(2)血管外激光或脉冲光：和去除斑点的激光美容原理一样，优点是只需局部麻醉，治疗时间短，疼痛低，伤口小，不留难看的瘢痕，可立刻行走。但只针对微细的蜘蛛状静脉曲张，要自费且需数次疗程才有效果。

(3)血管内烧灼治疗：在膝盖或足踝内侧做小切口，放入极细的导管，用高频波(或称射频)或激光光束烧灼、阻断曲张的静脉血流。单纯的血管内烧灼治疗手术有可在局部麻醉情况下进行、不必住院、瘢痕与疼痛较少、治疗后绑上弹绷可走动回家、成功率高等优点。且大多数患者可能不仅单用此法解决，需辅以其他方式如微创静脉曲张旋切，才可有较完整的治疗。

(4)微创静脉曲张旋切内视镜系统：使用内视镜及抽吸旋切方式将蚯蚓般的静脉绞碎吸出，伤口比传统手术小，美观。

(5)静脉曲张激光闭合术(静脉 EVLT 技术)：应用半导体激光传导的特性，将细细的光导纤维穿刺进入血管内，通过传导激光，从而达到精确损毁血管内膜，使静脉纤维化达到血管闭合的目的。迄今为止，EVLT 激光治疗术治疗静脉曲张损伤最小、操作最简便、方法最安全，是名副其实的微创技术。

5.中药治疗

中药物理治疗法是利用药物渗透性，通过皮肤直达病灶，是最安全的治疗方法。治疗静脉曲张，一般口服药物难以到达患处，药物分子几乎被分解，而脉管舒、脉溃康这类药物，就是通过外用贴敷，药物靶向进入病灶，保证药物充分利用，改善血液高凝状态、血液淤滞的情况，有效缓解静脉曲张引起的酸、沉、肿、胀等症状,对静脉曲张具有良好的治疗作用。

十、预防

(1)该病有遗传倾向,一般在30岁左右发病,因此在儿童和青少年时期应勤于运动,增强体质,有助于防治。

(2)肥胖者应该减肥,保持正常体重不能超重。肥胖虽不是直接原因,但过重的分量压在腿上会使腿部静脉负担增加,可能会造成腿部静脉回流不畅,使静脉扩张加重。

(3)长期从事重体力劳动和站立工作者,建议穿弹力袜套。避免提超过10 kg的重物。

(4)妇女经期和孕期等特殊时期要给腿部特殊的关照,多休息,要经常按摩腿部,帮助血液循环,避免静脉曲张。

(5)戒烟,因吸烟能使血液黏滞度改变,血液变黏稠,易淤积。口服避孕药也有类似作用,应尽量少服用。

(6)抬高腿部和穿弹力袜,应养成每天数次躺下将腿抬高过于心脏的姿势,如此可促进腿部静脉循环。抬高双腿使体位改变,帮助静脉血液回流。弹力袜要选择弹性较高的医用袜,在每天离床前,将双腿举高慢慢套入。弹力袜的压力能改善且预防下肢静脉曲张。

(7)每天坚持一定时间的行走,行走可以发挥小腿肌肉的"肌泵"作用,防止血液倒流的压力。应养成每天穿弹力袜运动腿部1小时的习惯,如散步、快走、骑脚踏车、跑步等,适量运动可以促进下肢静脉血回流。

十一、健康宣教

对于腿部的"青筋",可以做一些简单的小活动,舒缓静脉曲张,阻止病程恶化。

(一)锻炼小腿肌肉

小腿肌肉是一个辅助血泵,帮助静脉把血液泵回心脏,可减慢静脉曲张恶化。当小腿长期缺乏运动,便失去了这个功能。骑脚踏车、步行和游泳都有助于强化小腿肌肉。

(二)生活上缓解下肢静脉曲张

(1)每晚睡觉前,要养成用热水洗脚的习惯,并自我检查小腿是否有肿胀情形。忌用冷水洗脚。用热水洗脚能消除疲劳,有利于睡眠,更能活血化瘀。但不可使用40 ℃以上的热水长时间泡脚。保持脚及腿部清洁,并避免受外伤造成皮肤破溃。

(2)经常游泳可使机体压力得到减轻,而水的压力则有助于增强血管弹性。常进行腿部按摩,两手分别放在小腿两侧,由踝部向膝关节揉搓小腿肌肉,帮助静脉血回流。

(3)饮食宜清淡而富有营养,多吃新鲜蔬菜、水果等,可选食山楂、油菜、小豆等活血之品,还可选食牛肉、羊肉、鸡肉等温性食物,以温通经络。

(4)每晚睡前,将腿垫高约6 cm并保持最舒适的姿势,即可促进双足血液流动,舒缓静脉的压力,但不要因此而让腿部僵直,适得其反。

(5)坚持穿循序减压弹力袜,并每天早起下床前即穿上弹力袜,因腿部肿胀通常于下床后站立几分钟就会发生。注意弹力袜的弹性功能是否改变,当失去弹性时应立即更换。

(三)老年人腿足保健七法

(1)足浴:用热水泡脚,特别是生姜或辣椒煮水泡脚,使腿部的静脉血液及时向右心回流,有利于减轻腿部的静脉淤血,防治下肢静脉曲张。另外,临睡前用热水泡脚,有助于安神除烦,进入深度睡眠。

(2) 按摩脚：洗脚后，双手搓热，轻揉搓相关部位或穴位，全脚按摩，也可局部按摩，多按摩涌泉穴（足心）或太冲穴（一、二足趾关节后）或太溪穴（内踝高点与跟腱之间凹陷中）。对头晕、失眠、厌食、面色晦暗、疲劳、高血压、便秘等有防治作用。

(3) 高抬脚：每天将双脚跷起2～3次，平或高于心脏，此时脚、腿部血液循环旺盛，下肢血液流回肺和心脏的速度加快，得到充分循环，头部可得到充足而新鲜的血液和氧，同时对脚部穴位、反射区也是一个良性刺激。

(4) 搓揉腿肚：以双手掌紧夹一侧小腿肚，边转动边搓揉，每侧揉动20次左右，然后以同法揉动另一只腿，能增强腿力。

(5) 扳足：取坐位，两腿伸直，低头，身体向前弯，以两手扳足趾和足踝关节各20～30次，能锻炼脚力，防止腿足软弱无力。

(6) 扭膝：两足平行靠拢，屈膝微向下蹲，双手放在膝盖上，膝部前后左右呈圆圈转动，先向左转，再向右转，各20次左右。可治下肢乏力、膝关节疼痛。

(7) 甩腿：一手扶物或扶墙，先向前甩动小腿，使脚尖向上跷起，然后向后甩动，使脚尖用力向后，脚面绷直，腿亦尽量伸直。在甩腿时，上身正直，两腿交换各甩数十次。此法可预防半身不遂、下肢萎缩无力及腿麻、小腿抽筋等。

（孔德华）

第三节 下肢深静脉血栓形成

下肢深静脉血栓形成是指血液在下肢深静脉血管腔内不正常凝结，由液体转化为固体，阻塞静脉腔，以致静脉回流障碍，静脉血管壁呈现炎性改变，导致患肢明显肿胀疼痛，浅静脉扩张，患肢皮温及体温均升高。如果未及时治疗，可导致肺栓塞及因血栓形成后综合征，影响正常生活和工作能力，甚至致残。

一、病因

静脉血管壁损伤、血流缓慢及血液高凝状态是导致深静脉血栓形成的三大因素。其中血液高凝状态为最重要的因素，静脉损伤时可因内皮脱落及内膜下层胶原裸露，或因静脉内皮及其功能损害，而引起生物活性物质释放启动内源性凝血系统，静脉壁电荷改变，血小板聚集形成血栓，血流缓慢，主要见于久病卧床、久坐不动、手术以及肢体制动状态的患者。

血液高凝状态主要见于妊娠、产后、术后、创伤、肿瘤，以及长期服用避孕药等情况。使血小板计数增高，凝血因子含量增加，导致血管内异常凝结形成血栓。

危险因素：年老、长期卧床、近期施行较大手术（尤其是下肢、盆腔等手术时的长时间仰卧、长时间截石位、长时间肢体制动、长时间坐位）、脑卒中、恶性肿瘤、骨折、肢体制动、妊娠、产褥期、各种慢性病、静脉曲张、肥胖、真性红细胞增多症、脓毒血症、口服避孕药，以及长时间乘坐飞机、火车、汽车等。抗凝血酶、蛋白C和蛋白S的缺乏，以及凝血因子V基因Leiden突变导致的抗活化蛋白C现象所致的遗传性促血栓因子。高半胱氨酸血症、某些维生素类如维生素B_{12}、维生素B_6

或叶酸的缺乏。此外,纤溶系统异常、纤维蛋白原缺乏,因子Ⅱ突变和因子Ⅷ水平的增高也是血栓形成的潜在原因。

Virchow 提出静脉血栓形成的 3 个相关因素,至今仍被各国学者所公认。完整的血管内膜是血小板聚集的生理屏障,一旦静脉壁受到损伤,释放促凝物质,使血小板聚集,在此基础上导致血栓形成。内膜损伤又可释放凝血因子Ⅲ及其他组织因子,启动外源性凝血系统,凝血酶原被激活,继而血小板和纤维蛋白及各种血细胞共同形成血栓。任何原因对下肢深静脉的热损伤(如手术中局部渗血,用热盐水纱布的加压)、机械性损伤(如术中的牵拉、压迫)、感染性损失(如术后深静脉旁的软组织感染)都会造成静脉内膜的损伤。临床上常见的术中静脉损伤,挤压、静脉注射刺激性药物如高渗性液体、某些抗癌药、抗生素等,在同一静脉处反复穿刺,静脉内留置导管、静脉置管的各种有创性操作等,这些情况能引起静脉收缩和内膜损伤,导致管壁内弹力板断裂而使血小板和纤维蛋白沉积,并网罗各种血细胞而形成血栓。75% 是因为慢性病如脑卒中、恶性肿瘤、心肌梗死、慢性呼吸系统疾病、肺部感染者,其肢体活动减少,血流缓慢是主要因素。近年来研究表明,乘坐汽车、火车、飞机等旅行持续在 6 小时,尤其是较长时间睡觉者,由于下肢静脉血液的滞缓,使静脉血栓性疾病增加 5 倍左右。恶性肿瘤、外伤或麻醉、手术、卒中等使局部凝血酶聚集,纤维蛋白活性下降,将患者推向血液高凝状态,继而发生血栓形成。髋关节置换术的老年患者,术前运动量已明显减少,甚至卧床,加之心肺功能下降,使下肢血流处于相对滞缓状态,在接受人工关节置换时还会因制动、麻醉、止血带的作用,对深静脉造成挤压,进一步加重血液淤滞,从而导致深静脉血栓形成。胸部、腹部、盆腔、下肢等较大手术应激状态可释放大量组织因子、凝血酶原,使血液凝固增加,手术造成的失血、脱水也可导致血液浓缩。同时患者的自身因素如高龄、肥胖、吸烟、糖尿病、心功能不全等,可促使患者进入高凝状态。

二、病理生理

典型的静脉血栓包括头部为白血栓,颈部为混合型血栓,尾部为红血栓,血栓形成后可向主干静脉的近端和远端滋长蔓延,然后在纤溶酶的作用下血栓可溶解消散,然而血栓形成后常引起静脉壁及静脉周围组织的炎症反应,造成血栓与静脉壁粘连并逐渐纤维机化,最终形成边缘毛糙、管径粗细不一的再通静脉,同时因静脉瓣膜被破坏,造成继发下肢深静脉瓣膜功能不全,也就是深静脉血栓形成后综合征。下肢 DVT 分 3 类:周围型、中央型和混合型。

(一)周围型

周围型又称为小腿肌肉静脉丛血栓形成,因血栓形成后血栓局限,多数患者症状减轻,多数经过治疗可自溶,少数未治疗或治疗不当者,可向大腿发展成为混合型。临床主要表现为小腿疼痛和轻度肿胀、活动受限,体征为足背屈曲时牵拉腓肠肌引起疼痛(Homans 征阳性)及腓肠肌压痛(Neuhof 征阳性)。

(二)中央型

中央型又称为髂股静脉血栓形成,表现为臀部以下肿胀,下肢、腹股沟及患侧腹壁浅静脉曲张,皮温升高,深静脉走向有压痛,血栓向上可延伸至下腔静脉,向下可至整个下肢深静脉,形成混合型,一旦血栓脱落可致肺栓塞,危及患者生命。

(三)混合型

混合型即全下肢深静脉及肌肉静脉丛内均有血栓形成,可由周围型发展而来,开始症状轻未注意,以后逐渐肿胀,平面逐渐上升,直达全下肢水肿才被发现。

(四)股青肿

混合型下肢 DVT 广泛累及肌肉内静脉丛,由于髂股静脉及侧支全部被血栓堵塞,下肢高度水肿,因淤血严重,临床表现为疼痛剧烈,患肢皮肤呈暗紫色,称为疼痛性股青肿,经常伴有动脉痉挛,下肢动脉搏动消失,皮温降低以致发生高度循环障碍。

(五)股白肿

当下肢深静脉发生急性栓塞时,下肢水肿在数小时内可达到最高程度,肿胀呈凹性高张力状态,当合并感染刺激动脉引起持续痉挛,可见全肢体的肿胀,皮肤苍白及皮下网状小静脉扩张,称为疼痛性股白肿。

股青肿及股白肿较少见,是下肢 DVT 的特殊类型,更是紧急情况,需要紧急施行手术取栓,以保患肢。

三、临床表现

下肢深静脉血栓形成是最常见的,根据血栓发生的部位、病程不同而有不同的临床表现。

(一)中央型

发生在髂-股静脉的血栓,左侧多于右侧,起病急骤,全下肢肿胀明显,患侧髂窝、股三角区有疼痛和压痛,浅静脉扩张,皮温及体温均升高(图 7-4、图 7-5)。

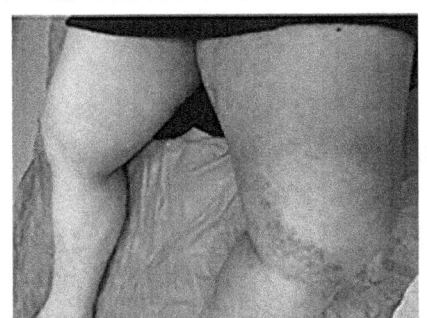

图 7-4 下肢深静脉血栓形成 1

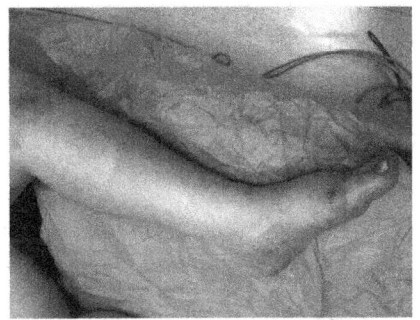

图 7-5 下肢深静脉血栓形成 2

(二)周围型

周围型包括股静脉和小腿深静脉血栓形成,前者由于髂-股静脉通畅,主要特征为大腿肿痛而下肢肿胀并不严重,后者的临床特点是突然出现小腿剧痛,患足不能着地踏平,行走时症状明显加重,小腿肿胀且有深压痛,做踝关节过度背屈试验时小腿剧痛(Homans 征阳性)。

(三)混合型

全下肢深静脉血栓形成,主要表现为全下肢明显肿胀、剧痛,股白肿,股三角区、腘窝、小腿肌层可有压痛,任何形式的活动均可使疼痛加重。若病情进一步发展,肢体极度肿胀,压迫下肢动脉,以及出现痉挛,从而导致下肢动脉血供障碍,足背和胫后动脉搏动消失,进而小腿和足背出现水疱,皮肤温度明显降低继而呈青紫色(股青肿),若处理不及时,即可发生静脉性坏疽。

四、辅助检查

(一)超声多普勒检查

超声多普勒检查在临床中为首选的检查方法,它的优势在于无放射性、携带方便、无创伤及费用低,通过检测静脉最大流出率来判断下肢主干静脉是否有阻塞,彩色多普勒超声可显示静脉腔内强回声、静脉不能压缩或者无血流通过等血栓形成的现象。

(二)下肢静脉顺行造影

下肢静脉顺行造影可显示下肢静脉的形态,直接反映有无血栓存在,以及血栓的形态、位置、范围和侧支循环形成的情况。

(三)放射性核素检查

新鲜血栓对125-碘(凝血)因子Ⅰ的摄取量大于等量血液的摄取量,若摄取量超过正常5倍,即表示早期血栓形成,是一种无损伤的检查方法。

(四)血液检查

血液D-二聚体在临床上有一定的实用价值,它是纤维蛋白复合物在溶解时产生的降解产物,下肢深静脉血栓形成时纤溶系统被激活,血液D-二聚体浓度上升。

五、诊断要点

患肢突然肿胀、疼痛,浅静脉扩张,患肢皮肤温度升高,彩色多普勒超声检查提示下肢血栓(股总静脉、下肢股浅静脉、腘静脉及胫后静脉)所在位置,患者D-二聚体升高,即可诊断为下肢深静脉血栓。

六、鉴别诊断

(一)下肢血肿

下肢血肿多表现为局部肿胀、皮下淤血斑,软组织彩色多普勒超声可鉴别。

(二)淋巴水肿

淋巴水肿多见于淋巴损伤,淋巴系统肿瘤,多呈"象皮肿",淋巴造影可鉴别。

(三)心力衰竭、低蛋白引起的下肢水肿

心力衰竭、低蛋白引起的下肢水肿多表现为双下肢肿胀,呈凹陷性水肿,心脏彩色多普勒超声及血化验可鉴别。

(四)腓肠肌撕裂或者其他骨骼肌损伤

此种损伤后的症状、体征与周围型下肢DVT相似,与下肢受外伤有关,患者多数在外伤或者剧烈活动后发病,如忽略外伤或剧烈活动史,常被误诊为下肢DVT。

(五)全身性疾病

下肢水肿可以由不同系统的疾病引起,如充血性心力衰竭、慢性肾功能不全、贫血、盆腔恶性肿瘤等,这些疾病引起的下肢水肿为双侧的、对称的,无浅静脉曲张,无皮肤颜色变化。

七、治疗

治疗方法可分为非手术治疗和手术取栓两类。

(一)非手术治疗

非手术治疗包括一般处理、祛聚、溶栓和抗凝疗法。

1.一般处理

卧床休息,抬高患肢,以减轻肢体肿胀,可适当给予利尿药,离床活动时应穿医用弹力袜或弹力绷带。

2.祛聚疗法

如拜阿司匹林、双嘧达莫(潘生丁)、右旋糖酐、复方右旋糖酐-40 注射液(绅水清)等能扩充血容量,降低血液黏稠度,有效防止血小板聚集。

3.溶栓疗法

病程不超过 72 小时的患者,常用溶栓药物有尿激酶、链激酶等,能够激活血浆中的纤溶酶原转化为纤溶酶,溶解血栓。双下肢深静脉血栓的导管溶栓治疗,从安全性、时效性、综合性和长期性等方面入手。溶栓疗法关键是抓住时机,溶栓越早效果越好,无禁忌证时尽早开始溶栓疗法,能够促进体内纤溶酶活化,造成血栓内部崩解和表面溶解。

(1)安全性:对长段急性血栓介入治疗,植入滤器可有效预防肺动脉栓塞,采用经溶栓导管药物溶栓,可显著降低抗凝剂和溶栓剂的用量,减少内脏出血的并发症。

(2)时效性:急性 DVT 明确诊断后,应尽早做导管溶栓治疗,以达到缩短病程,提高血管管腔完全再通的概率,避免或者减少静脉瓣膜粘连,降低瓣膜功能不全,血栓再次复发的发生率,尽量阻止病程进入慢性期和后遗症期。

(3)综合性:对 DVT 采用导管抽吸,机械吸栓等介入性血栓清除术,对伴有髂静脉受压综合征或伴有静脉闭塞的 DVT 患者结合使用 PTA 和支架植入术,以达到迅速恢复血流,增高介入治疗的效果。

(4)长期性:在溶栓导管溶栓后,宜继续抗凝 6 个月以上,定期随诊、复查以避免或减少 DVT 的复发。

(5)导管溶栓的适应证:①急性 DVT;②亚急性 DVT;③DVT 慢性期或后遗症期急性发作。

(6)禁忌证:①3 个月以内的脑出血和手术史,1 个月内有消化道以及其他内脏出血和手术史者;②患肢有较重的感染;③急性髂股静脉或者全下肢 DVT,血管腔内还有大量游离血栓而未进行下腔静脉滤器置入术的患者;④难治性高血压患者;⑤75 岁以上的患者慎重选择溶栓。

(7)溶栓途径。①顺行溶栓:经患者腘静脉穿刺处置管,经患肢股静脉置管,经患肢小隐静脉切开置管。②逆行溶栓:经健侧股静脉插管至患侧髂股静脉,保留溶栓导管溶栓;经颈内静脉插管至髂股静脉,保留溶栓导管进行溶栓。溶栓药主要为肝素和尿激酶,溶栓时间不超过 7 天。

(8)术后处理:①静脉内保留溶栓导管溶栓 2～3 天,患者出现轻度发热,这种情况通常不需特殊处理,必要时可在无菌条件下更换导管;②一般术后第 1、第 3、第 6、第 12 个月复查,彩超复查以观察通畅情况。

(9)并发症的防治。①出血和溶血:抗凝过程中,应密切观察患者皮下、黏膜及内脏出血现象,如患者出现神经系统症状,应首先考虑脑出血的可能,立即停用抗凝溶栓药物并行头颅 CT 检查,明确诊断如果有出血,可加用止血药物;对出血量大的患者,可行穿刺引流术或者手术减压和血肿清除术。②残留血栓和血栓复发:溶栓治疗中血栓复发与基础病变造成的血液高凝状态,治疗不彻底以及治疗中静脉内膜损伤有关,在溶栓过程中应同时注入肝素抗凝,皮下注射低分子量肝素,保留导管 3～7 天。③肺栓塞:在溶栓过程中如果患者出现呼吸困难、发绀、胸闷、咳嗽或咯血、动脉血氧饱和度降低等症状,应考虑肺栓塞,在溶血前,对下腔静脉、髂股静脉内存在新鲜血栓或者漂浮血栓的患者,植入下腔静脉滤器阻挡脱落血栓是预防肺栓塞的最有效的办法。年龄较轻者,术后可视情况取出滤器。

(10)疗效评价:DVT 的导管溶栓治疗在出院前,出院后 6 个月、1 年、3 年进行疗效评价,分为 4 级,评级优、良、中者为治疗有效。①优:患肢周径、张力、活动度均基本正常,治疗后周径差<1.0 cm,造影显示血流全部恢复或者基本恢复,异常侧支血管不显示,对比剂不滞留,管壁比较光滑。②良:患肢周径、张力、活动度接近正常,周径差在1.0～1.5 cm,造影显示血流大部分恢复,有少量侧支血管建立,对比剂并无明显滞留,管壁光滑。③中:患肢周径、张力、活动度较明显改善,造影显示血流部分恢复,有较多侧支血管建立,对比剂轻度滞留,管壁欠光滑。④差:患肢周径、张力、活动无明显改善,周径差>2.0 cm,造影显示血流未恢复,有大量侧支血管建立,对比剂明显滞留,管壁不光滑。

4.抗凝疗法

用于范围较小的血栓,常用药物为普通肝素或低分子量肝素静脉或皮下注射,通过降低机体血凝功能预防血栓的繁衍和再生,以促进血栓消融,达到低凝状态后口服华法林(维生素K拮抗剂3～6个月)。

(1)肝素的抗凝机制:肝素为常用抗凝药,具有作用快、持续时间短、可随时调整剂量、体内或体外均有抗凝作用等特点。肝素主要通过抑制凝血因子的活性,可直接灭活凝血酶,可通过抑制凝血酶对因子Ⅷ的激活,从而阻止可溶性纤维蛋白多聚体转变为不溶性纤维蛋白,可刺激血管内皮细胞释放血浆素原活化素,以促进纤溶活性,肝素治疗时间一般是7～10天,这为血栓与静脉壁粘连并稳定所需要的时间。肝素只采用静脉、皮下或肌内注射途径给药,静脉注射后立即生效,迅速达到高峰,继而作用逐渐降低,在体内半衰期为60分钟,4小时后作用消失。约50%被肝脏降解、经肾脏排泄,肝功能不全的患者,肝素在体内储积时间延长,严重肝、肾功能不全的患者不应该使用此药品。为安全起见,使用肝素时应经常进行实验室监测,根据监测指标随时调整药物剂量,使肝素在血液中保持有效浓度,避免因为用量过大而出血。

(2)长效抗凝剂:与肝素不同,它在体内有效,体外无效,给药后需要24小时后方起效,24～72小时达到有效浓度,即便是静脉注射给药,也不能加快其作用,停药后仍可维持2～7天。现用的长效抗凝剂均为口服药物,如华法林、利伐沙班。

抗凝机制为维生素K参与肝内凝血酶原及凝血因子的合成,而长效抗凝药物为维生素K的拮抗剂,通过抑制依赖性维生素K等物质形成凝血酶原和某些凝血因子的合成,因而影响凝血过程,起到抗凝作用。服用长期抗凝剂需经一定时间后才起效,其抑制作用是可逆的,给予维生素K后即可逆转。

(二)手术治疗

目前对于下肢深静脉血栓的患者一般不做手术取栓治疗,因为对血管内膜的破坏可导致进一步的血栓形成;对于髂股静脉广泛血栓形成,病情继续加重或已出现股青肿者,施行取栓术挽救肢体。近年来,随着血管腔内微创介入治疗技术的不断发展,对于中央型和混合型的血栓形成,可在数字减影血管造影(DSA)下行腔静脉滤器植入术,将滤器放置到位于肾静脉平面以下,平第2、第3腰椎之间水平,并将专用的溶栓导管通过深静脉穿刺后鞘管建立的静脉通道置入血栓内,通过带有多侧孔的溶栓导管将溶栓药物持续推注到血栓中,与血栓充分接触后直接溶栓。

(孔德华)

第八章 整形外科疾病

第一节 头皮缺损的整形修复

一、头皮缺损的病因、分类及治疗原则

(一)病因

1.损伤

损伤是头皮缺损最常见的原因。深度烧伤、冻伤、强酸或强碱烧伤、电击、切割伤、撕脱伤、大剂量放射线照射等,均可使局部软组织缺损和坏死。

2.肿瘤

头皮的恶性肿瘤、良性肿瘤及斑痣在切除后可造成软组织缺损。如神经纤维肉瘤、皮肤癌、血管瘤、色素痣等,均需整形外科方法修复缺损。

3.感染

细菌感染可引起广泛软组织破坏,继而产生不同程度软组织缺损。

4.先天性软组织缺损

由于遗传因素或胚胎发育过程障碍,致患儿出生时头皮有不同程度的缺损。临床少见,常合并有颅面部器官畸形。这类缺损严重影响外貌及生理功能。

(二)分类

1.原发性缺损

因发育障碍所致的头皮缺损。

2.继发性缺损

因肿瘤等病变切除或外伤、感染等后遗的继发性头皮缺损。

(三)治疗原则

(1)根据软组织缺损的大小、深度、功能和美观的要求选择修复方法,以就近、从简、效果好为原则。首先要保证缺损的修复;其次在选择修复方法和材料时,应兼顾功能和形态的修复。

(2)修复时机的选择:①损伤所致瘢痕形成,一般在伤后 6 个月,以瘢痕软化、稳定后手术修

复为宜;②感染致软组织缺损,需经换药或清创,感染基本得到控制后,方能施行缺损修复术;③肿瘤病变手术切除后的缺损,可立即修复。

(3)头皮血液循环丰富,修复过程中尽量保留和利用残存的正常组织或间生态组织,不可任意切除、摒弃。

(4)颅面部为暴露部位,易污染,感染是影响术后能否一期愈合及修复效果的重要因素。头皮毛发丛生,常夹杂污垢及致病微生物,故术前必须剃光头发,彻底清洗、消毒。术中的无菌操作,术后的正确护理、预防感染,也是重要的措施。

二、头皮缺损的修复

头皮缺损的修复方法,根据其缺损的范围、深度、损伤性质而定。

(一)部分头皮缺损的修复

1.直接缝合法

头皮缺损较小在1 cm左右者,可在潜行游离创口周围头皮后,直接拉拢缝合。在缝合有张力时,可在创面两侧距离创缘3~4 cm处做减张切口(图8-1),或在助缝器牵引下缝合。

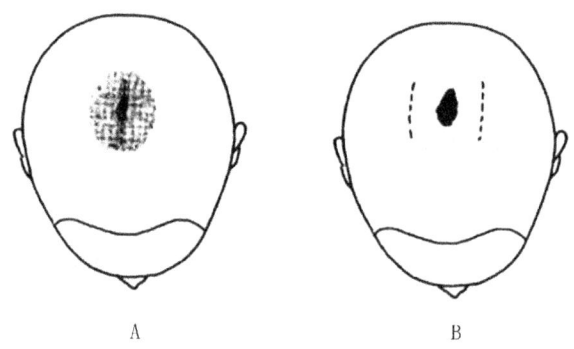

图8-1 头皮小范围缺损的修复

A.潜行剥离;B.松弛切口

2.局部皮瓣法

头皮较小区域的缺损,不能用直接缝合法闭合创面者,可在头皮缺损附近的正常头皮组织部分,根据缺损的大小、形状、部位,设计一个或多个乃至整个头皮的皮瓣(图8-2)。在帽状腱膜下掀开各皮瓣,充分展开,反复以旋转-推进-交错方式,进行试转移,直至最佳覆盖缺损,无张力缝合。

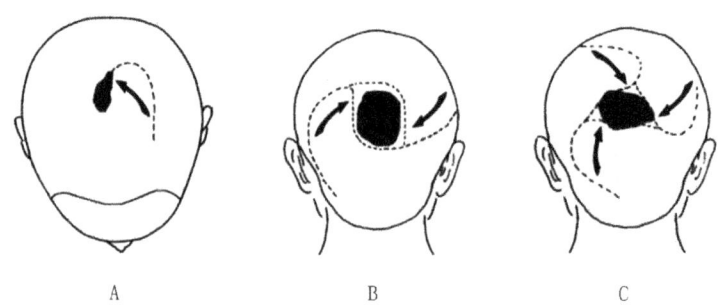

图8-2 头皮局部皮瓣转移修复头皮缺损

A.单瓣法;B.双瓣法;C.三瓣法

由于头皮血液循环丰富,设计局部皮瓣可超过肢体传统皮瓣,设计长、宽为 1.5：1 的比例。蒂部应位于颞部、耳后、额部或枕部,以保证皮瓣内含知名动脉。旋转后的皮瓣缝合应无张力。缝合后,皮瓣下应放置引流条并加压,以避免血肿形成。

3.游离皮片移植

缺损过大,无法用局部皮瓣修复者,只要缺损区骨膜存在,可切取中厚或刃厚皮片,制成大张或邮票状的皮片,平铺于缺损区,将皮片缝合固定于创缘,或用网眼纱布固定皮片加压包扎。术后 10 天皮片成活后拆线。

(二)全头皮缺损的修复

1.颅骨钻孔后肉芽创面植皮

在颅骨外板每隔 0.5 cm 钻孔至板障层,见出血为度,用油纱布加压包扎。术后隔天换药,抗生素盐水纱布湿敷包扎,待板障肉芽组织长满后,取自体刃厚或薄中厚皮片移植覆盖创面。这是最简单方便、最有效的手术修复方法。缺点是需时较长,无头发生长。

2.游离大网膜移植中厚植皮

头皮缺损面积大且形状不规则,有颅骨或硬脑膜外露,或已有轻度感染征象者,可行血管吻合大网膜游离移植覆盖创面。

剖腹后,在胃大弯侧,自左向右逐一结扎右胃网膜动、静脉向胃大弯缘发出的分支,切断大网膜附着于横结肠的网膜蒂和左胃网膜动、静脉。取出含右胃网膜动、静脉为供区血管的大网膜。将大网膜平铺于头部创面,在手术显微镜下行右胃网膜静脉与颞浅静脉,右胃网膜动脉与颞浅动脉端端吻合。网膜血液循环重建后,在股部取中厚皮片覆盖于网膜上,间断缝合固定,适当加压包扎。

切取大网膜面积应较创面大 1/4 为宜,以保证既无张力又不折叠。游离大网膜,结扎胃-网膜血管应紧贴胃大弯进行,保证血管结扎牢固,避免出血。手术操作宜轻柔,避免腹内过多操作导致术后腹腔粘连。尽可能使切取的大网膜血管蒂够长,以便于无张力吻合血管,并使皮片与网膜紧贴,不留无效腔。对皮片的加压包扎松紧度适中,避免过紧压迫血管,影响大网膜血液循环。

大网膜游离移植中厚植皮由于手术难度较大,对身体创伤也较大,且修复后效果并不优于颅骨钻孔植皮法,故不作为修复全头皮缺损的首选方法,仅在有大块颅骨坏死、需行颅骨修补时选用。

3.游离皮瓣移植

游离皮瓣移植适用于较大面积的头皮缺损,有颅骨或脑膜外露,不能接受游离植皮或皮瓣转移术的治疗者。彻底切除头皮的病变组织,切开颞侧耳前皮肤,解剖出颞浅动、静脉。根据缺损范围,可选用肩胛皮瓣、背阔肌皮瓣、腹股沟皮瓣、前臂皮瓣和股前外侧皮瓣等作为供区。以皮瓣营养血管束为轴,按略大于缺损区的皮瓣轮廓线切取皮瓣。将游离皮瓣平铺于头部创面,皮瓣缘与创缘缝合数针固定。在显微镜下,皮瓣的静脉、动脉与颞浅静脉、动脉行端端吻合。血管接通后彻底止血,缝合创缘。

供区宜选择较为隐蔽的部位。移植皮瓣在血管吻合成功后,常渗血较多,应注意止血和防止失血性休克,并在皮瓣下放置引流条。术后严密观察血液循环情况,若出现血管危象,应即时处理。

(三)头皮撕脱伤

头皮撕脱伤常发生于女性工人,常因违反安全生产操作规程,头发披卷入车轮或皮带中,而致头皮全部或部分撕脱,严重的可连同耳、额部皮肤甚至连同部分眉毛、上睑及面侧部皮肤等一并撕脱。通常皮肤、皮下组织和帽状腱膜一起撕脱,严重时连同颅骨骨膜也一起撕脱,甚至伴有颅骨损伤。由于头皮血液丰富,受伤后有大量失血,加之疼痛,伤者易发生休克,有的还伴有颅脑损伤,接诊时应仔细检查。头皮撕脱后如未能得到妥善处理,可造成严重感染,以致颅骨骨髓炎、颅内感染和败血症等,或造成慢性溃疡,长期不愈,最后发生严重挛缩,导致上睑外翻及面部其他严重畸形,并遗留永久性秃发。头皮撕脱伤的治疗按受伤后早期、晚期和后期3个不同阶段进行不同的处理。

1.早期处理

(1)抗休克:大片或全部头皮撕脱伤,患者常因疼痛及大量失血而发生休克,故首先应测定其血压、脉搏、呼吸等,并仔细检查其头皮撕脱区有无活跃的出血点,如有应立即结扎。同时检查头颅骨有无骨折,脑损伤的症状、体征及身体其他部位的合并伤。若患者已处于休克状态,则应予输血、输液,以纠正其血容量的不足,并给以镇静止痛药物,使其能配合治疗。在休克被纠正前严禁行头颅清创术。

(2)清创缝合:一般应争取在受伤后12小时以内行清创治疗,伤口可望一期愈合。如超过12小时,但创面较为清洁,仍可按早期治疗原则处理;如头皮未完全脱离,则尽可能保留其相连处的头皮;如果与头皮相连的蒂部较宽,并有知名血管相连接时,虽大块撕脱,也可保留;如头皮完全撕脱,则应用游离皮片覆盖;若有较大的骨膜缺损(>3 cm),则应考虑皮瓣或其他方法修复之。

(3)处理步骤及方法:手术宜在全身麻醉下进行。先彻底清创,剃净头发。有油污的头皮应用汽油或肥皂洗净后,按以下方法进行处理。①部分撕脱:如被撕脱的头皮仍有部分与头部相连,而无严重挫伤,可观察头皮远端血运情况,逐步修剪,直至出血旺盛为止,然后将撕脱的头皮缝回原处。②完全性撕脱:国外曾有学者报道将完全撕脱的头皮于清创后缝回原处,加压包扎可重新成活。但在绝大多数情况下,包括帽状腱膜的全层头皮,在撕脱时常伴有挤压与挫伤或撕裂伤,原位缝合后,很难重新建立血运,结果将导致头皮坏死、继发感染,反而延误了创面早期愈合。故除游离头皮中知名动、静脉可与受区血管作吻合者外,目前一般不主张将撕脱的头皮进行简单的回植。有学者主张将撕脱的头皮修去皮下组织和帽状腱膜后作为全厚皮片进行移植,以期能使毛发重生,但因组织仍然过厚、不易成活或成活后毛发难于再生致效果不佳,若头皮挫伤严重更不易采用该法,否则将导致头皮坏死和感染。目前临床上对全头皮撕脱伤常采用下列方法处理。

游离皮片移植法:游离头皮无挫伤或擦伤,可以考虑将其切为中厚皮片再回植于头部创面上,如仍嫌不足可再在其他部位切取皮片移植修复。该法在骨膜完整时效果较好;如果撕脱的骨膜面积较小,则植皮片也有可能存活;如果骨膜大片撕脱,邻近可形成筋膜或肌肉瓣,可将其转移覆盖裸露的颅骨,再在其上植游离皮片;如无组织瓣可转移时,可凿去一层骨外板或骨皮质,直至有较密的出血点时,再在其上植游离皮片也有可能存活。

血管吻合法:若撕脱的头皮有一定完整性,其上又可分离出知名动、静脉者,则具有显微外科手术的条件可采用此法。方法为先对撕脱的头皮组织块剃发,用0.1%苯扎溴铵(新洁尔灭)和生理盐水反复清洗头皮,再在其相应的颞部、耳后、枕部皮下组织与帽状腱膜之间解剖出颞浅血管、耳后血管和枕部血管断端,用肝素和生理盐水冲洗,修整断端。头部创面常规清创后,解剖显露颞浅动、静脉,耳后动、静脉,枕动、静脉等受区血管。将撕脱的头皮组织块原位放回头部创面,端端吻合颞浅静脉和颞浅动脉,间断缝合头皮创缘。如血管过短也可用静脉移植的方法补救。再植头皮一般选择颞浅血管吻合,成功率高。接通血管后,若部分头皮血运不良,应在相应部位再吻合一组耳后或枕动、静脉。用此种显微外科吻接血管的方法,将撕脱的头皮再植成功后头发能再生,是一种理想的修复方法,国内外均有成功报道。但临床多见撕脱的头皮毁损严重,失去了再植条件。

游离皮瓣法:在身体适当的部位,设计大小合适的带蒂皮瓣,待头部清创完毕,并将一侧颞浅动、静脉蒂部解剖后,再将皮瓣血管蒂切断,与受区(颞部)血管吻合。

大网膜游离吻接血管移植皮片移植法:若有大片骨膜撕脱,无法移植游离皮片时,如患者条件允许,可考虑用大网膜血管吻合加皮片移植的方法覆盖头部创面。

上述几种血管吻合的方法必须首先考察创区血管情况,若切取皮瓣后无法取得良好血管重建效果,无疑将增加患者的伤痛,贻误治疗。颞部受区动、静脉应避免使用有撕裂或挫伤的部分,如有损伤应切去已损伤的部分,选择血液循环良好的动脉端进行吻合;若血管蒂长度不足,可行静脉移植术。有条件时应力争多吻接1~2条静脉,以保证皮瓣的血液循环。全头皮血管吻合再植时,动静脉吻合比率宜为1:2~2:3。另外,为尽量缩短手术时间,保证手术的成功率,可分两组人员同时进行头颅清创和头皮(皮瓣)准备。

2.晚期处理

早期患者未能得到合适的治疗,如将撕脱的头皮原位缝合,可致头皮坏死,进一步引起创面感染,患者有疼痛、发热、食欲缺乏等全身症状,治疗时应首先控制感染,给予必要的抗生素,再输液或输血维持体液平衡,并加强营养。但最主要的还是要除去感染源,切除坏死或感染的头皮,创面进行湿敷引流,以控制局部感染。待创面出现鲜红肉芽组织时,即可用中厚皮片覆盖,以封闭创面。在头皮植皮应以大块移植为主,而不应用小块或邮票状植皮,因这种植皮后,皮片间隙处常有较多的瘢痕组织,其上为一层极薄的上皮,由于基底血液供应较差,表皮容易受损而溃破,从而形成慢性溃疡。

在有颅骨外露时,待感染控制后,可凿除骨外板直达出血的创面,或用密集钻孔的方法,达到出血的骨松质即可,但不可钻入内板。肉芽逐渐从钻孔处长出,待肉芽布满创面,即可植以薄皮片。有时可等待坏死的骨外板脱落后再行植皮,这往往要等待较长的时间。

3.后期修复

头皮缺损修复的目的包括创面的消除和头发的恢复。头皮撕脱伤有头皮缺损的患者经早期植皮、皮瓣修复,创面愈合后就可装配假发,一般可达到满意效果。但在未经妥善处理的患者中,如皮片移植后有部分坏死或以小块(邮票)皮片移植的患者,经过很长时间,虽然创面最后愈合,但往往出现一种不稳定性的瘢痕,反复发生慢性零星溃疡,脓痂积滞,并有瘢痕挛缩,造成上睑外翻等畸形。对于这种遗留的瘢痕,无论有无溃疡,都宜再做整复手术,将瘢痕全部切除,重新行组织移植。对部分头皮缺损患者,特别是缺损部位位于额颞区者,而残留头皮面积足够,可采用头皮转移瓣或头皮扩张术后头皮移位的方式修复缺损区,以达到恢复暴露区头发、改善外形的目的。

(四)头皮和颅骨的烧伤

头皮是烧伤的常见部位,颅骨烧伤则多见于电击伤。两者的治疗原则与身体其他部位的烧伤处理原则相同。头皮由于厚实,血运丰富,又富于毛囊、皮脂腺等上皮结构,故大部分浅度烧伤创面愈合迅速。通常采用暴露疗法,保持创面干燥,促进干痂形成。

Ⅰ度烧伤创面争取痂下愈合,如继发痂下感染或积脓时,应及时湿敷,脱痂引流。

Ⅱ度烧伤者由于早期深度不易辨认,且头面部血运丰富、毛囊多而深,故不宜早期切痂。头皮Ⅱ度烧伤创面在保持局部清洁后,其愈合时间较其他部位烧伤短。

头皮Ⅲ度烧伤的处理较复杂。单纯头皮Ⅲ度烧伤,应尽早争取切痂,然后在健康的骨膜上进行植皮,如能行局部皮瓣或吻合血管的游离皮瓣转移修复,效果更好。头皮全层烧伤时,需待界限清楚后方可进行坏死头皮切除和植皮消除创面,待二期再应用带发头皮瓣作秃发区修复。

头皮和颅骨同时烧伤的患者,传统的治疗多趋向于保守。钻孔或凿除颅骨外板或等待坏死的颅骨分离脱落,创面生长肉芽组织后再行植皮,不仅拖延时间,而且愈合的瘢痕和皮片常因轻微的创伤而反复破溃,常需多次手术整复使创面愈合稳定。近20年来,对头皮合并有颅骨烧伤患者多采用积极的治疗方法,即早期切除坏死的头皮,用邻近的头皮皮瓣一期覆盖失去活力的颅骨,以保护颅骨。在缺乏局部皮瓣利用的患者,则争取应用远处皮瓣或借小血管吻合游离皮瓣、肌皮瓣、肌肉瓣、筋膜瓣或大网膜的移植覆盖颅骨。裸露或烧伤的颅骨如能及时应用带血运的软组织覆盖,即使是全层颅骨烧伤,仍可作原位骨移植而保存下来,使之重建血运,形成新骨,避免了颅骨因裸露继发感染、坏死或因早期切除死骨的危险性,以及由于颅骨缺损带来的并发症和后遗症。

(五)先天性头皮发育不全

先天性头皮发育不全以女性多见,80%发生在顶枕部中线或中线附近。通常为一个部位,多部位的占28%。部分患儿合并有身体其他部位的畸形,如先天性心脏病、唇腭裂、手指畸形等,若合并有脑积水或脑脊膜膨出则预后较差。其发病原因至今未明,可能与染色体异常、胎盘梗死或羊膜粘连等因素有关。

临床表现为患儿出生时头皮存在秃斑或溃疡,大小不等,直径一般<2 cm。常合并有相应大小的颅骨缺损,此时基底可见脑膜。小面积的头皮缺损经缺损边缘的上皮爬行可自行愈合。缺损较大时常因感染、出血而导致死亡。

治疗以保守为主。保持头皮溃疡湿润,用生理盐水或抗生素溶液纱布湿敷,以防感染和出血,促进溃疡边缘上皮生长,使创面自行愈合。合并有颅骨缺损的患者,如面积不大,可以用局部头皮瓣覆盖者,可考虑早期手术。新生儿的头皮薄而娇嫩,血运较差,手术时应注意皮瓣血运。在头皮缺损自行愈合或经手术修复后,较小的颅骨缺损常能自行闭合。较大的颅骨缺损常难以自行闭合,应依据缺损大小择期行缺损的修复术。

(六)瘢痕性秃发

头发的缺损严重影响人的容貌和仪表,尤其对中青年,秃发会造成精神上的巨大痛苦。

瘢痕性秃发是指由各种原因,如头皮烧伤、创伤、病损切除植皮或远位皮瓣转移修复后遗留瘢痕,而产生的秃发畸形。瘢痕性秃发的治疗主要采用手术疗法,治疗原则是将残存的健康有发区进行重新分布,尽量缩小和消除秃发区,或将明显暴露部位的秃发区转移至隐蔽的部位,以达到美容的效果。

1.头皮再植术

头皮完全撕脱或部分撕脱有严重血液循环障碍、撕脱的头皮有一定完整性、有可供吻合血管者,可接受头皮再植术。

2.游离皮片回植术

无条件行头皮再植术者,可将撕脱的头皮,用鼓式取皮机制成中厚或刃厚大张皮片,回植于头皮缺损区,与创缘间断缝合固定,加压包扎。术后10天皮片可成活。

3.局部皮瓣转移

对于较小的瘢痕性秃发,可先切除瘢痕,再在其两侧作S形切口,形成2个头皮瓣,沿切口切至帽状腱膜下间隙,掀起皮瓣旋转至秃发区。供瓣区可直接拉拢缝合。

4.带毛囊全厚头皮游离移植术(插秧法)

对秃发区广泛,而其深层有较丰富的皮下组织,即有良好的受植床,而正常头皮头发生长茂密者可用此方法。手术方法如下所述。

在秃发区切割边长4 mm的方形受植床,以左右间距2 mm,前后间距4 mm为宜,深达皮下组织层。在耳后枕部头发茂密区帽状腱膜浅面,沿毛囊生长方向,切取1~2 cm宽的头皮条,肉面朝上,分割成边长4 mm的小方块,平整嵌入已形成的受植床内,缝合固定1针(图8-3)。用油纱布覆盖、加压包扎。供区直接拉拢缝合。

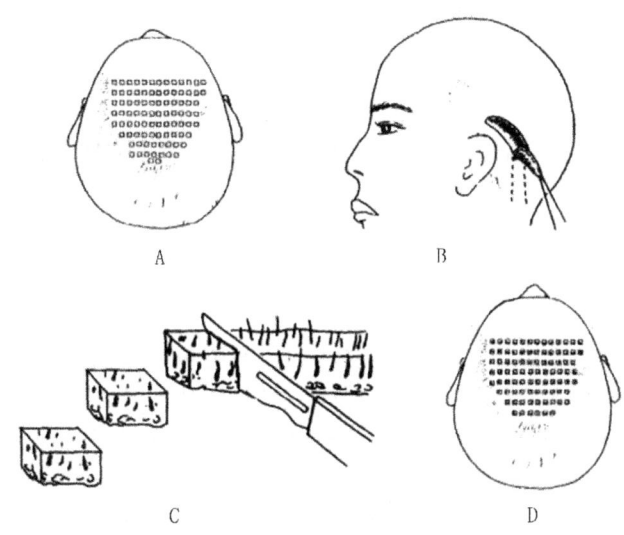

图8-3 全厚头皮游离移植术修复秃发畸形
A.秃发区受植床的准备;B.切取带头发的全厚头皮条;C.修剪头发条,切割成边长4 mm的方形;D.移植于准备好的受植床

近年来有用毛发再植器械,在秃发区作出受植床,在供发区进行束状毛发切取。每束毛发5根左右,插入受植床,不缝合,油纱布加压包扎,其头皮成活率较上述带毛囊全厚头皮游离移植略差,但操作简单,无供发区创面暴露为其优点。

5.带蒂轴型皮瓣移位法

对于额顶部秃发,可以颞枕部较隐蔽区的皮瓣来修复秃发。手术方法:以颞浅动脉顶支、枕动脉主干为轴心线,自颞侧耳上经顶结节弧形转向枕部粗隆外侧,设计皮瓣宽3 cm、长15 cm,蒂在颞侧耳上的头皮瓣。从远端向蒂端掀起皮瓣,旋转至额顶部,修复无发区,供瓣区直接缝合。若秃发区宽,在对侧可用同样方法形成皮瓣,覆盖残余无发区。此法为有血供的头皮移植术,由于移植全层皮片小,容易成活,并有毛发再生。但移植皮片的数量及再生毛发的数量均有限,对严重秃发者难以满足毛发再生的需要。为使植皮成活,适当固定皮片十分重要。

6.头皮扩张法

任何原因引起的秃发,在秃发区周围有生长良好的头发区、无颅骨缺损或病变者可用该法修复。手术方法为在与正常头皮交界的秃发瘢痕侧做小切口,向正常头皮方向钝性分离帽状腱膜下间隙,形成一略大于扩张器的腔隙,置入扩张器。切口愈合拆线后 3 天开始注水,每周 2 次,每次注水量为扩张器容量的 10%～20%。达到预期扩张容积后,行二期手术。在瘢痕与正常头皮交界处切开头皮,直达扩张器留置间隙,取出扩张器,切除无发区。将扩张的头皮掀起,以推移、旋转、交错方式移位,覆盖无发区,形成平整自然的发际线。供瓣区直接缝合。

该方法要选择好合适的扩张器,一般 3 mL 容量可修复 1 cm^2 的缺损。要求被扩张的头皮面积一半用于修复缺损,一半用于覆盖供区。一个扩张器不够,可放置两个,甚至多个。在扩张过程中,若发生头皮坏死,扩张囊外露,应停止注水,取出扩张器,提前行修复手术。头皮是扩张术适用的特区,是治疗效果最好的部位。正常头皮经扩张后,可获得额外头皮,既修复了缺损区,又避免了供瓣区继发秃发。一次扩张不一定能完全修复缺损,可行多次扩张,直到完全消灭秃发。

(任刘生)

第二节 面颊部组织缺损和畸形的整形修复

唇颊部组织松软,易移动,富有弹性,血供丰富,外伤或手术后易于愈合,不易感染,因而修复手术可获得较好的疗效。

颊部形成口腔的外侧壁,共分 5 层:①皮肤。②浅筋膜包括颊脂垫、笑肌、颧肌,中有腮腺导管、颌外动脉、面前动脉、面神经和三叉神经分支等走行;颌外动脉自嚼肌前缘越过颌部至口角,分出上、下唇动脉,继沿鼻侧上行;上、下唇动脉与对侧同名动脉,颌外动脉分支和颌内动脉眶下支相沟通,面神经的上、下颊支行走于腮腺导管上、下方。③位于上、下颌骨间的方形较薄的颊肌,外有颊咽筋膜;腮腺导管在腮腺前缘,约在颧骨下 1 cm,位于腮腺嚼肌筋膜浅层,在嚼肌前缘垂直穿过颊肌至黏膜。④含有黏液腺的黏膜下组织。⑤黏膜层,在上颌第一磨牙水平处,有腮腺导管开口。

下、上唇外侧和颊部淋巴液汇流入下颌淋巴结。下唇近中份的淋巴除流入颌下淋巴结外,还相互交错汇流到对侧颌下淋巴结。上唇淋巴还流入耳前、腮腺区、耳后、颌下、颈深部淋巴结等。

口唇及面颌部软组织常由于外伤(如切割伤、烧伤、火器伤等)、感染(如坏疽性口炎)及肿瘤切除而造成各种后天性畸形或缺损,也给患者带来唾液外溢,语言不清,咀嚼,张口受限等功能障碍。面颈部严重烧伤患者在创面愈合后可造成唇外翻等严重畸形。

对于这类畸形的整复,应按病因及缺陷范围不同而采用不同手术。颊部坏疽性炎症造成的畸形常有较深层的组织破坏,包括口腔黏膜及颌骨组织,并可造成颞颌关节瘢痕挛缩性强直(假性强直)。外伤所引起的畸形,常以组织错位为主,而实际组织缺损往往并不太严重。在肿瘤切除后的唇颊部其周围组织都属正常,故可供修复之用,如缺损畸形较大,宜做即时皮瓣修复,以减少术后创面裸露。

唇颊手术多与口腔相通,大部属污染手术但无菌操作仍很重要,以免发生感染后而导致严重后果。术前应注意口腔清洁,增加刷牙次数,有牙不洁者做洁牙治疗;如有残根牙,牙龈感染或肿,应予治疗。如有错位牙,应于术前或术中拔除。在下唇大部或全部缺损的患者,因长期流涎而造成局部皮肤糜烂或湿疹,应适当处理。这些部位的组织缺损和畸形,一般应用邻近的组织来修复,如局部缺损过大,才考虑应用远处组织来修复。

手术一般多用局部神经阻滞麻醉,上唇可用眶下神经阻滞,下唇则用颊神经阻滞。面部浸润麻醉可使组织肿胀变形,影响疗效。较广泛的手术应在全麻插管下进行,这样较为可靠。在颞颌关节强直者,宜做鼻腔清醒插管。必要时做气管造口以策安全。但全麻术后易发生呕吐而污染伤口,故要注意。唇颊部手术后创口常采用暴露法或包扎2天后再暴露。每天以75%乙醇或1‰苯扎溴铵(新洁尔灭)擦拭伤口,以保持清洁干燥。在口周及颊部做游离植皮时,须加压包扎,并尽量减少唇颊部活动,以防术后创面出血,可于术后8天换药,并再加压,拆线后仍弹力加压2~3个月,以防皮片收缩。术后加强口腔护理,给予流质饮食,必要时鼻饲。禁止张口活动以保证创口顺利愈合。常规应用抗生素以预防感染,也宜给较大剂量的维生素C。

一、颊部组织缺损

颊部组织缺损常表现为以下几种:①单纯的皮肤及皮下组织缺损。常为外伤或感染所引起,表现为局部凹陷畸形,无功能障碍,有时可伴有下睑外翻,鼻翼及口角畸形。②由于颊黏膜的感染,缺损而引起瘢痕牵缩。严重时可引起牙关紧闭,这须与颞颌关节强直鉴别。③面颊部全层洞穿性缺损。这常由外伤和感染所引起,严重时并发唇、鼻部畸形或缺损。患者可部分或全部口腔暴露,唾液外流。有时可瘢痕牵缩引起牙关紧闭、语言不清、饮食困难等情况。这3种情况各有不同的治疗方案。

面颊部皮肤及皮下组织凹陷畸形,如范围不大,可做单纯瘢痕切除,切口周围松弛后拉拢缝合,并进行皮下组织充填,如有口眼㖞斜时,可设计局部皮瓣转移,或同时进行皮下充填纠正畸形,如范围较大,无法应用局部皮瓣时,可用远位皮瓣、皮管及游离皮瓣进行修补术,待颊组织修复后再根据具体情况再考虑是否进行局部组织充填(图8-4)。

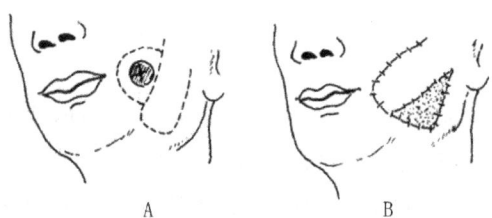

图8-4 颊部较小洞穿缺损的修复
A.洞穿部设计翻转皮瓣做衬里,以
及邻近转移皮瓣;B.修复后情况

单纯口腔黏膜缺损,首先彻底切除瘢痕,松解组织,使其复位。如伴有牙关紧闭时,要松解到上、下切牙间能容二横指为度。然后创面用中厚皮片覆盖,打包缝合。并用楔形木塞撑开保持张口状态,皮片成活后继续保持张口状态,以防皮片挛缩。

面颊部洞穿性缺损,因畸形复杂,需周密考虑,制订手术方案。手术原则尽量利用周围残存组织,如不够,则用远位组织移植。此类畸形常伴有组织错位,必须将组织复位后分层修复。在小范围的洞穿性缺损,可用局部翻转皮瓣做衬里,若四周组织已瘢痕化,分离过大时会发生坏死,这样需做延迟手术。当衬里组织缝合后,可做局部或颈下颌皮瓣转移覆盖创面。注意皮瓣的长、宽比例适当,以免皮瓣远端发生坏死。皮瓣供区直接拉拢缝合,或做附加切口及中厚皮片移植。

旋转皮瓣的"猫耳朵"留做二期修整。如缺损较大,在面部翻转皮瓣做衬里后,可做带额部组织的颞动脉岛状瓣或颞筋膜岛状瓣(加游离植皮),通过皮下隧道转移到面颊部缺损区。额部皮肤缺损区植皮(图8-5)。

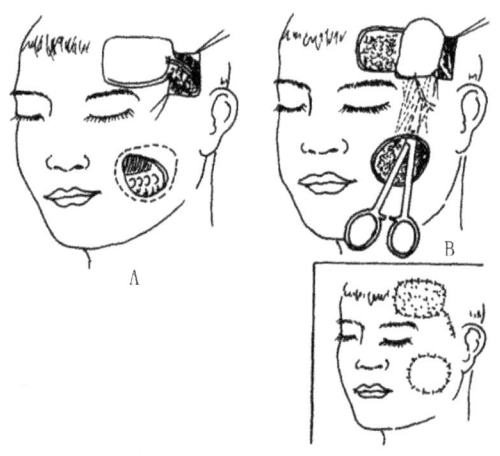

图8-5 颊部较大洞穿伤用额部岛状皮瓣修复
A.颊部洞穿周围翻转皮瓣做衬里,以及额部岛状瓣设计;
B.额部岛状瓣通过皮下隧道覆盖在颊部修复的衬里上

较大洞穿性合并唇组织缺损者,常需做皮管或游离皮瓣移植来修复。皮管可单独转移,或利用皮管连接大块叶状皮瓣移植。此外,还需考虑口内黏膜和唇组织缺损修复。要注意尽量保留并利用残留的唇及唇红组织,以增加术后的效果。口腔黏膜只能用皮肤来代替,所以可用皮瓣折叠,形成两个皮肤面,其中一侧皮肤面代替黏膜。也可先将中厚皮片移植在皮瓣下,以此充当黏膜,但皮片常会收缩而影响远期效果,故较少应用。用缺损周围组织翻转做衬里,但这会大大增加皮肤缺区,故术前必须充分考虑,设计切口及皮管、皮瓣的大小。在唇颊部缺损伴有鼻缺损者,则在唇颊部修复完成后再做鼻再造。

在唇颊部缺损修复与术中的注意点:①缺损较小,尽量应用局部皮瓣一次转移修复。面部皮瓣手术简便,皮肤色泽相近,外形功能修复较好,为首选皮瓣。在选用远位皮瓣时,组织来源越近面颊部越佳,如胸部皮肤质地色泽最近似面颊部,为仅次于颜面局部的常用供区。需修复、充填组织较多时,常选用腹部供区。修复缺损需用量少而薄的皮瓣时,常选用上肢做供区。②口腔内有瘢痕组织合并牙关紧闭时,瘢痕切除松解必须彻底,术后保持开口度并进行功能锻炼,防止皮肤收缩,然后再做唇颊部组织修复。③唇部残留组织要充分保留和利用。④伴有牙咬合不正或牙残缺时,须先治疗及装镶义齿,不然组织修复后难以取模,且戴托牙后,对手术中及手术后唇部有适度支撑。⑤预先向患者及家属充分解释病情和修复情况,使患者能配合治疗,特别是修复需分期进行手术时。

二、唇外翻

唇外翻多由创伤、感染及烧伤后引起瘢痕牵缩而致。唇外翻后口唇不能闭合,牙齿暴露,下层外翻时还可引起流涎。在颈胸下颌有严重瘢痕牵缩时可引起颌胸粘连,以致下唇极度外翻。如颌颈粘连下唇外翻发生在发育前,可导致下颌骨及下切牙牙槽骨的发育畸形和开𬌗畸形。如唇组织严重外翻伴有口轮匝肌缺损,口唇的正常功能很难修复。下唇长时期的外翻,唇红和唇黏膜由于持续性牵拉而变长,在切除瘢痕组织松解复位后,常有唇组织过多情况,为了更好地恢复功能和外形,必要时将过多的唇组织做楔形切除(包括黏膜和肌层)。切除部分常选在下唇中份。在轻度唇外翻治疗时也可发现有黏膜过多现象,整复时可考虑做黏膜横行楔形条状切除。

在口周条索状瘢痕或小块瘢痕挛缩时可引起局部轻度唇外翻。这时通过条索状瘢痕的Z改形或V-Y推进原则来修复(图8-6)。手术时切口要深达肌层。在组织缺损较多者,可用鼻唇沟皮瓣转移来修复(图8-7)。所做皮瓣的长宽之比以3:1为妥。

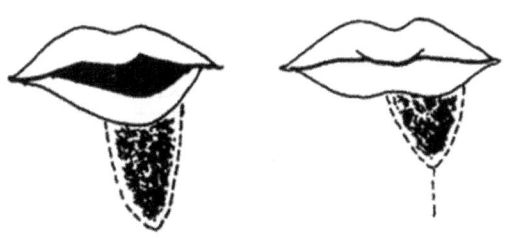

图8-6　下唇瘢痕挛缩可用V-Y推进来纠正

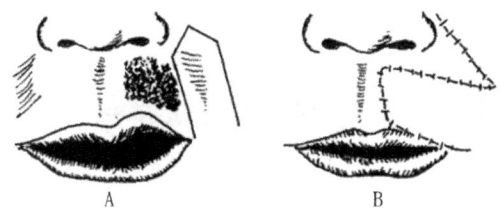

图8-7　上唇组织缺损多时可用鼻唇沟皮瓣修复
A.设计;B.转移后

广泛的唇外翻需用全层或厚中厚皮片移植来纠正。手术时先切除瘢痕,使外翻唇组织恢复到正常解剖位,在两侧应超越并稍高于口角。如由于外翻日久而引起下唇组织松弛时,应适当楔形切除全层组织,然后分层缝合。最后在创面上进行游离植皮,并打包加压固定皮片。待植皮成活后,做局部弹力加压,以防止皮片收缩又引起唇外翻。

严重的下唇外翻包括颏部组织缺损时,游离植皮的效果往往极不理想,故必须用皮瓣转移修复,常选用胸三角皮瓣,也可用游离皮瓣来修复,前臂皮瓣是常用的游离皮瓣之一。这类患者修复时不但要纠正下层外翻,而且还要做颏部修复,故设计皮瓣时要正确估计创面的大小。在颈部也有挛缩时,则可同时进行游离植皮进行纠正。

在瘢痕挛缩引起严重上唇外翻时,所做松弛切口应上至鼻底,下至唇红,两侧至鼻唇沟并超过两侧口角。用全厚皮片修复,上唇因重力关系一般无须做过度矫正。皮片成活后弹力加压,以防皮片收缩。

三、小口畸形

小口畸形多因感染后瘢痕收缩所引起,也可发生于肿瘤切除后。口裂缩小的程度不一,严重者仅为一小孔颇似鱼口,一般口腔黏膜多未受累,但患者的饮食、语言都受到影响,整复方法很多,一般疗效均较佳。手术方法:先依据正常口角部位定位。如为单侧畸形则以健侧为标准对照,如系双侧均畸形,则以双眼平视正前方时、双瞳孔的垂直线与口裂延线的交点为新口角,从此点向上下唇红缘各做一线,并沿小口的唇红缘做切口联成一个三角形,三角形的尖端可略成圆形,切除三角形的瘢痕组织,但勿切除皮下肌层组织。然后将皮下组织及黏膜做横式Y形切开。Y三角较小,其底部落在颊侧,然后将上下二块黏膜略做黏膜下分离,形成黏膜瓣,向外翻出并做适当剪裁后与上下皮肤创缘缝合,Y形的三角尖端则转向外侧口角,与口角皮肤创缘缝合,以形成口角(图8-8)。此法可防止口角缩短。也可在下唇红向上唇延伸部位设计三角切口,形成红唇组织瓣,在上红唇组织瓣内侧形成另一个三角形唇红组织瓣。将这两个红唇瓣及口角内黏膜都拉至口角,在已切除瘢痕组织后的创缘缝合(图8-9)。

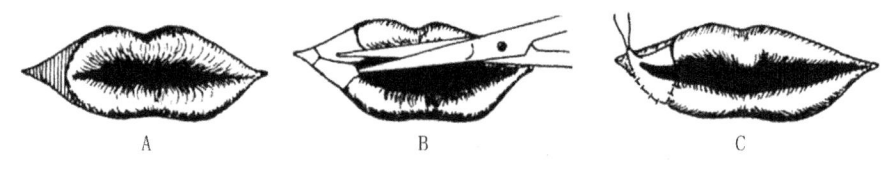

图 8-8　小口开大
A.定口角位,切除皮肤;B.口腔黏膜上做Y形切开;
C.将Y形切开后黏膜向外翻转与皮肤缝合

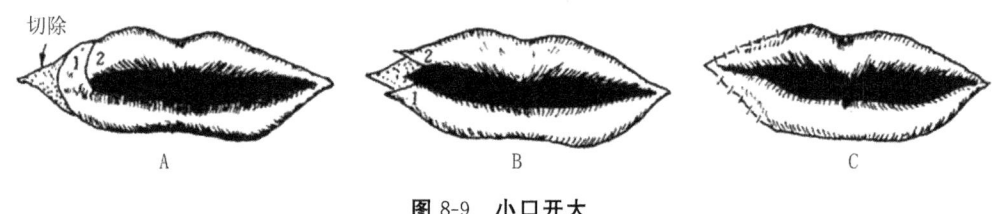

图 8-9　小口开大
A.切除皮肤(或瘢痕)在层黏膜上设计"1""2"两瓣;B."1""2"两瓣形成;C.缝合后

四、唇缺损

唇组织缺损常由于创伤或肿瘤切除后所造成。这类缺损通常在创伤清创后或肿瘤切除后立即进行修复。如早期未能进行此类手术,则宜在创口愈合、瘢痕软化后进行二期修复。

唇组织缺损修复最理想的方法是利用残存的唇组织,或应用对侧的正常唇组织,或者邻近的鼻唇沟、颊部组织来修复。当无法利用局部邻近组织情况下,才考虑应用远处皮瓣、皮管来移植。因为远处皮瓣组织缺乏正常唇组织的肌肉和黏膜,故术后其外形、功能都较差。唇缺损可按组织缺损的性质分为皮肤缺损、唇黏膜缺损、皮肤黏膜缺损及唇全层缺损。

(一)皮肤缺损

皮肤缺损多见于瘢痕及血管瘤切除后。可用保留真皮下血管网的皮片,全厚皮片或中厚皮片覆盖创面,也可用鼻唇沟皮瓣或推进皮瓣进行修复。

(二)唇黏膜缺损

唇黏膜缺损可用唇颊黏膜瓣或舌瓣来修复,后者可以舌侧或舌前端为蒂部来设计舌瓣。如以舌侧为蒂,则舌瓣不宜超越中线,以免影响血供,而蒂位于前(或后)时,舌瓣长宽之比可为(3～4):1。切开黏膜和少许肌层后进行剥离,充分止血后将舌瓣缝合于缺损面,供区直接缝合,注意消灭无效腔以防血肿形成。

(三)唇全层缺损

唇全层缺损根据缺损程度可直接缝合、复合组织瓣游离移植、局部唇瓣转移、唇交叉瓣或扇形瓣、远位皮瓣等修复。

1.直接复合

直接复合适用于唇组织缺损宽度在 1/4 以下者。因为唇组织富有弹性,故直接复合后常得到良好的效果。

2.唇组织游离移植

唇组织游离移植适用于修复小型唇缺损。Moore 将正常唇组织(其横径宽度不超过1.5 cm)切下并立即移植于缺损部位,25 例均获成功。

3.唇组织瓣交叉转移

唇组织瓣交叉转移适用于缺损宽度已达 1/3~1/2 范围者。这种宽度的缺损虽然也能勉强缝合,但术后唇部平坦、紧张,与对侧唇部不协调,故可用对侧正常唇组织移植来修复,以增加缺损侧的组织量,同时减少正常侧组织量而达到平衡,且由于两侧唇组织解剖结构相同,术后外形、功能均佳。

手术分两期进行。第一期将缺损部位纵行切开形成以唇红为底的三角形缺损区。测量上下唇的横径,在健侧唇设计一个长为缺损部的长度,宽为上、下唇横径差的 1/2 的三角瓣。全层切开一侧,另一侧全层切开并向唇红伸展,保留唇红部为蒂,口轮匝肌大部切断,慎勿损伤唇动脉,以蒂为轴,将皮瓣 180°旋转嵌入另一侧的缺损区。分层缝合唇瓣供区和受区。注意唇组织缝合时唇红缘的整齐对合。术后流质饮食,注意口腔卫生。7 天拆线,2 周后进行第二期手术,术前做蒂部加压锻炼,二期手术断蒂时,首先应照顾缺损部应有充分组织,然后上、下唇创口修整缝合。

手术要点在于形成唇组织瓣时不可损伤唇动脉。在缺损较大患者中,常由于此手术修复后形成口裂较小,则可在第二期手术同时做两侧口角开大。

如应用此法修复口角缺损(图 8-10)。在第一期手术后蒂部即形成钝圆形口角,故第二期断蒂手术时就是口角开大。

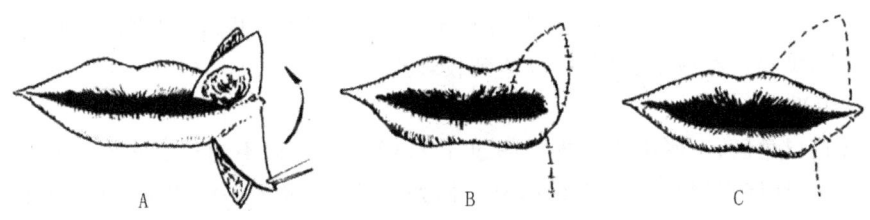

图 8-10 转移瓣修复上唇

A.下唇瓣转移修复上唇缺损;B.口角成圆形;C.口角开大

如修复下唇缺损时,可按此手术原则进行修复。如缺损位于下唇中央,用上唇正中部分来修复,必会破坏人中。故先将下唇一侧移向中央缺损区,然后从上唇外侧设计唇瓣,旋转修复(图 8-11)。

唇组织瓣交叉移植法是一种疗效极佳的方法,唇瓣的形式不拘于标准三角形,也可成矩形或其他形态,蒂部位置也可按具体情况设计(图 8-12)。

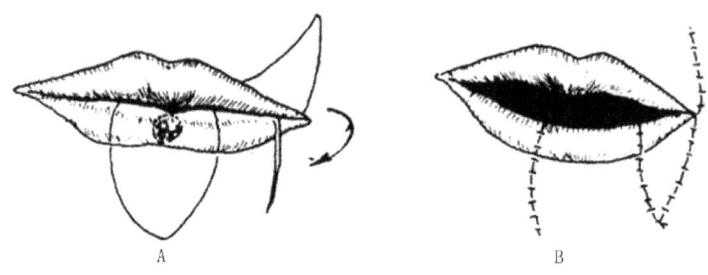

图 8-11 下唇正中部缺损修复
A.设计切口;B.将下唇一侧移向中央,将上唇外侧唇瓣转向下唇修复

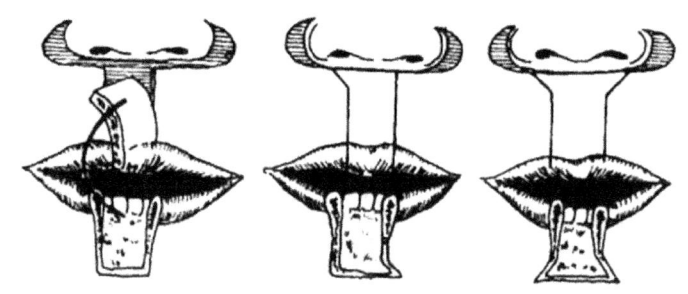

图 8-12 唇组织交叉转移可根据缺损形态形成唇组织瓣

4.鼻唇沟组织瓣

鼻唇沟组织是修复上唇部分或次全缺损的良好组织来源。在唇红和口唇黏膜组织较完整,只是一侧皮肤和皮下肌层缺损,下唇向上方牵拉畸形时,可设计鼻唇沟三角形组织瓣转移到上唇,覆盖畸形区切除瘢痕后的创面,效果往往较为满意。本手术原则也适用于两侧上唇皮肤缺损,可两侧同时设计鼻唇沟皮瓣转移修复,鼻唇沟创口拉拢缝合,术后瘢痕浅淡不显著。

如缺损部的上颌牙齿过度前突时,可在术前或术中拔除,以免有张力而影响愈合。反之如缺损处牙齿脱落,或牙槽骨缺损者,应预先制备托牙,使再造上唇得到支撑。

在上唇广泛缺损,无法利用鼻唇沟、颊部皮瓣时,就需用远处皮瓣、皮管进行修复。在手术中尽量利用残留的黏膜组织或下唇唇红,以达到较理想的效果。

5.扇形组织瓣

在缺损接近口角区,上唇组织缺损不超过1/2,或下唇缺损不超过2/3时,可应用唇组织瓣交叉移植原则,设计扇形组织瓣来进行修复。例如,下唇中央全层组织缺损(图8-13)。可在上唇两外侧,唇红缘上设计斜向外上的切口,然后绕过口角,再引向下唇。皮瓣的高度即等于再造下唇的高度。切开时刀口须穿透整层唇颊组织,以上唇唇红作为皮瓣蒂部,将已形成的皮瓣向下旋转。在下唇正中部两侧皮瓣相互缝合。另外在两侧颊部做附加横切口,将皮瓣上端尖角插入其中。蒂部形成新的口角,如口角较小,则以后再做开大。

同样也可用下唇转向上唇缺损区进行修复。

五、小颌畸形

当下颌支和下颌体均发育不全时即可形成小颌畸形。但在临床上单纯由于下颌支发育不良也可形成下颌后缩,也称为小颌畸形。因两者临床表现不易区别,且治疗方法相似,因此也常混为一谈。其临床表现为下颌后缩,小颌或无颌。前牙深覆盖,深复咬合,后牙远中错咬合,下颌支或下颌体明显短小或两者均小。

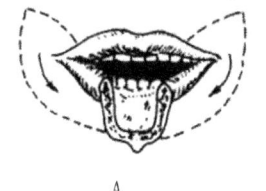 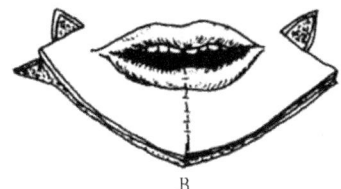 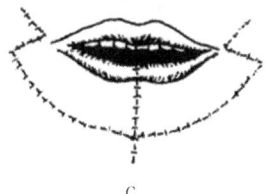

A　　　　　　　　　　B　　　　　　　　　　C

图 8-13　扁形瓣修复下唇缺损

A.设计;B.切开转移;C.缝合后

小颌畸形可为先天性,但大多数小颌畸形或下颌后缩畸形是由创伤或感染破坏了下颌髁生发中心所致。根据畸形的不同可选用不同手术治疗。

正常人正面像中,自鼻小柱做水平线,其下部为整个面高的 1/3,而在这 1/3 中经口裂水平线又可分成 3 等份,上唇占 1/3,下唇到颏缘占 2/3。在小颌者,则此比例失调。在侧面像中,将耳屏上和眶下缘做以水平线,自前额做此水平线的垂线,向下延长,在眶下缘前方另做一同样垂线,正常颌应在这两条垂线之间,小颌患者,则颌后缩在眶下线之后。从美学角度来讲,鼻尖、唇前点及下颌点应在同一直线上。小颌患者在做 X 线头颅侧位定位片中,SNB 常小于正常,向 ANB 增大,在截骨手术时,常以此两角的度数作为截骨矫正的移动度根据,恒牙期正常汉人的 SNA 为 82.8°,SNB 为 80.1°,此两角度标准差为±4°,ANB 角为 2.7°,标准差为±2°(注:S=sella,蝶鞍;N=nasion,鼻根;A=前鼻棘下点;B=牙下点)。

(1)成形硅橡胶假体或羟基磷灰石颏前充填,此法适用于轻中度小颌畸形,其方法简单易行,效果也不错,故患者乐于被接受,手术切口有两种:口内切口和口外切口。

口内切口:自下唇唇齿沟上 2~4 mm 处切开唇黏膜,然后在骨膜上进行分离直至下颌缘下,谨防损伤两侧颏神经,将已制备的假体放置到适当位置,逐层缝合切口,并做外固定。此法优点是在体表看不到切口,而黏膜愈合也良好。

口外切口:在距颏缘 2 cm 处的颏下做横行切口 2~3 cm,切开皮肤及皮下脂肪层抵达下颌缘骨膜前,并向两侧分离,腔隙要比假体略大,以免过高张力,也须防止假体移位。

用成形假体修复后如张力过高,作为异物的假体将对下颌骨产生慢性持久的压力,可引起骨质吸收现象,甚至齿根裸露。Robinson 曾有这样并发症的报道,对此值得注意。

(2)颏前植骨充填:先用印模胶塑成颏前植骨量及外形,按此模型切取髂骨块,雕刻成型备用,做双颏孔阻滞麻醉或局部浸润麻醉,于下唇龈沟上唇黏膜做切口,而在唇龈沟切开骨膜,使黏膜和骨膜切口,不在同一平面上,做骨膜下剥离,保护颏神经,剥离直至下颌缘下方,保留颌缘后方肌肉附着。将塑型骨贴附在颏前,钻孔、钢丝结扎固定,分层缝合切口。本方法缺点是要切取自体骨,增加手术切口,而且自体骨游离移植后,有可能发生部分吸收现象。

(3)颏部水平截骨前移法:颌面部血运丰富,故截骨手术中只要有一侧软组织与颌骨相连,就能保证血运。此术式仅适用于轻、中度小颌畸形。

在唇龈沟与骨膜上做交错切口,做骨膜下剥离,将下颌部呈脱套样暴露,在齿根下方做横行水平截骨。由颏前方向后逐渐变薄,截断的颏部骨块用钳牵拉向前移动。一般可前移 2 cm,当前移超过 1 cm 时,应把前移的骨块再横向一分为二截断,形成两个阶梯,以防颏前移过度,其上方出现明显凹陷畸形。骨前移后在截骨线的上下钻孔钢丝结扎固定,分层缝合创口。术后常规应用抗生素,复方硼砂溶液漱口。

(4)下颌支斜行截骨术:适用于矫正严重的小颌畸形和下颌后缩畸形、咬𬌗关系不佳者。术前在模型外科上将下颌前移后,咬𬌗关系可更混乱,而需调整咬𬌗或拔牙,也可待术后矫正。

术中将下颌支斜行截骨后,按需要将下颌前移,在断骨间空隙要植入相应的骨块,用不锈钢丝固定。对大幅度前移患者还需将喙突切断,解除颌肌牵拉,以保证疗效,术后如咬𬌗关系混乱者还需拔牙或矫正等法调整咬𬌗关系。

(任刘生)

第三节 上肢瘢痕挛缩畸形的整形修复

一、手部瘢痕挛缩畸形的修复

手部烧伤后畸形很常见,占全身各部位畸形之首。据第四军医大学西京医院统计,30年共2 132例中,手部烧伤后畸形占73.68%。近20年来,国内已重视了手部深烧伤的早期切痂植皮治疗,很大程度上防止或减轻了后遗畸形。虽然严重的手畸形已有所减少,但由于手部深Ⅱ度烧伤区的瘢痕增生,深Ⅱ度至Ⅲ度烧伤切痂植皮范围不够大,手背、手掌的环状深烧伤,或由于治疗条件限制,治疗过程中包扎不当,以及缺乏适当的功能锻炼或康复医疗指导等,手部烧伤后畸形的晚期修复仍居重要位置。

(一)手背瘢痕挛缩

1.手背瘢痕挛缩病理改变

手背皮肤柔软,富有弹性。手指伸直时可见到许多横纹与皱褶,可满足诸指关节充分屈曲运动时皮肤纵轴伸展的需要,也可满足虎口和指蹼横向展开的功能。手部烧伤常侵及手背侧、大小鱼际区及腕部皮肤。深Ⅱ度烧伤后遗留的瘢痕组织或瘢痕增生缺乏弹性,限制了手的活动,造成畸形,并随瘢痕挛缩而加重。病情重与病程久者,尚可有骨、关节、韧带、肌腱等的继发病变使畸形加重,完全丧失手部功能。小孩的骨骼在瘢痕挛缩的条件下继续发育,更会加重畸形。有些患者烧伤瘢痕虽不深,但继发病变却相当严重,这是因为在早期治疗中,手部水肿、持续感染、未及时植皮修复创面,致深部结缔组织增生,手内肌与韧带挛缩,形成关节僵硬。

手背部严重烧伤的典型畸形是"爪形手"。这是由于手背瘢痕挛缩,使手指横径缩窄,拇指内收,虎口狭小,指蹼挛缩或瘢痕性并指畸形。严重者,大小鱼际边缘的皮肤被拉向背侧,掌骨头被挤紧,使诸掌骨形成的正常横弓被破坏后变平,甚至反而向掌心突出,日久可继发拇内收畸形。手背瘢痕的纵轴挛缩首先使掌指关节背屈;当伸腱中央束受损时,近侧指间关节形成屈曲畸形,远侧指间关节可过度背伸,掌指关节常更加背屈。重要的继发病变有以下几种。

(1)掌指关节畸形:除皮肤瘢痕,伸肌腱可能有粘连、挛缩外,则是关节本身的病变,如侧副韧带的挛缩与增厚,关节囊背侧的挛缩,甚至出现关节半脱位,关节面向背侧移位。关节囊的掌侧被拉紧,可出现关节内粘连。

(2)指间关节畸形:伸腱中央束烧毁断离,屈肌腱和侧腱束的作用使近侧指间关节屈曲。有时中央束虽未断,但早期指间关节屈曲和水肿,中央束被纵行撕裂,侧腱束向掌侧滑脱,亦使近侧指间关节屈曲。偶尔见到近侧指间关节的过度背伸,与邻指歪曲粘连。远侧指间关节畸形常不定型,瘢痕牵拉或中央束断裂则致过伸;伸腱远端烧毁则呈屈曲。

(3)拇内收畸形:包括虎口、拇指背侧瘢痕挛缩、继发性的筋膜挛缩、拇内收肌的挛缩和纤维化、掌指关节韧带与关节囊的纤维化及关节脱位(鹅颈畸形)等,使第一、第二掌骨间夹角变小。

2.分类与治疗原则

根据皮肤缺损瘢痕挛缩与深部组织病变程度,手部瘢痕挛缩畸形分为三种类型,并分别采取相应的治疗原则。

(1)轻度畸形:仅限于烧伤后瘢痕增生和皮肤缺损的手背瘢痕挛缩,虎口与指蹼的瘢痕挛缩,没有肌腱、关节等深部组织改变者。治疗方面需要切除瘢痕、松解挛缩、用全厚或中厚皮片移植,并结合局部皮瓣转位,重点做好虎口,指蹼的修复,即可达到矫正畸形目的。

(2)中度畸形:烧伤后瘢痕挛缩已合并较局限的韧带、骨关节等改变,而且病程较短者,如烧伤后轻度爪形手、指内收畸形伴拇内收肌挛缩,无骨、关节改变,仅有个别手指明显畸形等。手术治疗时,除松解瘢痕、筋膜的挛缩外,常常要设计局部皮瓣覆盖外露的肌腱、神经,其余创面用皮片移植修复。如果掌指关节、指间关节手法复位后,未能保持于功能位而回弹,可做侧副韧带切除、背侧关节囊切开,必要时可用克氏针穿过关节制动10～14天,皮片生长后拔除。术后施行指甲弹力牵引,维持手指于屈位练习功能。

(3)重度畸形:如烧伤后重度爪形手,拇内收畸形伴骨关节改变,掌指关节僵硬或半脱位,近侧指间关节屈曲或过度背伸、手指粘连并指、腕关节过度掌屈或过度背伸而僵硬等。治疗方法较复杂,瘢痕切除后常需用皮瓣修复,并以相应地矫正掌指关节背屈畸形和拇内收畸形为重点,设法恢复握拳与捏持两个基本功能。手术治疗只是为功能恢复创造条件,主要还是靠患者坚持不懈地进行功能锻炼和康复医疗的指导,才能取得理想效果。

3.手术方法与步骤

(1)轻至中度手背畸形的手术方法与步骤如下。①手背瘢痕切除、充分松解:手背瘢痕切除最好将手背、指背、指蹼、大小鱼际及腕部等影响正常功能处一次切除,应在止血带下进行。切开顺皮纹,在大小鱼际及指侧面做成锯齿状,锯齿切口不短于1.0 cm,或在指侧中线做直切口。由近端向远端切除瘢痕,保留皮下大静脉及尺、桡神经手背皮支。瘢痕挛缩重者,需仔细剥离掌指关节背侧,避免裸露伸腱。被动活动掌指关节,从纵向及横向多处切开挛缩的筋膜及纵向切开伸腱膜;剥离创缘,做到充分松解和组织复位。在虎口背侧,沿示指掌指关节桡侧切开大鱼际纹,延伸至掌面,形成长舌状皮瓣,转位至拇指基部,覆盖血管神经,开大虎口。切除指蹼瘢痕,以手指的一侧为蒂,将相对面的一侧做成指蹼舌状瓣伸向背面。由皮瓣和皮片移植共同修复已加深的虎口指蹼。切除手指背面的深瘢痕时,慎勿伤及伸腱,必要时在近侧指间关节背侧保留薄层瘢痕。指间关节僵硬或伸腱中央束断裂者,施行关节融合术为宜,关节融合角度依该手掌指关节及拇指所取位置而定。个别病例指间关节被动活动良好,又有条件转移局部皮瓣覆盖者,可施行中央束的修复。近侧指间关节过度背伸、歪扭畸形者,切除其瘢痕,切开关节侧面的网状韧带,松解伸腱中央束深面粘连,甚至切断背侧关节囊和侧副韧带,手法恢复关节于屈功能位,为防止回弹,可穿克氏针暂时固定,以利皮片移植生长。另外,手指背瘢痕切除,有时仅在指甲近侧保留3 mm的软组织,并松解指甲近侧皮肤的牵拉。松止血带前结扎可见出血点,可于创面敷以热盐水纱布,再用驱血带压迫,耐心地逐步止血,常需1小时左右。②皮片移植:取厚的中厚皮片或全厚皮片,分区移植于创面。取横行排列可首先满足虎口、指蹼与手背的整块修复,然后覆盖腕部及指背创面,皮片的剪裁和利用亦较为方便。包扎时诸指分开指端外露,掌指关节屈曲30°,拇指呈对掌位,加压包扎,石膏托固定。轻度爪形手者,可用预先制备的消毒热塑夹板包扎于里层,夹板远端仅达远侧掌横纹,才能保持掌指关节于屈位。

(2)重度手背畸形的手术方法与步骤如下。

1)掌指关节的修复:为严重"爪形手"矫正掌指关节背屈、僵硬畸形的重要步骤。在恢复正常手的纵弓上有一定的难度,要循序渐进或皮瓣覆盖后分期施行。①切除手背瘢痕后,切开两侧伸腱膜,充分松解关节周围粘连。②施行持续而缓慢的手法,屈伸掌指关节,观察被动屈曲30°时回弹情况。可施行关节两侧的侧副韧带切除,背侧关节囊切开或切除,并向手背和近指节剥离伸肌腱周围的粘连。③观察再被动屈伸掌指关节能否屈至60°~70°,如再回弹,则多由于掌侧关节囊与掌骨头的粘连,或掌指关节向背侧半脱位所致,可用小而弯的骨膜剥离器伸入关节腔,沿掌骨头向掌面探查,分离掌骨头与掌面关节囊的粘连。④如果掌指关节背屈畸形脱位日久,在掌骨头偏背侧已形成异位的关节面,则在完成前述步骤后,用一根克氏针暂时固定掌指关节于微屈位。待皮瓣移植后2~3个月施行关节成形术。将掌骨头截除1.0 cm左右,截骨面斜向掌侧,锉成弧形。保留近指节的关节软骨,使其将来形成假关节。另外,临床上常见到拇指的掌指关节背屈畸形与脱位(鹅颈畸形),往往需要做掌指关节融合术,融合时应将拇指置于外展位,并内旋呈对掌位,这样骨性融合的掌指关节稳定有力。第一掌骨与大多角骨的关节活动可以代偿一部分拇指掌指关节功能。

2)内收畸形的处理:矫正内收畸形,使拇指充分外展,常需要处理虎口深面组织的继发挛缩,包括切开挛缩的深筋膜,剥离拇内收肌横头在拇指骨的止点,推向近端后缝合1~2针,甚至切断纤维化的部分拇内收肌和第一背侧骨间肌肌纤维,并部分剥离后者在第一掌骨附着点。拇指基部可转移局部皮瓣覆盖。除虎口电烧伤和尺神经瘫痪外,一般烧伤的内缩畸形较易处理,不必用远处皮瓣修复。内收畸形伴鹅颈畸形者,应同时矫正。

3)皮瓣移植:经过前述处理的手背创面需施行皮瓣移植覆盖。以往曾采用腹部直接皮瓣、皮管、髂腰部皮瓣、游离皮瓣及前臂尺、桡动脉逆行皮瓣等,随后以用下腹部轴形皮瓣为多。腹部皮瓣转移至手部则常因皮下脂肪厚,创基收缩,而呈现臃肿的缺点,改进的方法是在术中尽量修剪皮下脂肪,保留轴型血管与真皮下血管网,皮瓣蒂可较窄,有转位至手部较方便、血供可靠的优点。近年来,国内有些单位已应用腹部真皮下血管网皮瓣,直接转位至手背。皮瓣含皮下脂肪0.3~0.4 cm,顺血管方向做长宽比例为1:(1.5~2.0)的任意皮瓣,建立血运快,6~7天可断蒂,缩短肢体固定时间1~2周,可避免手背臃肿,亦有利于感觉早日恢复。有多方面的优越性,值得继续研究和实践。

修复手部烧伤畸形的另一种皮瓣为前臂背侧骨间动脉皮瓣,前臂背侧骨间动脉的解剖走行。前臂背侧骨间动脉起源于骨间总动脉,在腕部与掌侧骨间动脉吻合形成血管弓,该动脉在骨间膜上方和斜索间,从旋后肌下缘和拇长外展肌的上端之间穿出到前臂背侧。在伸肌群的深浅伸肌间和在小指伸肌与尺侧腕伸肌肌间隙中下行。在穿出处,发出骨间动脉返支,供应邻近伸肌及肘关节,并在肱骨外髁后方与肱深动脉的分支和尺侧下副动脉分支相吻合。背侧骨间动脉在向前臂远端下行途中,发出多条血管分支供应伸肌和前臂背侧皮肤。供应前臂背侧皮肤的血管分支共有4~5支。在前臂中1/3段内有2~3支,其中1支在背侧骨间动脉穿出处,即在旋后肌下缘直接从动脉主干上发出,该血管分支位置恒定,口径较大,保留该血管分支对增加皮瓣的长度有重要意义;在下 1/3 段内有 1~2 支。当背侧骨间动脉下行到离前臂远端尺桡关节 2~3 cm 处时,该动脉的口径轻微增大,与掌侧骨间动脉在此处吻合形成血管弓有关。该动脉始终有 2 条静脉伴行。

4)皮瓣的设计与形成:在前臂背侧肱骨外髁至尺骨茎突之间画一连线,以该线为中轴,在该线的中和下 1/3 两段内设计所需面积的皮瓣,皮瓣的宽度一般为 10 cm。

掀起皮瓣,先从两侧开始,切口深至深筋膜下,将筋膜缘与皮瓣缘用缝线固定以防分离。游离皮瓣两侧到中轴线,从皮瓣近端找到血管后,沿血管蒂向皮瓣远端分离,直至旋后肌下方背侧骨间动脉穿出处。整个皮瓣掀起后,仅使两端血管蒂与供区相连,然后用动脉夹夹住皮瓣近端血管蒂,观察由逆行背侧骨间动脉供血的皮瓣血运,确保血供无疑后,在动脉穿出处结扎。在进行该步骤时,应防止误切桡神经深支的尺侧腕伸肌支,该神经支在旋后肌下缘从背侧骨间动脉上面穿过。在解剖皮瓣血管蒂时,为防止损伤血管,我们通常在其周围带少量皮下和筋膜组织,并将血管一直解剖到可见动脉吻合弓为止,然后根据修复部位和血管蒂之间的皮肤情况选用明道或皮下隧道移转,皮瓣供区用薄的中厚皮片覆盖。该动脉解剖位置恒定,且非前臂与手的主要供血血管,皮支丰富,结扎后无损于手的血供。该动脉的供应范围较大,皮瓣面积最大为 12 cm×10 cm,足够手部皮肤缺损修复之需,本皮瓣有较长的血管蒂,移动性好,最远端可达手背近节指骨中段。由于皮瓣厚度适中,皮肤质地与手背部皮肤近似,手术一次转移,故特别适用于拇指间隙或手背部皮肤缺损的修复。在术中必须强调严防损伤桡神经深支。该神经与背侧骨间动脉紧密伴行,并共同组成血管神经束供应伸肌。因此,在分离皮瓣结扎血管肌支时应高度注意避免误扎神经。当该神经下行越过拇长外展肌后,神经即与动脉分开。若前臂为烧伤瘢痕,应限制其应用。

就皮瓣覆盖手背区的范围而言,可包括整个手背区、腕部、虎口背侧、诸指蹼背侧。少数患者需超过近侧指间关节,先将 2~5 指侧面缝成宽松的并指。以掌指关节掌屈<30°为妥,有时需要暂时用克氏针将其维持于微屈位。皮瓣要足够松弛,由指蹼背侧经虎口至大鱼际区侧面的皮瓣边缘要有足够的长度,还要防止掌指关节屈位时,近侧指节背侧的骨质突起可增加皮瓣的张力而影响血运。

(二)手掌瘢痕挛缩
1.手指掌面瘢痕挛缩

手指掌面瘢痕挛缩多见于儿童。轻者仅有蹼状、条状瘢痕,手指不能完全伸直,或瘢痕挛缩明显,手指呈屈位。严重者数指屈曲粘连于手掌远侧。畸形日久,指神经和血管未能以同等速度跟随骨质增长,形成弓弦状移位和缩短,屈肌腱被限制在腱鞘内,贴近骨面,仍能随同骨质增长,缩短程度轻。指间关节易被屈式瘢痕所制动,导致僵直或部分僵直。拇指可因瘢痕屈曲而被粘连于虎口掌侧至大鱼际之间。

松解瘢痕,利用瘢痕较轻的掌面皮肤和手指侧面皮肤,设计局部旋转皮瓣,行 Z 成形术、H 形切开、V-Y 成形术等,优先覆盖近指节掌面、指蹼或拇指掌指关节,其余创面用全厚皮片移植。指神经血管呈弓弦状缩短者,尽量松解近端和远端。包扎时勿使手指伸直,防血管张力大,口径变细而影响血供。屈曲畸形严重者,可采用指背旗形皮瓣修复。

手术方法:麻醉方法因人而定。手术在止血带下进行,采取逆行设计法,用皮肤缺损部位的布样在中节指背侧皮肤上设计皮瓣的大小,当把蒂部旋转 90°使用时,皮肤缺损部位的宽将成为皮瓣的长。越过指近节指间关节背侧横纹,在指近节背侧皮肤设计皮瓣的蒂部,蒂宽相当于皮瓣宽的 1/3(0.4～0.8 cm)，蒂长可根据旋转需要设计，但蒂内必须包含纵行指背静脉，勿损伤。根据设计切开皮肤，深至指背腱膜，将疏松结缔组织保留在腱膜上，掀起皮瓣，通过侧面或指蹼间的附加切口，移转至指掌侧或背侧的创面上，供瓣区行皮片移植覆盖。同指旗形皮瓣均为一次手术完成，移转方便。异指旗形皮瓣在多数情况下，若蒂部具有充分的长度，即无须做二次手术断蒂。

旗形皮瓣的蒂部确无知名的指背动脉血管，但含有丰富的指背静脉，故可把此型皮瓣归属于一种静脉皮瓣，其成活依赖于保留的皮肤筋膜组织中的微动脉血管网提供的皮瓣血供，丰富的指背静脉系统作为畅通回流通道。

手术适应证：本皮瓣可提供指中近节背侧全部面积的皮肤，一般成人为 2 cm×6 cm。凡指皮肤缺损在此面积以内时，都可得以修复。手掌远端 1/2 范围内的皮肤缺损，也能够通过指蹼的切口移植一个或几个皮瓣修复，手术一次完成，其优点：①皮瓣呈旗形，蒂部狭长，移转方便，多数情况下一次手术即可完成；②术后固定简易，无体位不适的痛苦；③能够在肌腱、神经和骨关节修复的同时应用；④皮瓣移转后不臃肿，有时可保留良好的感觉功能。

2.掌心瘢痕挛缩

掌心瘢痕挛缩多由深Ⅱ度和较局限的手掌Ⅲ度烧伤引起，使手掌手指不能充分展开，常需顺掌横纹全长切开，超过虎口和小鱼际的侧面，沿大鱼际纹切开，至手掌近侧或延伸至腕部，切除掌腱膜，行周围充分松解。在大鱼际近掌心处勿伤正中神经运动支，创面予全厚植皮。即使皮瓣全部生长，但皮片的挛缩和切口线的不协调往往需要再次小修整，才能使掌心充分展开。

3.拳状粘连

小孩手部严重烧伤后易出现手指中指节远端坏死脱落，加上屈肌收缩和残指指蹼未分开包扎，终致粘连挛缩成握拳状，功能可完全丧失。其实质是在手指残缺的基础上，又加上掌面粘连成握拳状。手术时先松解掌面瘢痕，使手掌手指伸展，修复和加深虎口，用克氏针固定手指于较伸展的位置，以利全厚皮片移植，术后进行弹力牵引。治疗目标为恢复手指位置，获得握、捏功能。随着小孩的发育生长，需要多次松解掌面瘢痕，和并指分离。功能恢复程度取决于坚持治疗和烧伤后手指保留的长度。

屈指和对掌是手部松弛的自然姿势，有利于术后植皮区的收缩，为影响治疗效果的基本原因。尤其是儿童，手指屈式挛缩往往需再次手术矫治。家属可在小孩入睡时帮助其进行被动功能练习，并结合手指弹力牵引下自动锻炼，预防再次挛缩。

(三)手指残缺畸形

严重烧伤后可以遗留不同程度的手指缺损畸形，严重者 1～5 指齐近侧指节中段截指（烧伤早期忌做掌指关节离断），伴掌指关节僵硬或背伸，也有拇指完好，2～5 指远指节或中远指节缺损者，仍具有一定的对掌功能。

治疗目标随残缺畸形程度而异。首先是修复拇指功能，包括指转位再造拇指、趾-拇指移植、踇甲皮瓣移植加植骨再造拇指，以及加深虎口等方法，而利用伤残示指及其掌骨转位再造拇指，较简便而适用。要求再造的拇指有一定的长度，有感觉，呈外展对掌位，掌指关节稳定有力，不必强求新拇指有活动的掌指关节，其次是 2～5 指残缺时，做趾-指移植，恢复夹、捏功能。

(四)腕部烧伤后畸形

腕部烧伤后畸形通常作为手部烧伤后畸形的一部分而存在，多由于腕部Ⅲ度烧伤早期未施行大片植皮，或创面治愈后未用夹板维持腕部于伸直，患者怕痛而取"舒适的"屈腕位所致。轻度屈腕畸形或瘢痕增生仅限于皮肤改变，只要条件许可，最好连同手部一次切除瘢痕、皮片移植。

对于烧伤瘢痕深,腕部过度背伸,重度掌侧屈或伴桡侧偏者,切除瘢痕时注意保护桡神经皮支,勿伤桡动脉,切断挛缩的掌长肌腱,松解腕周围深部瘢痕,施行皮瓣移植。术后用弹力牵引,断蒂后用夹板保持腕关节于伸直位。

腕屈畸形日久,已伴肌腱、神经、动脉短缩者,即使充分松解瘢痕,腕关节伸直仍＜150°,应施行掌骨牵引。牵引后创面植皮宜稍宽松,不影响皮片成活,或创面用油纱布、冻干皮等覆盖,待关节牵引至伸直位,做肉芽创面植皮。腕、肘关节均严重畸形而由年幼延续至成年者,掌骨牵引4~6周,需2~4 kg,逐渐增加重量,以感到轻微疼痛为度。往往先达到肘关节的伸直,随后是腕关节。骨牵引法能达到预期效果,恢复功能。不必做近排腕骨切除或腕关节融合术。

腕掌侧毁坏性烧伤多见于电烧伤,屈肌腱、肌腹,正中神经、尺神经,尺动脉、桡动脉及旋前方肌浅层等常被毁损。对于早期施行过坏死组织彻底清除,保留神经、屈肌腱,用皮瓣覆盖的患者,腕部晚期修复较为容易。如果伤后采用反复清创与植皮的方法,则前臂-腕-掌近侧重要组织常有长段缺损与严重的瘢痕粘连,晚期整复较复杂,效果也较差。术前应仔细检查,判明神经、屈肌腱、动脉的缺损与粘连情况,必要时做动脉造影。术中彻底切除瘢痕,探查神经、肌腱,分别明确各自的对应断端。清除瘢痕化肌腹,切断腕横韧带,充分开放腕管,用皮瓣或肌皮瓣覆盖创面。若神经与屈肌腱均缺损,以先修复神经后修复肌腱为好。长段神经缺损无法做端端缝合者,可取一段尺神经或2~3段腓肠神经移植,仅修复正中神经。切除指屈浅腱,用肌腱移植法重点修复示、中指指屈深肌腱与拇屈长肌腱。皮肤、神经、肌腱分期修复过程中,强调必要的功能锻炼。视功能恢复情况施行神经松解、肌腱粘连分离及皮瓣修整等,以恢复较好的功能。

(五)手部烧伤畸形的功能锻炼与功能恢复

通过修复手术,为手部烧伤畸形的功能恢复创造了先决条件,但仍需要术后及时而充分的功能锻炼才能使功能恢复成为现实,并充分发挥手术的效果。

1.重视手部康复医疗

医务人员要重视手部康复医疗,手部康复医疗是手烧伤畸形不可分割的组成部分。遵循整形手术、功能锻炼、再整复、再锻炼的程序,每一次再整复手术都是在新的基础上增进功能。要向患者具体介绍锻炼的要求与方法,出院后坚持锻炼,并鼓励患者的治疗信心,帮助其恢复生活与劳动能力。许多烧伤后畸形的远期随访调查说明恢复总的劳动能力虽然受诸种因素的影响,却以手的劳动能力恢复为代表,最关键。

2.坚持锻炼

患者的顽强意志与对生活的渴望追求,主动地按医嘱坚持锻炼,对功能恢复具有决定性意义。

3.功能锻炼注意点

(1)为满足皮片、皮瓣移植而暂时固定关节者,10~14天拔除克氏针后,应抓紧功能锻炼,防止关节僵直。做指间关节融合者,2~3个月拔克氏针,但应不失时机地活动掌指关节。

(2)整复术后10天即应开始锻炼,3个月内为重要的抗挛缩与僵硬的治疗时机。关节的被动、主动屈伸幅度尽量大,要求至轻微酸胀感为止。否则进展有限。

(3)爪形手整复术后,应以锻炼掌指关节屈曲活动和拇指外展、对掌功能为主,掌面畸形以练习手指关节的伸直为主,弹力支架是很好的辅助工具。

(4)关节活动到一定程度,皮肤皮下组织又初步转柔软,要加强练习肌力,在参加日常生活劳动中不知不觉锻炼功能。

(5)定期到医院复查,接受整复手术医师或康复治疗师的指导,做到患者、亲属与医师的密切合作。

4.功能锻炼常用的方法

(1)按摩:帮助消肿、止痛,活跃血液循环,以柔韧而有弹性的手法,作用到皮下组织和关节间隙。

(2)被动活动:要循序活动,每一个指关节做10次左右被动活动,频率不要过快,而屈伸幅度达尽量大。

(3)手部温水浴:每天1～2次,每次15～20分钟。在水浴中做被动、主动练习手指屈伸,方法简便。

(4)主动活动,并借助于体疗器械,如木制圆锥体、滚轮、木轮、分指板、手指肌力练习器、握力练习器等。

(5)弹力牵引:如掌指关节和拇间关节屈式夹板、拇外展夹板、指甲牵引支具等,借橡皮筋持续、轻度的牵引弹力,对抗性地练习手指屈伸、握拳、拇内收、拇外展等功能,每个动作做10～20次,这是恢复关节活动功能的有效方法。

5.做细致的补充整复手术

做细致的补充整复手术,如虎口、指蹼的修整,2～5指掌指关节背侧植皮区横行切开松解,补充全厚植皮,指甲近侧皮肤挛缩的松解植皮,掌心和掌近侧的补充修复使手掌充分伸开,以及必要的指间关节融合术、趾甲移植术修复畸形的指甲等,都可进一步改善手部功能和外形。

二、腋部瘢痕挛缩畸形的修复

腋部前后为腋皱襞形成一圆锥形空隙,其瘢痕挛缩常发生于腋前、腋后皱襞的深度烧伤。烧伤范围又常与胸部或肩烧伤同时存在,愈合后,常受到胸背部瘢痕挛缩的牵拉,有的仅为邻近部位的瘢痕挛缩,也使肩部运动受到限制。有时腋部烧伤严重,腋窝顶部的皮肤还可能有部分残留。检查时,常留一小孔于瘢痕组织中,孔中有腋毛伸出,可用探针探测其深度。残留的正常皮肤可保持腋窝顶部处于正常位置与高度,在皮瓣转移时又可起到桥梁作用,故必须予以保留。

(一)Z成形术

Z成形术适用于腋部索状或蹼状瘢痕,挛缩不十分严重,且瘢痕较柔软,或范围不广泛,周围有较多正常皮肤的患者。对较小的蹼状瘢痕,可用单一Z成形术,但瘢痕较多或索状瘢痕较长时,则宜采用两个以上的Z成形术,因此皮瓣剥离不必过多,效果较好。

(二)瘢痕切除、松解与游离植皮修复

1.瘢痕切除范围

行腋部瘢痕挛缩手术时,应切除部分瘢痕组织,充分松解挛缩,使肩关节能恢复外展位与正常活动。在瘢痕组织过于广泛,无法完全切除时,切除范围也必须够大,四周做多个辅助切口,使其能获得最大程度的松解。创缘呈锯齿形,以免直线挛缩。上臂与胸壁粘连较严重的患者,瘢痕切除范围可能达到上臂的中1/3与胸壁的肋缘,有时胸肩部或背部邻近的瘢痕都需要切除,方能获得充分松解。腋窝顶部如有残存的皮肤,应予保留。对于腋部广泛瘢痕粘连的患者,检查时常发现一小孔位于瘢痕组织中,可用探针探测其深度,这往往是腋顶部残留皮肤的表现,残留的正常皮肤应予保留,以维持腋部的高度,也可作为旋转皮瓣的桥梁。如无残存的皮肤,则切除瘢痕组织使上臂能充分外展即可,不应剥离或显露腋窝深部的神经血管。对于挛缩时间较长的患者,

常有深筋膜、胸大肌、背阔肌等的挛缩，限制肩关节外展，因而有时也必须切开深筋膜，肌肉可在其止点处做部分切开，或将肌纤维部分切断，以达到彻底松解的目的。在没有邻近皮瓣转移时，则完全用皮片移植修复。

2.游离植皮

移植皮片宜用较厚的中厚皮片(0.4~0.6 mm)，以整张的皮片为好；如需几块拼凑，要以横行拼接为宜，以免发生缝合线的直线瘢痕挛缩。植皮区要打包，外加大量的疏松纱布加压包扎，上臂外展90°，用石膏夹板和绷带固定。

(三)局部皮瓣转移加游离植皮

如腋部瘢痕较广泛，在胸部或背部近腋窝处有些健康皮肤或有些较薄软的萎缩瘢痕，可用来设计皮瓣，如利用邻近的胸部或背部设计旋转皮瓣，转移至腋窝顶，也可设计胸外侧皮瓣或肩胛区皮瓣。此类轴形皮瓣血运可靠，皮瓣设计可以较大，以满足腋部创面的需要。皮瓣上、下遗留创面可用游离皮片移植修复，其优点是皮瓣不易收缩，效果稳定可靠。

(四)功能与锻炼

腋部挛缩手术后坚持理疗与体疗是促进功能恢复不可缺少的有效措施。除一般理疗与体疗外，最简便的锻炼方法为"爬墙"练习，即健侧手臂上举按于墙上，患侧手亦按于墙上，然后手指逐步向上移动，至不能再上移时为止。如此每天反复练习，也可用牵引，将上臂牵引呈外展位，若坚持不懈可获得满意效果。

三、肘部瘢痕挛缩畸形的修复方法

(一)瘢痕组织切除游离植皮

烧伤后肘部有广泛的增生性瘢痕，挛缩畸形也较为严重的患者可选用此法。瘢痕切除范围要视患者具体情况而定，原则上应彻底切除，如果范围过广则先切除肘关节上下之瘢痕，以解除挛缩。有的患者在瘢痕挛缩解除后，剩余的瘢痕可逐渐软化，功能也可改善，不必再次手术。创缘四周如过于紧张可做辅助切口，使之成锯齿状，减少植皮后继发挛缩。瘢痕切除后所形成的创面用中厚游离植皮修复。对挛缩畸形时间较长的患者，切除瘢痕时可同时将肌膜横切开，以松解肌肉。固定包扎时，肘部可置于微屈位，以防过分紧张影响皮片的生长。

个别挛缩严重的患者，如关节囊有挛缩畸形，术中虽经彻底切除瘢痕组织，充分松解，仍不能使肘关节伸直，可在尺、桡骨下端横穿一克氏针做骨牵引，切不可用暴力勉强伸直肘关节，以免损伤血管神经和造成骨折。形成的创面可用凡士林纱布与疏松的湿纱布及干纱布包扎。骨牵引最初可用1~2 kg重量，48小时后逐渐加至3~5 kg。牵引1周后，肘关节即可伸直，然后再进行中厚游离植皮。

若上肢广泛环状瘢痕，肘关节处于伸直状态而不能屈曲，治疗时，可在上肢背侧肘关节上下各做一横行切口，直至深筋膜层。屈曲肘关节，同时松解切口附近的软组织或切开深筋膜，必要时可将三头肌腱膜部分切开，使肘关节充分屈曲。形成的创面用中厚皮片移植，包扎后用石膏托将肘关节固定于屈曲位。

术后10天左右拆线。2周后开始功能锻炼，但肘关节需间断固定于屈曲位。1个月以后再完全拆除石膏托。

(二)局部皮瓣或Z成形术

上肢瘢痕虽涉及腋部、上臂及前臂，但瘢痕组织较软，在屈侧形成蹼状或条索状挛缩，周围又无大片皮肤缺损时,可以用局部皮瓣或Z成形术修复。

手术方法:按肘部瘢痕挛缩长轴切开,在长轴两侧设计一对或几对三角形皮瓣,每对三角形皮瓣互相交错后即可改变挛缩瘢痕的方向,同时适当地增加局部的长度,以减少挛缩。各个三角形皮瓣的大小与旋转的角度可以不完全相等,视具体情况而定。有时需要顺次地先进行一组三角形皮瓣交错转移后再切开第二组,以免挛缩的瘢痕皮肤切开后移位,造成缝合困难。注意在皮瓣转移后,肘窝部分不宜有纵行的缝合切口,皮瓣缝线不宜有张力。术后应将肘关节用石膏托固定于微屈位。

皮瓣转移后如有创面外露,可用游离植皮修复。

(三)直接皮瓣转移

一般肘部瘢痕挛缩需要远处皮瓣转移修复的较少,仅在深部环状瘢痕与深部组织有粘连或需要做肌腱、神经修复时,才考虑远处皮瓣转移。一般采用直接皮瓣,但必须在胸腹部靠近肘部处有足够的健康皮肤,否则尚需用皮管的方法修复,才能满足要求。

在应用腹侧壁的皮肤做直接皮瓣转移时,皮瓣的蒂部应有足够的长度,使蒂部位于腋中线后,以免张力过大,影响皮瓣的血运与缝合线创口的愈合。手术后注意上肢与躯干的固定,最好用石膏绷带固定。

(任刘生)

第四节 下肢瘢痕挛缩畸形的整形修复

一、下肢瘢痕挛缩畸形的概述

(一)下肢瘢痕挛缩畸形的特点

(1)下肢主要功能是站立、负重与行走,任何影响其稳定的活动都可造成伤员生活与工作上的不便与困难。

(2)小腿前侧皮肤较薄而紧,骨质表浅,有缺损时不易缝合,有时虽可勉强缝合,但容易裂开。

(3)脚底的皮肤较厚而坚韧,血管较少,虽然仅有小块缺损,但伤口愈合慢,以致伤员较长时间内不能下地行走。

(4)下肢血运较差者,尤其是老年伤员,烧伤后局部的疼痛可反射地引起血管收缩,局组织缺氧,有时可造成血管栓塞,若动脉栓塞,易造成肢端坏死。下肢静脉回流也同样重要。烧伤伤员常由病理上或治疗上的原因而发生静脉栓塞,有时甚至连深静脉或盆腔静脉也受到影响。

(5)下肢有严重瘢痕挛缩畸形时,则影响功能,使患者不能站立与行走,对其生活上造成一定困难。由于瘢痕挛缩的部位不同,其功能影响也有所差异。当臀部广泛增生性瘢痕牵扯时,髋关节前屈受限,无法蹲下。当腹股沟部的瘢痕挛缩时,髋关节屈曲不能伸直,或在站立时腰部前倾;腘部瘢痕挛缩时,则使小腿不能伸直。如为双侧患者,长期不能下地活动,形成广泛骨质脱钙,无法站立与行走。小腿部烧伤后常形成增生性瘢痕。由于下肢血液回流不畅,站立与行走后患者感到胀痛,有时感到奇痒难以忍受,也可因为外伤或轻微感染而形成溃疡,加上局部血液循环较差,这种溃疡长期不能愈合或反复发作。小腿下端足跟部瘢痕常与跟腱粘连,使踝部运动受限,严重者发生足下垂畸形;足背部瘢痕挛缩亦可造成各种不同程度的畸形,如足内翻或向上翻转等,严重时跖趾关节可以脱位,肌腱挛缩,或发育受到限制,足部完全失去正常外形,此种情况多见于儿童。

(二)下肢瘢痕挛缩畸形的治疗原则

由于下肢在生理、病理与功能等方面的特点,下肢手术后伤者常需卧床休息,尤其是小腿与足部手术,虽是小手术,伤者也需卧床,避免负重与运动,因足底皮肤较厚而坚韧,血运较差,伤口愈合时间也较长,故在较长时间内不能下地与行走。

下肢瘢痕畸形的治疗,首先应考虑到松解挛缩,恢复其伸直与站立的功能,其次为髋、膝、踝等关节的活动与其他畸形的修复。如在臀、髋、膝部有广泛瘢痕,影响局部功能,应做广泛瘢痕切除,一般情况下用中厚游离植皮修复,即可获得满意效果。若为广泛瘢痕增生,为了解除功能障碍,瘢痕切除范围不宜过大,可考虑在关节部位上下切开,松解挛缩,再行游离植皮。如有深部组织损伤,需做进一步肌腱或骨关节手术,则可考虑用皮瓣修复。

二、小腿瘢痕慢性溃疡与环状挛缩的修复

(一)小腿瘢痕溃疡的治疗

小腿广泛性烧伤瘢痕,无论是增生性或萎缩性瘢痕均仅有极薄的一层上皮组织覆盖,轻微的外伤即可造成溃疡。长时间反复溃破则形成长期不愈的慢性溃疡,有时形成瘢痕癌。

这类伤员应卧床休息。局部溃疡可用生理盐水湿敷,每天更换2~3次。待感染得到控制,即可考虑溃疡连同瘢痕组织彻底切除。切除范围应较广泛,深达正常组织;胫骨前可切至骨膜浅层,创面行中厚植皮,后用较多的敷料行压迫包扎,切下之溃疡组织应送病检,以排除癌变。术后抬高患肢,4~6天更换1次敷料,伤口愈合3周后可下地活动。下地活动时植皮区应用敷料包扎,最好用弹性绷带,以维持其良好的血液循环。

(二)小腿瘢痕环状挛缩的修复

一般环状瘢痕,可以在切除瘢痕解除挛缩后,用中厚皮片游离移植的方法修复,但在环状挛缩较严重,与深部组织粘连时,则应用皮瓣或皮管修复。

(三)皮神经营养血管皮瓣

这是一种借助皮神经有关的血供为成活基础的新类型皮瓣。此类皮瓣的血供可靠,可重建感觉功能,可顺行或逆行移位。下肢采用腓肠神经营养血管逆行岛状皮瓣,隐神经营养血管岛状皮瓣是修复小腿中下段及足跟与足踝部深度烧伤与溃疡的理想皮瓣。

三、烧伤后足下垂的治疗

下肢严重深度烧伤治愈后,小腿后面瘢痕挛缩,或腓肠肌、跟腱部分烧毁,或小腿烧伤后治疗方法不当,均可形成足下垂。这种畸形足围绕横轴翻转,距骨与跟骨的衔接发生改变,踝关节囊及跟胫韧带的中部改变最明显,而足跟向上提起与跟腱紧张,患者用足趾站立,畸形严重者不能行走。根据畸形程度,分为单纯性与复杂性马蹄内翻足。可根据畸形程度采取不同的手术治疗。

(一)采用Z形皮瓣矫正足下垂

这种方法只适用于单纯性马蹄畸形,其方法是在跟腱部做Z成形术,延长跟腱,使马蹄畸形得以矫正,继发创面用中厚皮片修复。

(二)瘢痕跟腱瓣

根据小腿、足跟后面的主要血管分布,在设计瘢痕跟腱瓣时,内侧瓣蒂在上方,于胫骨内缘1 cm处做切口,蒂宽为3.5 cm左右,保留胫后动脉进入跟腱内侧瓣的主要分支。外侧跟腱瓣蒂在下方,其蒂部也增宽,其瓣内有腓动脉发出的皮支,供应外侧瓣的血运。

手术方法:按设计线在跟腱正中做纵形切口,将瘢痕与跟腱一起切开,深达跟腱前脂肪层,再切开两侧的瘢痕跟腱瓣,其瓣的长宽比例为4:1或5:1。内侧瓣蒂在上方,远端在跟腱附着处切断瘢痕与跟腱;外侧瓣蒂在下方,其远端在跟腱与肌纤维交界处切断,游离两侧瘢痕跟腱瓣。在游离时,应尽量采用钝性分离,以免损伤血管,并注意保护腓肠神经。由于严重烧伤后瘢痕挛缩性足下垂和踝关节长期处于极度弯曲姿势,关节囊后壁常出现继发性挛缩,则需切开踝关节囊的后壁,矫正踝关节于90°,用粗克氏针或斯氏针将踝关节固定,将两侧瘢痕跟腱瓣分层缝合。继发创面行中厚游离植皮,打包包扎,用石膏托固定。术后12天拆线,拔除粗克氏针或斯氏针,3周后下地练习行走,可取得满意效果。

(任刘生)

第九章 手术室护理

第一节 手术室护士职业危害及防护

手术室护士在工作中常需面对各种高危因素,如患者的血液、体液、放射线、有害气体,而且每天工作繁重,节奏紧张,使他们的生理、心理都会造成伤害,因此手术室护士是职业危害的高危群体。作为一名手术室护士必须树立职业安全意识,妥善处理现存及突发问题,予以正当防护,最大程度保证自己的健康。

一、血源性感染

由于手术室特殊的工作环境,工作人员直接接触患者的血液、分泌物、呕吐物等,因此感染血源性传染病的概率较高。

(一)血源性感染的危险因素

通过医院内血源性传播的疾病有 20 多种,最常见且危害性最大的是乙型肝炎、丙型肝炎、艾滋病。在各种体液中病毒浓度从高到低依次为:血液、血液成分、伤口感染性分泌物、阴道分泌物、羊水、胸腔积液、腹水等。乙型肝炎病毒(HBV)感染是手术室护士意外血源性感染中最常见的,有研究表明手术室护理人员 HBV 感染率明显高于内科及外科护理人员,其感染率高达30%。目前我国艾滋病发病率呈迅猛增长趋势,当发生针刺伤时,只要 0.004 mL 带有艾滋病病毒(HIV)的血液足以使伤者感染。皮下接触 HIV 的危险性是 0.3%,黏膜接触危险性则为0.09%。如何避免意外感染 HIV 也是手术室护理人员所必须面临的一种考验。此外,感染病毒后发生血常规转移有一定时间期限,如 HBV 为 8 周,HCV 为8 周,HIV 为 6 个月。从感染病毒到出现症状之间的潜伏期更长,如 HBV 为 45~60 天,HCV 为 45~60 天,HIV 为 12 年。这段时间内,伤者本身作为病毒携带者也成为危险因素之一。

(二)血源性感染的感染途径

血源性感染主要分为经非完整性皮肤传播和黏膜传播。非完整性皮肤传播具体表现为护理操作和传递器械过程中,意外发生针刺伤、刀割伤的新鲜伤口或皮肤的陈旧性伤口,直接接触到沾有患者体液或血液的敷料、器械后感染病毒。经黏膜传播具体表现为手术配合中患者体液、血液直接溅入眼内,通过角膜感染病毒。血源性感染不通过吸入血气溶胶传播。

(三)血源性感染的防范措施

1.个人防护

手术室护理人员应定期进行健康检查,接种相关疫苗,加强个人免疫力。定期培训强调防止意外血源性感染的必要性,增强个人防范意识。

2.术前评估

手术室护理做好术前访视,除急诊手术外,术前应了解患者相关检查和化验结果,如肝功能、乙型肝炎病毒(HBV)、丙肝病毒(HCV)、梅毒病毒、艾滋病病毒(HIV)等,针对检查和化验结果阳性的手术患者,手术人员应在术中采取相应的防护措施;针对无化验结果的手术者,应视其为阳性,手术人员做好标准预防。

3.防护措施

根据具体情况做好充分的自我安全防护。进行有可能接触手术患者的血液、体液的护理操作时必须戴手套,手部皮肤有破损者提倡戴两层手套,脱去手套后再用皂液和流动水充分冲洗。手术医师和洗手护士应穿戴具有防渗透性能的口罩、防护眼镜或带有面罩的口罩,具有穿透性能的手术衣,防护手术配合中可能飞溅到面部的血液、体液。手术配合中需保持思想高度集中,避免疲劳操作,正确放置和传递锐器;回收针头等锐器时,避免锐利端朝向接收者,防止刺伤;传递锐器时,应将其放入弯盘进行传递;卸锐器时必须使用持针器,不能徒手卸除。

4.术后处理

完成感染手术后,参加手术的人员必须脱去污染的手术衣、手套、换鞋(脱鞋套)方能离开手术间,沐浴更换洗手衣裤后才能参加其他手术。术后按规范处理物品,清洗回收器械时,注意先将针头、刀片等锐器卸下,并弃入有特殊警示标记的锐器医疗废弃物桶内。手工清洗器械时,应戴护目镜、防渗透性口罩、穿防水隔离衣、戴手套。术后手术间应用含氯溶液或酸水湿式清洁地面及物品。

(四)意外血源性感染后的处理

1.皮肤接触血液体液

立即用皂液和流动水清洗污染皮肤。

2.黏膜接触血液体液

若手术患者的血液或体液溅入口腔、眼睛,立即用大量清水或生理盐水冲洗,然后滴含有抗生素的眼药水。

3.针刺或刀割伤

(1)立即脱去手套,向远心端挤出血液并用大量肥皂水或清水清洗伤口,再浸泡于3%碘伏液内3分钟,最后贴上敷料。

(2)受伤后处理:伤后24小时内报告护士长及预防保健科,登记在册。暴露源不明者按阳性处理。72小时内做HIV/HBV/HCV等基础水平检查,怀疑HBV感染者,立即注射乙肝高价免疫球蛋白和乙肝疫苗;怀疑HIV感染者,短时间内口服大剂量叠氮脱氧核酸(AZT),然后进行周期性复查(6周、12周、6个月)。

二、化学性危害

相对其他临床科室而言,手术室环境封闭,存在多种危害因素,如空气中常常存有一定浓度的挥发性化学消毒剂和吸入性麻醉药,这些都直接或间接地影响医务人员的健康。

(一)化学性危险因素

1.化学消毒剂

手术间及手术物品的消毒与灭菌,标本的浸泡都要用到一些化学消毒剂如甲醛、戊二醛、含氯消毒剂、环氧乙烷等。这些消毒剂对人的皮肤、神经系统、呼吸道、皮肤、眼睛、胃肠道等均有损害。长期吸入高浓度混有戊二醛的空气或者直接接触戊二醛容易引起眼灼伤、头痛、皮肤黏膜过敏等;甲醛会直接损害呼吸道黏膜引起支气管炎、哮喘病,急性大量接触更可致肺水肿,同时能使细胞突变、致畸、致癌;环氧乙烷侵入人体后可损害肝、肾和造血系统。

2.挥发性麻醉气体

目前手术室普遍采用禁闭式麻醉装置,但仍有许多麻醉废气直接或间接排放在手术室内,若麻醉机呼吸回路泄漏,以及手术结束后拔除气管导管患者自然呼吸时,可使麻醉气体排放到手术间内,造成空气污染。对医务人员的听力、记忆力、理解力、操作能力等都会造成一定影响。长期接触该类气体,会造成其在人体内的蓄积,影响肝肾功能,可引起胎儿畸变、自发性流产和生育力降低。

3.臭氧

开启紫外线照射对房间进行消毒时,会产生臭氧,在空气中可嗅知的臭氧浓度为 $0.02 \sim 0.04$ mg/L,当达到 $5 \sim 10$ mg/L 时可引起心跳加速,对眼、黏膜和肺组织都有刺激作用,能破坏肺表面活性物质,引起肺水肿和哮喘等疾病。

4.化疗药物

肿瘤手术过程中经常需要配制化疗药,巡回护士处理这些化疗药物时不可避免地会吸入含有药物的气溶胶,或药液污染皮肤,虽然剂量较小,但其累积作用可产生远期影响,如白细胞计数减少,自然流产率增高,致畸、致癌等,环磷酰胺在尿液中的代谢物则有诱发尿道肿瘤的危险。

(二)化学性危害的防范措施

1.化学消毒剂

减少化学消毒剂的使用,尽量用等离子灭菌替代戊二醛浸泡及环氧乙烷灭菌。避免医护人员接触化学消毒剂,减轻职业损害;工作人员在检查、使用和测试化学消毒剂时,必须戴好帽子、口罩、手套、防护眼罩,准确操作,如不慎溅到皮肤和眼睛上,要用清水反复冲洗;消毒、灭菌容器应尽量密闭,如戊二醛消毒容器应加盖,减少消毒剂在空气中的挥发;戊二醛等消毒剂浸泡消毒的器械,在使用前,必须将消毒剂冲洗干净;环氧乙烷灭菌器应置于专门的消毒室内,并设置有良好的通风设施,减少有害气体在手术室内的残留。

2.化疗药物

配制化疗药物时,需先要做好自身防护,穿隔离衣、戴手套、口罩、帽子,必要时戴防护眼罩;熟练掌握化疗药物配制,防止药液和雾粒逸出;孕妇禁止接触化疗药物;加强化疗废弃物的管理,与其他物品分开管理,废弃物存放于规定的密闭容器中,送有关部门做专业处理。

3.麻醉废气管理

加强麻醉废气排污设备及工作人员的自身防护,如选用密闭性良好的麻醉机进行定期检测,防止气源管道系统泄漏,加强麻醉废气排污设备管理,改善手术室通风条件;根据手术种类及患者具体情况,选择合适的麻醉方式,并合理安排手术间;护士在妊娠期间应尽量减少进房间接触吸入性麻醉药的机会。

三、物理性危害

手术室内众多物理因素，如噪声、手术过程中产生的烟雾、电灼伤及辐射等在日常手术室工作中威胁着手术室工作人员的健康。

(一)物理性危险因素

1. 噪声

手术室内的噪声持续存在却经常被忽视，噪声常来源于监护仪、负压吸引器、电锯和器械车轮摩擦等。护理人员长期暴露于噪声中可引起头痛、头晕、耳鸣、失眠、焦虑等症状，不仅对人体听觉、神经系统、消化系统、内分泌系统，以及人的情绪有负面影响，而且可能不利于团队协作及正常工作的开展。

2. 手术烟雾

术中使用电外科设备、高热能激光、外科超声设备，以及腔镜手术中二氧化碳气体泄漏等均可产生并释放烟雾，对人体产生负面影响，由气溶胶、细胞残骸碎片等组成的手术烟雾，可能引起呼吸道炎症反应、焦虑、眩晕、眼部刺激症状等，此外手术烟雾还可能成为某些病毒的载体，传播疾病。

3. 辐射

随着外科手术日趋数字化和精细化，C型臂机不仅只限于骨科手术的使用，已运用于越来越多的科室手术。手术室工作人员如对其放射的X线不进行有效防护，长期接触不仅容易导致自主神经功能紊乱及恶性肿瘤，而且会影响生育能力，导致不孕、流产、死胎、胎儿畸形等。

(二)物理性危害的防范措施

1. 噪声防护

为防止或减少手术室内噪声，手术室工作人员走路轻而稳，不得高声谈笑，说话声音要低。在实施各类操作或放置物品时，动作应轻柔。定期对手术室所有仪器设备进行普查和检修，淘汰部分设备陈旧且噪声大的仪器；对器械台、麻醉机、推车车轮等定期维修并上润滑剂，使用时尽量减少其推、拉的次数。手术中对电动吸引器等产生较响声音的设备应即用即开。严格管理手术过程中的参观及进修人员。

2. 手术烟雾防护

手术人员均应正确佩戴外科口罩，遇特殊情况可佩戴N95口罩或激光型口罩，以有效隔离手术烟雾。术中使用易产生手术烟雾的仪器设备时，洗手护士应主动或提醒手术医师及时吸尽烟雾。腹腔镜手术时严格检查气腹机与二氧化碳连接处是否密闭及二氧化碳储存瓶是否有泄漏。手术室应配备便携式烟雾疏散系统和便携式吸引电刀，及时吸尽产生的手术烟雾。

3. 辐射防护

有X线透视的手术，手术前医护人员必须穿好铅制护颈和铅衣以此保护甲状腺和躯干，并于手术间内设置铅屏风避免身体直接照射；孕妇避免接触X线辐射。在放射性暴露过程中，所有人员至少离开X线射线管2 m，并且退至铅屏风之后。在放射性暴露中应尽可能使用吊索、牵引装置、沙袋等维持手术患者的正确合适体位，不应由医护人员用手来维持患者体位，若迫不得已，应佩戴防护性铅制手套。进行X线透视的手术间门外应悬挂醒目防辐射标识，提示其他人员远离。铅袍或铅衣应摊平或垂直悬挂，定期由专业人员进行测试和检查各类防辐射设施。手术室管理者合理安排手术人员，避免手术室护士短时间内大剂量接收X线照射，并要求参加该类手术的护士，佩戴X射线计量器，定期交防保科监测，以便了解护士接受X射线剂量。

4.电灼伤防护

定期请专业人员检修手术室专用线路和电器设备,严格遵守用电原则,熟悉仪器操作,避免电灼伤,各类仪器使用前后应记录使用情况,出现问题及时报告维修。

四、身心健康危害

随着医疗技术的发展,高、精、尖技术的广泛应用,手术室护士承担的工作明显加重。手术室护士应在紧张而有序的工作与生活中保持自身的身心健康,应对各种工作压力源,提高工作效率及护理工作质量,同时促进个人身心健康,更好地适应手术室工作。

(一)影响身心健康的危险因素

手术室护理工作繁重,工作的连续性强,机动性大,加班概率高,长期因连续工作致饮食不规律、站立时间长,使许多护士患有胃十二指肠溃疡、下肢静脉曲张、胃下垂、颈椎病等疾病。长期的疲劳与困顿,无疑对工作、学习、生活产生负面影响。

(二)身心健康的维护

1.调整好心态,保持积极向上的愉悦心境

调整心理需要,养成良好的性格,保持乐观的心境。对工作全身心投入,不把消极情绪带入工作,用积极情绪感染和影响别人。善于学习和积累应对各种困难和挫折的经验,改变自身的适应能力。通过自我调节、自我控制,使自己处于良好的心理状态。

2.加强业务学习,提高工作能力

掌握手术室护理理论及知识,熟悉手术类别及手术医师的习惯,提高配合手术的能力及应急处理能力,增强工作自信心。

3.保持良好的生理、心理状态

安排好作息时间,保证充足的睡眠;增强自身体质,均衡营养,坚持体能锻炼;建立良好人际关系,创造和谐的工作氛围,丰富业余生活,缓解精神压力,消除心理疲劳。

4.关爱护士,引导缓压

人性化管理,尊重、爱护每一位护士。尤其是低年资护士,缺少工作经验,害怕应对复杂的手术,常会紧张、失眠、心理应激敏感,因此可开展"一对一"传、帮、带活动,设立心理调适课程等,帮助护士自我减压。

5.创造良好的工作环境

管理人员的认知与决策,对护士行为起着重要的导向作用,因此在管理上应适当调整护士的工作强度,采取弹性排班制。安排护士依次公休,且保证每位护士自主公休日期,安排外出旅游,放松心情,休假后更好地工作。

(李　娜)

第二节　手术前患者的护理

从患者确定进行手术治疗,到进入手术室时的一段时间,称手术前期。这一时期对患者的护理称手术前患者的护理。

一、护理评估

(一)健康史

(1)一般情况:注意了解患者的年龄、性别、职业、文化程度和家庭情况等;对手术有无思想准备、有无顾虑和思想负担等。

(2)现病史:评估患者本次疾病发病原因和诱因;入院前后临床表现、诊断及处理过程;重点评估疾病对机体各系统功能的影响。

(3)既往史:①了解患者的个人史、宗教史和生活习惯等情况。②详细询问患者有无心脏病、高血压、糖尿病、哮喘、慢性支气管炎、结核、肝炎、肝硬化、肾炎和贫血等病史,以及既往对疾病的治疗和用药等。③注意既往是否有手术史,有无药物过敏史。

(二)身体状况

(1)重要器官功能状况:如心血管功能、肺功能、肾功能、肝功能、血液造血功能、内分泌功能和胃肠道功能状况。

(2)体液平衡状况:手术前,了解脱水性质、程度、类型、电解质代谢和酸碱失衡程度,并加以纠正,可以提高手术的安全性。

(3)营养状况:手术前,若有严重营养不良,术后容易发生切口延迟愈合、术后感染等并发症。应注意患者有无贫血、水肿,可对患者进行身高、体重、血浆蛋白测定、肱三头肌皮褶厚度、氮平衡试验等检测,并综合分析,以判断营养状况。

(三)辅助检查

(1)实验室检查。①常规检查:血常规检查应注意有无红细胞、血红蛋白、白细胞和血小板计数异常等现象;尿常规检查应注意尿液颜色、比重,尿中有无红、白细胞;大便常规检查应注意粪便颜色、性状、有无出血及隐血等。②凝血功能检查:包括测定出凝血时间、血小板计数和凝血酶原时间等。③血液生化检查:包括电解质检查、肝功能检查、肾功能检查和血糖检测等。

(2)影像学检查:查看X线、CT、MR、B超等检查结果,评估病变部位、大小、范围及性质,有助于评估器官状态和手术耐受力。

(3)心电图检查:查看心电图检查结果,了解心功能。

(四)心理-社会状况

术前,应对患者的个人心理和家庭社会心理充分了解,患者大多于手术前会产生不同程度的心理压力,出现焦虑、恐惧、忧郁等反应,表现为烦躁、失眠、多梦、食欲下降和角色依赖等。

二、护理诊断及合作性问题

(一)焦虑和恐惧

焦虑和恐惧与罹患疾病、接受麻醉和手术、担心预后及住院费用等有关。

(二)知识缺乏

如缺乏有关手术治疗、麻醉方法和术前配合等知识。

(三)营养失调

低于机体需要量,与原发疾病造成营养物质摄入不足或消耗过多有关。

(四)睡眠型态紊乱

睡眠型态紊乱与疾病导致不适、对住院环境陌生、担心手术安全性及预后等有关。

(五)潜在并发症

如感染等。

三、护理措施

(一)非急症手术患者的术前护理

1.心理护理

(1)向患者及其亲属介绍医院环境;主管医师、责任护士情况;病房环境、同室病友和规章制度,帮助患者尽快适应环境。

(2)工作态度:态度和蔼,关心、同情、热心接待患者及其家属,赢得患者的信任,使患者有安全感。

(3)术前宣教:可根据患者的不同情况,给患者讲解有关疾病及手术的知识。对于手术后会有身体形象改变者,应选择合适的方式,将这一情况告知患者,并做好解释工作。

(4)加强沟通:鼓励患者说出心理感受,也可邀请同病房或做过同类手术的患者,介绍他们的经历及体会,以增强心理支持的力度。

(5)必要时,遵医嘱给予适当的镇静药和安眠药,以保证患者充足的睡眠。

2.饮食护理

(1)饮食:根据治疗需要,按医嘱决定患者的饮食,帮助能进食的患者制订饮食计划,包括饮食种类、性状、烹调方法、量和进食次数、时间等。

(2)营养:向患者讲解营养不良对术后组织修复、抗感染方面的影响;营养过剩、脂肪过多,给手术带来的影响。根据手术需要及患者的营养状况,鼓励和指导患者合理进食。

3.呼吸道准备

(1)吸烟者:术前需戒烟2周以上,减少呼吸道的分泌物。

(2)有肺部感染者:术前遵医嘱使用抗菌药物治疗肺部感染,痰液黏稠者,给予超声雾化吸入,每天2次,使痰液稀释,易于排出。

(3)指导患者做深呼吸和有效的咳嗽排痰练习。

4.胃肠道准备

(1)饮食准备:胃肠道手术患者,入院后即给予低渣饮食,术前1~2天进流质饮食;其他手术,按医嘱进食。为防止麻醉和手术过程中的呕吐,引起窒息或吸入性肺炎,常规于手术前禁食12小时,禁饮4小时。

(2)留置胃管:消化道手术患者,术前应常规放置胃管,减少手术后胃潴留引起的腹胀。幽门梗阻患者,术前3天每晚以温化高渗盐水洗胃,以减轻胃黏膜充血水肿。

(3)灌肠:择期手术患者,术前一天,可用0.1%~0.2%肥皂水灌肠,以防麻醉后肛门括约肌松弛,术中排出粪便,增加感染机会。急症手术不给予灌肠。

(4)其他:结肠或直肠手术患者,手术前3天,遵医嘱给予口服抗菌药物(如甲硝唑、新霉素等),减少术后感染的机会。

5.手术区皮肤准备

见图9-1。

简称备皮,包括手术区皮肤的清洁、皮肤上毛发的剔除,其目的是防止术后切口感染。①颅脑手术:整个头部及颈部。②颈部手术:由下唇至乳头连线,两侧至斜方肌前缘。③乳房及前胸手术:上至锁骨上部,下至脐水平,两侧至腋中线,并包括同侧上臂上1/3和腋窝。④胸部后外侧切口:上至锁骨上及肩上,下至肋缘下,前后胸都超过中线5 cm以上。⑤上腹部手术:上起乳头水平,下至耻骨联合,两侧至腋中线,包括脐部清洁。⑥下腹部手术:上自剑突水平,下至大腿上1/3前、内侧及外阴部,两侧至腋中线,包括脐部清洁。⑦肾区手术:上起乳头水平,下至耻骨联合,前后均过正中线。⑧腹股沟手术:上起脐部水平,下至大腿上1/3内侧,两侧到腋中线,包括会阴部。⑨会阴部和肛门手术:自髂前上棘连线至大腿上1/3前、内和后侧,包括会阴部、臀部、腹股沟部。⑩四肢手术:以切口为中心,上下方20 cm以上,一般多为整个肢体备皮,修剪指(趾)甲。

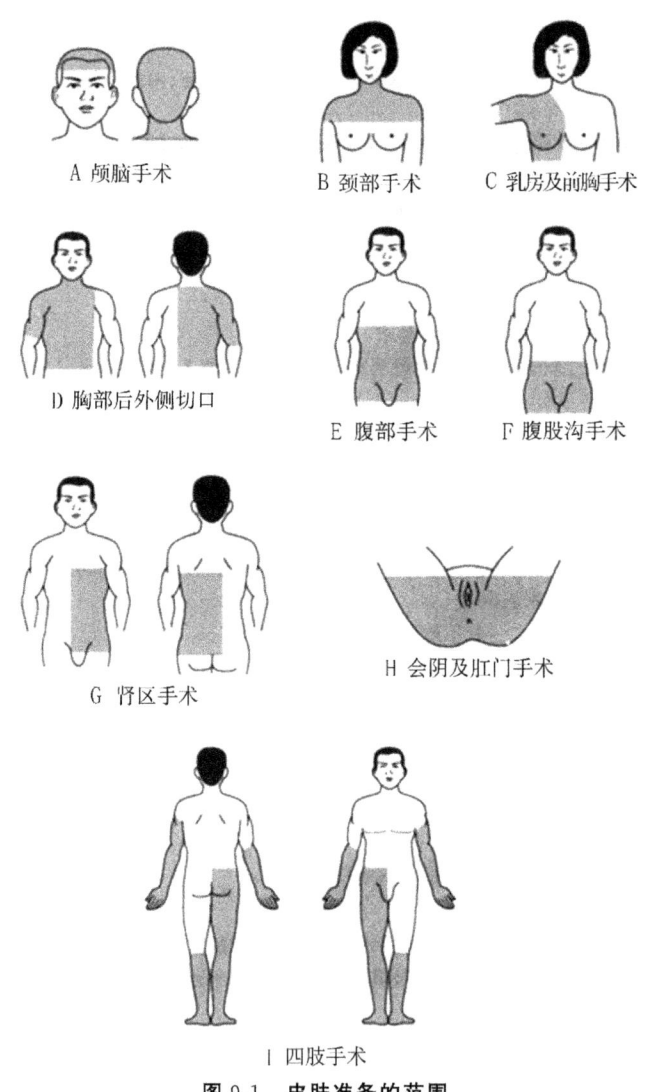

图 9-1 皮肤准备的范围

(1)特殊部位的皮肤准备要求。①颅脑手术:术前3天剪短毛发,每天洗头,术前3小时再剃头一次,清洗后戴上清洁帽子。②骨科无菌手术:术前3天开始准备,用肥皂水洗净,并用70%乙醇消毒,用无菌巾包扎;手术前一天剃去毛发,70%乙醇消毒后,无菌巾包扎;手术日早晨重新消毒后,用无菌巾包扎。③面部手术:清洁面部皮肤,尽可能保留眉毛,作为手术标志。④阴囊和阴茎部手术：入院后，每天用温水浸泡，并用肥皂水洗净，术前一天备皮，范围同会阴部手术，剃去阴毛。⑤小儿皮肤准备：一般不剃毛，只做清洁处理。

(2)操作方法：①先向患者讲解皮肤准备的目的和意义，以取得理解和配合。②将患者接到换药室或者处置室，若在病室内备皮，应用屏风遮挡，注意保暖及照明。③铺橡胶单及治疗巾，暴露备皮部位。④用持物钳夹取肥皂液棉球，涂擦备皮区域，一手绷紧皮肤，一手持剃毛刀，分区剃净毛发，注意避免皮肤损伤。⑤清洗该区域皮肤，若脐部则用棉签清除污垢。

6.其他准备

(1)做好药物过敏试验，根据手术大小，必要时备血。

(2)填写手术协议书，让患者及其家属全面了解手术过程、存在的危险性，可能出现的并发症等。

7.手术日晨护理

(1)测量生命体征，若发现发热或其他生命体征波动明显，如女患者月经来潮，应报告医师是否延期手术或进行其他处理。

(2)逐一检查手术前各项准备工作是否完善，如皮肤准备、禁食、禁饮；特殊准备是否完善。

(3)遵医嘱灌肠，置胃肠减压管，排空膀胱或留置导尿管，术前半小时给予术前药等。

(4)帮助患者取下义齿、发夹、首饰、手表和眼镜等，将其贵重物品及钱物妥善保管。

(5)准备手术室中需要的物品，如病历、X线片、CT和MRI片、引流瓶、药品等，在用平车护送患者时，一并带至手术室。

(6)与手术室进行交接，必须按照床号、姓名、性别、住院号、手术名称等交接清楚。

(7)做好术后病房的准备，必要时，安排好监护室。

8.健康指导

应注意向患者及其家属介绍疾病及手术的有关知识，如术前用药、准备、麻醉及术后恢复的相关知识；指导患者进行体位训练、深呼吸练习、排痰方法、床上排便练习，以及床上活动等，有利于减少术后并发症的发生，促进机体尽快恢复。

(二)急症手术患者的术前护理

急诊手术是指病情危急，需在最短时间内迅速进行的手术。术前准备须争分夺秒，争取在短时间内，做好手术前必要的辅助检查。嘱患者禁食、禁饮；迅速做好备皮、备血、药物过敏试验；完成输液、应用抗菌药物、术前用药等必要准备。在可能的情况下，向患者家属简要介绍病情及治疗方案。

(李　娜)

第三节　手术中患者的护理

一、基本监测技术

(一)心电监护

心电监测是临床上应用最为广泛的病情监测参数，是指用心电监护仪对被监护者进行持续不间断的心电功能监测,通过心电监护仪反映心肌电活动的变化。早期,为了连续监测患者的心电,出现了由心电示波、心率计和心电记录器构成的最基本的心电监护仪。随着医学的发展,急危重症患者的监护水平不断提高,加之电子及计算机技术等在医疗仪器设备中的应用,又产生了多导心电、呼吸、温度、血压,以及血氧饱和度等多参数的监护仪。目前,心电监测普遍采用了床旁监护仪发送的心电波形和数字形式获取相关信息。床旁监护系统是通过导联线与机体相关部位的电极片连接获取心电信号,再经电模块将其进行放大及有关处理。除心电信号外,床旁监护系统可配备其他模块,获取多种监测信息。

1. 心电图导联的连接

心电电极多采用一次性液柱型电极(银-氯化银电极嵌入含浸渍导电糊泡沫塑料的杯型合成树脂),于丙苯酮或乙醚混合液清洁皮肤后,贴于相应位置。目前,基本上采用5个电极,具体放置如下。①右上为红色(RA):胸骨右缘锁骨中线第1肋间;②右下为黑色(RL):右锁骨中线剑突水平处;③中间为褐色(C):胸骨左缘第4肋间;④左上为黄色(LA):胸骨左缘锁骨中线第1肋间;⑤左下为白色(LL):左锁骨中线剑突水平处。通过电极放置的位置可模拟心电图导联检查效果,以便对监测结果进行合理分析。如两侧锁骨下与两侧锁骨中线第7肋间可模拟标准导联;两侧锁骨下和胸骨中侧第4肋间可模拟V_1导联;两侧锁骨下和左锁骨中线第5肋间可模拟V_5导联。此外,临床上可根据不同情况只放置3个电极也可达到监测目的,如只放置RA、RL、LA电极。

2. 心电监护指标及目的

心电监测的主要指标包括:心率和心律、QRS波形、有无P波与P波形态、振幅及间期、P-R间期、Q-T间期、R-R间期、T波形态及有无异常波形出现等。通过对上述指标的监测,要达到及时发现致命性与潜在致命性心律失常,可能影响血流动力学的过缓或心动过速,以及心肌缺血的ST段和T波的改变的目的。致命性快速心律失常包括心室颤动、心室扑动、持续性室性心动过速,以及心房颤动且心室率超过220次/分者等,其常见病因包括呼吸疾病并发急性心肌梗死、冠心病心肌缺血急性发作及其他严重心脏病。致命性心律失常包括长时间心脏停顿或心室停顿及高血钾所致的严重缓慢心律失常等,其常见呼吸系统疾病的病因有呼吸衰竭、气道梗阻、肺动脉栓塞,以及其他心脏病患者如急性心肌梗死、心肌炎及心包压塞等。心肌缺血的监测常需要将心电电极模拟V_5导联位置,而无关电极分别放置于胸骨柄和右腋前线第5肋间。心肌缺血监测的目的为发现无症状性心肌缺血与确诊有症状的心肌缺血发作;监测持续心肌缺血状态发展动向;心肌缺血治疗效果监测等。

3. 监测的原理

心电监护的基本过程是在导联线电极上获取的心电信息经心电模块将其放大及有关处理。心电模块主要包括导联选择、生物放大器、心率计、信号处理等部分组成。心电信号通过导联线上的电极获取。导联选择不同电极间的电位进行测量。而人体体表的心电信号幅度只有1 mV左右,必须将其放大1 000倍以上才能通过监视器显示和记录器记录出来,因此,心电放大器是一个高增益、高输入阻抗的放大器。

4. 护理

(1)操作程序:使用心电监护仪必须掌握正确的操作流程,以确保监护仪的正常运转和使用寿命。目前临床上使用的综合心电监护仪的操作程序基本相似。具体要求如下。①物品准备:主要有心电监护仪机器及其配件,如导联线、血氧监测线与探头、电极贴、生理盐水棉球、配套血压测量袖带等。②患者准备:将患者取舒适体位,如平卧或半卧位,解释监护的需要与目的。擦拭清洁导联粘贴部位。③接通心电监护仪:连接电源,打开主机,等待机器自检结束后,调试仪器至功能监测状态并根据需要调试报警范围。④连接电极:贴电极片,连接心电导联线,如电极与导线连接为按扣式,应先将电极与导线连接后贴于相应部位。⑤连接袖带:将袖带绑至肘窝上3~6 cm处,松紧以插入两手指为宜,连接测量血压的导线。⑥监测指标并记录。

(2)注意事项:①心电监测的效果受多种因素的影响,其中最重要的是电极粘贴是否稳妥。为保证监测质量,对胸部皮肤须进行剃毛处理或用细砂纸轻轻摩擦皮肤,再放置电极。一般60~72小时更换电极片。②监测时要注意患者体位改变或活动会对监测结果的影响,心电示波可出现不规则曲线,呈现出伪心率或心律。因此,对监测结果要进行综合分析,必要时,听诊心音进行对比,以确定监测结果的真伪。③使用胸前心电监护导联时,若存在规则的心房活动,则应选择P波显示较好的导联。QRS振幅应>0.5 mV,以便能触发心率计数。如除颤时放置电极板,必须暴露出患者的心前区。心电监护只是为了监测心率、心律变化,若需分析ST段异常或更详细地观察心电图变化,应做常规12导联心电图。

(二)动脉血压监护

1.基本概念

(1)血压:血管内血液对血管壁的侧压力为血压。测压时是以大气压为准,用血压高于大气压的数值表示血压的高度,通常用mmHg、kPa为单位来表示。产生血压的重要因素是心血管系统内有血液充盈和心脏的射血力量。

(2)动脉压:动脉压是器官组织灌注的一个极好的生理和临床指标,适度有效的器官组织灌注对生存必不可少。动脉压取决于心排量和血管阻力。其相互间的关系可用公式表达:平均动脉压—中心静脉压=心排量×外周血管阻力。动脉压在一个心动周期中可能随着心室的收缩与舒张而发生规律性的波动。心室收缩时,动脉压升高,当达到最高值时称为收缩压;心室舒张时,动脉压下降,当降至最低时,为舒张压;收缩压与舒张压的差值称为脉压差;一个心动周期中每一瞬间动脉血压的平均值,被称为平均动脉压。但须注意平均动脉压不是收缩压与舒张压之和的一半,而是更接近于舒张压。

(3)正常值:正常人血压会受多方面因素的影响。WHO将血压分为"理想血压""正常血压""正常高压"等(表9-1)。血压的数值可随年龄、性别及其他生理情况而变化。年龄增高,动脉血压逐年增高,收缩压的升高比舒张压的升高明显。男性比女性高,女性在更年期以后有明显的升高。体力劳动或情绪激动时血压可暂时升高。

表9-1 血压水平的定义和分类(WHO/ISH)

类别	收缩压/mmHg	舒张压/mmHg
理想血压	<120	<80
正常血压	<130	<85
正常高压	130~139	85~99
1级高血压("轻度")	140~159	90~99
亚组:临界高血压	140~149	90~94
2级高血压("中度")	160~179	100~109
3级高血压("重度")	≥180	≥110

续表

类别	收缩压/mmHg	舒张压/mmHg
单纯收缩性高血压	≥140	<90
亚组：临界收缩期高血压	140～149	<90

注：当收缩压和舒张压分属于不同分级时，以较高的级别作为标准。（1 kPa=7.5 mmHg）。

(4)动脉压波形：正常血压波形可分为二相，即收缩相和舒张相。收缩相是指主动脉瓣开放和快速射血到主动脉时所形成的波形，此动脉波形为急剧上升至顶峰，随后血流经主动脉到周围动脉，压力下降，主动脉瓣关闭，在动脉波下降支斜坡上出现切迹，称为重搏切迹。舒张相是从主动脉瓣关闭直至下一次收缩开始。动脉压波形逐渐下降至基线。舒张相最低点是舒张压。

2.监测方法与原理

目前，临床常用监测血压的方法有两大类。一类是无创测量法，即指袖带式自动间接动脉血压监测。其原理来自传统的人工听诊气袖法，所不同的是在判别收缩压和舒张压时是通过检测气带内气压的搏动实现的。另一类是有创测量法，即指在动脉内置管进行动脉血压连续监测的直接动脉血压监测法，其原理是使用一般的弹簧压表，但仅能测出平均动脉压，而使用电子压力换能器监测仪，则可测出动脉收缩压、舒张压，还可测得压力波形，且记录一次心动周期的压力波形的变化。两类监测血压法各有其优点和不足。直接动脉压监测的主要优点如下。

(1)可连续监测收缩压、舒张压和平均动脉压，并将其数值及波形实时显示在监护仪荧光屏上，及时准确地反映患者血压动态变化。

(2)有助于根据动脉血压的变化判断体内血容量、心肌收缩力、外周阻力，以及有无心脏压塞等病情变化。

(3)可以弥补由于袖带监测血压而导致血压测不出或测量不准确的弊端，直接反映动脉血压的实际水平。

(4)可通过动脉置管采集各种动脉血标本，以免除因反复动脉穿刺给患者带来的痛苦。无创血压监测法操作较有创监测法安全、简单、易于操作，可直接避免有创监测时置管所出现的血栓形成或感染等危险。一般来说，在危重症患者的急救过程中多采用有创监测法，但随病情缓解应尽早改为无创监测法，以减少各种并发症的发生。

3.影响因素

影响动脉血压的因素很多，如每搏输出量、心率、外周阻力、动脉管壁的弹性及循环血量等。这些因素相互关联、相互影响，如心率影响心室充盈和每搏输出量的某些变化，心排血量的改变必伴有血流速度和外周阻力的变化。另外，神经体液因素调节下的心排血量的变化往往会引起外周阻力的变化。临床实际中，遇到具体情况，必须结合患者的血流动力学指标的改变，综合各种因素全面分析和判断。

4.临床意义

动脉血压是衡量机体生理功能的一项重要指标，无论动脉血压过低或过高都可对机体各脏器功能的相对稳定产生十分不利的影响。通过对动脉血压的监测可推算其他心血管参数，如每搏输出量、心肌收缩力、全身循环阻力等。观察血压波形还可对患者的循环状况进行粗略估计。波形高尖见于高血压、动脉硬化及应用升压药和增强心肌收缩力的药物。波形低钝见于低心排综合征、低血压休克和心律失常及药物影响等情况。

5.护理

无创血压监测法的护理较为简单,按常规血压测量法护理要求进行。下面重点对有创血压监测方法的护理加以论述。

(1)保持测压管通畅,防止血栓形成:①定时监测血压通畅情况,随时注意通路、连接管等各个环节是否折曲、受压,定时冲洗管路。②保持三通管正确的方向,测量时开通三通管,并以肝素盐水持续冲洗测压管。③抽取动脉血后或闭管前必须立即用肝素盐水进行快速正压封管,以防凝血阻管。④管路中如有阻塞,应及时抽出血凝块,切勿将血块推入,以防发生动脉血栓形成。⑤在病情平稳后应及时考虑拔出置管,改为无创血压监测,以防并发症出现。⑥保持各接头连接紧密,防止渗漏。

(2)防止感染:①严格无菌操作,每天消毒穿刺部位,并至少每 24 小时更换一次透明贴膜。②每次经测压管抽取动脉血标本时,均应以碘酒、乙醇消毒接头处。③各接头及整个管路应保持严格封闭及无菌状态。

(3)防止空气栓塞:在操作过程中,严格控制空气进入管路,防止空气栓塞。

(4)预防并发症:常见并发症可有远端肢体缺血、出血、感染和测压管脱出,具体护理如下。

远端肢体缺血:引起远端肢体缺血的主要原因是血栓形成、血管痉挛及局部长时间包扎过紧等。预防办法有:①置管前要判断肢端动脉是否有缺血症状。②穿刺血管时,动作要轻柔稳准,穿刺针选择要粗细得当,避免反复穿刺损伤血管。③固定肢体勿过紧,防止影响血液循环。

局部出血血肿:穿刺后要密切观察局部出血情况,对应用抗凝药或有出血倾向者要增加压迫止血的时间,达 5 分钟以上。穿刺局部应用宽胶布加压覆盖,必要时加沙袋压迫止血。如有血液渗出要及时清除,以免影响对再次出血情况的观察。

感染:动脉置管可发生局部或全身感染。一旦发生全身感染多由血源性感染所致,后果严重。因此,置管期间严密观察体温变化,如出现高热、寒战,应及时查找原因;如发现穿刺部位出现红、肿或有分泌物形成,应加强换药,并取分泌物进行细菌培养,以协助诊断,合理选择抗生素。置管期间一旦发生感染应立即拔管,并将测压管末端无菌封闭送做细菌培养。

测压管脱出:置管期间,穿刺针及管路要固定稳妥,防止翻身等操作时将管拉出。对躁动患者要采取好保护措施,必要时将患者手包紧,防止患者不慎将管拔出,一旦发生管路脱出,切忌将管送回,以防感染。

(三)血氧饱和度监护

血氧饱和度(SaO_2)是指血氧含量与血红蛋白完全氧合的氧容量之比。即 SaO_2=动脉血实际结合氧/动脉血氧结合饱和时含氧量$\times 100\%$。临床上常用的 SaO_2 监测仪,是通过无创的红外线探头监测患者指(趾)端小动脉搏动时的氧合血红蛋白的百分数而获得经皮 SaO_2。SaO_2 正常范围为 $94\%\sim 100\%$。

1.测定方法

经皮血氧饱和度的探头有两种。一种是指夹式,探头由夹子式构成,一面发射红光,一面接收,适用于成人及儿童。另一种是粘贴式,由两个薄片构成,可分别粘在患者指或趾两侧,适用于新生儿和早产儿,因儿童的指或趾较小且细嫩,用指夹式探头夹不住,即便夹住也容易压伤指或趾。

2.测定原理

(1)分光光度测定法:将红外线探头放置于患者指(趾)端等适当的位置,根据血红蛋白和氧合血红蛋白对光吸收特性不同的特点,利用发光二极管发射出红外光和红外线穿过身体适当部位的性质,用可以穿透血液的红光(波长660 μm)和红外线(940 μm)分别照射组织(指或趾),并以光敏二极管接收照射后的光信号,为了排除动脉血以外其他组织的影响,只取搏动的信号,经计算机采样分析处理氧合血红蛋白占总血红蛋白的百分数,最终显示在监视器上。但如果无脉搏,则不能进行测量。

(2)容积测定法:正常生理情况下,毛细血管和静脉均无搏动,仅有小动脉有搏动。入射光线通过手指时,在心脏收缩期,手指血容量增多,光吸收量最大;反之,在心脏舒张期,光吸收量最小。因此,光吸收量的变化反映了组织血容量的变化。此种方法只测定搏动性血容量,而不受毛细血管和静脉影响,也与肤色和皮肤张力无关。

3.临床意义

(1)提供低氧血症的监测指标,指导氧疗:监测指尖SpO_2方法简单、便捷、安全,通过监测所得的SpO_2指标,可以及时发现危重症患者的低氧血症及其程度,指导选择和调节合理氧疗方式,改善低氧血症,避免或减少氧中毒的发生。

(2)提供应用机械通气治疗的依据,指导通气参数的调整:监测能帮助确定危重症患者实施机械通气治疗的时机,并在机械通气过程中,与其他指标相结合,对机械通气选择的通气模式、给氧浓度等参数进行调整,还可为撤机和拔除气管插管提供参考依据。

(3)提供心率监测:有些监护仪在测量血氧饱和度的同时还可以通过其血氧饱和度模块获取心率参数,其原理是通过末梢血管的脉动波计算出心率。此优点保证了心电图受干扰时心率测量的准确性,临床上应用较为方便。

4.影响因素

血氧饱和度的监测结果会受很多因素影响,如患者脉搏的强弱、血红蛋白的质和量、皮肤和指甲状态、患者血流动力学变化等。患者烦躁不安会导致测量结果不准,在使用时应固定好探头,尽量使患者安静,以免报警及不显示结果。因探头为红线及红外线,所以照蓝光的新生儿应将探头覆盖,避免直接照射,损伤探头。严重低血压、休克、体温过低或使用血管活性药物,以及血红蛋白水平较高时均可影响测量结果,应结合患者病情综合判断指标的准确性,防止影响病情的治疗和诊断。在极高的环境光照情况下也会影响测量结果,使用时,应尽量避免。有研究表明,对于那些存在外周血管痉挛或因外界寒冷刺激诱导的外周低灌流时,采取额贴监测血氧饱和度比指尖的监测更有优势。

5.护理

(1)血氧饱和度的监测应排除各种干扰因素,尤其应注意人为因素的干扰,如探头放置位置、吸痰后的影响、肢端的温度等。

(2)要对监测探头进行维护、保养并防止导线断折。

(3)监测时,探头红外线射出面应直对手指(趾)甲床侧,指尖放置深度合适,以防检测结果不准确。

(4)发现监测结果持续下降低于94%时,应及时查找分析原因,排除非病情变化因素后,仍不缓解,应立即采取措施。不宜在测血压侧指尖监测血氧饱和度,以免影响监测结果。

(5)通过血氧饱和度监测结果可以粗略评估动脉血氧分压水平,以便及时判断病情变化,即当$SaO_2>90\%$时,相当于$PaO_2>8.0$ kPa(60 mmHg);当SaO_2为80%~90%时,相当于PaO_2 5.3~8.0 kPa(40~60 mmHg);当$SaO_2<80\%$时,相当于$PaO_2<5.3$ kPa(40 mmHg)。

1.肺循环压力测定

肺循环压力的测定技术分为创伤性和无创性两类。前者主要为右心漂浮导管检查技术,后者包括超声法、胸部 X 线检查技术、肺阻抗血流图技术、磁共振成像技术、血气分析、心电图技术等。创伤性技术测定结果虽然准确,但对患者具有一定的损伤,检查所需的费用较为昂贵,检查所用的仪器设备较为复杂,在临床应用也较为局限,且不宜于重复随诊检查,患者多难以接受。无创检查方便、无创伤、价格便宜,适用于多次反复检查,但检查的准确性与有创检查相比不够确切。

目前,肺循环压力测定最直接的检查方法为右心漂浮导管检查测压法。此法被认为是评价各种无创检查性测压法准确性的"金标准"。右心漂浮导管检查除了可获取肺动脉压(PAP)、肺毛细血管楔压(PAWP)、右心房压力(CVP)的参数外,还可进行心排血量的测定,并可采取混合静脉血标本以测定混合静脉血血气指标。检查所用的主要设备与仪器包括右心漂浮导管(Swan-Ganz 漂浮导管)或血流导引导管(flow-directed catheter)、压力传感器、生理记录仪、穿刺针、扩张套管等其他无菌手术器材与敷料等。检查时需在严格无菌条件下,经肘前静脉、锁骨下静脉、颈静脉或股静脉穿刺插入漂浮导管进行测定。其原理是通过导管腔内的盐水柱将血管或心腔内压力信号传递到压力换能器上,同步连续示波显示压力曲线及测定的数据,并记录下曲线图形。操作者可以通过压力曲线形态判断导管前端所处的具体位置。

测定肺动脉压力时,应注意以下各点以确保测量的准确性:①先调定零点,然后使换能器上与大气相通的三通口与患者心房呈同一水平,再校正监护仪零点。②挤压注水器冲洗肺动脉管腔,确认其通畅。③将换能器与通向肺动脉管腔相通测得肺动脉压力。④记录呼气末肺动脉压值,但需注意肺动脉压力可能受其他因素的影响,如呼吸和应用机械通气的患者。

有自主呼吸时,吸气相胸腔呈负压,肺动脉压会明显高于呼气相的压力。相反,间歇正压机械通气时,吸气相呈正压,此时的肺动脉压会明显低于呼气相时的压力。因此,无论何种状态,肺动脉压均应以呼气末数值为准。肺动脉嵌顿压的测定与测定肺动脉压的方法基本相似,不同的是要在测定肺动脉压基础上,使导管气囊充气,导管漂入肺毛细血管测得的结果同样应以呼气末时的压力为准。

测量各种压力时,应确保导管气囊嵌顿的满意效果。具体方法为:先用0.01%肝素生理盐水冲洗肺动脉管腔,以排除因血块阻塞造成的假性肺动脉楔压,缓慢充气 1～1.5 mL 至肺动脉波形变化为相当于或低于肺动脉舒张压的细小波形,放气后出现典型的肺动脉波形,即为导管气囊嵌顿满意,也是导管的满意位置。如有测不到肺动脉楔压的情况,应考虑可能为导管退出肺动脉或气囊破裂。如需拔出右心漂浮导管时,应先核实气囊确实已放气,再缓慢地将漂浮导管拔出,扩张导管外管后应压迫止血至穿刺部位不再渗血为止。右心漂浮导管持续应用时间过长可出现多种并发症,需要密切观察相关的症状和体征。常见并发症有心律失常、感染、肺栓塞及肺动脉破裂、导管气囊破裂、血栓形成与栓塞、导管在心房或心室内扭曲或打结等,更严重时,可以出现导管折于静脉内,甚至心搏骤停。

2.心排血量测定

心排血量反映整个循环状态,受静脉回流量、外周血管阻力、外周组织需氧量、血容量、体位、呼吸、心率和心肌收缩力的影响。目前,临床上常用 Fick 法(包括直接与间接 Fick 法)和热稀释法(亦为间接 Fick 法),其中后者方法较为简单,应用较为普遍。另外,还有一种方法为心阻抗图,是 20 世纪 60 年代起出现的应用生物电阻抗原理以测定心排血量的技术。此种技术具有无创伤、价廉、检查迅速等优点,已为学术界所重视。

(1)Fick 法测定:心排血量(L/min)=耗氧率(mL/min)/[动脉-混合血静脉血氧含量差(mL/dL)×10]。其中氧耗量可直接测得。动静脉血管含量差测定可分别抽取动脉血和混合静脉血(经右心管抽取),经血气分析仪直接测得。但是由于此法中混合动脉血采集较为困难,因此其在临床上的应用受到限制。

(2)热稀释法:将 0 ℃的冷生理盐水作为指示剂,经 Swan-Ganz 漂浮导管注入右心房,随血液进入肺动脉,由温度传感器连续测定流过指示剂在右心房和肺动脉内的温度变化,并记录温度/时间稀释曲线。经心排血量时计算仪描记曲线的面积,按公式算出心排血量,并显示、记录其值。此法的优点是指示剂无害,可多次测量,无须抽血检验,机器可自动计算出结果,且测量时无需穿刺动脉。

(3)心阻抗图:应用生物电阻抗原理,通过测定心动周期中胸腔生物电阻抗的变化,间接推算心搏量(SV),再乘以心率即得心排血量 CO。其公式为:$SV=\rho\times(L/Z_0)^2\times B-X$ 间期$\times C$。式中 SV 为心搏量(mL);ρ 为血液电阻率,为常数 135;L 为两电极之间的距离(cm);Z_0 为胸腔基础阻抗(Ω);B-X 间期为心阻抗血流图的微力图上由 B 点至 X 点的时间间期(s);C 为心阻抗血流图的微分图上收缩波的最大波幅(Ω/s)。

影响测定准确性的因素很多。心排血量过低时,心肌等组织与血液间的热交换可使测得值高于实际值。心排血量过高(>10 L/min)时测定结果亦不准确。其他如血液温度在呼吸和循环周期中的波动、呼吸不规则、低温液体在进入心室前温度升高等因素均可影响测量结果。在临床实际中,心排血量测定是通过心排血量测定仪计算,能迅速显示数据。

3.护理

导管的正确使用及有效的护理对血流动力学监测数值的准确性具有重要意义。

(1)测量准备。①患者准备:操作前要向患者介绍有关检查的重要性和必要性,消除患者紧张情绪,取得患者配合。体位即要适合监测的需要,又保持患者舒适。尤其是枕头的位置非常重要,其摆放一定要使患者满意。②呼吸道准备:术前尽量清除呼吸道痰液,给予及时的翻身、叩背,刺激咳嗽,必要时给予吸痰。手术当天,给予支气管扩张剂扩张支气管,减轻气道反应性,避免术中咳嗽影响检查结果。

(2)掌握操作要点:护士应熟悉导管的放置和测量操作程序,熟悉导管所在部位的压力及正常值,了解并发症及预防措施。置管时要密切观察屏幕上压力波形及心率和心律的变化。放置导管的位置不一,如肘正中静脉、右锁骨下静脉、股静脉、左锁骨下静脉和右颈内静脉。所有这些穿刺点都有优缺点。穿刺部位一般选择右侧颈内静脉,这是漂浮导管操作的最佳途径,导管可以直达右心房,从皮肤到右心房的距离最短,并发症少,容易成功。而经锁骨下静脉穿刺固定稳妥、便于护理。经股静脉插入导管达右心房的距离较远,经导管感染的机会多。置管前,肺腔及右心房腔以肝素盐水溶液冲洗,并检查气囊有无漏气。患者取 10°～20°体位,头转向左侧远离穿刺点,要严格执行无菌操作。密切观察心电监测,注意患者的生命体征变化,认真记录,发现异常及时报告处理。通过监视器上典型压力波形的变化就可知导管在心腔中的位置。

导管放置成功后准确记录导管位于穿刺点的刻度,测量时换能器应置于心脏水平,每次测量前应调整到零点,特别是体位变动后更要注意,否则所测压力值不准。重新校对零点,确定侧压部位后再进行测量并记录。

中心静脉导管做输液通路时,不要输入血液制品、清蛋白、脂肪乳液、高渗液体,因其容易堵

二、特殊监测技术

(一)中心静脉压监护

中心静脉压(CVP)是指右心房、上下腔静脉近右心房处的压力,主要反映右心的前负荷,正常值为0.4~1.2 kPa。通过对中心静脉压的变化进行监测,有助于判断体内血容量、静脉回心血量、右心室充盈压或心功能状态,对指导临床静脉补液及利尿药的应用有着极其重要的意义,是重危患者的重要监测指标。

1.测量方法

CVP测量通常采用开放式测量方法。此法通过颈外静脉、颈内静脉或锁骨下动脉至上腔静脉,或者通过股静脉至下腔静脉,其中上腔静脉较下腔静脉测量准确。测量时,将测压管的一端保持与大气相通的状态。另外,还有一种方法为闭合式测量,即整个测量过程保持闭合状态,不与大气相通,而通过压力传感器与压力监测仪相连接测得。右心漂浮导管也可直接测得中心静脉压。开放式测压的具体要求如下。

(1)物品准备:监护仪、监测CVP的测压管件一套、三通管、刻度尺、肝素盐水、延长管及无菌消毒用物。

(2)患者准备:向患者做好解释,以取得配合;取平卧位,上腔静脉测压时要将上肢外展30°~45°,定位零点为基准点,即平卧时,右心房在腋下的水平投影平面,一般定为平腋中线第4肋间处。

(3)监测压力:CVP监测分连续监测和间断监测。连续测量时需备综合监护仪与中心静脉压测压管一套。间断测量为每次连接测量后取下测压管。CVP监测有两种方法,一种是间断手动人工测量法,另一种是连续仪器测量方法。具体操作方法如下。

间断手动人工测量方法:①将生理盐水冲入一次性延长管,三通管与接中心静脉置管的输液器相连,排尽管道内气体后备用。②将三通管开向一次性延长管侧,开放一次性延长管远端,保持垂直位,观察延长管内生理盐水下降幅度,当水柱保持不动时,从基点起测量水柱高度,即为中心静脉压测量值。③测量后关闭三通管与延长管的连接,开放输液器端。

连续仪器测量方法:①经锁骨下静脉或颈内静脉将中心静脉导管置入上腔静脉靠近右心房处。②导管末端通过延长管接三通接头,与测压鼓、压力换能器和监护仪相连,三通接头的另一端开口连接输液器。③测压时,使压力换能器与患者的右心房同一水平(平卧位时,平腋中线水平),压力换能器校零。④关闭输液器,使中心静脉导管与压力换能器相通;监护仪上可自动显示压力波形和数值。⑤测压结束时;将压力的换能器端关闭,输液器端与中心静脉导管连通,开始输液。

2.影响因素与临床意义

中心静脉压力来源于4种压力成分:①静脉毛细血管压。②右心房充盈压。③作用静脉外壁的压力,即静脉收缩压和张力。④静脉内壁压,即静脉内血容量。

因此,中心静脉压的高低与血容量、静脉张力和右心功能有关。中心静脉压升高,见于右心及全心功能衰竭、房颤、肺栓塞、气管痉挛、输血补液过量、纵隔压迫、张力性气胸、各种慢性肺疾病、心脏压塞、血胸、应用血管收缩药物和患者躁动等情况时。中心静脉压下降常见于失血或脱水引起的血容量不足;也可见于周围血管扩张,如应用扩张血管药物及麻醉过深等。机械通气的患者也可影响中心静脉压,但不同的通气模式对CVP的影响程度不同。平均气道压越高,对循环的影响越大,两者成正相关。近年来,相关研究已显示 PEEP、PEEP+PSV、SIMV、IPPV 等通气模式对 CVP 影响较大,尤其是在低血容量时影响更为显著。

3.护理

(1)防止测压管阻塞:测压通路需持续静脉滴注生理盐水,或测压后用肝素盐水正压封管。如停止生理连续点滴应定时进行常规封管,每天 3 次。发现测压通路内冲入较多血液,应随时进行再次封管,以防有血凝块阻塞。

(2)保持测压准确性:每次测压前均要重新校对测量零点,因患者可能随时发生体位的变动。测压时,应先排尽测压管中的气泡,防止气体进入静脉造成气栓或影响测量的准确性。测压应在患者平静状态下进行,患者咳嗽、腹胀、烦躁或机械通气应用 PEEP 均可影响测量结果的准确性。因此,如有上述症状,可先给予处理,待平静 10~15 分钟后再行测压。如应用呼吸机治疗时,当测压管中水柱下降至基本静止状态时,可暂时断开气管插管与呼吸机的连接,观察水柱再次静止时,即为静脉压。但对于无自主呼吸的患者要慎重行事。

(3)排除干扰因素:测压过程中,测压管中的液面波动最初可快速下降,当接近静脉压时,水柱液面可随呼吸上下波动,且越来越微弱,下降速度也会越来越缓慢,直到静止不动即为静脉压高度。但须注意此时应首先排除测压管阻塞或不够通畅因素,原因可能为静脉导管堵塞、受压或尖端顶于血管壁或管道漏液等,应给予及时处理,以排除干扰。测压时,应禁止同时输入药物,特别是血管活性药物,防止药液输入快,发生意外。

(4)严格无菌操作:每天消毒穿刺点、更换透明敷贴,每天更换输液管和测压管。测压或换管时必须严格消毒各个连接部位。一旦发现感染征象或排除其他原因的高热不退,应及时拔出导管,并剪下导管近心端 2~3 cm,行细菌培养。如穿刺部位出现发红等感染情况,应禁止用透明胶布,改用棉质纱布,以透气、干燥创面,并增加换药次数。

(5)按需测量:测量中心静脉压的频次应随病情而定,切忌过于频繁。测量后准确记录,异常改变要随时报告医师给予处理。

(6)确保机械通气状态下测量数值的准确性:在机械通气过程中,为避免气道压力、循环血容量、通气模式及测量过程脱机等因素对 CVP 的影响,可对机械通气时需测量 CVP 的患者应用回归方程进行计算,所测得的值与患者实际 CVP 值无显著差异,且方法安全、简便。但对肺顺应性差的患者,在用此回归方程时所得脱机后的 CVP 值比实际脱机所测的 CVP 值稍低。其回归方程为:$y=0.98x-1.27$ 和 $y=0.86x-1.33$(y 和 x 分别为脱机前后的 CVP 值),只要将测得的患者上机时的 CVP 值代入上述回归方程,即可计算出脱机后的 CVP 值。

(7)妥善固定管道:除静脉穿刺点及管道须用透明胶布固定外,还应在距穿刺点 5 cm 处,加固胶布。固定部位应避免关节及凹陷处。对清醒患者做好解释,取得配合;对躁动患者应给予适当束缚,防止牵拉或误拔导管。在保证测压管道系统密闭及通畅的同时,还应防止管道受压、扭曲,接头松动或脱落。

(二)肺循环血流动力学监护

肺循环指血液由右心室开始,经肺动脉、肺毛细血管、肺静脉,最终到达左心房的循环过程。肺循环血流动力学是研究肺循环的压力、流量、阻力及其他相关问题,是了解肺循环功能的重要方法。许多呼吸系统疾病均直接导致肺循环的异常,因此,监测肺循环功能的变化对呼吸系统疾病的诊治具有十分重要的意义。目前,肺循环血流动力学的监测方法已广泛应用于临床,尤其是应用于危重患者的救治中。

Hb完全饱和、温度37 ℃]测得的HCO_3^-值。它是反映酸碱平衡代谢因素的指标。正常情况下，AB=SB；AB↑>SB↑见于代谢性碱中毒或呼吸性酸中毒代偿；AB↓<SB↓见于代谢性酸中毒或呼吸性碱中毒代偿。

(8)pH：pH是表示体液氢离子浓度的指标或酸碱度，由于细胞内和与细胞直接接触的内环境的pH测定技术上的困难，故常由血液pH测定来间接了解pH=1/H^+，它是反映体液总酸度的指标，受呼吸和代谢因素的影响。正常范围：动脉血为7.35~7.45；混合静脉血比动脉血低0.03~0.05。pH<7.35为失代偿的酸中毒[呼吸性和（或）代谢性]，pH>7.45为失代偿的碱中毒[呼吸性和（或）代谢性]。

(9)缓冲碱(BB)：BB是血液（全血或血浆）中一切具有缓冲作用的碱（负离子）的总和，包括HCO_3^-、血红蛋白、血浆蛋白和HPO_4^{2-}，正常范围45~55 mmol/L，平均50 mmol/L。仅BB一项降低时，应考虑为贫血。

(10)剩余碱(BE)：BE是在38 ℃、$PaCO_2$ 5.3 kPa(40 mmHg)、SaO_2 100%条件下，将血液标本滴定至pH 7.40时所消耗酸或碱的量，表示全血或血浆中碱储备增加或减少的情况。正常范围为±3 mmol/L，平均为0。其正值时表示缓冲碱量增加；负值时表示缓冲碱减少或缺失。

(11)总CO_2量(TCO_2)：它反映化学结合的CO_2量(24 mmol/L)和物理溶解的O_2量(1.2 mmol/L)。正常值=24+1.2=25.2 mmol/L。

(12)CO_2-CP：CO_2-CP是血浆中呈化合状态的CO_2量，理论上应与HCO_3^-大致相同，但因有$NaHCO_3^-$等因素干扰，比HCO_3^-偏高。

2.酸碱平衡的调节

人的酸碱平衡是由3套完整调节系统进行调节的，即缓冲系统、肺和肾的调节。人体正是由于有了这些完善的酸碱平衡调节机制，才确保了机体处于一个稳定的内环境的平衡状态。机体每天产生固定酸120~160 mmol(60~80 mEq)和挥发酸15 000 mmol(15 000 mEq)，但体液能允许的H^+浓度变动范围很小，正常时pH在7.35~7.45内波动，以保证人体组织细胞赖以生存的内环境稳定。这正是由于体内有一系列复杂的酸碱平衡调节。

(1)缓冲系统：人体缓冲系统主要有4组缓冲对，即碳酸-碳酸氢盐(H_2CO_3-HCO_3^-)、磷酸二氢钠-磷酸氢二钠系统($NaH_2PO_4^-$-NaH_2PO_4)、血浆蛋白系统和血红蛋白系统。这4组缓冲对构成了人体对酸碱失衡的第一道防线，它能使强酸变成弱酸，强碱变成弱碱，或变成中性盐。但是，由于缓冲系统容量有限，缓冲系统调节酸碱失衡的作用也是有限的。碳酸-碳酸氢盐是人体中缓冲容量最大的缓冲对，在细胞内外液中起重要作用，占全血缓冲能力的53%，其中血浆占35%，红细胞占18%。磷酸二氢钠-磷酸氢二钠在细胞外液中含量不多，缓冲作用小，只占全血缓冲能力的3%，主要在肾脏排H^+过程中起较大的作用。血浆蛋白系统主要在血液中起缓冲作用，占全血缓冲能力的7%，血红蛋白系统可分为氧合血红蛋白缓冲对($HHbO_2$-HbO_2)和还原血红蛋白缓冲对(HHb-Hb^-)，占全血缓冲能力的35%。

(2)肺的调节：肺在酸碱平衡中的作用是通过增加或减少肺泡通气量、控制排出CO_2量使血浆中HCO_3^-/H_2CO_3比值维持在20∶1水平。正常情况下，当体内产生酸增加，H^+升高，肺代偿性过度通气，CO_2排出增多，使pH维持在正常范围；当体内碱过多时，H^+降低，则呼吸浅慢，CO_2排出减少，使pH维持在正常范围。但是当增高>10.7 kPa(80 mmHg)时，呼吸中枢反而受到抑制，这是由呼吸中枢产生CO_2麻醉状态而造成的结果。肺脏调节的特点是作用发生快，但调节的范围小，当机体出现代谢性酸碱失衡时，肺在数分钟内即可代偿性增快或减慢呼吸频率或幅度,以增加或减少 CO_2 排出。

(3)肾脏调节:肾脏在酸碱平衡调节中是通过改变排酸或保碱量来发挥作用的。其主要调节方式是排出 H^+ 和重吸收肾小球滤出液中的 HCO_3^-,以维持血浆中 HCO_3^- 浓度在正常范围内,使血浆中的 pH 保持不变。肾脏排 H^+ 保 HCO_3^- 的途径有 HCO_3^- 重吸收、尿液酸化和远端肾小管泌氨与 NH_4^+ 生成。与肺脏的调节方式相比,肾脏的调节酸碱平衡的特点是功能完善但作用缓慢,常需 72 小时才能完成;其次是肾调节酸的能力大于调节碱的能力。

3.血气监护

血气监护是利用血气监护仪,即一种将传感器放置在患者血管内或血管外不伴液体损失的仪器,间断或连续监测 pH、PCO_2、PO_2。目前市售的血气监护仪一般包括传感器显示器、定标器三大部分。血管内与血管外血气监护仪的差别在于血管内血气监护仪的传感器置于动脉导管内的光缆顶端,而血管外血气监护仪的传感器则置于便携式传感器盒内,这标志着血气监护技术的新进展。总之,无论选择哪种方式进行血气分析或血气监护,护士均需从以下几个方面加强护理。

(1)熟练掌握动脉采血方法或血气监护仪:操作规程(参照生产厂家仪器使用说明)临床上,凡是需要连续观察血气及酸碱变化的患者均可进行血气监护。但要求每天须进行 4~6 次者,方可考虑应用血气监护仪进行连续监护。

(2)严格掌握动脉采血或血气监护时机:一般情况下,需在患者平静状态下采集动脉血标本。当患者吸氧或机械通气时,需标明吸入氧浓度、吸氧或机械通气时间、监护仪显示的指尖脉氧值和患者体温。尽量避免在患者剧烈咳嗽、躁动不安,或翻身、叩背、吸痰等强刺激后进行血气分析。

(3)耐心做好解释:动脉采血不同于静脉采血,较为少见,患者易产生恐惧和紧张的心理。操作前护士需向患者详细说明采血意义、方法和注意事项,使患者有充分的心理准备,密切配合,增加一次采血成功率。

(4)避免影响因素。可能影响血气分析结果的常见因素包括:①肝素浓度不当,一般肝素浓度应为 1 000 U/mL。②采血时肝素湿润注射器管壁未排尽,剩余过量可造成 pH 下降和 PO_2 升高。③标本放置过久,可导致 PO_2 和 pH 下降。④未对体温进行校正,pH 与温度成负相关,PCO_2 和 PO_2 与温度成正相关。⑤标本中进入气泡,抽取标本时未排尽标本中的气泡,对低氧血症者影响较大。⑥误抽静脉血,一旦误抽静脉血,须及时发现,正确判断,以免影响医师对检查结果的判定。对上述影响因素,要尽量避免,如选择一次性血气分析专用注射器,标本现抽现送,立即检查。

(李 娜)

第四节 手术后患者的护理

从患者手术结束返回病房到基本康复出院阶段的护理,称手术后护理。

一、护理评估

(一)手术及麻醉情况

了解手术和麻醉的种类和性质、手术时间及过程;查阅麻醉及手术记录,了解术中出血、输塞和污染液体。气囊要用气体充气,而不能用液体,因为液体不能压缩,容易对心脏或肺动脉内膜造成损伤。用空气充气时如气囊破裂容易造成空气栓塞。利用漂浮导管进行血流动力学监测是危重症监测室的一个重要监护技术。

(3)避免和及时纠正影响压力测定的因素:检测压力最好选在患者平静呼吸的呼气末,且避免测压时患者产生剧烈咳嗽。如患者接受机械通气治疗,测量肺毛细血管楔压时,必须暂停呼吸机通气,否则测量结果为肺泡内压。测压系统中大气泡未排净,可使测压衰减,压力值偏低。导管检查过程中如有微小的气泡不会引起严重的后果,但进入较多气泡时,则情况较严重,文献报道病死率为50%。防止气泡进入监测系统,发现气泡要用注射器及时抽出。测压系统中有小气泡,压力值偏高。测量时换能器应置于心脏水平,每次测量前应调整零点,特别是体位变动后,要重新校对零点,因此,测压时,应排除上述原因,才能准确评估血流动力学,估计左心功能。总之,当出现问题时,要观察屏幕正上方的提示。

(4)并发症的预防与护理。①测压管道堵塞:管道堵塞时,压力波形消失或波形低钝,用生理盐水500 mL加入3 200 U肝素以3 mL/h的速率泵入测压管内或以2～3 mL/h(4～6 U/mL)间断推注以防止堵塞。留管时间稍长后会出现压力波形低钝、脉压差变小,但冲洗回抽均通畅,考虑为导管顶端有活瓣样的血栓形成所致。护士要注意肺动脉压力值及波形的变化。一旦管腔堵塞,无回血,不宜勉强向里推注。②气囊破裂、空气栓塞:气囊充气最好用CO_2气充,充气速度不宜过快,充气量不超过1.5 mL,气囊充气时间不可过长,一般为10～30个心动周期(10～20秒),获得肺动脉楔压波形后,立即放气。PCWP不能连续监测,最多不超过20秒,监测中要高度警惕导管气囊破裂,如发现导管气囊破裂,应立即抽出气体,做好标记并交班,以免引起气栓。气囊充气测肺楔压是将针筒与导管充气口保持锁定状态,放气时针芯自动回弹,容积与先前充气体积相等,否则说明气囊已破裂,勿再充气测肺楔压,并尽早拔管防止气囊碎片脱落。PCWP测定后要放松气囊并退出部分导管,防止肺栓塞和肺破裂。尽量排尽测压管和压力传感器内的气泡。③血栓形成和肺栓塞:导管留置时间过长使血中的纤维蛋白黏附于导管周围,导管尖端位置过深近于嵌入状态时血流减慢,管腔长时间不冲洗以及休克和低血压患者处于高凝状态等情况,均易形成血栓。血栓形成后出现静脉堵塞症状如上肢水肿、颈部疼痛、静脉扩张。④肺动脉破裂和肺出血:肺动脉破裂和肺出血是最严重的并发症,Paulson等统计19例肺动脉破裂患者,11例发生死亡。肺动脉破裂的发生率占0.2%。常见于气囊充气过快或导管长期压迫肺动脉分支。肺出血临床可表现为突发的咳嗽、咯血、呼吸困难,甚至休克,双肺可闻及水泡音。肺小动脉破裂的症状为胸痛、咯血、气急;发生肺动脉破裂时,病情迅速恶化,应使患肺保持低位(一般为右肺),必要时行纤维支气管镜检查或手术治疗。多见于老年患者,肺动脉高压和心脏瓣膜病。⑤导管扭曲、打结、折断:出现导管扭曲应退出和调换。退管困难时注入冷生理盐水10 mL。打结时可在X线透视下,放松气囊后退出。导管在心内打结多发生于右心室,由于导管软、管腔较小,插入过快或用力过大,可使导管扭曲打结;测压时可见导管从右心房或右心室推进15 cm后仍只记录到右心室或肺动脉压,X线片即可证实。此时应将导管退出,重新插入。⑥心律失常:严密监测变化,心律失常以房性和室性早搏最常见,也有束支传导阻滞,测压时导管经三尖瓣入右心室及导管顶端触及室壁时极易诱发室性早搏。如发现室性早搏、阵发性室速要及时报告医师。一般停止前送导管,期前收缩即可消失,或静脉注射利多卡因控制。测压时要熟练掌握操作技术,减少导管对室壁的刺激。严重的室速、室颤立即报告医师,并及时除颤。⑦缩短置管时间预防感染:留置导管一般在3～5天,不超过7天为宜,穿刺部位每天消毒后用透明膜覆盖,便于观察有无渗血,保持清洁、干燥，如患者出现高热、寒战等症为感染所致，应立即拔管。感染可发生在局部穿刺点和切口处，也能引起细菌性心内膜炎。怀疑感染的病例应做导管尖端细菌培养，同时应用有效的抗生素。在血流动力学稳定后拔除导管，拔管时须按压穿刺点防止局部出血。

（三）血气监护

血液、气体和酸碱平衡正常是体液内环境稳定、机体赖以健康生存的一个重要方面。

1. 血气分析指标

（1）动脉血氧分压（PaO_2）：PaO_2 是血液中物理溶解的氧分子所产生的压力。PaO_2 正常范围 $10.7\sim13.3$ kPa（$80\sim100$ mmHg），正常值随年龄增加而下降，PaO_2 的年龄预计值 = [13.8 kPa − 年龄（岁）×0.057] ± 0.5 kPa 或 [13.5 mmHg − 年龄（岁）×0.42] ± 4 mmHg，PaO_2 低于同龄人正常范围下限者，称为低氧血症。PaO_2 降至 8.0 kPa（60 mmHg）以下时，是诊断呼吸衰竭的标准。

（2）动脉血氧饱和度（SaO_2）：SaO_2 指血红蛋白实际结合的氧含量与全部血红蛋白能够结合的氧含量比值的百分率。其计算公式：SaO_2 = 氧合血红蛋白/全部血红蛋白 × 100%，正常范围为 95%～98%。动脉血氧分压与 SaO_2 的关系是氧离曲线。

（3）氧合指数：氧合指数 = PaO_2/FiO_2，正常值为 $53.1\sim66.7$ kPa（$400\sim500$ mmHg）。ALI 时存在严重肺内分流，PaO_2 降低明显，提示高吸氧浓度并不能提高 PaO_2 或提高 PaO_2 不明显，故氧合指数常 <40.0 kPa（300 mmHg）。

（4）肺泡-动脉血氧分压差 [$P(A-a)O_2$]：在正常生理情况下，吸入空气时 $P(A-a)O_2$ 为 1.3 kPa（10 mmHg）左右。吸纯氧时 $P(A-a)O_2$ 正常不超过 8.0 kPa（60 mmHg），ARDS 时 $P(A-a)O_2$ 增大，吸空气时常可增至 6.0 kPa（50 mmHg）；而吸纯氧时 $P(A-a)O_2$ 常可超过 13.3 kPa（100 mmHg）。但该指标为计算值，结果仅供临床参考。

（5）肺内分流量（Qs/Qt）：正常人可存在小量解剖分流，一般不大于 3%。ARDS 时，由于 V/Q 严重降低，Qs/Qt 可明显增加，达 10% 以上，严重者可达 20%～30%。

以上 5 个指标常作为临床判断低氧血症的参数。

（6）动脉血二氧化碳分压（$PaCO_2$）：$PaCO_2$ 是动脉血中物理溶解的 CO_2 分子所产生的压力。正常范围 $4.7\sim6.0$ kPa（$35\sim45$ mmHg）。测定 $PaCO_2$ 是结合 PaO_2 判断呼吸衰竭的类型与程度，反映酸碱平衡呼吸因素的唯一指标。当 $PaCO_2$ >6.0 kPa（45 mmHg）时，应考虑为呼吸性酸中毒或代谢性碱中毒的呼吸代偿，当 $PaCO_2$ <4.7 kPa（35 mmHg）时，应考虑为呼吸性碱中毒或代谢性酸中毒的呼吸代偿。

PaO_2 <8.0 kPa（60 mmHg）、$PaCO_2$ <6.7 kPa（50 mmHg）或在正常范围，为 Ⅰ 型呼吸衰竭。

PaO_2 <8.0 kPa（60 mmHg）、$PaCO_2$ >6.7 kPa（50 mmHg），为 Ⅱ 型呼吸衰竭。

肺性脑病时，$PaCO_2$ 一般应 >9.3 kPa（70 mmHg）；当 PaO_2 <5.3 kPa（40 mmHg）时，$PaCO_2$ 在急性病 >8.0 kPa（60 mmHg），慢性病例 >10.7 kPa（80 mmHg），且有明显的临床症状时提示病情严重。

吸氧条件下，计算氧合指数 <40.0 kPa（300 mmHg），提示呼吸衰竭。

（7）碳酸氢盐（HCO_3^-）：HCO_3^- 是反映机体酸碱代谢状况的指标。HCO_3^- 包括实际碳酸氢盐（AB）和标准碳酸氢盐（SB）。SB 和 AB 的正常范围均为 22～27 mmol/L，平均 24 mmol/L。AB 是指隔离空气的血液标本在实验条件下所测得的血浆 HCO_3^- 值，是反映酸碱平衡代谢因素的指标，当 <22 mmol/L 时，可见于代谢性酸中毒或呼吸性碱中毒代偿；大于 27 mmol/L 时，可见于代谢性碱中毒或呼吸性酸中毒代偿。SB 是指在标准条件下[即 $PaCO_2$ = 5.3 kPa（40 mmHg）、

血、输液的情况,手术中病情变化和引流管放置情况。

(二)身体状况

1.生命体征

局部麻醉及小手术术后,可每4小时测量并记录一次。有影响机体生理功能的疾病、麻醉、手术等因素存在时,应密切观察。每15~30分钟测量并记录一次,病情平稳后,每1~2小时记录一次,或遵医嘱执行。

(1)体温:术后,由于机体对手术后组织损伤的分解产物和渗血、渗液的吸收,可引起低热或中度热,一般在38.0 ℃,临床上称外科手术热(吸收热),于术后2~3天逐渐恢复正常,不需要特殊处理。若体温升高幅度过大、时间超过3天或体温恢复后又再次升高,应注意监测体温,并寻找发热原因。

(2)血压:连续测量血压,若较长时间患者的收缩压10.7 kPa(<80 mmHg)或患者的血压持续下降0.7~1.3 kPa(5~10 mmHg)时,表示有异常情况,应通知医师,并分析原因,遵医嘱及时处理。

(3)脉搏:术后脉搏可稍快于正常,一般在90次/分以内。若脉搏过慢或过快,均不正常,应及时告知医师,协作处理。

(4)呼吸:术后,可能由于舌后坠、痰液黏稠等原因,引起呼吸不畅;也可因麻醉、休克、酸中毒等原因,出现呼吸节律异常。

2.意识

及时评估患者术后意识情况,并根据患者意识恢复的状况安排体位、陪护和其他护理工作。

3.记录液体出入量

术后,护士应观察并记录液体出入量,重点评估失血量、尿量和各种引流量,进而推算出入量是否平衡。

4.切口及引流情况

(1)切口情况:应注意切口有无出血、渗血、渗液、感染、敷料脱落及切口愈合等情况。

(2)引流情况:观察并记录引流液的性状、量和颜色;注意引流管是否通畅,有无扭曲、折叠或脱落等。

5.营养状况

术后,机体处于高代谢状态,且部分患者又需要禁食,应重点评估患者营养摄入,是否能够满足术后的需要,以便进行适当的营养支持,促进患者尽快痊愈和康复。

(三)心理-社会状况

手术结束、麻醉作用消失,度过危险期后,患者心理上有一定程度焦虑或解脱感。随后又可出现较多的心理反应,如术后不适或并发症的发生,可引起患者焦虑、不安等不良心理反应;若手术导致功能障碍或身体形象的改变,患者可能产生自我形象紊乱的问题;家属的态度及家庭经济情况,也可影响患者的心理。

二、护理诊断及合作性问题

(一)疼痛

疼痛与手术切口、创伤有关。

（二）体液不足
体液不足与术中出血、失液或术后禁食、呕吐、引流和发热等有关。

（三）营养失调
低于机体需要量，与分解代谢增高、禁食有关。

（四）生活自理能力低下
生活自理能力低下与手术创伤、术后强迫体位、切口疼痛有关。

（五）知识缺乏
常缺乏有关康复锻炼的知识。

（六）舒适的改变
舒适的改变与术后疼痛、腹胀、便秘和尿潴留等有关。

（七）潜在并发症
如出血、感染、切口裂开和深静脉血栓形成等。

三、护理措施

（一）一般护理

1.体位

应根据麻醉情况、术式和疾病性质等安置患者体位。①全麻手术：麻醉未清醒者，采取去枕平卧位，头偏向一侧，防止口腔分泌物或呕吐物误吸；麻醉清醒后，可根据情况调整体位。②蛛网膜下腔麻醉术：去枕平卧6~8小时，防止术后头痛。③硬膜外麻醉术：应平卧4~6小时。④按手术部位不同安置体位：颅脑手术后，若无休克或昏迷，可取15°~30°头高足低斜坡卧位；颈、胸部手术后多取高半坐卧位，以利于血液循环，增加肺通气量；腹部手术后，多取低半坐卧位或斜坡卧位，以利于引流，防止发生膈下脓肿，并降低腹壁张力，减轻疼痛；脊柱或臀部手术后，可取俯卧或仰卧位。

2.饮食

术后饮食应按医嘱执行，开始进食的时间与麻醉方式、手术范围及是否涉及胃肠道有关。能正常饮食的患者进食后，应鼓励患者进食高蛋白、高热量和高维生素饮食；禁食患者暂采取胃肠外营养支持。①非消化道手术：局麻或小手术后，饮食不必严格限制；椎管内麻醉术后，若无恶心、呕吐，4~6小时给予饮水或少量流质，以后酌情给半流或普食；全身麻醉术后可于次日给予流质饮食，以后逐渐给半流质或普通饮食。②消化道手术：一般在术后2~3天内禁食，待肠道功能恢复、肛门排气后开始进流质饮食，应少食多餐，后逐渐给半流质及普通饮食。开始进食时，早期应避免食用牛奶、豆类等产气食物。

3.切口护理

术后常规换药，一般隔天一次，感染或污染严重的切口应每天一次；若敷料被渗湿、脱落或被大小便污染，应及时更换；若无菌切口出现明显疼痛，且有感染迹象，应及时通知医师，尽早处理。

4.引流护理

术后有效的引流，是防止术后发生感染的重要措施。应注意：①正确接管、妥善固定，防止松脱。②保持引流通畅，避免引流管扭曲、受压或阻塞。③观察并记录引流液的量、性状和颜色。④更换引流袋或引流瓶时，应注意无菌操作。⑤掌握各类引流管的拔管指征及拔除引流管时间。较浅表部位的乳胶引流片，一般于术后1~2天拔除；单腔或双腔引流管，多用于渗液、脓液较多的患者,多于术后2~3天拔除;胃肠减压管一般在肠道功能恢复、肛门排气后拔除;导尿管可留置1~2天。具体拔管时间应遵医嘱执行。

5.术后活动

指导患者尽可能地进行早期活动。①术后早期活动的意义:增加肺活量,有利于肺的扩张和分泌物的排出,预防肺部并发症。促进血液循环,有利于切口愈合,预防压疮和下肢静脉血栓形成。促进胃肠道蠕动,防止腹胀、便秘和肠粘连。促进膀胱功能恢复,防止尿潴留。②活动方法:一般手术无禁忌的患者,当天麻醉作用消失后即可鼓励患者在床上活动,包括深呼吸、活动四肢及翻身;术后1~2天可试行离床活动,先让患者坐于床沿,双腿下垂,然后让其下床站立,稍做走动,以后可根据患者的情况、能力,逐渐增加活动范围和时间;病情危重、体质衰弱的患者,如休克、内出血、剖胸手术后、颅脑手术后,仅协助患者做双上、下肢活动,促进肢体血液循环;限制活动的患者如脊柱手术、疝修补术、四肢关节手术后,活动范围受到限制,协助患者进行局部肢体被动活动。③注意事项:在患者活动时,应注意随时观察患者,不可随便离开患者;活动时,注意保暖;每次活动不能过量;患者活动时,若出现心悸、脉速、出冷汗等,应立即辅助患者平卧休息。

(二)心理护理

患者术后往往有自我形象紊乱、担心预后等心理顾虑,应根据具体情况做好心理护理工作。为患者创造良好的环境,避免各种不良的刺激。

(三)术后常见不适的护理

1.发热

手术热一般不超过38.5℃,可暂不做处理;若体温升高幅度过大、时间超过3天或体温恢复后又再次升高,应注意监测体温,并寻找原因。若体温超过39℃者,可给予物理降温,如冰袋降温、乙醇擦浴等。必要时,可应用解热镇痛药物。发热期间应注意维护正常体液平衡,及时更换潮湿的床单或衣裤,以防感冒。

2.切口疼痛

麻醉作用消失后,可出现切口疼痛。一般术后24小时内疼痛较为剧烈,2~3天后逐渐缓解,护士应明确疼痛原因,并对症护理。引流管移动所致的切口牵拉痛,应妥善固定引流管;切口张力增加或震动引起的疼痛,应在患者翻身、深呼吸、咳嗽时,用手保护切口部位;较大创面的换药前,适量应用止痛剂;大手术后24小时内的切口疼痛,遵医嘱肌内注射阿片类镇痛剂。必要时,可4~6小时重复使用或术后使用镇痛泵。

3.恶心、呕吐

多为麻醉后的胃肠道功能紊乱的反应,一般于麻醉作用消失后自然消失。腹部手术后频繁呕吐,应考虑急性胃扩张或肠梗阻。护士应观察并记录恶心、呕吐发生的时间及呕吐物的量、颜色和性质;协助其取合适体位,头偏向一侧,防止发生误吸。吐后,给予口腔清洁护理及整理床单;可遵医嘱使用镇吐药物。

4.腹胀

术后因胃肠道功能未恢复,肠腔内积气过多,可引起腹胀,多于术后2~3天,胃肠蠕动功能恢复、肛门排气后自行缓解,无须特殊处理。严重腹胀需要及时处理:①遵医嘱禁食、持续性胃肠减压或肛管排气。②鼓励患者早期下床活动。③针刺足三里、气海、天枢等穴位;非胃肠道手术的患者,可口服促进胃肠道蠕动的中药。肠梗阻、低血钾、腹膜炎等原因引起腹胀的患者,应及时遵医嘱给予相应处理。

5.呃逆

神经中枢或膈肌受刺激时,可出现呃逆,多为暂时性的。术后早期发生暂时性呃逆者,可经压迫眶上缘、短时间吸入二氧化碳、抽吸胃内积气和积液、给予镇静或解痉药物等处理后缓解。若上腹部手术后出现顽固性呃逆,应警惕膈下感染,及时告知医师处理。

6.尿潴留

多发生在腹部和肛门、会阴部手术后,主要由于麻醉后排尿反射受抑制、膀胱和后尿道括约肌反射性痉挛以及患者不适应床上排尿等引起。若患者术后6~8小时尚未排尿或虽有排尿但尿量少,应做耻骨上区叩诊。若叩诊有浊音区,应考虑尿潴留。对尿潴留者应及时采取有效措施,缓解症状。护士应稳定患者的情绪,在无禁忌证的情况下,可协助其坐于床沿或站立排尿。诱导患者建立排尿反射,如听流水声、下腹部热敷、按摩,应用镇静或止痛药,解除疼痛或用氯贝胆碱等药物刺激膀胱逼尿肌收缩。若上述措施均无效,可在严格无菌技术下导尿。若导尿量超过500 mL或有骶前神经损伤、前列腺增生,应留置导尿。留置导尿期间,应注意导尿管护理及膀胱功能训练。

(四)并发症的观察及处理

1.出血

(1)病情观察:一般在术后24小时内发生。出血量小,仅有切口敷料浸血,或引流管内有少量出血;若出血量大,则术后早期即出现失血性休克。特别是在输给足够液体和血液后,休克征象或试验室指标未得到改善,甚至加重或一度好转后又恶化,都提示有术后活动性出血。

(2)预防及处理:术后出血,应以预防为主,包括手术时,严密止血,切口关闭前严格检查有无出血点;有凝血机制障碍者,应在术前纠正凝血障碍。出血量小(切口内少量出血)的患者,更换切口敷料,加压包扎;遵医嘱应用止血药物止血;出血量大或有活动性出血的患者,应迅速加快输液、输血,以补充血容量,并迅速查明出血原因,及时通知医师,完善术前准备,准备进行手术止血。

2.切口感染

(1)病情观察:指清洁切口和污染切口并发感染,常发生于术后3~4天。表现为切口疼痛加重或减轻后又加重,局部常有红、肿、热、痛或触及波动感,甚至出现脓性分泌物。全身表现有体温升高、脉搏加速、白细胞计数和中性粒细胞比例增高等。

(2)预防及处理:严格遵守无菌技术原则;注意手术操作技巧,防止残留无效腔、血肿,切口内余留的线过多、过长等;加强手术前后处理,术前做好皮肤准备,术后保持切口敷料的清洁、干燥和无污染;改善患者营养状况,增强抗感染能力。一旦发现切口感染,早期应勤换敷料、局部理疗、遵医嘱使用抗菌药物。若已形成脓肿,应拆除部分缝线,敞开切口,通畅引流,创面清洁后,考虑做二期缝合,以缩短愈合时间。

3.切口裂开

(1)病情观察:多见于腹部手术后,时间上多在术后1周左右。主要原因常有营养不良、缝合技术存在缺点、腹腔内压力突然增高和切口感染等。一种是完全裂开,一种是不完全裂开。完全裂开往往发生在腹内压突然增加时,患者自觉切口剧疼和突然松开,有大量淡红色液体自切口溢出,可有肠管和网膜脱出;不完全性切口裂开,是指除皮肤缝线完整,深层组织裂开,线结处有血性液体渗出。

(2)预防:手术前纠正营养不良状况;手术时,避免强行缝合,采用减张缝合,术后适当延缓拆线时间;手术后切口处用腹带包扎;咳嗽时,注意保护切口,并积极处理其他原因引起的腹内压增高;预防切口感染。

(3)处理:一旦发现切口裂开,应及时处理:完全性切口裂开时,应立即安慰患者,消除恐惧情绪,让患者平卧,立即用无菌等渗盐水纱布覆盖切口,并用腹带包扎,通知医师,护送患者进手术室重新缝合;若有内脏脱出,切忌在床旁还纳内脏,以免造成腹腔内感染。切口部分裂开或裂开较小时,可暂不手术,待病情好转后择期进行切口疝修补术。

4.肺不张及肺部感染

(1)病情观察:常发生在胸、腹部大手术后,多见于慢性肺气肿或肺纤维化的患者,长期吸烟更易发生。这些患者因肺弹性减弱,术后呼吸活动受限,分泌物不易咳出,易堵塞支气管,造成肺部感染及肺不张。开始表现为发热、呼吸和心率加快,持续时间长,可出现呼吸困难和呼吸抑制。体检时,肺不张部位叩诊呈浊音或实音,听诊呼吸音减弱、消失或为管样呼吸音。血气分析示PaO_2下降和$PaCO_2$升高,继发感染时,血白细胞计数和中性粒细胞比例增加。

(2)预防:术前做好呼吸锻炼,胸部手术者加强腹式深呼吸训练,腹部手术者加强胸式深呼吸训练。手术前2周停止吸烟,有呼吸道感染、口腔炎症等情况者,待炎症控制后再手术。全麻手术拔管前,吸净气管内分泌物,术后鼓励患者深呼吸、有效咳嗽,同时可应用体位引流或给予雾化吸入。

(3)处理:若发生肺不张,做如下处理。遵医嘱给予有效抗菌药物预防和控制炎症。应鼓励患者深吸气,有效咳嗽、咳痰,帮助患者翻身拍背,协助痰液排出。无力咳嗽排痰的患者,用导管插入气管或支气管吸痰,痰液黏稠应用雾化吸入稀释。有呼吸道梗阻症状、神志不清、呼吸困难者,做气管切开。

5.尿路感染

(1)病情观察:手术后尿路感染与导尿管的插入和留置密切相关,尿潴留是基本原因。分为下尿路感染和上尿路感染。下尿路感染主要是急性膀胱炎,常伴尿道炎和前列腺炎,主要表现为尿频、尿急、尿痛和排尿困难,一般无全身症状。尿常规检查有较多红细胞和脓细胞。上尿路感染主要是肾盂肾炎,多见于女性,主要表现为畏寒、发热和肾区疼痛,血常规检查白细胞计数增高。中段尿镜检有大量白细胞和脓细胞,做尿液培养可明确菌种,为选择抗菌药物提供依据。

(2)预防与处理:及时处理尿潴留,是预防尿路感染的主要措施。鼓励患者多饮水,保持每天尿量在1 500 mL以上,并保持排尿通畅。根据细菌培养和药敏实验验选择有效抗菌药物治疗,残余尿在50 mL以上者,应留置导尿,放置导尿管时,应严格遵守无菌操作原则。遵医嘱给患者服用碳酸氢钠,以碱化尿液,减轻膀胱刺激症状。

6.深静脉血栓形成和血栓性静脉炎

(1)病情观察:多发生于术后长期卧床、活动少或肥胖患者,以下肢多见。患者感觉小腿疼痛。检查肢体肿胀、充血,有时可触及索状物,继之可出现凹陷性水肿,腓肠肌挤压试验或足背屈曲试验阳性。常伴体温升高。

(2)预防与处理:强调早期起床活动。若不能起床活动的患者,指导患者学会做踝关节伸屈活动的方法,或采用电刺激、充气袖带挤压腓肠肌以及被动按摩腿部肌肉等方法,加速静脉血回流。术前,可使用小剂量肝素皮下注射,连续使用5~7天,有效防止血液高凝状态。一旦发生深静脉血栓或血栓性静脉炎,应抬高、制动患肢,严禁局部按摩及经患肢输液,同时遵医嘱使用抗凝剂、溶栓剂或复方丹参液滴注。必要时,手术取出血栓。

(五)健康指导

(1)心理保健:某些患者因手术致残,形象改变,从而使心态也发生改变。要指导患者学会自我调节、自我控制,提高心理适应能力和社会活动能力。

(2)康复知识:指导患者进行术后功能锻炼,教会患者自我保护、保健知识。教会患者缓解不适及预防术后并发症的简单方法。

(3)营养与饮食:指导患者建立良好的饮食卫生习惯,合理的摄入营养,促进康复。

(4)合理用药:指导患者按医师开具的出院带药,按时按量服用、讲解服药后的毒副反应及特殊用药的注意事项。

(5)按时随访。

(李 娜)

第五节 心胸外科手术的护理

心胸外科专业开创于20世纪初期,起步较晚但几十年来却是发展最快的外科学分支之一。胸心外科通常可分为普通胸外科和心脏外科,普通胸外科治疗包括肺、食道、纵隔等疾病;心脏外科则是治疗心脏的先天性或后天性疾病。常见的先天性心脏病手术包括房室间隔缺损修补,肺动脉狭窄拓宽、法洛四联症矫治术和动脉导管未闭结扎术等;后天性心脏病手术包括瓣膜置换术、瓣膜成形术、冠状动脉搭桥术、带瓣管道置换术等。下面以几个经典的胸心外科手术为例,介绍手术的护理配合。

一、瓣膜病置换手术的护理配合

心脏瓣膜病是指心脏瓣膜结构(瓣叶、瓣环、腱索、乳头肌)的功能或结构异常导致瓣口狭窄及(或)关闭不全。常见的致病因素包括炎症、黏液样变性、退行性变、先天性畸形、缺血性坏死、创伤、梅毒、钙化、发育异常等。心脏瓣膜置换是指在低体温麻醉下,通过外科手术切除病变瓣膜,使用人工心脏瓣膜替换的一种治疗方法。以下以二尖瓣置换术为例做手术配合介绍。

(一)主要手术步骤及护理配合

1.手术前准备

手术患者入室前,巡回护士应先将凝胶体位垫和变温水毯放置于手术床上,其有防止压疮和体外循环恢复后升温的作用。手术患者取仰卧位,双手平放于身体两侧并使用中单将其保护固定。手术患者行全身麻醉,巡回护士配合麻醉师进行动静脉穿刺;留置导尿管,并连接精密集尿袋。留置肛温探头进行术中核心体温的监测;巡回护士合理粘贴电极板,通常将电极板与患者轴线垂直地粘贴于臀部侧方肌肉丰富处,不宜粘贴于大腿处,以防术中进行股动脉、股静脉的紧急插管。切口周围皮肤消毒范围为:上至肩,下至髂嵴连线,两侧至腋中线。按照胸部正中切口手术铺巾法建立无菌区域。

2.主要手术步骤

(1)经胸骨正中切口开胸:传递22号大圆刀切开皮肤,电刀切开皮下组织及肌层,切开骨膜;传递电锯锯开胸骨,并传递骨蜡进行骨创面止血(如图9-2,图9-3)。

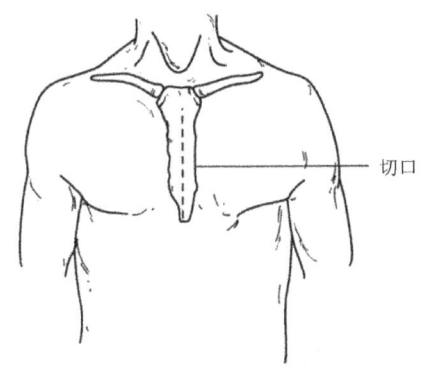

图 9-2 胸正中切口

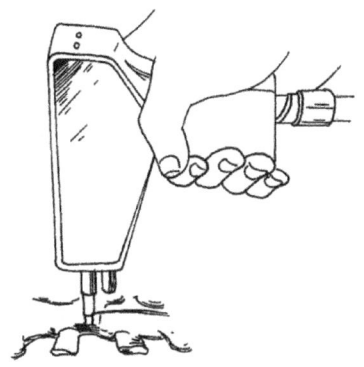

图 9-3 使用电锯将胸骨纵形锯开

(2)撑开胸骨:利用胸腔撑开器撑开胸骨显露胸腺、前纵隔及心包;传递无损伤镊夹持心包,配合解剖剪剪开,传递圆针 7 号慕丝线进行心包悬吊,显露心脏(如图9-4)。

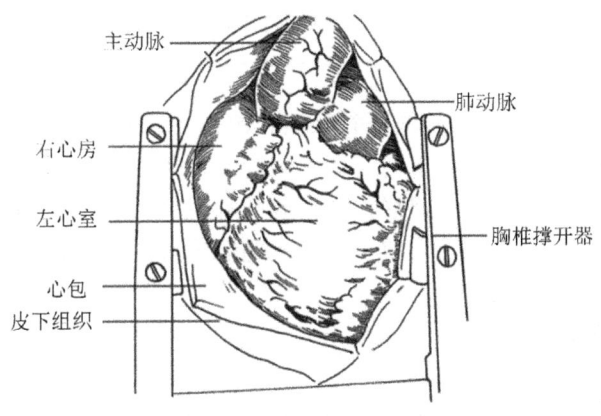

图 9-4 显露心脏

(3)建立体外循环:传递 25 cm 解剖剪、无损伤镊、血管游离钳等游离上下腔静脉及升主动脉,配合插管荷包的制作,以及上下腔静脉和升主动脉插管,放置心脏冷停搏液灌注管,传递阻断钳阻断上、下腔静脉和主动脉,灌注停跳液(原理为含高浓度钾,导致心脏停搏),外膜敷冰泥保护心肌,直至心脏停止。

(4)显露二尖瓣:传递 11 号尖刀经房间沟切开左心房壁,心房拉钩牵开心房,显露二尖瓣(如图 9-5)。

(5)剪除二尖瓣及腱索:传递 25 cm 解剖剪沿瓣环剪除二尖瓣及腱索,无损伤镊配合操作,同时准备湿纱布,及时擦拭解剖剪及无损伤镊上残留腱索和组织。

(6)换人工瓣膜:传递测瓣器测定瓣环大小,选择大小合适的人工瓣膜,传递瓣膜缝合线缝合人工瓣膜。

(7)关闭切口,恢复正常循环:传递不可吸收缝线关闭二尖瓣切口和左房切口。传递夹管钳,配合撤离体外循环,并传递不可吸收缝线或各种止血用品配合有效止血;开启变温水毯至 38～40 ℃,调高手术间内温度,加温输注的液体或血液进行复温,待心脏跳动恢复、有力,全身灌注情况改善,放置胸腔闭式引流管,传递无损伤缝线缝合并关闭心包,传递胸骨钢丝关胸及慕丝线缝合切口。

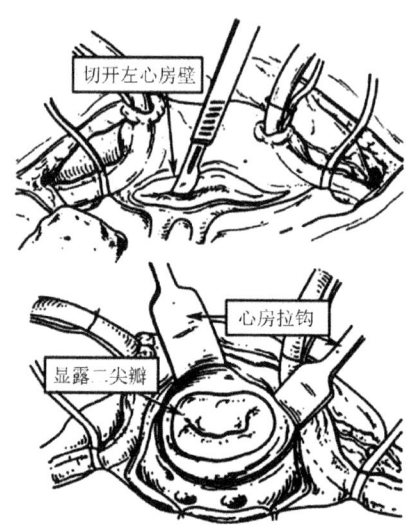

图 9-5 切开左心房，显露二尖瓣

3.术后处置

为手术患者包扎伤口，及时加盖棉被进行保温。检查手术患者骶尾部、足跟等易发生压疮的皮肤，及时发现皮肤发红、破损等异常情况。固定胸腔引流管、导尿管，保持引流通畅，并观察引流液的色、量、质，加强管道护理，防止滑脱。协助麻醉师、手术医师小心谨慎地将手术患者转移至监护床上，转运途中严密监测血压、心率、心律、氧饱和度等生命体征。保障患者安全，与心外科监护室护士做好交接班。

(二)围术期特殊情况及处理

1.调节手术患者体温

正常机体需高血流量灌注重要脏器，包括肾、心、脑、肝等，而机体代谢与体温直接有关，体温每下降7℃组织代谢率可下降50%，如体温降至30℃，则氧需要量减少50%，体温降至23℃时氧需要量则是正常的25%。因此，在建立体外循环过程中需要降温，以减低需氧量，预防重要脏器缺血缺氧，提高灌注的安全性。降温程度根据病情、手术目的和手术方法等各种情况而定，可分为不同的类型。①常温体外循环：适用于简单心脏畸形能在短时间内完成手术者。②浅低温体外循环：适用于病情中等者，心内畸形不太复杂者。③深低温微流量体外循环，适用于心功能差，心内畸形复杂者；侧支循环丰富，心内手术时有大量回血者；合并动脉导管未闭者；升主动脉瘤或假性动脉瘤手术深低温停循环者。④婴幼儿深低温体外循环：适用于各种心脏复杂畸形。⑤成人深低温体外循环：主要适用于升主动脉及弓部动脉瘤手术。

体外循环通过与低温结合应用，可使体外循环灌注流量减少，血液稀释度增加，氧合器血气比率降低。手术室的降温/保温设备有空调、制冰机、恒温箱、水床、变温毯及热空气动力装置等，通过这些设备，手术室护士可以达到调节和控制手术患者体温的目的。

2.心脏复苏困难

进行体外循环后，手术患者发生心脏复苏困难原因很多，常见于心脏扩大、心肌肥厚、心功能不全及电解质平衡紊乱等。案例中手术患者为二尖瓣狭窄患者，由于长时间的容量及压力负荷加重，且心功能基础较差，长时间的升主动脉阻断更加重了心肌的缺血缺氧损害，因此可能发生心脏复苏困难。

对于这位手术患者,首先应给予积极处理措施,如实施电击除颤等,如果效果不佳则立即再次阻断主动脉,在主动脉根部灌注单纯温氧合血5~10分钟,由于血液不但能为受损的心脏提供充足的氧,还能避免或减轻心肌的再灌注损伤。而后再次开放主动脉,一般即可自动复跳或经电击除颤后复跳。如多次除颤后仍不复跳则需再次阻断主动脉,灌注停搏液使心电机械活动完全停止,让心脏得以充分的休息,降低氧耗,为再次复跳做好准备。

3.心脏复跳后因高血钾心搏骤停

心脏复跳后发生高钾血症的可能原因包括:肾排钾减少、血液破坏、酸中毒、摄入过多等,如心脏停搏液(含钾)灌注次数和容量过多,大量的血液预充等。高钾血症可使静息电位接近阈电位水平,细胞膜处于去极化阻滞状态,钠通道失活,动作电位的形成和传导发生障碍,心肌兴奋性降低或消失,兴奋-收缩耦联减弱,心肌收缩降低,从而发生心搏骤停。

(1)胸内心脏按压:第一时间内迅速给予。胸内心脏按压方法可分为单手或双手心脏按压术,一般用单手按压时,拇指和大鱼际紧贴右心室的表面,其余4指紧贴左心室后面,均匀用力,有节奏地进行按压和放松,频率为80~100次/分。双手胸内心脏按压,用于心脏扩大、心室肥厚者,术者左手放在右心室面,右手放在左心室面,双手掌向心脏做对合按压,其余同单手法(图9-6)。切勿用手指尖按压心脏,以防止心肌和冠状血管损伤。

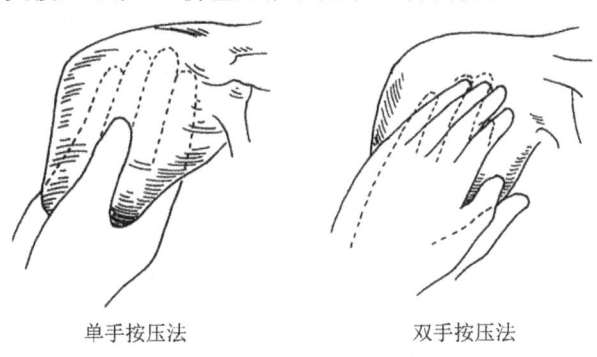

单手按压法　　　　　双手按压法

图9-6　心内按压示意图

(2)胸内电除颤:巡回护士立即准备除颤仪及无菌除颤极板配合手术医师进行胸内除颤。首先打开除颤器电源,选择非同步除颤方式,继而选择电能进行充电;手术医师将胸内除颤电极板分别置于心脏的两侧或前后并夹紧,电击能量成人为10~40 J,小儿为5~20 J。

(3)复苏成功后,应配合麻醉师使用药物纠正低血压及电解质紊乱等,同时给予冰袋施行头部物理降温,同时用冰袋置于颈部、腋窝、腹股沟等大血管流经处进行体表降温,预防脑水肿等。心跳恢复后,有可能再度停搏或发生心室纤维性颤动,巡回护士应严密观察患者生命体征。

二、小切口微创心脏手术的护理配合

传统心脏外科手术,多采用胸骨正中切口,部分采用左胸后外侧切口,但往往痛苦大、手术切口长。随着近年来心血管手术安全性的不断提高,小切口心脏手术渐趋盛行。小切口心脏手术的特点是切口美观、隐蔽、创伤小、出血少、恢复快、愈合好、畸形少、费用少等。但由于切口小,术中术野显露较差,术前应明确诊断,严格掌握手术指征,同时对外科医师的手术操作技能也提出较高要求。本文以右腋下小切口微创房间隔缺损修补术为例介绍手术护理配合。

(一)主要手术步骤及护理配合

1. 手术前准备

患者静脉复合麻醉伴行气管插管,体位在仰卧位的基础上右胸垫高,呈左侧60°半侧卧位,下半身尽量平卧,显露股动脉。右上肢屈肘悬吊于手术台支架上。摆放体位后,协助医师正确粘贴体外除颤板。切口周围皮肤消毒范围为:前后过中线,上至锁骨及上臂1/3处,下过肋缘。按照胸部侧卧位切口手术铺巾法建立无菌区域。

2. 主要手术步骤

(1)右前胸切口:即取右侧腋中线第二肋交点与腋前线第五肋间交点连线行约5 cm切口,于腋前线第四肋进胸。传递22号大圆刀切开皮肤,电刀切开皮下组织及肌层,传递侧胸撑开器暴露切口。

(2)建立体外循环:传递无损伤镊、25 cm解剖剪剪开心包并传递圆针慕丝线固定心包。传递血管游离钳游离上、下腔静脉和主动脉并在主动脉根部作荷包缝合,插特定制作的长形带导芯的主动脉供血管。于右心耳部做荷包,并切开心耳插上腔静脉引流管;于右心房壁作荷包缝线,切开后插下腔静脉引流管。体外循环开始后,阻断升主动脉并于主动脉根部注入冷停搏液。

(3)暴露房间隔缺损:传递无损伤镊及无损伤剪,切开右心房,暴露房间隔缺损。

(4)修补房间隔缺损:如缺损较小,传递不可吸收缝线予以直接缝合;如缺损较大或位置比较特殊也可使用自体心包片或涤纶补片修补缺损。在缝合心房切口的同时排除右心房内气体,主动脉开放后心脏复跳。

(5)关闭切口:放置胸腔闭式引流管,传递三角针慕丝线固定,传递无损伤缝线缝合并关闭心包,传递慕丝线缝合切口。

3. 术后处置

为手术患儿包扎伤口,及时加盖棉被进行保温。检查手术患儿受压侧眼睛、耳朵、各处骨突部位以及悬吊的上肢,及时发现皮肤发红、破损等异常情况。固定胸腔引流管、导尿管,保持引流通畅,并观察引流液的色、量、质,加强管道护理,防止滑脱。协助麻醉师、手术医师小心谨慎地将手术患者转移至监护床上,转运途中严密监测血压、心率、心律、氧饱和度等生命体征。保障患者安全,与心外科监护室护士做好交接班。

(二)围术期特殊情况及护理

1. 低龄手术患者如何进行术前准备

多数先天性心脏病患者需在儿时接受手术,因此必须加强以下几个方面的护理工作。

(1)做好心理护理,完善术前访视:对手术患儿关心爱护、态度和蔼,对家长解释病情和检查治疗过程,建立良好的护患关系,消除家长和手术患儿的紧张,取得理解和配合。全面了解手术患儿的基本情况,包括基础生命体征、皮肤准备情况、备血、配血和手术方案等。做好护理计划,儿童术前禁食10小时,婴幼儿禁食2小时。

(2)手术间及物品准备:手术间温度要保持恒定,对于10 kg以下,以及术中需要深低温降温的手术患儿,术前应在手术床上铺好变温毯,以便降温或复温时使用。10 kg以下的手术患儿应用输液泵严格控制液体入量。准备好摆放体位时所需的适合患儿身高体重的体位摆放辅助用品。准备好适合小儿皮肤的消毒液,一般用碘伏进行消毒。

(3)器械准备:根据手术患儿的身高和体重,准备合适的小儿心脏外科器械,如小儿使用阻断钳等,同时由于从侧胸入路手术,术前需要准备侧胸撑开器及加长的心脏外科器械,如25 cm解剖剪、长柄 15 号小圆刀等,方便术中使用。

2.术中需要更换手术方式

术中病情突变、需要更换手术方式是非常紧急的情况,必须争分夺秒,以挽救手术患者的生命。手术室护士应做好以下几个方面的工作。

(1)术前准备周全:首先手术室护士应在术前将各种风险可能考虑周全,并事先准备好各种可能使用的器械物品,如股动脉插管管道、各种规格的涤纶补片等。手术医师也应考虑到手术方式改变或股动脉插管的可能,在消毒铺单时应扩大范围。

(2)及时供应器械:如需改变手术方式,紧急调用其他器械,手术室巡回护士应立即将情况向值班护士长汇报,同时积极联系其他手术房间或者专科护士寻找合适的器械或替代物品,并及时提供到手术台上供医师使用,尽量减少耗费时间,保证患儿安全。

3.手术时间意外延长

手术时间意外延长可能导致非预期事件的发生,手术室护士必须及时调整和处理,以最大限度保护手术患儿及其家属。

(1)做好护理配合:手术室护士在整个手术过程应沉着冷静、全神贯注,预见性准备好下一步骤所需物品,配合手术医师尽量减少操作时间,降低手术对其他脏器损伤,减少手术并发症。

(2)预防性使用抗生素:常用的头孢菌素血清半衰期为 1~2 小时,为了保证药物有效浓度能覆盖手术全过程,当手术延长到 3~4 小时或失血量>1 500 mL 时,应追加一个剂量,预防术后感染。

(3)无菌区域的保证:手术时间意外延长如超过 4 小时,应在无菌区域内加盖无菌巾,手术人员更换隔离衣及手套等。

(4)加强体位管理:术中每隔 30 分钟检查手术患儿体位情况,对于容易受压部位应定时进行减压,保证整个手术过程手术患儿皮肤的完整性,肢体功能不受损。

(5)联系并告知相关部门:联系病房告知患儿家属手术情况,安抚紧张情绪。告知护理排班人员,以便其做好工作安排。

(李　娜)

第六节　泌尿外科手术的护理

泌尿外科是处理和研究泌尿系统、男性生殖系统及肾上腺外科疾病的学科。其中主要涉及的脏器包括肾脏、肾上腺、输尿管、膀胱及前列腺等。下面以两个经典手术为例,介绍泌尿外科手术的护理配合。

一、单纯肾切除手术的护理配合

肾脏位置相当于第 12 胸椎至第 3 腰椎水平,右肾较左肾稍低 1~2 cm,右肾上极前方有肝右叶,结肠肝曲,内侧有下腔静脉,十二指肠降部;左肾前方与胃毗邻,前方有脾脏、结肠脾曲,脾血管和胰腺于肾的前方跨过。肾内侧缘有肾门,肾脏上内方有肾上腺覆盖。肾的被膜由外向内依次为肾筋膜、脂肪囊、纤维囊。

(一)主要手术步骤及护理配合

1.手术前准备

术前备肾切除器械包和常用敷料包,准备高频电刀和负压吸引装置。待患者行全身麻醉后,医护人员共同放置患者 90°左侧卧位。手术医师进行切口周围皮肤消毒,范围为前后过腋中线,上至腋窝,下至腹股沟。手术划皮前巡回护士、手术医师和麻醉师三方进行 Time Out 核对患者身份、手术方式、手术部位等手术信息,以及手术部位标识是否正确。

2.主要手术步骤

(1)经第 12 肋下切口进后腹膜:传递 22 号大圆刀切开皮肤;电刀切开各层肌层组织及筋膜,传递无损伤镊配合;传递解剖剪分离粘连组织。

(2)显露肾周筋膜,暴露手术野:传递湿纱布和自动牵开器,撑开创缘。

(3)暴露肾门:传递 S 拉钩牵开暴露;遇小血管或索带,传递长弯开来钳夹,解剖剪剪断,缝扎或结扎。

(4)处理肾动脉、静脉:传递长直角钳游离血管,7 号慕丝线套扎两道;传递长弯开来 3 把,分别钳夹血管,长解剖剪剪断,7 号慕丝线结扎,小圆针 1 号慕丝线再次缝扎(图 9-7~图 9-9)。

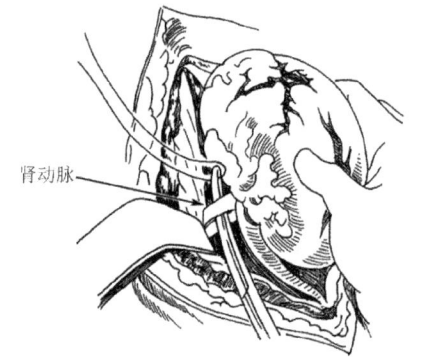

图 9-7 丝线套扎肾动脉

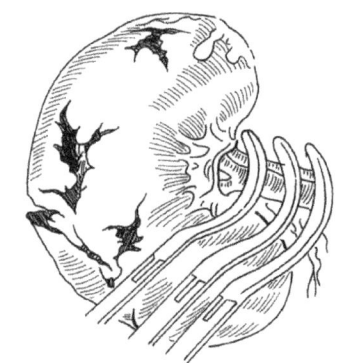

图 9-8 依次传递 3 把长开来钳夹肾血管

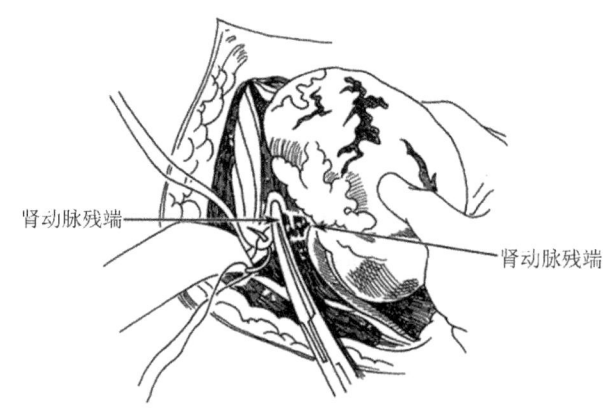

图 9-9 剪断后的肾动脉近段,用丝线缝扎

(5)分离肾脏和脂肪囊:传递长弯开来、长剪刀分离。

(6)处理输尿管上段,移除标本:传递长弯开来 3 把,分别钳夹输尿管,长解剖剪剪断,7 号慕丝线结扎,小圆针1号慕丝线再次缝扎。

(7) 放置引流管:传递负压球,角针4号慕丝线固定。

(8) 关闭切口:圆针慕丝线依次关闭各层肌肉层及皮下组织;角针慕丝线缝合皮肤。

3. 术后处置

(1) 术后皮肤评估:放置肾脏90°左侧卧位的手术患者,术后巡回护士应及时与手术医师和麻醉师一同将患者由侧卧位安全翻转至仰卧位,重点检查受压侧的眼部和耳郭、手臂、肩部和腋窝、髂嵴、膝盖以及脚踝和足部的皮肤情况,该患者是女性患者,还应重点检查患者的乳房有无被压迫或损伤。

(2) 导管护理:巡回护士协助麻醉师妥善固定气管导管;妥善固定负压球和导尿管,避免负压球管道受压或折叠于患者身下,同时观察负压球中引流液的色、质、量和通畅情况。

(3) 术后常规工作:根据医嘱运送患者入麻醉恢复室;放置肾脏标本。

(二) 手术中特殊情况及处理

1. 肾脏90°左侧卧位,肾脏90°侧卧位与胸外科90°侧卧位的区别

待手术患者麻醉后,手术团队将患者身体呈一直线转成90°左侧卧位,使右侧朝上。放置凝胶头圈于手术患者头下,避免眼睛、耳朵受压。将手术患者右侧上肢放于搁手架上层,左侧上肢放于下层。同时于紧靠腋下处放置胸枕,防止臂丛神经受损。然后分别用安全带固定两侧上肢,松紧适宜,露出手指。注意保护手术患者的乳房,避免受压。将肾区(肋缘下3 cm左右)对准腰桥,放置凝胶腰枕于脐下。于尾骶部和耻骨联合处分别放置大小髂托固定,并用小方枕保护。手术患者上方的右下肢伸直,下方的左下肢屈曲,并于两下肢接触处放置软垫,在膝部和踝部放置软垫垫高,固定下肢。改变手术床的位置,同时放低床头和床尾,达到"折床"效果,使肾区逐渐平坦,便于手术操作。

与胸外科90°侧卧位相比,在放置肾脏90°侧卧位时,下肢的摆放为"上直下屈",而放置胸外科90°侧卧位时下肢应为"上屈下直"。此外放置肾脏90°侧卧位时尤其强调肾区必须对准腰桥。最后,在放置肾脏90°侧卧位后,巡回护士须改变手术床使其达到"折床"效果。

2. 术中手术方式改为肾部分切除术

术前,巡回护士应完善术前访视,与手术医师取得沟通,提前准备可能因手术方式临时调整而需要的特殊器械、缝针、止血物品等手术用物。同时手术室护士应熟悉肾部分切除术的适应证和禁忌证,掌握专科知识,提高临床判断能力。

术中,洗手护士应密切关注手术进展,及时与主刀医师沟通,获知手术方式改变时,第一时间告知巡回护士,后者则迅速将特殊用物传递给手术台上使用。

"单纯肾切除手术"改变为"肾部分切除术"时,应提供下列特殊器械、缝针等物品:血管阻断夹或Santisky钳,用于临时阻断肾动静脉血流;钛夹钳和钛夹,用于切除肿瘤时,夹闭小血管;2/0或3/0可吸收缝线,用于缝合肾实质、肾包膜;止血纱布、生物胶等,用于覆盖肾脏创面进行止血。

3. 关闭切口前,发现缺少纱布

巡回护士应第一时间告知手术医师及麻醉师清点数量错误,并得到肯定回复,在手术患者情况允许下,暂停手术。洗手护士和手术医师共同在手术区域进行搜寻,包括体腔切口、无菌区以及视力可及范围。巡回护士在手术区域外围进行搜寻,包括地面、纱布桶、一次性物品丢弃桶、生活垃圾桶等。

当遗失的物品找到时,巡回护士和洗手护士必须重新进行一次完整的清点,数量正确后告知

手术团队,手术继续进行。

当遗失的物品未能找到时,巡回护士应汇报护士长请求支援,同时请放射科执行术中造影,并让专业放射学医师读片,确定患者体腔切口内无异物遗留,手术医师可关闭切口。

记录事件经过、所采取的所有护理措施以及最终搜寻结果,并根据相关流程制度上报事件。

二、前列腺癌根治手术的护理配合

前列腺位于耻骨后下方,直肠前,尿道生殖膈上方,由围绕尿道周围的腺体和其外层的前列腺腺体所组成。盆腔筋膜包裹前列腺形成前列腺筋膜,而前列腺实质表面有结缔组织和平滑肌构成前列腺固有囊。在前列腺筋膜鞘和囊之间还有前列腺静脉丛。

近年来,随着我国社会老龄化现象日趋严重以及食物、环境等改变,前列腺癌发病率迅速增加。前列腺癌多数无临床症状,常在直肠指检、超声检查或前列腺增生手术标本中偶然发现。前列腺增生手术时偶然发现的Ⅰ期癌可以不做处理,但应严密随诊。局限在前列腺内的Ⅱ期癌可以行根治性前列腺切除术。第Ⅲ、Ⅳ期癌以内分泌治疗为主,可行睾丸切除术,必要时配合抗雄激素制剂。

(一)主要手术步骤及护理配合

1.手术前准备

准备前列腺切除器械和常用敷料包。准备高频电刀、负压吸引装置和等离子PK刀。实施全身麻醉后,巡回护士为手术患者放置仰卧位,可根据手术要求于骶尾部垫一小方枕,腘窝处垫一方枕。手术医师进行切口周围皮肤消毒,范围为上至剑突,下至大腿上1/3,两侧至腋中线。

2.主要手术步骤

(1)留置导尿管:传递无菌手套,留置双腔导尿管,并用小纱布固定。

(2)经下腹部正中切口进腹:传递22号大圆刀切开皮肤;电刀切开皮下组织,分离腹直肌,打开筋膜,传递解剖剪和湿纱布配合(图9-10)。

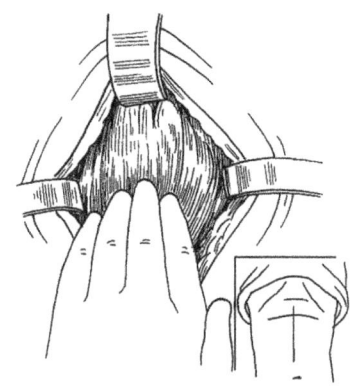

图9-10 经下腹部正中切口进腹

(3)清扫髂外血管处的淋巴结:台式拉钩暴露,传递无损伤镊和解剖剪进行清扫,遇血管传递钛夹闭合。清扫取下的淋巴结送病理检验。

(4)暴露手术野、分离筋膜:传递湿纱布垫于切口两侧,传递前列腺拉钩和大S拉钩暴露;传递无损伤镊、解剖剪分离筋膜。

(5)切断耻骨前列腺韧带,暴露耻骨后间隙:传递长弯开来、长解剖剪或等离子PK刀切断韧带;传递拉钩或自制纱布包裹卵圆钳进行暴露。

(6)暴露、切断阴茎背深静脉:长弯开来、无损伤镊和解剖剪切断血管,可吸收缝线缝扎。

(7)切开尿道前壁,缝线悬吊备吻合:传递可吸收缝线于尿道远端悬吊5针。

(8)切断尿道,处理膀胱颈部及前列腺韧带和精囊,接取标本:传递PK刀进行离断。

(9)留置三腔导尿管,膀胱尿道吻合:传递持针器,配合将之前悬吊备用的无损伤缝针吻合尿道与膀胱颈相应的位置。

(10)冲洗膀胱:传递装有生理盐水的弯盘和针筒,冲洗膀胱内血块;与巡回护士一同连接膀胱冲洗液冲洗。

(11)放置负压引流管、关闭切口:传递负压球,角针慕丝线固定;传递圆针慕丝线依次缝合各层肌肉;角针慕丝线缝合皮肤。

3.术后处置

(1)导管护理:巡回护士协助麻醉师妥善固定气管导管;妥善固定负压球观察负压球中引流液的色、质、量和通畅情况;妥善固定三腔导尿管,轻轻向外牵拉,并牵引固定于大腿内侧,压迫膀胱颈部,同时观察集尿袋中尿液颜色是否变化。

(2)术后皮肤评估:进行前列腺癌根治术的患者往往为老年患者,术后须仔细检查患者的皮肤情况,尤其是骶尾部、足跟、肩胛骨、手臂、肘部和枕部皮肤。

(3)术后常规工作:根据医嘱运送患者入麻醉恢复室,并进行特殊交接;放置髂外血管处清扫的淋巴结以及前列腺标本。

(二)围术期特殊情况及处理

1.老年患者的围术期处理

(1)完善术前对老年手术患者的护理评估:术前护理评估包含三方面,分别是全身系统的基本指标(包括皮肤状况、心理状态、营养状态、日常活动能力等)、慢性疾病史(包括关节炎、白内障、老年性耳聋、尿路感染、循环系统疾病、骨质疏松、高血压、糖尿病等)和药物服用史(包括抗抑郁症药、阿司匹林、非甾体抗炎药、溴化物等)。

(2)防止老年手术患者坠床:年龄、慢性疾病、服用特殊药物、手术要求(摘除眼镜和助听器)、环境的陌生,均是引起老年手术患者围术期坠床的高危因素。因此手术室护士必须全程看护,包括麻醉准备室、手术通道、麻醉恢复室等。并且提供护栏、约束带等防坠床工具。

(3)预防围术期低体温的发生:由于减缓的新陈代谢和较低的基础体温,老年手术患者更易在围术期过程中发生低体温,因此一系列的预防低体温措施必须给予提供,包括术前预热、升高室温、被动性保温(盖被、添加袜子)、主动性升温(使用变温毯、热空气动力装置的使用)、加热补液等。

(4)预防压疮发生:老年手术患者的皮肤具有轻薄、干燥、容易起皱等特征,此外年龄、慢性疾病等都是引起老年手术患者发生围术期压疮的高位因素。因此手术室护士应对每一位老年患者进行压疮危险因素评估与皮肤检查。特殊体位使用的配件(软垫、凝胶垫)、适当按摩、维持皮肤干燥等。

(5)防止因手术体位造成损伤:由于老年手术患者多伴有骨质疏松症,在放置侧卧位或截石位的过程中,容易损伤腰椎或股骨头,引起骨折。因此手术室护士在放置侧卧位或俯卧位时,手术团队应协作使患者在体位更换过程中,始终保持整体躯干成一直线;在放置截石位时,应缓慢举起或放下双腿,同时避免髋关节过分的旋转。此外由于老年手术患者皮肤较为脆弱,手术室护士在放置体位过程中,应避免皮肤有压迫、触碰或损伤。

(6)防止深静脉血栓发生:由于减缓的循环血流、降低的心排血量、脱水以及低体温等,使老年患者成为围术期发生深静脉血栓的高危人群。手术室护士应在术前进行深静脉血栓风险评估,确定高危人群;术中预防性使用防深静脉血栓袜(TEDs)或使用连续压力装置(SCDs)主动防止血栓的形成。

(7)术后麻醉恢复室的关注点:老年手术患者术后生理与心理都随着年龄的增长而改变,因此麻醉护士应加强监测和护理,确保患者在恢复室中的安全与舒适,包括呼吸道的管理、循环系统改变的监测、出入量管理、正确评估意识和有效唤醒、疼痛管理与心理调适以及皮肤的再次评估。

2.等离子PK刀的使用和保养

(1)等离子PK刀的连接及操作步骤如下:正确放置机器及踏脚→连接电源→打开总开关,机器自检→出现"Power on test 19"→打开面板开关显示"Selt Test"→显示"Connect PK cable"→连接线插入插孔→连接PK刀刀头→机器自动调节功率(开放性手术为70~80)→正确使用判断效果→拆卸PK刀刀头,拔除连接线→关闭面板开关,关闭总开关。

(2)等离子PK刀术中及术后的保养:手术过程中,洗手护士应正确将等离子PK刀头的连接线传递给巡回护士连接;术中应随时保持PK刀头干净、无焦痂,可使用无菌生理盐水纱布在每次使用后对刀头进行擦拭。手术结束后,洗手护士应完全拆卸PK刀的通道阀及可张开钳夹部,将其浸没于含酶清洗剂中10~15分钟,再用柔软的刷子在流动水下擦洗表面血迹,用高压水枪冲洗各关节和内面部位,用柔软的布料擦干,压缩空气吹干。在运输、包装、灭菌期间防止PK刀的连接线扭曲或打折,应顺其弧度盘绕。等离子PK刀应由专人负责保管与登记,每次使用等离子PK刀结束,均应登记使用情况。如术中发生使用故障应及时联系工程师进行检验和修复。

3.携带心脏起搏器的患者电外科设备的使用

携带心脏起搏器入手术室的患者,可能由于术中电外科设备的使用干扰,引起心律失常、室颤甚至心脏停搏。

(1)术前咨询心脏起搏器生产商及心内科医师相关注意事项,并请专业人员将心脏起搏器调节为非同步模式。

(2)术前,巡回护士必须准备体外除颤仪于手术间,呈随时备用状态。

(3)术中提醒手术医师尽可能使用双极电凝;如果必须使用单极电刀,则尽可能使用最小功率,同时保证单极电刀与电极板放置的位置尽量接近,且两者在手术中使用位置尽量远离心脏起搏器,使电流回路不经过起搏器和心脏。术中严禁在接触患者之前触发单极电刀开关。术中手术团队应使电外科设备的连接线尽量远离心脏起搏器和起搏电极导线。

(4)术中巡回护士采取保暖措施,防止因环境温度低而出现寒战,使起搏器对肌电感知发生错误,导致心律失常。

(5)对于携带心脏起搏器的手术患者,巡回护士应该在单极电刀使用过程中密切监测心电图情况,包括心率、心律、心电波形等,发现异常情况立即和手术医师、麻醉师沟通。

(李 娜)

第七节 骨外科手术的护理

由于交通意外、工业和建筑业事故、运动损伤的增多以及人口老龄化,各种自然灾害等因素,导致高危、复杂的创伤越来越多。如果伤者得不到及时、有效的处理和治疗,将导致患者的终身残疾,甚至死亡,这给患者本人、家庭、社会带来沉重的负担。骨科在解剖学、生物力学和生物材料学研究的基础上,对手术方式、内固定材料不断进行新的尝试;近年来国内外信息、学术交流频繁;同时,高清晰度的X线片、CT、MRI在骨科领域被广泛应用,使得骨科手术技术不断更新、变化、提高。下面介绍两例常见骨科手术的护理配合。

一、髋关节置换手术的护理配合

股骨颈骨折、髋关节脱位、髋臼骨折、股骨头骺滑脱等髋关节骨折的病例中,最常见的并发症为创伤导致的血供中断,导致股骨头缺血性坏死。股骨头缺血性坏死进一步发展,会出现软骨下骨折、股骨头塌陷,最终导致严重的骨性关节炎。患者丧失生活和劳动能力。全髋关节置换术用于治疗股骨头缺血性坏死晚期继发严重的髋关节性关节炎患者,临床取得积极的效果,目前已成为治疗晚期股骨头坏死的标准方法。

(一)主要手术步骤及护理配合

1.手术前准备

手术患者取90°侧卧位(图9-11),行全身麻醉或椎管内麻醉。切口周围皮肤消毒范围为:上至剑突、下过膝关节,两侧过身体中线。按照髋关节手术铺巾法建立无菌区域。

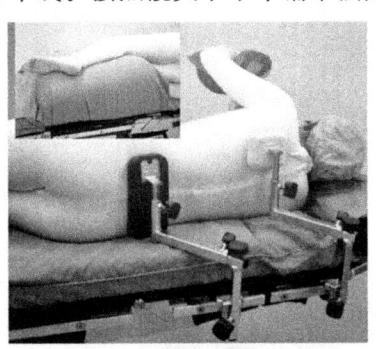

图9-11 体位摆放

2.手术主要步骤

(1)显露关节囊:髋关节外侧切口(图9-12),传递22号大圆刀切开皮肤,电刀止血,切开臀中肌,臀外侧肌(图9-13),显露关节囊外侧(图9-14)。

(2)打开关节囊(图9-15):电刀切开,传递有齿血管钳钳夹,切除关节囊。传递S形拉钩和Homan拉钩牵开,充分暴露髋关节并暴露髋臼。

(3)取出股骨头:股骨颈与大转子移行部用电锯离断股骨颈,用取头器取出股骨头,取下的股骨头用生理盐水纱布包裹保存,以备植骨。

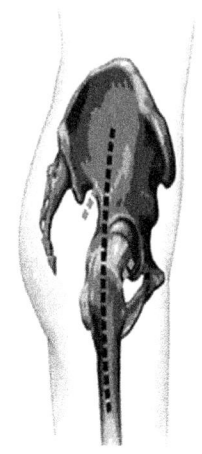

图 9-12 髋关节外侧切口

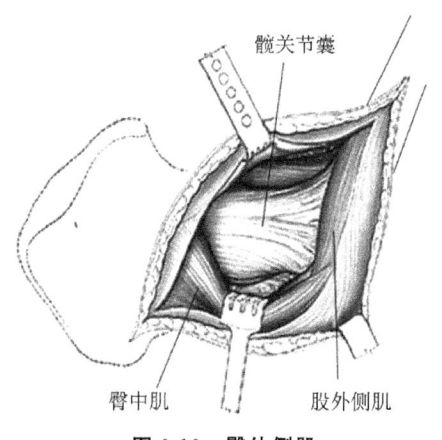

图 9-13 臀外侧肌

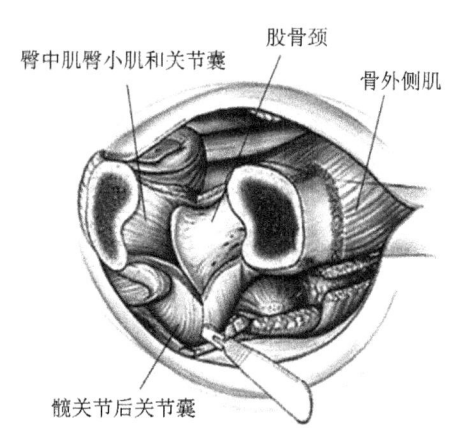

图 9-14 关节囊外侧

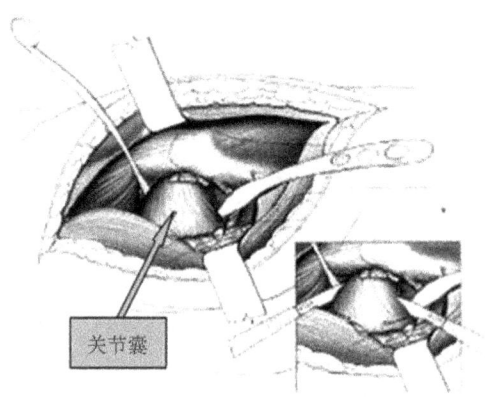

图 9-15 关节囊示意图

(4)髋臼置换。①削磨髋臼:将合适的髋臼磨与动力钻连接好递与术者,髋臼锉使用顺序为由小到大;削磨髋臼至髋臼壁周围露出健康骨松质为止,冲洗打磨的骨屑并吸引干净,使用蘑菇形吸引可有效防止骨屑堵塞吸引管路。②安装髋臼杯假体:选择与最后一次髋臼锉型号相同的髋臼杯,将髋臼杯安装底盘与螺纹内接杆连接,完成整体相连;将髋臼杯置于已锉好的髋臼中心,用45°调整角度,将髋臼杯旋入至髋臼杯顶部使其完全接触;关闭髋臼杯底部三个窗口,用打入器将与髋臼杯型号一致的聚乙烯臼衬轻扣入内,并检查臼衬以确保其牢固性。

(5)股骨假体柄置换。①扩髓:内收外旋患肢,用HOMAN拉钩暴露股骨近端,用开髓器贴近股骨后方骨皮质开髓;将髓腔锉与滑动锤连接,用滑动锤打入髓腔锉,直至髓腔锉与骨皮质完全接触。在整个扩髓过程中,使用髓腔锉原则为由小到大,逐渐递增地进行使用。②安装假体柄:用轴向打入器将假体试柄打入股骨干髓腔内;安装合适的试头;复位器复位;确定假体柄、假体头的型号后逐一取出假体试头、假体试柄;冲洗髓腔并擦干。③安装假体:将与试柄型号相同的假体打入髓腔(方法同安装试柄、试头),假体进入后进行患肢复位,检查关节紧张度和活动范围。注意在置换陶瓷头的假体时必须使用有塑料垫的打入器,以免打入时损坏陶瓷头。④缝合伤口:缝合伤口前可根据实际情况在关节腔内和深筋膜浅层放引流管;然后对关节囊、肌肉层、皮下组织、皮肤等进行逐层缝合。

3.术后处置

为患者擦净伤口周围血迹并包扎伤口;检查皮肤受压情况,固定引流管,护送患者入复苏室进行交接;处理术后器械及物品。

(二)围术期特殊情况及处理

1.对全髋置换的手术患者进行风险评估

股骨头缺血性坏死的疾病有一个渐进的演变过程,患者大多为高龄老人,又有功能障碍或卧床史,术中可能出现各种并发症,甚至心跳呼吸骤停。所以要对患者进行风险评估,评估重点内容如下:①有无皮肤完整性受损的风险。②有无下肢静脉血栓形成的风险。③有无坠床的风险。④有无假体脱位的风险。

2.防止髋关节手术部位错误

髋关节为人体左右侧对称部位,易发生手术部位错误的事故。故在全髋关节置换手术前必须严格实施手术部位确认,具体措施如下。

(1)手术图谱:术前主刀医师根据影像诊断与患者及其家属共同确认手术部位,并在图谱的相应部位做好标识,让患者及家属再次确认后,在图谱的下方签名。

(2)标识部位:术前谈话时,在手术图谱确认后,主刀医师用记号笔在患者对应侧的手术部位画上标识。

(3)术前核对:巡回护士与主刀医师、麻醉师共同将手术图谱与患者肢体上手术部位标记进行核对,同时,让可以配合的手术患者口述手术部位。任何环节核对时如有不符,先暂停手术,必须核对无误后再行手术。

3.对外来器械进行管理

用于髋关节置换的特殊工具和器械由医疗器械生产厂家提供,不归属于医院,属于外来器械。如果对于外来器械疏于管理,必将造成手术患者术后感染等一系列严重的并发症,这对于手术患者和术者都无疑是"一场灾难"。因此,外来器械送入手术室后,必须严格按照外来器械使用流程进行管理,包括外来器械的准入、接受、清洗、包装、灭菌和取回。每一环节都应严格按照相关流程执行。

4.预防髋关节假体脱位

手术团队人员掌握正确的搬运方法是杜绝意外发生的关键。按常规搬运方法搬运全髋关节置换术后的手术患者,会因为搬运不当造成手术患者的假体脱位。

(1)团队分工:麻醉师负责头部,保证气管插管的通畅;手术医师负责下肢;巡回护士负责维持引流管路,防止滑脱;工勤人员负责平移手术患者至推床。

(2)要求:手术患者身体呈水平位移动,双腿分开同肩宽,双脚外展呈"外八字"。避免搬运时手术患者脚尖相对,造成假体脱位。

二、下肢骨折内固定手术的护理配合

骨折的患者往往有外伤史,详细了解患者受伤的时间、地点、受伤的力点、受伤的方式(如高空坠落、机器碾压、车祸撞击、运动损伤、跌倒等)、直接还是间接致伤、闭合性还是开放性伤口及伤口污染程度等可以协助诊断,对采取合适的治疗方法起着决定性作用。患者无论发生在骨、骨骺板或关节等处的骨折,都包含骨皮质、骨小梁的中断,同时伴有不同程度的骨膜、韧带、肌腱、肌肉、血管、神经、关节囊的损伤。骨折的诊断主要依据病史、损伤的临床表现、特有体征、X线片。在诊断骨折的同时要及时发现多发伤、合并伤等,避免漏诊。

(一)主要手术步骤及护理配合

1.手术前准备

(1)体位与铺单:患者采取全身麻醉,仰卧位,消毒范围为伤侧肢体,一般上下各超过一个关节,按下肢常规铺巾后实施手术。

(2)创面冲洗:为防止感染,必须对创面进行重新冲洗。常规采用以下消毒液体:①0.9%生理盐水。20 000~50 000 mL,冲洗的液体量视创面的洁净度而定,不可使用低渗或高渗的液体冲洗,以免引起创面组织细胞的水肿或脱水。②过氧化氢(H_2O_2)。软组织、肌肉层用 H_2O_2 冲洗,使 H_2O_2 与肌层及软组织充分接触,以杀灭厌氧菌。③灭菌皂液:去除创面上的油污。

(3)使用电动空气止血仪:正确放置气囊袖带,并操作电动空气止血仪,压迫并暂时性阻断肢体血流,达到最大限度制止创面出血并提供清晰无血流的手术视野,同时防止电动空气止血仪使用不当造成手术患者的损伤。

2.主要手术步骤

(1)暴露胫骨干:传递22号大圆刀切开皮肤,电刀切开皮下组织、深筋膜,暴露胫骨干。

(2)骨折端复位:清理骨折端血凝块,暴露外侧骨折端;点式复位钳2把提起骨折处两端,对齐进行骨折端复位。

(3)骨折内固定。①选择器械:备齐钢板固定需要的所有特殊器械。②选择钢板:选择合适钢板,折弯成合适的角度。③固定钢板:斜面骨折处上采用拉力螺钉起固定作用,依次采用钻孔、测深、螺丝钉转孔、上螺丝固定几个步骤。④固定钢板:依相同方法上螺钉固定钢板。⑤缝合伤口:冲洗伤口,放置引流,然后对肌肉层、皮下组织、皮肤等进行逐层缝合。

3.术后处置

为手术患者擦净伤口周围血迹并包扎伤口;检查皮肤受压情况,固定引流管,送回病房并进行交接。处理术后器械及物品。

(二)围术期特殊情况及处理

1.用空气止血仪减少伤口出血

空气止血仪具有良好的止血效能,如伤口依旧出血不止,则应按照上述规定,检查仪器的使用方法是否正确、运转是否正常等。

(1)袖带是否漏气:因为一旦漏气,空气止血仪的压力就会下降,止血仪将肢体浅表的静脉,但深层的动脉未被压迫,这样导致患者手术部位的出血要比不上止血带时更多。此时,应该更换空气止血仪的袖带,重新调节压力、计算时间。

(2)开放性创伤时袖带是否正确使用:开放性创伤的肢体在使用空气止血带前一般不用橡胶弹力驱血带,因此手术开始划皮后切口会有少量出血,这是正常的。为了减少出血,可先抬高肢体,使肢体静脉血回流后再使用空气止血带。

2.术中电钻发生故障的原因

电钻发生故障的原因较多,手术室护士可采取以下方法进行排除,必要时更换电池或电钻,以便手术顺利进行。

(1)电池故障:①电池未及时充电或充电不完全。②电池使用期限已到,未及时更换以至于无法再充电。③电池灭菌方法错误造成电池损坏。

(2)电钻故障:①钻头内的血迹未及时清理,灭菌后形成血凝块,增加电钻做功的阻力,降低钻速。②操作不当,误碰到保险锁扣,电钻停止转动。③电钻与电池的接触不好。

3.有效防止螺旋钻头意外折断

手术医师在使用电钻为固定钢板的螺钉钻孔时,可能会出现螺旋钻头断于患者体内的情况,这不仅会损伤手术患者,也浪费手术器材。为防止此类事件,洗手护士应该做到以下几点。

(1)术前完成钻头的检查:①钻头的锋利程度。②钻头本身是否有裂缝或损坏。③钻头是否发生弯曲变形。

(2)使用套筒:使用钻头钻孔时必须带套筒,防止钻头与手术患者的骨皮质成角而发生断裂。

(3)防止电钻摩擦生热:使用电钻钻孔时,洗手护士应及时注水,以降低钻头与骨摩擦产生的热量,这样既可有效防止钻头断裂,又可降低钻孔处骨的热源性损伤。

(李 娜)

参 考 文 献

[1] 王海峰,于秀月,王立霄.外科疾病诊疗与临床护理[M].沈阳:辽宁科学技术出版社,2022.
[2] 牛刚.普外科疾病诊治与治疗策略[M].开封:河南大学出版社,2021.
[3] 平晓春,李孝光,邢文通.临床外科与诊疗实践[M].汕头:汕头大学出版社,2021.
[4] 黄仁平.实用外科手术治疗要点[M].长沙:湖南科学技术出版社,2021.
[5] 董强,叶辉.华西外科临床技能手册[M].北京:人民卫生出版社,2022.
[6] 景小松.普外科诊疗精要与病例解析[M].开封:河南大学出版社,2023.
[7] 程勇,吴英昌,李成林,等.外科疾病诊断与手术[M].青岛:中国海洋大学出版社,2022.
[8] 姚磊.临床常见外科疾病诊疗与手术技巧[M].北京:中国纺织出版社,2021.
[9] 袁晓兵.外科学[M].北京:中国医药科技出版社,2021.
[10] 夏士涛.临床外科疾病诊治与护理[M].西安:西安交通大学出版社,2021.
[11] 徐冬,肖建伟,李坤,等.实用临床外科疾病综合诊疗学[M].青岛:中国海洋大学出版社,2021.
[12] 高贵云.实用临床外科诊疗新进展[M].济南:山东大学出版社,2021.
[13] 郭存冬.临床普外科疾病诊断与治疗方案[M].天津:天津科学技术出版社,2021.
[14] 薛勇.普外科疾病诊疗基础与实践应用[M].汕头:汕头大学出版社,2022.
[15] 田军红.肛肠外科基础与临床[M].上海:上海交通大学出版社,2023.
[16] 冯涛,张志国,赵光兵,等.普外科理论与临床实践[M].青岛:中国海洋大学出版社,2023.
[17] 宁尚波.现代外科技术与手术治疗方法[M].北京:中国纺织出版社,2022.
[18] 马戎.外科手术学基础[M].北京:科学出版社,2023.
[19] 王振波.实用普通外科疾病处置与手术[M].上海:上海交通大学出版社,2023.
[20] 杨阳,王伟,刘兰峰.外科常见疾病临床思维与实践[M].上海:上海交通大学出版社,2023.
[21] 肖志强.实用普外科诊治技术[M].北京:科学技术文献出版社,2021.
[22] 吴金术.肝胆胰外科手术难点与攻克[M].北京:科学出版社,2022.
[23] 宋奇锋,裴秀荣,潘天生.临床普外科诊疗实践[M].沈阳:辽宁科学技术出版社,2021.
[24] 张义,苗挺,郭元鹏,等.现代外科临床治疗学[M].上海:上海科学技术文献出版社,2023.
[25] 陈焕伟.实用肝脏外科手术技巧与演示[M].广州:广东科学技术出版社,2023.
[26] 朱广勇.外科常见病手术治疗与麻醉[M].青岛:中国海洋大学出版社,2023.

[27] 仲崇柏.普通外科临床实践[M].北京:华龄出版社,2021.
[28] 任珊珊,吴海燕,刘治祥,等.临床外科常见病诊断与治疗[M].上海:上海科学普及出版社,2023.
[29] 刘梅英.普外科疾病诊疗与围术期管理[M].天津:天津科学技术出版社,2021.
[30] 孙振,于海华,王涛.临床外科疾病诊疗[M].沈阳:沈阳出版社,2021.
[31] 林雁,邢文通,李孝光.常见外科疾病诊疗与手术学[M].汕头:汕头大学出版社,2021.
[32] 季士顺.神经外科疾病诊断与治疗[M].武汉:湖北科学技术出版社,2023.
[33] 金振美.普外科诊疗与监护技术[M].长春:吉林科学技术出版社,2021.
[34] 董林波.外科疾病诊疗进展与实践[M].长春:吉林科学技术出版社,2021.
[35] 赵日志.普通外科疾病理论与实践[M].上海:上海交通大学出版社,2023.
[36] 杨小明,薛兰凤,陈羽,等.床边急诊ERCP治疗胆总管结石所致重型急性胆管炎的初步探索[J].现代消化及介入诊疗,2022,27(3):344-346.
[37] 杨剑,陈亮,唐武斌.腹腔镜低位直肠癌保肛术后肠瘘的有效预防措施[J].吉林医学,2021,42(6):1465-1466.
[38] 周骏马,王沙,秦建平.结直肠癌的三级预防研究进展[J].海南医学,2023,34(10):1509-1513.
[39] 胡克乾.肛裂切除术联合侧方内括约肌部分切断术治疗慢性肛裂的临床疗效[J].临床合理用药杂志,2021,14(11):170-171.
[40] 贺星,唐郡,崔立红,等.综合干预措施预防结肠息肉复发效果分析[J].现代消化及介入诊疗,2023,28(3):323-326.